Geriatrische Nephrologie

Ute Hoffmann · Wolfgang Pommer

Hrsg.

Geriatrische Nephrologie

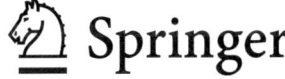 Springer

Hrsg.
Prof. Dr. Ute Hoffmann
Klinik für Allgemeine Innere Medizin
und Geriatrie
Krankenhaus Barmherzige Brüder
Regensburg
Regensburg, Deutschland

Prof. Dr. Wolfgang Pommer
Kuratorium für Dialyse und
Nierentransplantation, Bildungszentrum
Neu-Isenburg & Charité, Med. Klinik
mit SP Nephrologie u. intern.
Intensivmedizin
Berlin, Deutschland

ISBN 978-3-662-65647-1   ISBN 978-3-662-65648-8   (eBook)
https://doi.org/10.1007/978-3-662-65648-8

Die Deutsche Nationalbibliothek verzeichnet diese Publikation in der Deutschen Nationalbibliografie; detaillierte bibliografische Daten sind im Internet über http://dnb.d-nb.de abrufbar.

Planung: Ulrike Hartmann

Springer ist ein Imprint der eingetragenen Gesellschaft Springer-Verlag GmbH, DE und ist ein Teil von Springer Nature.
Die Anschrift der Gesellschaft ist: Heidelberger Platz 3, 14197 Berlin, Germany

Über dieses Buch

Aus Gründen der besseren Lesbarkeit haben sich **Autoren / Herausgeber**
für nur eine Form der Geschlechteransprache **für das generische Maskuli-
num" entschieden, wobei alle anderen Geschlechter selbstverständlich auch
angesprochen sind.

Inhaltsverzeichnis

Teil VI Betreuung am Lebensende

Autorenverzeichnis

Prof. Dr. med. Mark Dominik Alscher Robert-Bosch-Krankenhaus, Stuttgart, Deutschland

Prof. Dr. med. Kerstin Amann Nephropathologische Abteilung, Universität Erlangen, Erlangen, Deutschland

Prof. Dr. med. Christine A. F. v. Arnim Klinik für Geriatrie, Universitätsmedizin Göttingen, Göttingen, Deutschland

Dr. med. Gülay Ateş Uniklinik RWTH Aachen, Institut für Digitale Allgemeinmedizin, Aachen, Deutschland

Dr. med. Sabine Bader-Zollner Nephrocare Starnberg GmbH, Starnberg, Deutschland

Dr. med. Klaus Friedrich Becher Allgemeine und Geriatrische Rehabilitation, Klinik Wartenberg, Wartenberg, Deutschland

Univ.-Prof. Dr. med. Cornelius Bollheimer Klinik für Altersmedizin - Medizinische Klinik VI, Uniklinik RWTH Aachen, Aachen, Deutschland

PD Dr. med. Heinrich Burkhardt IV. Medizinische Klinik – Geriatrie, Geriatrisches Zentrum, Universitätsmedizin Mannheim, Mannheim, Deutschland

Prof. Dr. med. Clemens D. Cohen Klinik für Nieren-, Hochdruck- und Rheumaerkrankungen, München Klinik Harlaching, München, Deutschland

Barbara Contzen Ernährungswerkstatt, Bergisch Gladbach, Deutschland

Dr. med. Stephan David Klinik für Unfallchirurgie und Orthopädie, Evangelisches Krankenhaus Paul Gerhardt Stift, Lutherstadt Wittenberg, Deutschland

Priv.-Doz. Dr. med. Natalie Ebert Institut für Public Health, Charité – Universitätsmedizin Berlin, Berlin, Deutschland

Dr. med. Saban Elitok Klinik für Nephrologie, Endokrinologie und Diabetes, Klinikum Ernst von Bergmann, Potsdam, Deutschland

Dr. med. Susanne Fleig Klinik für Altersmedizin - Medizinische Klinik VI, Uniklinik RWTH Aachen, Aachen, Deutschland

Mathias Freitag Apotheke, Uniklinik RWTH Aachen, Aachen, Deutschland

Dr. med. Doris Gerbig Abteilung Innere Medizin - Nephrologie, m&i-Fachklinik Bad Heilbrunn, Bad Heilbrunn, Deutschland

Prof. Dr. med. Matthias Girndt Klinik für Innere Medizin II, Universitätsklinikum Halle (Saale), Halle (Saale), Deutschland

Prof. Dr. med. Markus Gosch Klinik für Innere Medizin 2, Schwerpunkt Geriatrie, Klinikum Nürnberg, Paracelsus Medizinische Privatuniversität, Nürnberg, Deutschland

Dr. med. Carl Robert Grabitz Interdisziplinäre Experimentelle Transplantationsmedizin, Medizinische Hochschule Hannover, Hannover, Deutschland

Monika Griebel Sozialjuristin (LL.B), Poppenhausen, Deutschland

Prof. Dr. med. Clemens Grupp Medizinische Klinik III / Zentrum für Altersmedizin, Klinikum Bamberg, Bamberg, Deutschland

Sebastian Gysi Klinik für Innere Medizin I, Evangelisches Krankenhaus Paul Gerhardt Stift, Lutherstadt Wittenberg, Deutschland

Dr. med. Carsten Hafer Praxis Kattenbühl, Hausärztliche Versorgung, Hann. Münden, Deutschland

Sebastian Heber Qualitätsmanagement/Wundpflege, Universitätsmedizin Göttingen, Göttingen, Deutschland

Prof. Dr. med. Gunnar Henrik Heine Medizinische Klinik II, Agaplesion Markus Krankenhaus, Frankfurt am Main, Deutschland

Prof. Dr. med. Ute Hoffmann Klinik für Allgemeine Innere Medizin und Geriatrie, Krankenhaus Barmherzige Brüder Regensburg, Regensburg, Deutschland

Prof. Dr. Bernd Hohenstein Nephrologisches Zentrum Villingen-Schwenningen, Villingen-Schwenningen, Deutschland

Thomas Janczek Qualitätsmanagement/Wundpflege, Universitätsmedizin Göttingen, Göttingen, Deutschland

Prof. Dr. med. Peter Michael Jehle Klinik für Innere Medizin I, Evangelisches Krankenhaus Paul Gerhardt Stift, Lutherstadt Wittenberg, Deutschland

Priv.-Doz. Dr. med. Katja Just Institut für Klinische Pharmakologie, Uniklinik RWTH Aachen, Aachen, Deutschland

Prof. Dr. med. Frieder Keller Universitätsklinikum Ulm, Institut für Experimentelle und Klinische Pharmakologie, Toxikologie und Naturheilkunde, Ulm, Deutschland

Prof. Dr. med. Richard Kellersmann Klinik für Gefäßchirurgie, Klinikum Fulda, Fulda, Deutschland

Prof. Dr. med. Ralph Kettritz Medizinische Klinik mit Schwerpunkt Nephrologie und Internistische Intensivmedizin, Charité – Universitätsmedizin Berlin, Berlin, Deutschland

Prof. Dr. med. Martin Kimmel Klinik für Nieren-, Hochdruck- und Autoimmunerkrankungen, ALB FILS KLINIKEN GmbH, Göppingen, Deutschland

Dr. Torsten Kirsch VAMED Gesundheit Deutschland, Damp, Deutschland

RA Hubert Klein Bonn, Deutschland

Dr. med. Susi Knöller KfH-MVZ Bremen West, Kuratorium für Dialyse und Nierentransplantation e.V., Bremen, Deutschland

Prof. Dr. med. Matthias Köhler Abteilung für Innere Medizin/Nephrologie der VAMED Rehaklinik Damp, Dialyseabteilung der VAMED Ostseeklinik Damp, Damp, Deutschland

Prof. Dr. med. Martin K. Kuhlmann Klinik für Innere Medizin - Nephrologie, Vivantes Klinikum im Friedrichshain, Berlin, Deutschland

Dr. med. Susanne D. Kuhlmann MVZ Windscheidstraße Hausärztliche Versorgung, Berlin-Charlottenburg, Deutschland

Dr. med. Karsten Kummer Klinik für Neurologie, Universitätsmedizin Göttingen, Göttingen, Deutschland

Priv.-Doz. Dr. med. Frank Kunath Urologische und Kinderurologische Klinik, Uniklinikum Erlangen, Erlangen, Deutschland

Priv.-Doz. Dr. med. Uta Kunter Klinik für Nieren- und Hochdruckkrankheiten, rheumatologische und immunologische Erkrankungen, Uniklinik RWTH Aachen, Aachen, Deutschland

Prof. Dr. med. Anette Melk Klinik für päd. Nieren-, Leber- und Stoffwechselerkrankungen, Interdisziplinäre Experimentelle Transplantationsmedizin, Medizinische Hochschule Hannover, Hannover, Deutschland

Prof. Dr. med. Thomas Mettang KfH-Nierenzentrum Wiesbaden, Wiesbaden, Deutschland

Dr. med. Stephanie Naas Medizinische Klinik 4, Uniklinikum Erlangen, Erlangen, Deutschland

Priv.-Doz. Dr. med. Mariel Nöhre Klinik für Psychosomatik und Psychotherapie, Medizinische Hochschule Hannover, Hannover, Deutschland

Dr. med. Manuel P. Pereira Klinik für Hautkrankheiten - Allgemeine Dermatologie und Venerologie, Münster, Deutschland

Prof. Dr. med. Wolfgang Pommer Charité Berlin, Kuratorium für Dialyse und Nierentransplantation, Neu-Isenburg, MVZ Windscheidstraße, Berlin, Deutschland

Prof. Dr. med. Elke Schäffner Institut für Public Health, Charité – Universitätsmedizin Berlin, Berlin, Deutschland

Dr. med. Moritz Schanz Klinik für Allemeine Innere Medizin und Nephrologie, Robert-Bosch-Krankenhaus, Stuttgart, Deutschland

Prof. Dr. med. Volker J. J. Schettler Nephrologisches Zentrum, Göttingen, Deutschland

Prof. Dr. med. Mario Schiffer Medizinische Klinik 4. Universitätsklinikum Erlangen, Erlangen, Deutschland

Laura Muana Martins Schlindwein Klinik für Innere Medizin I, Evangelisches Krankenhaus Paul Gerhardt Stift, Lutherstadt Wittenberg, Deutschland

Prof. Dr. med. Roland Schmitt Klinik für Nieren- und Hochdruckerkrankungen, Medizinische Hochschule Hannover, Hannover, Deutschland

Prof. Dr. med. Markus Schneider Klinik für Innere Medizin 4, Klinikum Nürnberg Süd, Nürnberg, Deutschland

Priv.-Doz. Dr. med. Johannes Schödel Klinik für Innere Medizin 4 - Nephrologie und Hypertensiologie, Universitätsklinikum Erlangen, Erlangen, Deutschland

Dr. med. Lena Schulte-Kemna Nephrologie, Klinik für Innere Medizin I, Universitätsklinikum, Ulm, Deutschland

Prof. Dr. med. Lorenz Sellin Klinik für Nephrologie, Universitätsklinikum Düsseldorf, Medical School, Heinrich Heine Universität, Düsseldorf, Deutschland

Prof. Dr. Katrin Singler Klinik für Innere Medizin 2, Schwerpunkt Geriatrie, Klinikum Nürnberg, Paracelsus Medizinische Privatuniversität, Nürnberg, Deutschland

Prof. Dr. med. Martin Sommer Klinik für Geriatrie, Universitätsmedizin Göttingen, Göttingen, Deutschland
Klinik für Neurologie, Universitätsmedizin Göttingen, Göttingen, Deutschland

Prof. Dr. med. Frank Strutz Abteilung Nephrologie, DKD Helios Klinik und Nierenzentrum Wiesbaden, Wiesbaden, Deutschland

Dr. med. Walter Swoboda Praxis Geriatrie und Innere Medizin Würzburg, Würzburg, Deutschland

Dr. med. Thomas Weinreich Nephrologisches Zentrum Villingen-Schwenningen, Villingen-Schwenningen, Deutschland

Prof. Dr. med. Martina de Zwaan Klinik für Psychosomatik und Psychotherapie Med. Hochschule Hannover, Hannover, Deutschland

Teil I

Grundlagen und Diagnostik

Kooperative Betreuung von Nierenkrankheiten im Alter

Wolfgang Pommer und Ute Hoffmann

Inhaltsverzeichnis

1.1   Einleitung

Alter geht mit einer physiologischen Abnahme der Nierenfunktion einher (Denic et al. 2021). Dies entspricht dem Verlust der funktionellen Reservekapazität und beinhaltet das Risiko für renale Folgeschäden durch typische Alterserkrankungen wie Bluthochdruck, Diabetes oder Medikamente. Das Phänomen einer eingeschränkten Nierenfunktion wird in der hausärztlich-internistischen Betreuung, in Altersmedizin und Nephrologie sehr unterschiedlich wahrgenommen. Im Versorgungsalltag resultieren hieraus Bewertungen wie „zu späte Zuweisung", vermeintliche „Überdiagnostik" oder „unangemessene" Behandlung. Diese Betrachtung wird durch den Mangel an Leitlinien zur Versorgung älterer Menschen mit Nierenkrankheiten verstärkt. In der Schnittstelle zwischen hausärztlicher Betreuung, geriatrischer Versorgung und Nephrologie ergeben sich hieraus Reibungsverluste, die durch Kommunikation, gemeinsame Wissensvermittlung und einen inte-

W. Pommer (✉)
Kuratorium für Dialyse und Nierentransplantation,
Neu-Isenburg, Deutschland
e-mail: wolfgang.pommer@kfh.de

U. Hoffmann
Klinik für Allgemeine Innere Medizin und Geriatrie,
Krankenhaus Barmherzige Brüder Regensburg,
Regensburg, Deutschland
e-mail: ute.hoffmann@barmherzige-regensburg.de

© Der/die Autor(en), exklusiv lizenziert an Springer-Verlag GmbH, DE, ein Teil von Springer Nature 2023
U. Hoffmann, W. Pommer (Hrsg.), *Geriatrische Nephrologie*,
https://doi.org/10.1007/978-3-662-65648-8_1

grierten Behandlungsansatz lösbar und für die Betroffenen gewinnbringend wären.

Mit der Konzeption eines Buches „Geriatrische Nephrologie" soll zunächst ein gemeinsamer Wissensfundus vermittelt werden. Wichtig war es, eine Darstellung aus dem Blickwickel der drei beteiligten Disziplinen – Hausärzte, Geriater, Nephrologen – zu realisieren. Der Praxisrelevanz sollte hier höhere Bedeutung als akademische Theorievermittlung eingeräumt werden. Keineswegs besteht die Absicht, eine strukturierte Leitlinienarbeit für die Betreuung älterer Patienten mit Nierenkrankheiten mit dieser Darstellung zu ersetzen. Vielmehr weisen einzelne Kapitelfassungen genau auf die Notwendigkeit der Evidenzbasierung einer altersangemessenen Therapiepraxis hin.

Die grundlegenden Aspekte eines gemeinsamen Verständnisses werden hier kurz angerissen.

1.2 Einschätzung und Bedeutung des Nierenfunktionsverlustes

Die numerische Beurteilung des Serumkreatinins ist im höheren Lebensalter nicht ausreichend. Ein Überschreiten des Normwertes beinhaltet in der Regel bereits einen Nierenfunktionsverlust von über 50 %. Ergänzend sollte immer eine Abschätzung über eine Schätzformel und ggf. eine Cystatin C-Bestimmung erfolgen. Eine ergänzende differenzialdiagnostische Einschätzung erlaubt der Albumin-Kreatinin-Quotient im Spontanurin und die Untersuchung des Urinsediments (vgl. dazu Kap. 2 und 5). Diese Initialbeurteilung ist insbesondere im Rahmen der alterstypischen Komorbidität und medikamentösen Therapieführung (Dosierung, Interaktion, Vermeidung von Nebenwirkungen) ratsam und prognoserelevant.

1.3 Multimorbidität im Alter

Zu den häufigen Erkrankungen im höheren im Lebensalter gehören u.a. arterielle Hypertonie, Diabetes mellitus, kardio-vaskuläre Erkrankungen, degenerative Knochen- und Gelenkserkrankungen und Tumorerkrankungen. Sie bilden direkt oder über medikamentöse Maßnahmen ein Potenzial für Nierenfolgeschäden. Alterstypische Syndrome wie Immobilität, Inappetenz, Inkontinenz und intellektueller Abbau komplizieren Therapieansätze. Eine interdisziplinäre Einschätzung unter Einbeziehung der geriatrischen Expertise und die Erarbeitung eines patientenangemessenen Behandlungsansatzes ist empfehlenswert.

1.4 Vermeidung von Überversorgung

Eine multiprofessionelle Einschätzung unter wechselseitiger Einbeziehung von Hausärzten, Geriatern und Nephrologen ist für die Vermeidung einer unnötigen und unangemessenen Therapie essenziell. Beispielgebend ist hier eine potenziell gefährdende medikamentöse Therapie (Polypharmazie). Die Einnahme von mehr als fünf unterschiedlichen Medikamenten erhöht die Rate von Nebenwirkungen und Krankenhausaufhalten. Multimedikation führt zu einer „Verschreibungskaskade" (vgl. auch Kap. 15), in der die initiale Nebenwirkung mit einem weiteren Medikament, das seinerseits zu Nebenwirkungen führt, behandelt wird. Das hypothetische Beispiel einer „leitliniengerechten Behandlung" würde bei typischer altersbedingter Komorbidität die Einnahme von zwölf Medikamenten beinhalten (vgl. dazu Boyd et al. 2005). Freiverkäufliche Präparate erschweren im Rahmen einer häufigen Selbstmedikation die Beurteilung von Medikamentennebenwirkungen (vgl. auch Kap. 15 und 23).

Die Kenntnisnahme einer insgesamt eingeschränkten Lebenserwartung ist in der Indikationsstellung zur Dialysebehandlung bedeutsam (vgl. dazu Kap. 31). Bei einem mutmaßlichen Überleben von weniger als 12 Monaten sollte eher ein konservativer Ansatz mit palliativer Therapie als eine aktive Behandlung mit einer Dialysebehandlung erfolgen (vgl. dazu Kap. 32).

1.5 Notwendigkeit einer multidimensionalen Betrachtungsweise

Eine multidimensionale Einschätzung (Assessment) in allen Stadien der Nierenkrankheit bei älteren Menschen ist für den Erhalt einer bestmöglichen Lebensqualität und einer angemessenen Therapie notwendig und wirksam. Sie dient nicht nur der Statuseinschätzung, sondern erlaubt auch die Beurteilung der Effektivität therapeutischer Maßnahmen. Validiert sind u.a. Instrumente zur Beurteilung des Ernährungszustandes, Mobilität, Depression und Kognition (vgl. auch Kap. 8, 9 und 10).

1.6 Patientenzentrierter Therapieansatz

Wunsch und Wille des Patienten sind Grundlage einer Therapieentscheidung. Heterogenes Alterungs- und Altersspektrum, Individualität des älteren Menschen in seinem sozialen Umfeld und unterschiedliche „Krankheitsvorstellung" (health literacy) komplizieren Therapieentscheidungen gerade im geronto-nephrologischen Umfeld. Ein Lösungsansatz ist der Prozess einer gemeinsamen Entscheidungsfindung (shared-decision making). Er ist im Kontext der Indikationsstellung zur Lebensverlängerung mit der Dialyse etabliert. Die rechtzeitige Umsetzung dieses Konzepts ist erfolgskritisch. Der Start des Entscheidungsprozesses sollte nicht nur vom Ausmaß der Nierenfunktionseinschränkung abhängig gemacht werden, sondern von der überlebensbestimmenden Komorbidität insgesamt. Die Führung des Prozesses muss klar zwischen den Beteiligten (Hausarzt, Geriater, Nephrologe) geklärt sein. Erschwerend sind wechselnde Haltungen des Patienten und seiner Familie zu Therapieentscheidungen. Eine Vereinbarung kurzfristiger Ziele und die Überprüfung des Erreichungsgrades sind oft aufwendig und zeitintensiv (vgl. auch Kap. 32). Die wiederholte Rollenklärung

unter den beteiligten ärztlichen Disziplinen erfordert eine vertrauensvolle Zusammenarbeit.

Ein patientenorientierter Behandlungsansatz erhält durch die Initiierung von Maßnahmen zur Erhebung von Patienten formulierten Qualitätsparametern (Patient Reported Outcome Measures = PROMS) (vgl. auch Kap. 9) eine neue Dynamik. Diese von Patienten als subjektiv bedeutsam formulierten Behandlungsziele werden zukünftig in der Leitlinienarbeit Berücksichtigung finden (müssen) (Bertelsmann-Stiftung 2021).

1.7 Etablierung von Schnittstellen

Ziel einer Leitlinienarbeit wäre die Definition von Schnittstellen zum Zuweisungszeitpunkt, notwendige Diagnostik und empfohlene Therapie. Für die geriatrische Nephrologie steht diese Arbeit aus. Implizite Hinweise liefern zwei nationale und eine internationale Leitlinie der Erwachsennephrologie (AWMF 2012, 2019, KDIGO 2012). Dabei geht es zunächst um altersangemessene (liberale) Therapieziele in der Diabetes- und Bluthochdrucktherapie (vgl. dazu Kap. 23, 24 und 25).

Häufiger Diskussionspunkt ist die „rechtzeitige Zuweisung" zum Nephrologen. Diese Strategie kann mit Berechtigung auch für einen Menschen mit alterstypischer Komorbidität von Seiten der Geriatrie eingefordert werden. Ein grundsätzlich anzustrebender Ansatz ist die kooperative Betreuung in Abhängigkeit von den örtlichen Ressourcen und lokalen Netzwerkstrukturen.

Die Zuweisung zum Nephrologen bietet den größten Vorteil für chronisch Nierenkranke im CKD-Stadium 3 (glomeruläre Filtrationsrate [GFR] <60 bis 30 ml/min.) in Bezug auf Behandlungs- und Überlebensqualität (Black et al. 2010). Inwieweit dieser Vorteil auch für Hochaltrige gilt, ist unklar. Eine Vorstellung zur Einschätzung der Ursache einer Nierenkrankheit ist insbesondere bei rascher Progression angezeigt, der Klärung eines systemischen Krankheitsbildes mit Nierenbeteiligung und der Behandlung von renalen Komorbiditäten wie Anämie, metabolische Azidose und Knochenstoffwechselstörung. Die Aufklärung, Vorbereitung und Indikationsstellung zur Nierenersatztherapie oder Indikation zur Nierenbiopsie sollte zwingend dem Nephrologen vorbehalten bleiben (vgl. auch Kap. 7, 33 und 35). Die Häufigkeit einer Wiedervorstellung im Krankheitsverlauf sollte zwischen hausärztlicher und nephrologischer Betreuung klar festgelegt sein.

1.8   Fazit für die Praxis

Ein integrativer Ansatz der Wissensvermittlung zwischen hausärztlicher Medizin, Geriatrie und Nephrologie ist eine Chance für eine optimierte Versorgung nierenkranker Menschen im höheren Lebensalter. Sie sollte zu einer verbesserten Lebensqualität und angemesseneren Behandlung in jedem Stadium der Nierenkrankheit beitragen. Grundlegend für ein gemeinsames Verständnis ist die Vermittlung eines Basiswissens aus den beteiligten Disziplinen. Patientenzentrierung, Kommunikation und Netzwerkbildung sind erfolgsbestimmend und sollen mit den Beiträgen in diesem Buch gefördert werden. Die Aktualität der Beiträge ersetzt allerdings nicht die Etablierung eines strukturierten Leitlinienprozesses.

Literatur

AWMF online- 053-048l_S3 (2019) Versorgung-von-Patienten-mit-nicht-dialysepflichtiger-Niereninsuffizienz__2021-01.pdf. https://register.awmf.org/assets/guidelines/053-048l_S3_Versorgung-von-Patienten-mit-nicht-dialysepflichtiger-Niereninsuffizienz__2021-01.pdf. Zugegriffen am 12.11.2021

AWMF-Leitlinie Bundesärztekammer (BÄK) (2012) PatientenLeitlinie zur Nationalen VersorgungsLeitlinie Nierenerkrankungen bei Diabetes im Erwachsenenalter. Version 1.0. 135. https://www.awmf.org/uploads/tx_szleitlinien/nvl-001dp_S3_Nierenerkrankungen_bei_Diabetes_Erwachsene_2013-05-abgelaufen.pdf. Zugegriffen am 12.11.2021

Bertelsmann-Stiftung (2021) Patient-related outcomes measures (PROMs) – Ein internationaler Vergleich. https://www.bertelsmann-stiftung.de/de/publikationen/publikation/did/patient-reported-outcome-measures-proms-ein-internationaler-vergleich. Zugegriffen am 02.05.2022

Black C, Sharma P, Scotland G et al (2010) Early referral strategies for management of people with markers of renal disease: a systematic review of the evidence of clinical effectiveness, cost-effectiveness and economic analysis. Health Technol Assess 14:1–184. https://doi.org/10.3310/hta14210

Denic A, Glassock RJ, Rule AD (2021) The kidney in normal aging: a comparison with chronic kidney disease. CJASN. https://doi.org/10.2215/CJN.10580821

KDIGO (2012) Clinical practice guideline for the evaluation and management of chronic kidney disease. Kidney Int 3. https://kdigo.org/wp-content/uploads/2017/02/KDIGO_2012_CKD_GL.pdf. Zugegriffen am 12.11.2021

Nierenfunktion im Alter – normaler und pathologischer Nierenfunktionsverlust

Elke Schäffner und Natalie Ebert

Inhaltsverzeichnis

2.1 Diagnostik der Nierenfunktion im Alter

2.1.1 GFR-Erfassung im Alter

Grundsätzlich kann die Nierenfunktion mit Hilfe von Formeln geschätzt (estimiert, eGFR) oder durch Gabe eines Kontrastmittels gemessen (measured, mGFR) werden. Generell werden die MDRD- sowie die CKD-EPI-Formel weltweit am häufigsten verwendet. Für ältere Erwachsene bzw. Hochbetagte jedoch bedarf es besonderer Überlegungen, wenn es um die Erfassung, aber auch die Interpretation der Nierenfunktion geht, denn mit zunehmendem Alter kommt es zu einer kontinuierlichen Abnahme der GFR, welche wahrscheinlich auf einen Verlust von Nephronen zurückzuführen ist (Denic et al. 2017). Die Bestimmung der GFR zur Diagnosestellung einer CKD im Alter setzt sowohl das Verständnis über die physiologischen Besonderheiten des jeweiligen Patienten, als auch über die Güte der GFR-Schätzformeln und ihrer zugrunde liegenden Biomarker voraus.

2.1.1.1 Endogene Biomarker im Alter

Im klinischen Alltag stehen im Wesentlichen die beiden endogenen Biomarker Kreatinin und Cystatin C zur Verfügung. Entsprechend basieren GFR-Schätzformeln entweder auf Kreatinin, auf Cystatin C oder auf deren Kombination.

In der klinischen Routine wird in erster Linie das Serumkreatinin für die Abschätzung der GFR verwendet, was zum einen daran liegt, dass es Ärzten gut bekannt, zum anderen aber auch deutlich preisgünstiger als das Cystatin C ist. Dabei ist es

E. Schäffner (✉) · N. Ebert
Institut für Public Health, Charité – Universitätsmedizin Berlin, Berlin, Deutschland
e-mail: elke.schaeffner@charite.de;
natalie.ebert@charite.de

© Der/die Autor(en), exklusiv lizenziert an Springer-Verlag GmbH, DE, ein Teil von Springer Nature 2023
U. Hoffmann, W. Pommer (Hrsg.), *Geriatrische Nephrologie*,
https://doi.org/10.1007/978-3-662-65648-8_2

wichtig zu wissen, dass Kreatinin und Cystatin C durch unterschiedliche Faktoren beeinflusst werden, d. h. in deren Anwesenheit entweder in höherem oder geringerem Ausmaß gebildet werden. Diese Faktoren sind in der Regel vollkommen unabhängig von der Nierenfunktion und werden daher als "non-GFR Determinanten" bezeichnet.

Serumkreatinin

Kreatinin wird in Skelettmuskelzellen gebildet. Seine Bildung ist somit direkt von der Muskelmasse abhängig. Eine im Alter häufig reduzierte Muskelmasse (z. B. bei Sarkopenie, Mangelernährung, körperlicher Inaktivität oder nach Amputation) hat eine verminderte Kreatininbildung zur Folge und führt zu einer Überschätzung der tatsächlichen GFR. Umgekehrt kann es durch eine diätetisch bedingte hohe Eiweißzufuhr zu einem (GFR-unabhängigen) erhöhten Kreatininwert und damit zu einer Unterschätzung der GFR kommen. Dies kommt im Alter jedoch eher selten vor.

Serum Cystatin C

Im Gegensatz zum Kreatinin ist Cystatin C unabhängig von der Muskelmasse. Auch spielt der Einfluss von Geschlecht, Alter und Ethnizität eine deutlich geringere Rolle als beim Kreatinin (Stevens et al. 2009). Allerdings wird Cystatin C durch eine Reihe anderer Parameter wie u. a. Inflammation, hochdosierte Kortikoidgabe, Hyperthyreose, Malignome und Adipositas (meist hochregulierend) beeinflusst (Teaford et al. 2020). Abb. 2.1 illustriert die non-GFR Determinanten der beiden Marker (Glassock et al. 2017).

Die Bestimmung von Cystatin C ist in der klinischen Routine derzeit noch deutlich teurer als die des Kreatinins; diese Preisdifferenz würde aber bei einer breitflächigen klinischen Verwendung von Cystatin C voraussichtlich deutlich abnehmen (Ebert und Shlipak 2020).

2.1.1.2 Abweichung zwischen Kreatinin- und Cystatin C-basierter eGFR

Beim gesunden Erwachsenen stimmen die Werte der Kreatinin- und Cystatin C-basierten eGFR häufig überein, was darauf schließen lässt, dass kein nennenswerter Einfluss durch non-GFR Determinanten besteht. Bei hochbetagten Patienten mit mehreren Komorbiditäten sind Abweichungen häufiger. Zur Veranschaulichung dient das Beispiel einer 102-jährigen Teilnehmerin der Berliner Initiative Studie (BIS) mit Kreatinin 0,45 mg/dl und Cystatin C 1,5 mg/l bei einem BMI von 17 kg/m^2. Tab. 2.1 zeigt die GFR-Ergebnisse in Abhängigkeit der Schätzgleichung (Loesment-Wendelmuth et al. 2017). Im Fall von Patienten mit Sarkopenie wird empfohlen, für die weitere Behandlung die Cystatin C-basierte niedrigere eGFR zu verwenden.

2.1.1.3 Schätzung der GFR: Welche Formeln stehen zur Verfügung und welche davon sind im Alter geeignet?

Nach über 30 Jahren Cockcroft Gault-Formel (Cockcroft und Gault 1976) wurde im Jahr 1999 die Modification of Diet in Renal Disease Study (MDRD)- Formel veröffentlicht und im Jahr 2009 als Weiterentwicklung der MDRD- die CKD-EPI-Schätzformel (Levey et al. 2009). Seit 2012 stehen zunehmend validierte GFR-Schätzformeln zur Verfügung, die Cystatin C-basiert sind (Inker et al. 2012; Pottel et al. 2023; Pottel

Abb. 2.1 The global burden of chronic kidney disease: estimates, variability and pitfalls

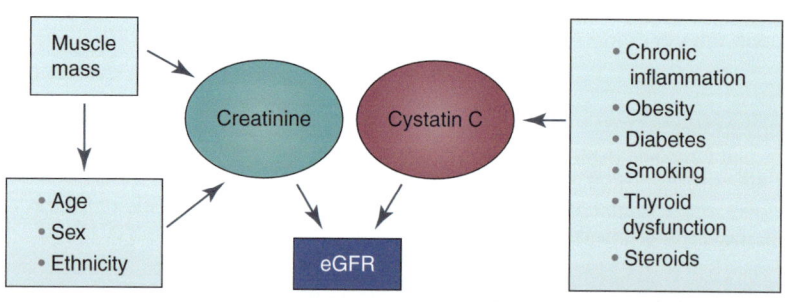

Nature Reviews | Nephrology

Tab. 2.1 Abweichung der GFR je nach Schätzgleichung am Beispiel einer hochaltrigen Patientin mit Sarkopenie

Schätzgleichung	GFR (ml/min/1.73 m^2)
MDRD	128
CKD-Epi$_{crea}$	82
CKD-EPI$_{crea/cysC}$	53
CKD-Epi$_{CysC}$	34

et al. 2021; Schaeffner et al. 2012). Im Rahmen dieser Studien konnte auch gezeigt werden, dass die Kombination aus Kreatinin und Cystatin C die präziseste Methode für die GFR-Bestimmung im Alter darstellt.

▶ Im Alter ist zur Abschätzung der GFR in den meisten Fällen eine Formel besser geeignet, welche Kreatinin und Cystatin C kombiniert.

Tab. 2.2 fasst die am häufigsten verwendeten GFR-Schätzformeln zusammen und zeigt, mit welchen Goldstandardverfahren und in welchen Studienpopulationen sie entwickelt bzw. validiert wurden und wie sie im Alter interpretiert werden müssen. Um zu verstehen, warum eine Formel für bestimmte Patienten eine hohe Validität besitzt, ist es wichtig zu wissen, in welcher Studienpopulation sie entwickelt wurde. Eine Formel, die zum Beispiel bei jungen und gesunden Menschen entwickelt wurde, wird im Alter die GFR überschätzen. Die Rolle der verwendeten Biomarker wurde oben bereits ausgeführt. Da im Alter die Komplexität durch Multimorbidität, Polymedikation und Gebrechlichkeit deutlich höher ist, gilt umso mehr, dass ein und dieselbe Formel nicht für alle Patienten passt. Für die Entscheidung, welche Formel verwendet wird, bleiben Kenntnis über den Patienten, dessen Begleiterkrankungen sowie der ärztliche klinische Blick somit unerlässlich.

▶ Der klinische Blick bleibt in der Beurteilung der Nierenfunktion unersetzbar.

2.1.1.3.1 Konzept Lebensspanne ("lifecourse")

Besondere Erwähnung sollten die European Kidney Function Consortium (EKFC)-Formeln

(Pottel et al. 2021; Pottel et al. 2023) finden, da diese einen neuen Ansatz verfolgen. Während die CKD-EPI- (Inker et al. 2012) Formeln davon ausgehen, dass die Nierenfunktion ab dem 18. Lebensjahr kontinuierlich abnimmt, richtet sich die Modellierung der EKFC-Formeln nach der Erkenntnis, dass die Nierenfunktion bis zum 40. Lebensjahr konstant bleibt und dann erst langsam abnimmt. Das Ausmaß der Abnahme orientiert sich hierbei, ähnlich der Perzentilen, an einer gesunden Referenzpopulation und fließt als zusätzlicher Faktor "Q" in die Formel mit ein, getrennt nach Frauen und Männern. Hieraus ergibt sich der Vorteil, dass diese Formeln für einen sehr großen Altersbereich angewendet werden können, nämlich ab dem 2. bis zum 100. Lebensjahr. Die EKFC-Formeln folgen damit dem Gedanken, dass sich die Organfunktion physiologischer Weise über die Lebensspanne ändert. Der "Q"-Faktor hat hierbei auch den Vorteil, dass er für spezielle Bevölkerungsgruppen (mit z. B. unterschiedlicher Ethnizität, Körpermasse oder Grunderkrankungen) aus Labordaten neu berechnet werden kann, wodurch diese Formeln auf verschiedenen Patientengruppen zugeschnitten werden können und damit deren Präzision optimiert wird. Im Alter funktionieren beide Formeln sehr gut.

▶ Neuere Formeln berücksichtigen den physiologischen Abfall der GFR über die Lebensspanne, z. B. die EKFC-Formel.

2.1.1.3.2 Race-free CKD-EPI equations

2021 wurden die CKD-EPI-Formeln erneut modifiziert, indem die Variable "race" aus ihnen entfernt wurde (Inker et al. 2021). Das Entfernen der "race-Variable" hat zur Folge, dass sowohl die Kreatinin-basierte als auch die Kreatinin/Cystatin C-basierte Formel die GFR mit 4 bzw. 3 ml/min überschätzen (Inker et al. 2021). Die im Alter bereits bestehende Überschätzung durch die CKD-EPI$_{crea}$-Formel von 2009 wird somit weiter verstärkt, weshalb man vom Gebrauch dieser „race-free" Formel bei alten, weißen Patienten abraten muss (Ebert et al. 2022).

Tab. 2.2 Gängige GFR-Schätzformeln nach endogenen Biomarkern geordnet

Schätzformel	Publiziert	Größe der Studienpopulation (n)	verwendeter exogener Marker	Alter	Gemischt (nierengesund & nierenkrank) oder nur nierenkrank	Formel- "Performance" im Alter
Kreatinin-basiert						
Cockcroft-Gault	1976	249 (nur Männer)	24 h-Sammelurin (Clearance!)	18–92	gemischt	überschätzt bei GFR <30 ml/min
MDRD	1999	1.628	Iothalamat, Iohexol	51 (<70)	nierenkrank	überschätzt teilweise massiv
CKD-EPI	2009	8.254	Iothalamat, Iohexol	47	gemischt	überschätzt etwas
EKFC$_{(crea)}$	2021	11.251	Iothalamat, Iohexol, Inulin, 51Cr-EDTA	2–100	gemischt	sehr gut
Cystatin C-basiert						
CKD-EPI$_{(cysC)}$	2012	5.352	Iothalamat, Iohexol	47	gemischt	gut
EKFC$_{(cysC)}$	2023	12.832	Iothalamat, Iohexol, Inulin	18–100	gemischt	sehr gut
Kreatinin- und Cystatin C-basiert						
CKD-EPI$_{(crea/cysC)}$	2012	5.352	Iothalamat, Iohexol	47	gemischt	sehr gut
BIS2	2012	570	Iohexol	≥70	gemischt	sehr gut
EKFC$_{(crea/cysC)}$	2023	12.832	Iohexol, Iothalamat, Inulin	18–100	gemischt	sehr gut

Quelle: Journal of Renal Nutrition, Vol. 27, S. 375–380, 2016; adaptiert durch Elke Schäffner. BIS: *Berliner Initiative Studie*; EKFC: *European Kidney Function Consortium*; MDRD: *Modification of Diet in Renal Disease Study*; CKD-EPI: *Chronic Kidney Disease-Epidemiology Study*

2.1.1.4 Messung der GFR

Neben der GFR-Schätzung kann die GFR bzw. Plasmaclearance *gemessen* werden (mGFR). Hierbei wird eine geringe Menge Kontrastmittel (z. B. Iohexol) intravenös verabreicht. Anschließend werden Blutproben zu genau definierten Zeitpunkten abgenommen, um die absinkende Konzentration des Kontrastmittels im Plasma zu messen. Dieses Vorgehen ist etwas zeitintensiver, und es bedarf der laboranalytischen Infrastruktur und Expertise, weshalb die Methode aktuell noch nicht flächendeckend etabliert ist. Klinische Szenarien, in denen eine mGFR einer eGFR deutlich überlegen ist, gibt es jedoch besonders im Alter, wenn chronische Erkrankungen und damit auch non-GFR Determinanten zunehmen, genug (Ebert et al. 2021).

2.2 Normaler und pathologischer Nierenfunktionsverlust

2.2.1 Nierenfunktionsverlauf im Alter

Die Datenlage zum Nierenfunktionsverlauf im Alter ist weiterhin spärlich, da nur wenige Studien individuelle longitudinale Verläufe zu Nierenfunktionsparametern vorweisen können. Aus gepoolten internationalen Daten, die auch für die Entwicklung der EKFC-Formeln verwendet wurden, ist bekannt, dass der GFR-Abfall ab dem 40. Lebensjahr beginnt und ca. 1 ml/min/1.73 m^2/Jahr beträgt (Pottel et al. 2016).

In einer norwegisch-isländisch-deutschen Kooperation wurden mGFR-Werte gesunder älterer Studienprobanden verglichen mit denen von älteren Individuen mit mehreren Begleiterkrankungen und die Verläufe über die Altersstufen betrachtet (Eriksen et al. 2020). Beide Gruppen, also auch die Gesunden, wiesen einen Abfall der Nierenfunktion auf. Dies untermauert die These des physiologischen altersabhängigen GFR-Abfalls, wobei der GFR-Verlust in der Gruppe derer mit Begleiterkrankungen höher war (Abb. 2.2) (Eriksen et al. 2020).

2.2.2 Bedeutung und Interpretation

Neben der reinen Deskription der abnehmenden Nierenfunktion stellt sich die Frage nach deren Bedeutung, ob also ein Funktionsverlust im Alter als Seneszenz oder Pathologie zu werten ist. Während man vor Jahren aufgrund des demografischen Wandels eine große Zahl dialyse-

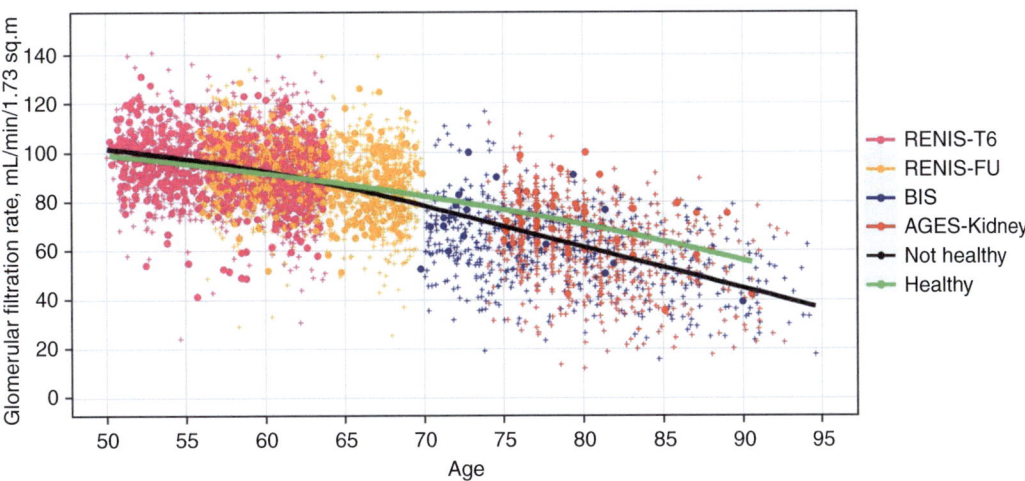

Abb. 2.2 (Eriksen et al. 2020) JASN 31: 1602–1615, 2020). RENIS-T6: Renal Iohexol Clearance Survey in Tromsø 6; RENIS-FU: RENIS follow-up study; BIS: Berliner Initiative Studie; AGES-Kidney: Age, Gene/Environment Susceptibility – Kidney Study; Healthy: "gesunde" Probanden, sind definiert als Personen, die folgenden Charakteristika nicht aufweisen: Herzgefäßerkrankungen, Krebs, Diabetes mellitus, Art. Hypertonus, Rauchen, Einnahme von Cholesterin-senkender Medikation bzw. Digoxin, Body Mass Index von >30 kg/m^2 und eine Albumin/Kreatinin-Ratio von >30 mg/g

pflichtiger Patienten prognostizierte (Kurella et al. 2007), sehen wir doch, dass nur ein sehr kleiner Teil (<1 %) derer, die im Alter einen relevanten Nierenfunktionsverlust erleben, tatsächlich eine Nierenersatztherapie benötigt (Levey et al. 2009). Bestätigt wird diese Beobachtung durch Anwendung der Kidney Failure Risk Equation (KFRE), einer Gleichung, die das individuelle Risiko einer Nierenersatztherapie vorhersagt (Tangri et al. 2016). Die Anwendung dieser Gleichung kann, neben der wichtigen klinischen Einschätzung, helfen, aus der Fülle der Patienten mit eingeschränkter GFR, Hochrisikopatienten zu identifizieren, aber auch betroffene Patienten hinsichtlich ihrer Nierenfunktionsprognose zu beruhigen.

Wenn ältere Patienten eine deutlich negative eGFR-Differenz (Cystatin C-basierte minus Kreatinin-basierte eGFR) hatten, konnte in einer US-amerikanischen Alterskohortenstudie gezeigt werden, dass diese Patienten ein erhöhtes Risiko aufwiesen, gebrechlich zu sein oder in Zukunft zu werden. Auch das Mortalitätsrisiko war in dieser Gruppe erhöht (Potok et al. 2020).

▶ Die Differenz der Cystatin C- und der Kreatinin-basierten eGFR kann wichtige prognostische Informationen über den älteren Patienten liefern.

Basierend auf der Erkenntnis, dass eine GFR von 45–60 ml/min ohne Vorhandensein einer Albuminurie im Alter nicht mit einem erhöhten Mortalitätsrisiko einhergeht, schlagen Mitglieder des EKFC-Konsortiums vor, das CKD-Stadiensystem durch Hinzunahme altersspezifischer GFR-Schwellenwerte anzupassen. Die Auswirkungen einer solchen Adjustierung wären weitreichend: weniger ältere Menschen erhielten die Diagnose CKD, was – nach Auffassung des EKFC – eine unnötige Überversorgung älterer Menschen reduzieren könnte (Delanaye et al. 2019).

Den physiologischen, altersassoziierten GFR-Verlust von einem pathologischen Funktionsverlust (CKD) im Alter zu differenzieren, ist nicht immer leicht, da molekulare Untersuchungen Hin-

weise liefern, dass sowohl Nierenalterung als auch einige Ursachen für CKD ähnliche biologische Prozesse durchlaufen, zum Beispiel ein gleiches Proteom-Profiling (Randles et al. 2021).

Andererseits suggeriert die Abwesenheit von Albuminurie bei normalem altersassoziierten GFR-Verlust, dass dieser Abfall nicht eng bzw. kausal mit einer Podozytopenie zusammenhängt. Umgekehrt sieht es aus bei Prozessen, die zu einer glomerulären Hyperfiltration führen: Hier suggeriert das Vorhandensein einer Albuminurie eine direkte Verbindung zu einer Podozytenschädigung (Denic et al. 2022). Zukünftig bedarf es hier weiterer Forschung, um die genauen Pathomechanismen des altersassoziierten GFR-Verlusts von akzeleriertem (pathologischem) Nierenaltern zu unterscheiden.

2.3   Fazit für die Praxis

- Die glomeruläre Filtrationsrate nimmt ab dem 40. Lebensjahr physiologischerweise mit konstanter Rate ab.
- Unter den verfügbaren formel-basierten Schätzwerten der GFR kann es gerade im Alter bei Menschen mit Sarkopenie zu großen Unterschieden kommen.
- Um die Nierenfunktion bei älteren Patienten korrekt einschätzen zu können, ist der „klinische Blick" auf den körperlichen Allgemeinzustand unerlässlich.
- Aufgrund der Multimorbidität im Alter gibt es die eine, für alle passende GFR-Formel nicht, eine Kombination aus Kreatinin und Cystatin C liefert aber die genauesten Ergebnisse.

Literatur

Cockcroft DW, Gault MH (1976) Prediction of creatinine clearance from serum creatinine. Nephron 16(1):31–41. https://doi.org/10.1159/000180580

Delanaye P, Jager KJ, Bokenkamp A, Christensson A, Dubourg L, Eriksen BO … van den Brand J (2019) CKD: a call for an age-adapted definition. J Am Soc Nephrol 30(10):1785–1805. https://doi.org/10.1681/ASN.2019030238

Denic A, Lieske JC, Chakkera HA, Poggio ED, Alexander MP, Singh P … Rule AD (2017) The substantial loss of nephrons in healthy human kidneys with aging. J Am Soc Nephrol 28(1):313–320. https://doi.org/10.1681/ASN.2016020154

Denic A, Glassock RJ, Rule AD (2022) The kidney in normal aging: a comparison with chronic kidney disease. Clin J Am Soc Nephrol 17(1):137–139. https://doi.org/10.2215/CJN.10580821

Ebert N, Shlipak MG (2020) Cystatin C is ready for clinical use. Curr Opin Nephrol Hypertens 29(6):591–598. https://doi.org/10.1097/MNH.0000000000000638

Ebert N, Bevc S, Bokenkamp A, Gaillard F, Hornum M, Jager KJ … Schaeffner E (2021) Assessment of kidney function: clinical indications for measured GFR. Clin Kidney J 14(8):1861–1870. https://doi.org/10.1093/ckj/sfab042

Ebert N, Pottel H, van der Giet M, Kuhlmann MK, Delanaye P, Schaeffner E (2022) The impact of the new CKD-EPI equation on GFR estimation in the elderly. Dtsch Arztebl Int 119:694–695. https://doi.org/10.3238/arztebl.m2022.0258

Eriksen BO, Palsson R, Ebert N, Melsom T, van der Giet M, Gudnason V … Schaeffner E (2020) GFR in healthy aging: an individual participant data meta-analysis of iohexol clearance in European population-based cohorts. J Am Soc Nephrol 31(7):1602–1615. https://doi.org/10.1681/ASN.2020020151

Glassock RJ, Warnock DG, Delanaye P (2017) The global burden of chronic kidney disease: estimates, variability and pitfalls. Nat Rev Nephrol 13(2):104–114. https://doi.org/10.1038/nrneph.2016.163

Inker LA, Schmid CH, Tighiouart H, Eckfeldt JH, Feldman HI, Greene T … Investigators C-E (2012) Estimating glomerular filtration rate from serum creatinine and cystatin C. N Engl J Med 367(1):20–29. https://doi.org/10.1056/NEJMoa1114248

Inker LA, Eneanya ND, Coresh J, Tighiouart H, Wang D, Sang Y … Chronic Kidney Disease Epidemiology C (2021) New creatinine- and cystatin C-based equations to estimate GFR without race. N Engl J Med 385(19):1737–1749. https://doi.org/10.1056/NEJMoa2102953

Kurella M, Covinsky KE, Collins AJ, Chertow GM (2007) Octogenarians and nonagenarians starting dialysis in the United States. Ann Intern Med 146(3):177–183. https://doi.org/10.7326/0003-4819-146-3-200702060-00006

Levey AS, Stevens LA, Schmid CH et al. (2009) A new equation to estimate glomerular filtration rate. Ann Intern Med 150:604–612. https://doi.org/10.7326/0003-4819-150-9-200905050-00006

Loesment-Wendelmuth A, Schaeffner E, Ebert N (2017) Two elderly patients with normal creatinine and elevated cystatin C – a case report. BMC Nephrol 18(1):87. https://doi.org/10.1186/s12882-017-0508-7

Potok OA, Katz R, Bansal N, Siscovick DS, Odden MC, Ix JH … Rifkin DE (2020) The difference between cystatin C- and creatinine-based estimated GFR and incident frailty: an analysis of the cardiovascular health study (CHS). Am J Kidney Dis 76(6):896–898. https://doi.org/10.1053/j.ajkd.2020.05.018

Pottel H, Hoste L, Dubourg L, Ebert N, Schaeffner E, Eriksen BO … Delanaye P (2016) An estimated glomerular filtration rate equation for the full age spectrum. Nephrol Dial Transplant 31(5):798–806. https://doi.org/10.1093/ndt/gfv454

Pottel H, Delanaye P, Schaeffner E, Dubourg L, Eriksen BO, Melsom T … Ebert N (2017) Estimating glomerular filtration rate for the full age spectrum from serum creatinine and cystatin C. Nephrol Dial Transplant 32(3):497–507. https://doi.org/10.1093/ndt/gfw425

Pottel H, Bjork J, Courbebaisse M, Couzi L, Ebert N, Eriksen BO … Delanaye P (2021) Development and validation of a modified full age spectrum creatinine-based equation to estimate glomerular filtration rate: a cross-sectional analysis of pooled data. Ann Intern Med 174(2):183–191. https://doi.org/10.7326/M20-4366

Pottel H, Björk J, Rule AD, Ebert N, Eriksen BO, Dubourg L, Vidal-Petiot E, Grubb A, Hansson M, Lamb EJ, Littmann K, Mariat C, Melsom T, Schaeffner E, Sundin P-O, Åkesson A, Larsson A, Cavalier E, Bukabau JB, Sumaili EK, Yayo E, Monnet D, Flamant M, Nyman U, Delanaye P (2023) Cystatin C-based equation to estimate GFR without the inclusion of race and sex. N Engl J Med 388(4):333–343. https://doi.org/10.1056/NEJMoa2203769

Randles M, Lausecker F, Kong Q, Suleiman H, Reid G, Kolatsi-Joannou M … Lennon R (2021) Identification of an altered matrix signature in kidney aging and disease. J Am Soc Nephrol. https://doi.org/10.1681/ASN.2020101442

Schaeffner ES, Ebert N, Delanaye P, Frei U, Gaedeke J, Jakob O … Martus P (2012) Two novel equations to estimate kidney function in persons aged 70 years or older. Ann Intern Med 157(7):471–481. https://doi.org/10.7326/0003-4819-157-7-201210020-00003

Stevens LA, Schmid CH, Greene T, Li L, Beck GJ, Joffe MM … Levey AS (2009) Factors other than glomerular filtration rate affect serum cystatin C levels. Kidney Int 75(6):652–660. https://doi.org/10.1038/ki.2008.638

Tangri N, Grams ME, Levey AS, Coresh J, Appel LJ, Astor BC … Consortium CKDP (2016) Multinational assessment of accuracy of equations for predicting risk of kidney failure: a meta-analysis. JAMA 315(2):164–174. https://doi.org/10.1001/jama.2015.18202

Teaford HR, Barreto JN, Vollmer KJ, Rule AD, Barreto EF (2020) Cystatin C: a primer for pharmacists. Pharmacy 8(1). https://doi.org/10.3390/pharmacy8010035

Mechanismen der Nierenalterung

3

Anette Melk, Carl Robert Grabitz
und Roland Schmitt

Inhaltsverzeichnis

3.1 Einleitung

Bei steigender Lebenserwartung in den Industrieländern hat die Inzidenz akuter Nierenschäden und chronischer Nierenkrankheiten zugenommen. Man geht davon aus, dass sich der Anteil der über 60-Jährigen bis zum Jahr 2050 verdoppeln wird. Obwohl der Alterungsprozess an sich keine Nierenerkrankung hervorruft, unterliegt die Niere im Laufe des Lebens deutlichen physiologischen Veränderungen, die sie für Nierenerkrankungen prädisponieren. Das Nierenvolumen und die Anzahl der funktionierenden Nephrone nehmen progressiv ab, und die glomeruläre Filtrationsrate sinkt mit zunehmendem Alter (siehe auch Kap. 2 und 4).

A. Melk (✉)
Klinik für päd. Nieren-, Leber- und
Stoffwechselerkrankungen, Interdisziplinäre
Experimentelle Transplantationsmedizin,
Medizinische Hochschule Hannover, Hannover,
Deutschland
e-mail: info@ag-melk.de

C. R. Grabitz
Interdisziplinäre Experimentelle
Transplantationsmedizin, Medizinische Hochschule
Hannover, Hannover, Deutschland

R. Schmitt
Klinik für Nieren- und Hochdruckerkrankungen,
Medizinische Hochschule Hannover, Hannover,
Deutschland
e-mail: Schmitt.Roland@mh-hannover.de

© Der/die Autor(en), exklusiv lizenziert an Springer-Verlag GmbH, DE, ein Teil von Springer Nature 2023
U. Hoffmann, W. Pommer (Hrsg.), *Geriatrische Nephrologie*,
https://doi.org/10.1007/978-3-662-65648-8_3

Gleichzeitig nimmt die Fähigkeit der Niere zur Anpassung an Belastungen und damit verbunden Regeneration und Reparatur ab. Diese erhöhte Vulnerabilität gegenüber akuter Schädigung (z. B. durch nephrotoxische Medikamente, septische Ereignisse) führen, häufig in Kombination mit weiteren altersbedingten Risikofaktoren, zu einer chronischen Nierenerkrankung bei älteren Menschen. Vergleichbar ist die Situation bei Transplantation älterer Spendernieren, die sich empfänglicher für die Schädigung im Rahmen der Reperfusion nach Ischämie-Reperfusionsschaden zeigen. Aus zellulärer und molekularer Sicht wurden erhebliche Fortschritte bei der Identifizierung einiger beteiligter Mechanismen erzielt. Eine Betrachtung der zellulären und molekularen Prozesse verdeutlicht auch die neuen therapeutischen Möglichkeiten, die eine Verbesserung der im Alter eingeschränkten Regenerationsfähigkeit der Niere erzielen könnten.

▶ Neben dem mit zunehmendem Alter zu beobachtenden Funktionsverlust zeichnet sich die alte Niere insbesondere durch ihre erhöhte Vulnerabilität gegenüber akuter Schädigung und der damit verbundenen eingeschränkten Regenerationsfähigkeit aus.

3.2 Altersveränderungen auf zellulärer Ebene

Der Alterungsprozess ist in allen Organen durch eine kontinuierliche Verminderung der physiologischen Funktionen gekennzeichnet, die sich am Beispiel der Niere besonders gut illustrieren lässt. Die altersabhängige Funktionsveränderung kann durch Messung der glomerulären Filtrationsrate leicht dargestellt werden. Diese sinkt nach dem 35. Lebensjahr um etwa 5–10 % pro Jahrzehnt. Strukturell ist dieser Funktionsverlust mit einer Abnahme von funktionierenden Nephronen assoziiert. Nach dem 30. Lebensjahr gehen schätzungsweise 6000 bis 6500 Nephrone pro Jahr verloren. Dass der entsprechende Rückgang der glomerulären Filtrationsrate geringer ist, hängt mit einer teilweise funktionellen Kom-

pensation durch Hypertrophie der verbleibenden Nephrone zusammen. Wie im Kap. 4 dargelegt, tragen alle Nierenkompartimente und Zelltypen zu dem zugrundeliegenden Prozess bei.

Im Rahmen der Nierenalterung nimmt die peritubuläre Kapillardichte ab. Bei der chronischen Nierenerkrankung steht der Verlust der peritubulären Kapillaren in engem Zusammenhang mit der interstitiellen Fibrose und ist ein Prädiktor für die Verschlechterung der Nierenfunktion. Es ist unklar, inwieweit die altersbedingte Abnahme der renalen Mikrogefäße nur eine Sekundärfolge der Glomerulosklerose oder eine unabhängige Ursache für den Verlust von Nephronen ist. Für Letzteres sprechen Hinweise auf direkte altersbedingte Veränderungen in der endothelialen Funktion und damit der Gesundheit und Erhaltung der Kapillaren. Weniger Stickstoffmonoxid und mehr Endothelin-1 führen zur gestörten Autoregulation mit einer Verschiebung hin zu einer verstärkten Vasokonstriktion (Weinstein und Anderson 2010). Nierenendothelzellen zeigen im Vergleich zu anderen Organen auch eine deutlichere altersbedingte Stressaktivierung und vermehrte Expression proinflammatorischer Marker. In der alternden Niere findet sich ein gestörtes Gleichgewicht von pro- und anti-angiogenen Faktoren, hierzu zählen die Hochregulierung von Endostatin und Thrombospondin-1 und die Herunterregulierung des vaskulären endothelialen Wachstumsfaktors (vascular endothelial growth factor, VEGF). Mit dem Alter nimmt auch die Anzahl der perikapillären Perizyten in der Niere ab, die für die Funktion der peritubulären Gefäße und das Überleben der Kapillaren von entscheidender Bedeutung sind.

Alle beschriebenen Veränderungen könnten eine funktionelle Störung der Kapillaren verursachen, die zu chronischer Hypoperfusion, Ischämie und Nephronverlust führt.

In Tubuluszellen, insbesondere den proximalen Tubuluszellen, wird der Großteil der gefilterten gelösten Stoffe in einem sehr energieaufwendigen Prozess rückresorbiert. Während des Alterungsprozesses kommt es in Zellen mit hohem Energiebedarf zur Akkumulation von oxidativen Schäden, die zu altersbedingten Krankheiten führen können. Dabei sind solche Gewebe besonders anfällig, die vor allem postmitotische und langsam proliferierende Zellen enthalten und damit einen geringen zellulären Umsatz aufweisen. Im Vergleich zu anderen Epithelzellen mit aktiver Transportfunktion proliferieren Tubuluszellen der Niere unter physiologischen Bedingungen selten. Angesichts der Kombination aus langer Zelllebensdauer und hoher Stoffwechselaktivität sind Tubuluszellen auf eine zuverlässige Mitochondrienfunktion angewiesen, insbesondere da sie im Gegensatz zu anderen renalen Zellen Energie durch oxidative Phosphorylierung gewinnen sowie defekte Mitochondrien effizient beseitigen müssen. Der Alterungsprozess geht mit Veränderungen der Mitochondrien in Tubuluzellen einher, die zu erhöhtem oxidativem Stress und zur Akkumulation von für die Zelle toxischen Substanzen führen (Koga et al. 2011; Huber et al. 2012).

Interessanterweise besteht unter normalen Bedingungen kein Unterschied im Turnover von Tubuluszellen zwischen alten und jungen Nieren. Dies ändert sich jedoch bei einer akuten tubulären Schädigung, wenn durch zelluläre Schädigung und Zellverlust ein Bedarf an vermehrter Regeneration entsteht. In diesem Fall wird deutlich, dass die bemerkenswerte Regenerationsfähigkeit der Tubuluszellen mit zunehmendem Alter abnimmt.

Als endständig differenzierte Zellen spielen Podozyten ebenfalls eine bedeutende Rolle bei der Nierenalterung. Die proliferative Kapazität von Podozyten ist bei der erwachsenen Maus unter normalen Bedingungen minimal. Mit der Alterung und dem Verlust von benachbarten Zellen kommt es in Podozyten zu einer kompensatorischen Hypertrophie (Wiggins 2012). Mit fortschreitendem Nephronverlust und der damit verbundenen Vergrößerung der verbleibenden Glomeruli nimmt die Belastung aber stetig zu. Dies kann über die Ablösung von Podozyten, einem Kollaps des Kapillarsystems und über die Aktivierung der parietalen Epithelzellen zur globalen Glomerulosklerose führen. Durch Umbauprozesse verschwinden global sklerosierte Glomeruli, was die schlechte Korrelation zwischen altersbedingtem Funktionsverlust und nachweisbarer Glomerulosklerose in morphometrischen

Studien erklärt. Auch deshalb wurde die individuelle Podozytendichte pro Glomerulus als Korrelat für die Bestimmung des biologischen Nierenalters vorgeschlagen.

3.3 Molekulare Mechanismen

Vor mehr als 20 Jahren wurde erstmals postuliert, dass die Akkumulation sogenannter seneszenter Zellen für die unzureichende Reparaturkapazität und den Funktionsverlust älterer Nieren verantwortlich sein könnte (Halloran et al. 1999; Melk 2003; Melk und Halloran 2001). Jüngere Erkenntnisse zeigen, dass die konstante Entfernung seneszenter Zellen während des Alterns zu einer Abschwächung des renalen Alterungsphänotyps führt. Seneszenz könnte also ein gemeinsamer (Patho)-Mechanismus sein, über den Alter, Krankheit und andere Stressfaktoren die Reserve an Nierenzellen erschöpfen, die zur Zellteilung und damit zur Zellerneuerung fähig sind – zelluläre Fähigkeiten, die für die Reparatur und Integrität der Niere unerlässlich sind. Dabei kommt es durch intrinsische zelluläre Reaktionen auf wiederholte kleinere Verletzungen über einen sehr langen Zeitraum fast unbemerkt zur Akkumulation von seneszenten oder prä-seneszenten Zellen. Dies erklärt den eher unspektakulären makroskopischen und mikroskopischen Nierenphänotyp und die vergleichsweisen geringen Auswirkungen auf die Nierenfunktion. Das Konzept vermag insbesondere die Situation zu erklären, die entsteht, wenn die alternde Niere einen höheren Regenerationsbedarf aufweist, z. B. im Kontext einer akuten Schädigung oder im Rahmen der Transplantation. Es ist allerdings wichtig, darauf hinzuweisen, dass der Seneszenz bedingte Zellzyklus-Stillstand auch physiologische Funktionen hat, weshalb eine Unterscheidung in embryonale, akute und chronische Seneszenz eingeführt wurde (Childs et al. 2015).

▶ Seneszenz wird als ein bedeutender molekularer Mechanismus für die unzureichende Reparaturkapazität und den Funktionsverlust älterer Nieren angesehen.

Zelluläre Seneszenz beschreibt einen Zustand, der mit einem permanenten und irreversiblen Wachstumsstillstand von weiterhin metabolisch aktiven Zellen einhergeht. Dabei kommt es zur Ausbildung eines besonderen Sekretionsprofils, dem sogenannten SASP (*senescence associated secretory phenotype*) (Zhu et al. 2014). Ursprünglich wurde dieser Begriff als Synonym für „replikative Seneszenz" verwendet und basierte auf Beobachtungen von Hayflick und Moorhead an menschlichen Fibroblasten in Kultur, die nach 50–70 Generationen die Replikation einstellen. Replikative Seneszenz wurde im Verlauf mit der Verkürzung von Telomeren, den repetitiven, nicht-kodierende DNA-Sequenzen am Ende der Chromosomen, assoziiert. Zwar bilden Telomere, Telomer-Bindungsproteine (z. B. Pot1, *protection of telomere 1*) und Telomerase einen Komplex, der das Chromosom vor Abbau- oder Fusionsprozessen schützt, dennoch kommt es mit jeder Zellteilung zu einem Verlust von bis zu 200 Basenpaaren und progressiven Telomerverkürzung. Kritisch kurze, dysfunktionale Telomere lösen eine DNA-Schadensreaktion aus, die zur Aktivierung von Phosphatidylinositol-3-Kinase-ähnlichen Kinasen (PIKKs) führt (wie z. B. *Ataxia telangiectasia mutated,* ATM, oder *Ataxia telangiectasia mutated and Rad3 related*, ATR). Diese Kinasen aktivieren nachgeschaltete Faktoren, die zur Phosphorylierung von p53 führen, auch als Telomer-p53-Signalweg bezeichnet. Aktiviertes p53 kann entweder Apoptose oder Seneszenz über Induktion pro-apoptotischer Gene bzw. von Inhibitoren Zyklin-abhängiger Kinasen (wie p21CIP1/WAF1) auslösen. P21 hemmt Zyklin-abhängige Kinasen, die das Retinoblastom-Protein (Rb) inaktivieren. Die Hypophosphorylierung von Rb führt dann zu einem permanenten Zellzyklusarrest. Verschiedene Formen von Stress (z. B. oxidativer Stress) können eine beschleunigte Telomerverkürzung verursachen oder die DNA direkt schädigen, was ebenfalls zur Induktion der DNA-Schadensreaktion über ATM/ATR und p53 führt. Eine weitere Möglichkeit ist die Induktion von p19ARF (oder des menschlichen Äquivalents p14ARF), das an MDM2 (*mouse double minute*

2; oder das menschliche Äquivalent, *human double minute 2*, HDM2) bindet und somit die Ubiquitinierung und den Abbau von p53 verhindert.

Ein alternativer Mediator von zellulärer Seneszenz und das Seneszenz-assoziierte Protein par excellence ist p16INK4a. Ähnlich wie p21 wirkt p16 durch die Hemmung Zyklinabhängiger Kinasen und verhindert dadurch die Phosphorylierung von Rb. Daten, dass dem Anstieg von p16 die Expression von p21 vorausgeht, deuten darauf hin, dass der Nachweis von p16 den vollen Seneszenz-Zustand widerspiegelt. Es wurde beschrieben, dass Seneszenz-assoziierte Heterochromatinfoci auf eine erhöhte p16-Expression folgen; ihr Auftreten ist nicht nur abhängig vom Zelltyp und der Art des Zellstresses, sondern scheint auch keine absolute Voraussetzung für zelluläre Seneszenz zu sein. Ähnlich wie die Telomerverkürzung kann die p16-Expression durch Replikation erfolgen, aber hauptsächlich wird p16 durch oxidativen Stress, onkogene Ras-Expression und epigenetische Veränderungen induziert.

Seneszente Zellen wurden mit zunehmendem chronologischen Alter in verschiedenen Geweben, u. a. auch der Niere, gefunden (Munoz-Espin und Serrano 2014). Der relative Beitrag der verschiedenen Signalwege, die zur Seneszenz führen, variiert aber nach Spezies und Zelltyp. Telomere der Maus sind viel länger als beim Menschen. Zudem exprimieren die meisten somatischen Zellen der Maus Telomerase und sind damit zur Telomerverlängerung im Stande. Seneszenz führt in Kulturzellen zu phänotypischen Veränderungen, zu denen insbesondere eine veränderte Morphologie mit großen und abgeflachten Zellkörpern gehört. Die Zellen weisen außerdem eine ausgeprägte Resistenz gegenüber Apoptose auf, zeigen eine Zunahme an Lysosomen und lysosomaler Masse, die mit einer erhöhten Expression von Seneszenz-assoziierter-β-Glactosidase (SA-β-GAL) und der Akkumulation von Liposfuszin einhergeht, und einen Anstieg von phosphoryliertem H2AX (γ-H2AX) als Hinweis für eine DNA-Schädigung. Das Sekretom seneszenter Zellen (auch SASP, siehe oben) ist komplex und umfasst eine Vielzahl von Zytokinen, Che-mokinen und matrixabbauenden Proteasen, die parakrin und autokrin wirken können. Viele SASP-assoziierte Moleküle wie TNF-α, IL-6 und Monozyten-Chemoattractant-Pro-tein-1 (MCP-1) treten in Verbindung mit steri-ler Inflammation auf und können die Ursache für die altersbedingt auftretende chronische In-flammation sein.

► Die in älteren Nieren häufig zu beobachtende Ansammlung von Immunzellen könnte Folge der Sekretion von pro-inflammatorischen Molekülen durch seneszente Zellen sein.

Verschiedene Arbeiten konnten die Be-deutung von Seneszenz-Mechanismen für die Alterung und alters-assoziierte Pathologien zei-gen. Seneszente Zellen akkumulieren mit zu-nehmendem Alter und tragen dadurch sehr wahrscheinlich zu altersbedingten Er-krankungen bei. Mit zunehmendem Alter ver-kürzen sich die Telomere in der Niere, und zwar vor allem im Bereich der Nierenrinde. Experi-mentelle Arbeiten, bei denen mittels Fluores-zenz In-Situ Hybridisierung Telomere auf Einzelzellebene betrachtet wurde, lassen ver-muten, dass dies größtenteils auf eine Telomer-verkürzung im Nierenepithel zurückzuführen ist und mit Anzeichen von tubulärer Atrophie ein-hergeht. Der Zusammenhang von intrarenalen Telomerlänge und arteriosklerotischen Läsionen in der Niere legt allerdings nahe, dass auch an-dere Zelltypen, z. B. Endothelzellen, beitragen könnten. Nieren von Telomerase-defizienten Mäusen, einem experimentellen Modell mit ausgeprägter Telomerverkürzung zwischen frü-hen und späten Knock-out-Generationen, zei-gen neben der reduzierten Nierenfunktion einen Verlust von Podozyten, eine Zunahme von pro-inflammatorischer Zytokin- und eine ver-mehrte p16-Expression mit abnehmender Telomerlänge. Kürzlich wurde der Zusammen-hang von kurzen, dysfunktionalen Telomeren in der Niere mit einer vermehrten interstitiellen Fibrose durch die Aktivierung der epithelialen zu mesenchymaler Transition (EMT) gezeigt.

Entscheidend ist, dass die auch in menschlichen Nieren mit dem Alter nachweisbare Telomer-verkürzung relevant für die verminderte Re-generationsfähigkeit der Niere ist.

Die Expression von p16 in der Niere nimmt ebenfalls mit dem Alter zu und ist in zahlreichen Zelltypen nachweisbar. Die renale p16-Ex-pression scheint ein idealer Marker für das Nierenalter zu sein, insbesondere vor dem Hinter-grund, dass die Bestimmung der intrarenalen p16 Expression eine Aussage über die zukünftige Transplantatfunktion erlaubt. Dies ist wahr-scheinlich auf die Tatsache zurückzuführen, dass die renale p16-Expression nicht nur mit der Zeit zunimmt, sondern auch durch Belastungen in-duziert wird, die eindeutig mit einer Ver-schlechterung der Nierenfunktion verbunden sind, wie Bluthochdruck, akute und chronische Schädigungen. Die besondere Bedeutung von p16 wird auch durch Daten unterstrichen, die zei-gen, dass der beschleunigte Alterungsphänotyp von Klotho-defizienten Mäusen durch eine Ab-lation von p16 mit Wiederherstellung der Klotho-Expression aufgehalten werden kann. Der Verlust von p16, der in verschiedenen trans-genen Modellen untersucht wurde, führt zu einer besseren Funktion nach ischämischem akuten Nierenversagen und einem besseren Trans-plantatüberleben. Eine kurzzeitige pharmako-logische Hemmung von zyklinabhängigen Kina-sen mit funktionellen p16-Analoga führt ebenfalls zu verbesserter Erholung nach akutem Nieren-versagen.

► Seneszenz kann durch verschiedene Signalwege erreicht werden. Seneszente Zellen zeichnen sich durch eine Trias aus Zellzyklusarrest, der Sekretion bestimmter pro-inflammatorischer und pro-fibrotischer Moleküle und einer Apoptose-Resistenz aus.

3.4 Therapeutische Überlegungen

Das Ziel jeder therapeutischen Intervention ist die langfristige Erhaltung der Nierengesundheit und -funktion. Abgesehen von den allgemeinen Emp-

fehlungen zur Prävention von chronischen Nierenerkrankungen gibt es aktuell keine spezifischen Behandlungsstrategien, um dieses Ziel zu erreichen.
Im Hinblick auf die zuvor beschriebene besondere
Bedeutung von zellulärer Seneszenz für die Nierenalterung ist ein neues Feld in der Alternsforschung
von besonderer Bedeutung, das sich mit der
Möglichkeit beschäftigt, die Anzahl seneszenter
Zellen zu reduzieren, um altersbedingte Krankheiten zu verringern (Childs et al. 2015; Naylor
et al. 2013). Das zugrunde liegende Prinzip dieser
sogenannten Senolyse ist, die in seneszenten Zellen
vorliegende Apoptoseresistenz zu überwinden.
Dabei wurde zunächst anhand transgener Tiermodelle gezeigt, dass eine Reduktion von p16-posi-
tiven seneszenten Zellen positive Auswirkungen auf
den Alterungsphänotyp hat. Mittlerweile wurden
auch zahlreiche pharmakologische Strategien untersucht (Gasek et al. 2021). Die ersten und bekanntes-
ten Ansätze fokussierten sich auf die Apoptose-In-
duktion in seneszenten Zellen durch die
BH3-Mimetika ABT-737 und ABT-263, die Bcl-2,
Bcl-x(L) und Bcl-w hemmen. Hier konnten positive
Effekte auf das Regenerationspotenzial nach
Nierenschädigung gezeigt werden (Mylonas et al.
2021). Für Patienten mit diabetischer Nephropathie
wurde in einer klinischen Studie die Wirksamkeit
von Dasatinib, einem Tyrosinkinase-Inhibitor, und
Quercetin, einem Flavonoid, untersucht. Die Kombination der beiden Senolytika führte zu einer Reduktion seneszenter Zellen im Fettgewebe und der
Haut. Aufgrund des pro-inflammatorischen Milieus
in alternden Nieren ist die Blockade von SASP eine
weitere attraktive Behandlungsoption, obwohl die
Beeinflussung pro-inflammatorischer Signalwege
nicht spezifisch für seneszente Zellen ist (Abb. 3.1).

▶ Die Elimination von seneszenten Zellen bzw.
die Blockade der pro-inflammatorischer
Signalwege sind vielversprechende Ansätze,
um den altersbedingten Funktionsverlust in
der Niere zu verhindern (siehe Abb. 3.1).

Auch im Rahmen etablierter nephroprotektiver
pharmazeutischer Ansätze wird vermehrt die Bedeutung von Seneszenz-Signalwegen untersucht.
Studien an Mäusen deuten auf einen Nutzen der
Hemmung des Renin-Angiotensin-Aldosteron-
Systems (RAAS) hin, das nachweislich die
kardiovaskuläre Alterung verbessert und die Expression der überlebensfördernden Gene
Nicotinamid-Phosphoribosyltransferase und Sir-
tuin 3 in der Niere erhöht. Darüber hinaus verringerte die RAAS-Hemmung mit Losartan oder
Spironolacton die Expression von p16INK4a in
den Nieren hypertensiver Ratten, was darauf hindeutet, dass die RAAS-Aktivierung ein medikamentöser Mechanismus zur Förderung der Alterung sein könnte. Ein Mechanismus für diese
Vorteile der RAAS-Hemmung könnte die Verringerung des oxidativen Stresses in den Mitochondrien sein. Auch für die SGLT2-Inhibitoren
als einer neuen Klasse von Antidiabetika, die aufgrund ihrer starken Progressionshemmung auch
für die chronische Nierenerkrankung eine besondere Bedeutung haben, wurde gezeigt, dass
die Hemmung von SGLT2 Anti-Seneszenz-
Mechanismen in tubulären Epithelzellen fördert.
Für diese Medikamentenklasse wird deshalb eine
potenzielle therapeutische Wirkung diskutiert,
um den altersbedingten Abfall der Nierenfunktion aufzuhalten.

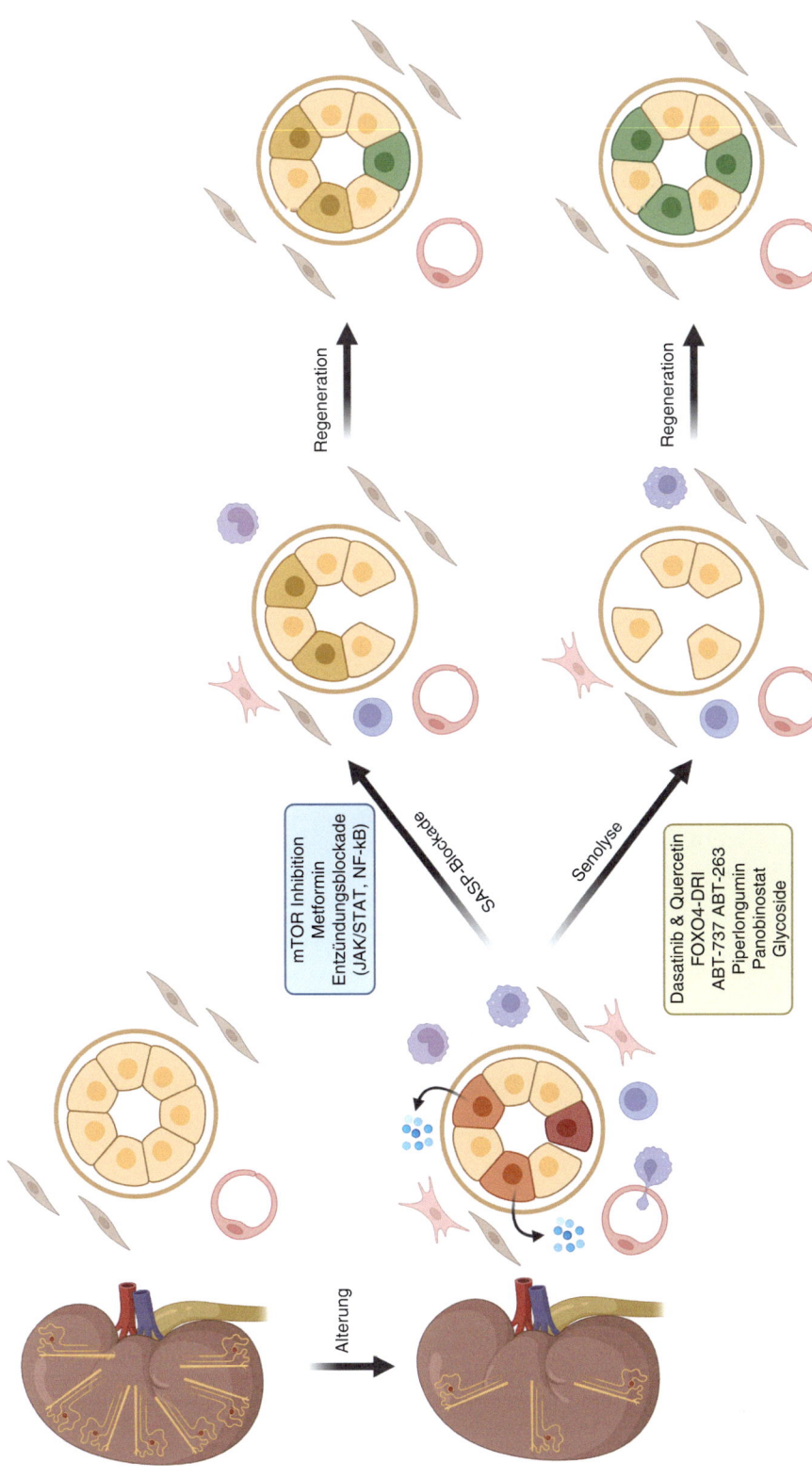

Abb. 3.1 In alten Nieren nimmt die Zahl funktionionfähiger Nephrone ab und es kommt zur Akkumulation von seneszenten Zellen. In der Abbildung wird dies beispielhaft für den Tubulus gezeigt (orange). Durch die Sekretion von pro-inflammatorischen und pro-fibrotischen Molekülen (SASP) werden Immunzellen in das Gewebe gelockt und Fibroblasten aktiviert. Die Elimination von senezenten Zellen (Senolyse) bzw. die Blockade des SASP erlaubt in der Folge die Regeneration. Created with BioRender.com

3.5 Fazit für die Praxis

1. Mit zunehmenden Alter nimmt nicht nur die Nierenfunktion ab, sondern auch die Fähigkeit der Niere zur Reparatur. Im Alter findet sich zudem häufig eine chronische Inflammation.
2. Seneszente Zellen zeichnen sich durch die Unfähigkeit sich zu teilen, die Sekretion von pro-inflammatorischen und pro-fibrotischen Molekülen sowie die Apoptoseresistenz aus. Sie nehmen mit dem Alter in der Niere zu.
3. Die eingeschränkte Regenerationsfähigkeit der Niere und die Infiltration durch Immunzellen im Parenchym kann auf molekularer Ebene durch den Prozess der Seneszenz erklärt werden.
4. Therapeutische Ansätze beschäftigen sich mit der Elimination von seneszenten Zellen und der Blockade des für seneszente Zellen spezifischen Sekretoms. Für einige nephroprotektive Therapien ist bekannt, dass sie Seneszenzsignalwege beeinflussen.

Literatur

Childs BG, Durik M, Baker DJ, van Deursen JM (2015) Cellular senescence in aging and age-related disease: from mechanisms to therapy. Nat Med 21:1424–1435

Gasek NS, Kuchel GA, Kirkland JL, Xu M (2021) Strategies for targeting senescent cells in human disease. Nat Aging 1:870–879

Halloran PF, Melk A, Barth C (1999) Rethinking chronic allograft nephropathy: the concept of accelerated senescence. J Am Soc Nephrol 10:167–181

Huber TB, Edelstein CL, Hartleben B, Inoki K, Jiang M, Koya D, Kume S, Lieberthal W, Pallet N, Quiroga A, Ravichandran K, Susztak K, Yoshida S, Dong Z (2012) Emerging role of autophagy in kidney function, diseases and aging. Autophagy 8:1009–1031

Koga H, Kaushik S, Cuervo AM (2011) Protein homeostasis and aging: the importance of exquisite quality control. Ageing Res Rev 10:205–215

Melk A (2003) Senescence of renal cells: molecular basis and clinical implications. Nephrol Dial Transplant 18:2474–2478

Melk A, Halloran PF (2001) Cell senescence and its implications for nephrology. J Am Soc Nephrol 12:385–393

Munoz-Espin D, Serrano M (2014) Cellular senescence: from physiology to pathology. Nat Rev Mol Cell Biol 15:482–496

Mylonas KJ, O'Sullivan ED, Humphries D, Baird DP, Docherty MH, Neely SA, Krimpenfort PJ, Melk A, Schmitt R, Ferreira-Gonzalez S, Forbes SJ, Hughes J, Ferenbach DA (2021) Cellular senescence inhibits renal regeneration after injury in mice, with senolytic treatment promoting repair. Sci Transl Med 13:eabb02033

Naylor RM, Baker DJ, van Deursen JM (2013) Senescent cells: a novel therapeutic target for aging and age-related diseases. Clin Pharmacol Ther 93:105–116

Weinstein JR, Anderson S (2010) The aging kidney: physiological changes. Adv Chronic Kidney Dis 17:302–307

Wiggins JE (2012) Aging in the glomerulus. J Gerontol A Biol Sci Med Sci 67:1358–1364

Zhu Y, Armstrong JL, Tchkonia T, Kirkland JL (2014) Cellular senescence and the senescent secretory phenotype in age-related chronic diseases. Curr Opin Clin Nutr Metab Care 17:324–328

Morphologie der Nierenalterung 4

Kerstin Amann

Inhaltsverzeichnis

4.1   Einleitung

Die Niere unterliegt als sekretorisch wie endokrin hochaktives Organ sowohl unspezifischen allgemeinen Zell- als auch spezifischen physiologischen Alterungsvorgängen (Hommos et al. 2017) und altersbedingten Erkrankungen (Kitai et al. 2021). Altersbedingte Veränderungen der Niere betreffen makroskopische und mikroskopische Veränderungen der Nierenstruktur, wobei histologisch v. a. eine progrediente interstitielle Fibrose, Verlust von funktionellem Tubulusgewebe, zunehmender Sklerosierung und Verlust von Glomeruli sowie eine signifikante Arterio-Arteriolosklerose zu nennen sind. Daneben wird eine verminderte Regenerationskapazi-

tät bei akuter oder chronischer Nierenschädigung mit zunehmendem Alter beschrieben (Akcetin et al. 2000; McLachlan et al. 1977). Während die Niere bei Kindern und Jugendlichen (Abb. 4.1) eine erstaunliche regenerative Kapazität aufweist, die in der Lage ist, auch die schwersten glomerulären oder tubulären Schäden nahezu vollständig zu reparieren (Benz et al. 2007), ist dies mit zunehmendem Lebensalter und fortgeschrittenen glomerulären, tubulointerstitiellen sowie vaskulären Vernarbungen (Abb. 4.1) nur noch sehr eingeschränkt der Fall. So verwundert es nicht, dass chronische Nierenerkrankungen (CKD) mit zunehmendem Alter vermehrt auftreten und somit die insgesamt erhöhte Lebenserwartung zu einer Zunahme dieser Erkrankungen führt. Diese altersbedingten Nierenveränderungen haben direkte Konsequenzen für die Entstehung, das Fortschreiten und die Behandlung akuter und chronischer Nierenschäden sowie auch die Nierentransplantation, v. a. im

K. Amann (✉)
Nephropathologische Abteilung, Universität Erlangen, Erlangen, Deutschland
e-mail: kerstin.amann@uk-erlangen.de

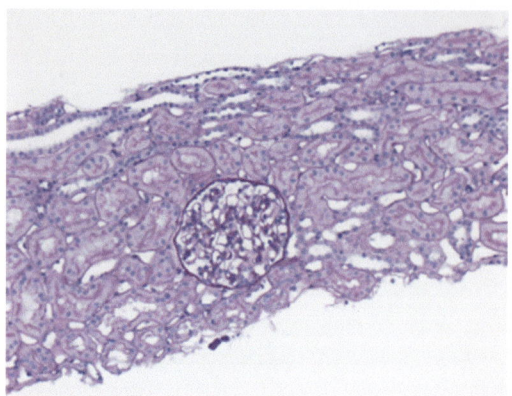

Abb. 4.1 Normalbefunde der Niere eines 11 jährigen Kindes

Rahmen des old-for-old bzw. Elderly Senior-Programms (ESP), aber auch angesichts des insgesamt zunehmenden Spenderalters.

▶ Die Niere unterliegt als sekretorisch wie endokrin hochaktives Organ sowohl unspezifischen allgemeinen Zell- als auch spezifischen physiologischen Alterungsvorgängen.

Makroskopische und mikroskopische Nierenveränderungen im Alter

– **makroskopische Veränderungen:**
    Abnahme der Nierengröße und des Nierenrindenvolumens bei gleichzeitiger Zunahme des Markvolumens (bis zum 50. Lebensjahr), Vergröberung der Nierenoberfläche, Nierenarterienatherosklerose und fibromuskuläre Dysplasie, Zunahme von Zystenzahl und Größe, gegebenenfalls auch Entstehung von meist benignen Tumoren
– **mikroskopische Veränderungen:**
    Progrediente Arterio-Arteriolosklerose, ischämischer Glomerulusschaden, globale Glomerulosklerose und glomerulärer Verödung, interstitielle Fibrose und Tubulusatrophie (IFTA), Abnahme der Nephronenzahl bei gleichzeitiger Größenzunahme der verbleibenden Glomeruli und Tubuli (sog. glomeruläre und tubuläre Hypertrophie)

Neben der eingeschränkten regenerativen Kapazität der alternden Niere können auch mini-

male angeborene oder erworbene Unterschiede in der Nierenanatomie oder der Nierenfunktion durch den Alterungsprozess und die damit einhergehenden Veränderungen manifest werden. Unter den verschiedenen Ursachen chronischer Nierenerkrankungen und den unterschiedlichen auf sie einwirkenden Einflüssen wurde eine primär oder sekundär verminderte Nephronenzahl als Risikofaktor identifiziert, der für Veränderungen der Nierenfunktion im Alter möglicherweise eine besondere Bedeutung hat, wie im Folgenden näher erläutert wird.

Ältere Nieren sind prinzipiell gut funktionsfähig (Epstein 1996; McLachlan et al. 1977), aber aufgrund prädisponierender Faktoren empfindlicher für akute Nierenschäden als die Nieren von jüngeren Patienten. Zu diesen Faktoren gehört die höhere Inzidenz von Komorbiditäten, der häufigere Gebrauch von nephrotoxischen Medikamenten und v. a. auch strukturelle und funktionelle Veränderungen, die die Niere mit zunehmendem Alter erleidet (Coca 2010) und die die Reservekapazität des Organs beeinflussen. Somit ist es nicht verwunderlich, dass die Inzidenz des akuten, dialysepflichtigen Nierenversagens mit zunehmendem Alter ansteigt (Coca 2010; Schmitt und Cantley 2008).

4.2 Strukturveränderungen der alternden Niere

Zunächst ist es wichtig, die physiologischen alterungsbedingten Veränderungen in der Niere zu erkennen und zu verstehen, um diese von krankhaften Veränderungen abgrenzen zu können. Mit zunehmendem Alter nimmt die Größe der Niere insgesamt ab (Rule et al. 2010, 2011), wobei sie ab dem 40.-50. Lebensjahr schrittweise bis 20–30 % ihres Ausgangsgewichts verliert (Nyengaard und Bendtsen 1992) und der Gewichtsverlust vor allem in der Rinde stattfindet (Epstein 1996). Es kommt zu einer Rindenatrophie, einer Vergröberung der Nierenoberfläche und einer Zunahme von Nierenzysten und Nierentumoren, die jedoch meist gutartig sind (Denic et al. 2016; Hommos et al. 2017; Kitai et al. 2021). Morphologisch finden sich

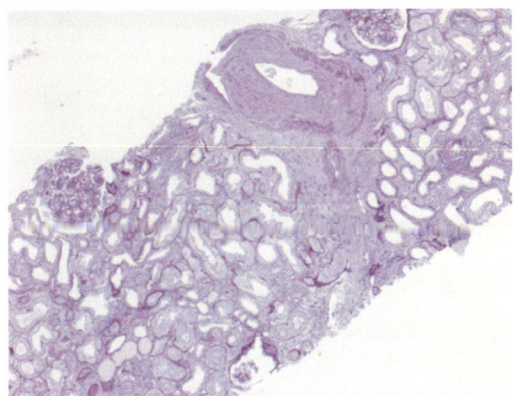

Abb. 4.2 Altersbedingte Strukturveränderungen in der Niere eines 75 jährigen Patienten: Glomerulosklerose, Tubulusatrophie und interstitielle Fibrose und deutliche Arterio-Arteriolosklerose

neben glomerulären Sklerosen auch Vernarbungen des Tubulointerstitiums im Sinne von Tubulusatrophie und interstitieller Fibrose (sog. IFTA) und auch vaskuläre bzw. vaskulopathische Veränderungen mit zunehmender Verbreiterung und Fibrosierung der arteriellen Intima und Lumeneinengung (Rule et al. 2010; Hommos et al. 2017; Denic et al. 2016) (Abb. 4.2), welche zusammenfassend auch als Nephrosklerose bezeichnet werden können (Rule et al. 2011). In einer Untersuchung von Nieren gesunder Spender waren bei 2,7 % der Spender <30 Jahren und in 73 % der Spender >70 Jahren Zeichen einer derartigen Nephrosklerose, definiert als Anwesenheit von mindesten 2 histologische Charakteristika der Nephrosklerose (Rule et al. 2010), nachweisbar.

4.2.1 Altersbedingte Änderungen der Glomeruluszahl und -funktion

Parallel zur Abnahme der Nierenmasse ist auch von einem altersabhängigen Verlust an Glomeruli auszugehen. Bis ca. zum 40. Lebensjahr geht man von einer Gesamtzahl an Glomeruli pro Niere von ca. 0,6–1,2 Millionen aus, danach erfolgt eine Abnahme um ca. 30–50 % durch glomeruläre Sklerosierung und Hyalinisierung mit kompensatorischer Größenzunahme der ver-

bliebenen Glomeruli (sog. glomeruläre Hypertrophie oder Glomerulomegalie) (Nyengaard und Bendtsen 1992) (Fogo und Ichikawa 1991), die möglicherweise auch durch vollständige Absorption eines Teils der sklerotischen Glomeruli erklärt werden kann (Rule et al. 2011). Während im Alter von 40 Jahren nur ca. 5 % der Glomeruli sklerotisch sind, finden sich in der 8. Lebensdekade ca. 10–30 % vernarbte Glomeruli (Epstein 1996). Der Verlust funktionsfähiger Glomeruli und die dadurch bedingte Reduktion der renalen Filtrationsfläche mit kompensatorischer Glomerulomegalie und Hyperfiltration könnte gemäß der „Brenner-Hypothese" (Brenner et al. 1988; Luyckx et al. 2022) die Entstehung einer altersbedingten Hypertonie, der sog. Altershypertonie, prinzipiell erklären.

▶ Die Nierenmasse nimmt mit zunehmendem Alter ab; man geht von einem durchschnittlichen Nierengewicht von 250–270 g im 40.-50. Lebensjahr aus, welches sich danach schrittweise um insgesamt 20–30 % auf ein Endgewicht von ca. 180 bis 200 g im höheren Lebensalter reduziert.

Die zugrunde liegenden Pathomechanismen gehen laut Brenner et al. (Brenner et al. 1988) darauf zurück, dass eine signifikant verminderte Nephronenzahl über eine Kaskade maladaptiver Prozesse, die von einer Hyperfiltration und kompensatorischer Hypertrophie der verbliebenen Glomeruli über die Entstehung einer intraglomerulären Druckerhöhung zu fortschreitender glomerulärer Sklerosierung sowie schlussendlich zu einer systemischen Hypertonie und zu einer Progression des Nierenschadens führen (Fogo und Ichikawa 1991; Ingelfinger 2003; Young et al. 2000). Dieser Zusammenhang wurde durch zahlreiche tierexperimentelle Studien und die Befunde zweier unabhängigen Autopsiestudien (Hughson et al. 2006; Keller et al. 2003) an kaukasischen Patienten unterstützt. Auffällig war auch in diesen Studien ein mehr als 2-fach höheres mittleres glomeruläres Volumen bei verminderter Nephronenzahl. Ein erhöhtes glomeruläres Volumen (oder eine erhöhte glomeruläre Fläche in einer Nierenbiopsie) wie dies

u. a. bei verschiedenen Bevölkerungsgruppen, die ein erhöhtes Risiko für CKD aufweisen, festgestellt wurde (Fogo und Ichikawa 1991; Hoy et al. 2008; Hughson et al. 2006; Pesce et al. 1994; Schmidt et al. 1992), kann somit quasi als eine Art Ersatzmarker für eine verminderte Nephronenzahl herangezogen werden (Young et al. 2000).

Die o. g., in der Literatur angegebenen Werte der Nephronenzahl pro Niere, die ganz überwiegend aus Autopsiestudien stammen, weisen jedoch eine extreme Schwankungsbreite auf. Die Werte reichen je nach verwendeter Methode von 331.000–2.000.000 Glomeruli pro Niere ohne dass Geschlechtsunterschiede vorhanden wären (McLachlan et al. 1977; Merlet-Benichou et al. 1999; Nyengaard und Bendtsen 1992). In der größten Autopsieserie an 208 Erwachsenen, die eines plötzlichen oder unerwarteten Todes verstarben, fand sich eine um den Faktor 10 unterschiedliche Zahl an Nephronen, ein um den Faktor 5 unterschiedliches mittleres glomeruläres Volumen sowie eine um den Faktor 13.5 unterschiedliche Gesamtfiltrationsfläche der Niere (Hoy et al. 2003; McLachlan et al. 1977). In allen Autopsiestudien fand sich jedoch konsistent eine signifikante Abnahme der Glomeruluszahl pro Niere mit zunehmendem Alter, wobei dies am ausgeprägtesten ab einem Alter von 60 Jahren (Hughson et al. 2003) der Fall war. In den größeren Autopsiestudien ergab sich aus dem beobachteten altersabhängigen kontinuierlichen Verlust an Glomeruli zwischen dem 18. und 70. Lebensjahr ein errechneter signifikanter Verlust von 4527 Glomeruli pro Niere pro Jahr. Darüber hinaus wurde eine signifikante Korrelation zwischen Glomeruluszahl und Nierenmasse gefunden, was dafür spricht, dass das Nierengewicht im Falle der Nierentransplantation bzw. das klinisch in der Regel mittels Ultraschall bestimmte Nierenvolumen grobe Anhaltspunkte für die Abschätzung der vorhanden Glomeruluszahl liefern können (Singh und Hoy 2004; Spencer et al. 2001). Diese altersabhängige Abnahme der Nephronenzahl kann bei Individuen, die anlagebedingt oder infolge äußerer Einwirkungen sowieso im unteren Bereich der Nephronausstattung liegen bzw. ggf. nur eine Einzelniere haben, durchaus dazu führen, dass die kritische Grenze an Ne-

phronen, die durch Hyperfiltration kompensiert werden kann, unterschritten wird. In einer tierexperimentellen Arbeit wird darüber hinaus auch über eine altersbedingte Abnahme der immunhistologischen Podocin-Färbung berichtet, die auf eine Abnahme bzw. Degeneration der Podozyten hindeuten könnte (Khafaga et al. 2021). Diese könnte ebenfalls mit der verringerten Nephronenzahl zusammenhängen (Benz et al. 2011), aber auch eine eigenständige altersbedingte Veränderung darstellen.

Alternativ zur oben beschriebenen Brenner-Hypothese wird schon lange diskutiert, dass die vaskulären Veränderungen in der alternden Niere nicht lediglich eine Folge von arterieller Hypertension sind, sondern zumindest teilweise ein unabhängiges bzw. eigenständiges alterungsbedingtes Phänomen (McLachlan et al. 1977) darstellen.

4.2.2 Altersbedingte Tubulus- und Gefäßveränderungen

Wie bereits erwähnt, nimmt die regenerative Kapazität der Niere mit zunehmendem Alter ab (Schmitt und Cantley 2008). Dies betrifft v. a. auch das Tubulusepithel, welches aufgrund des hohen Stoffwechsels und der zahlreichen Energie-verbrauchenden Transportprozesse exquisit empfindlich für akute und chronische Schäden ist. Akute Tubulusepithelläsionen, wie sie infolge einer Hypoxie oder Ischämie bzw. einer toxischen Schädigung in der Niere nicht selten entstehen und z. B. auch im Rahmen von Kadavernierentransplantationen regelhaft in Nullbiopsien zu sehen sind, können unter physiologischen Bedingungen innerhalb von Tagen bis wenigen Wochen komplett regenerieren. Bei älteren Patienten sind diese Reparaturvorgänge jedoch limitiert, sodass ältere Patienten mit akutem Nierenversagen deutlich längere Verläufe und nicht selten keine komplette Erholung der Nierenfunktion zeigen. Auch finden sich bei der Transplantation älterer Nieren deutlich längere postoperative Phasen mit akuten Tubulusepithelläsionen und verzögerter Transplantatfunktion.

Ursachen der mit dem Alter zunehmenden Empfindlichkeit des Tubulussystems bzw. der verminderten Regenerationskapazität (Schmitt und Cantley 2008) sind zum einen eine Abnahme von Schutzmechanismen wie z. B. der antioxidativen Kapazität (Akcetin et al. 2000; Melk et al. 2000) oder der Expression von Wachstumsfaktoren, die die Proliferation der Tubulusepithelien regulieren (Percy et al. 2008). Zum anderen spielen repetitive Schädigungen im Laufe des Lebens, die zu irreversiblem Tubulusuntergang, bindegewebigem Ersatz und damit einhergehendem Verlust peritubulärer Kapillaren, führen eine Rolle. Diese führen zusammen mit Veränderungen intra- und extrarenaler Arterien zu einer eingeschränkten Blut- und Sauerstoffversorgung der Niere und speziell des Tubulusapparats und somit zu einer erhöhten Anfälligkeit für akute oder chronische Schäden. Die altersbedingten Gefäßveränderungen reichen von einer zunehmenden endothelialen Dysfunktion mit Änderung der endokrinen und immunologischen Funktion des Gefäßendothels über eine Wandverdickung durch arterio- oder atherosklerotische Prozesse bis hin zur subtotalen oder kompletten Gefäßobliteration. Insbesondere eine erhöhte Gen- und Proteinexpression des vasokonstriktorischen und proproliferativen Faktors Endothelin-1 [ET-1] sowie der Stickstoffmonoxid [NO] – Synthase wurde in der Niere alter Tiere nachgewiesen (Shurin et al. 2007). All diese vaskulären Veränderungen tragen zu einer Abnahme der Gefäßelastizität, zu einem erhöhten intrarenalen Widerstand und schlussendlich zu einer erhöhten Anfälligkeit der Gefäße für mechanische oder immunologische Schädigung bei. Insbesondere der letztgenannte Prozess könnte möglicherweise dafür verantwortlich sein, dass sich vermehrt akute vaskuläre Abstoßungen bei old-for-old bzw. ESP-Transplantatnieren finden [eigene unpublizierte Daten].

4.3 Veränderungen der Nierenfunktion im Alter

Hier sind v. a. die altersabhängigen Veränderungen der Kreatininclearance, weniger des absoluten Serumkreatinins (Muhlberg und Platt 1999) und die gleichzeitige altersabhängige Abnahme der GFR (Glassock und Winearls 2009) und der Nierendurchblutung (Epstein 1996; Hommos et al. 2017) zu nennen. In der Literatur wird eine mittlere Abnahme der GFR von 0.75 ml/min pro Lebensjahr angegeben (Yang und Fogo 2010). Es wäre intuitiv anzunehmen, dass der o. g. GFR-Verlust zumindest teilweise Folge der senilen Nephrosklerose ist (Denic et al. 2016; Glassock 2009; Rule et al. 2011). Allerdings gibt es auch im hohen Alter Nieren, die kaum Vernarbungen zeigen, und der Nierenfunktionsverlust unterschied sich in einer Studie nicht zwischen Nierenspendern mit oder ohne Nephrosklerose, sodass der GFR-Verlust nicht ausreichend durch diese strukturellen Veränderungen der Niere erklärt werden kann (Glassock 2009; Epstein 1996).

▶ Die oben beschrieben morphologischen Nierenveränderungen sind eng assoziiert mit charakteristischen Veränderungen der Nierenfunktion im Alter, die an anderer Stelle ausführlich beschrieben werden.

4.4 Fazit für die Praxis

Zusammenfassend ergibt sich ein breites Spektrum an altersbedingten Struktur- und Funktionsveränderungen der Niere, die vor dem Hintergrund des zunehmenden Durchschnittsalters der Bevölkerung immer mehr an Bedeutung für die Behandlung älterer Patientinnen und Patienten gewinnen. Nieren älterer und sehr alter Patienten können grundsätzlich ihre Funktion noch gut erfüllen, sind aber aufgrund einer verminderten Reservekapazität und aufgrund des gehäuften Vorkommens von Vorerkrankungen insbesondere für akute Nierenschäden anfälliger. Neuere experimentelle Untersuchungen(Wu et al. 2020) unter Verwendung der 2 Photonen- Mikroskopie sind in der Lage die genaue Sequenz der jeweiligen morphologischen und funktionellen Nierenveränderungen im Alter zu analysieren und darzustellen. Es ist zu hoffen, dass zukünftig durch derartige kombinierte morphologische, molekulare und funktionelle sowie insbesondere multidisziplinäre Ansätze die Pathomechanismen der

Nierenalterung noch besser verstanden und zumindest in Teilaspekten evtl. auch positiv beeinflusst werden können.

Literatur

Akcetin Z, Erdemli G, Bromme HJ (2000) Experimental study showing a diminished cytosolic antioxidative capacity in kidneys of aged rats. Urol Int 64(2):70–73

Benz K et al (2007) Patient with antibody-negative relapse of Goodpasture syndrome. Clin Nephrol 67(4):240–244

Benz K et al (2011) Early glomerular alterations in genetically determined low nephron number. Am J Physiol Renal Physiol 300(2):F521–F530

Brenner BM, Garcia DL, Anderson S (1988) Glomeruli and blood pressure. Less of one, more the other? Am J Hypertens 1(4 Pt 1):335–347

Coca SG (2010) Acute kidney injury in elderly persons. Am J Kidney Dis 56(1):122–131

Denic A, Glassock RJ, Rule AD (2016) Structural and functional changes with the aging kidney. Adv Chronic Kidney Dis 23(1):19–28

Epstein M (1996) Aging and the kidney. J Am Soc Nephrol 7(8):1106–1122

Fogo A, Ichikawa I (1991) Evidence for a pathogenic linkage between glomerular hypertrophy and sclerosis. Am J Kidney Dis 17(6):666–669

Glassock RJ (2009) Glomerular disease in the elderly. Clin Geriatr Med 25(3):413–422

Glassock RJ, Winearls C (2009) Ageing and the glomerular filtration rate: truths and consequences. Trans Am Clin Climatol Assoc 120:419–428

Hommos MS, Glassock RJ, Rule AD (2017) Structural and functional changes in human kidneys with healthy aging. J Am Soc Nephrol 28(10):2838–2844

Hoy WE et al (2003) A stereological study of glomerular number and volume: preliminary findings in a multiracial study of kidneys at autopsy. Kidney Int Suppl 83:S31–S37

Hoy WE et al (2008) Nephron number, glomerular volume, renal disease and hypertension. Curr Opin Nephrol Hypertens 17(3):258–265

Hughson M et al (2003) Glomerular number and size in autopsy kidneys: the relationship to birth weight. Kidney Int 63(6):2113–2122

Hughson MD et al (2006) Hypertension, glomerular number, and birth weight in African Americans and white subjects in the southeastern United States. Kidney Int 69(4):671–678

Ingelfinger JR (2003) Is microanatomy destiny? N Engl J Med 348(2):99–100

Keller G et al (2003) Nephron number in patients with primary hypertension. N Engl J Med 348(2):101–108

Khafaga AF et al (2021) Aging-related functional and structural changes in renal tissues: lesson from a camel model. Microsc Microanal 10:1–13

Kitai Y, Nangaku M, Yanagita M (2021) Aging-related kidney diseases. Contrib Nephrol 199:266–273

Luyckx VA et al (2022) Nephron overload as a therapeutic target to maximize kidney lifespan. Nat Rev Nephrol 18:171–183

McLachlan MS et al (1977) Vascular and glomerular changes in the ageing kidney. J Pathol 121(2):65–78

Melk A et al (2000) Telomere shortening in kidneys with age. J Am Soc Nephrol 11(3):444–453

Merlet-Benichou C et al (1999) Nephron number: variability is the rule. Causes and consequences. Lab Invest 79(5):515–527

Muhlberg W, Platt D (1999) Age-dependent changes of the kidneys: pharmacological implications. Gerontology 45(5):243–253

Nyengaard JR, Bendtsen TF (1992) Glomerular number and size in relation to age, kidney weight, and body surface in normal man. Anat Rec 232(2):194–201

Percy CJ, Power D, Gobe GC (2008) Renal ageing: changes in the cellular mechanism of energy metabolism and oxidant handling. Nephrology 13(2):147–152

Pesce C et al (1994) Glomerular size and the incidence of renal disease in African Americans and Caucasians. J Nephrol 7(6):355–358

Rule AD et al (2010) The association between age and nephrosclerosis on renal biopsy among healthy adults. Ann Intern Med 152(9):561–567

Rule AD, Cornell LD, Poggio ED (2011) Senile nephrosclerosis – does it explain the decline in glomerular filtration rate with aging? Nephron Physiol 119(Suppl 1):6–11

Schmidt K et al (1992) Large glomerular size in Pima Indians: lack of change with diabetic nephropathy. J Am Soc Nephrol 3(2):229–235

Schmitt R, Cantley LG (2008) The impact of aging on kidney repair. Am J Physiol Renal Physiol 294(6):F1265–F1272

Shurin GV et al (2007) Dynamic alteration of soluble serum biomarkers in healthy aging. Cytokine 39(2):123–129

Singh GR, Hoy WE (2004) Kidney volume, blood pressure, and albuminuria: findings in an Australian aboriginal community. Am J Kidney Dis 43(2):254–259

Spencer J, Wang Z, Hoy W (2001) Low birth weight and reduced renal volume in aboriginal children. Am J Kidney Dis 37(5):915–920

Wu S et al (2020) Morphological and functional characteristics of aging kidneys based on two-photon microscopy in vivo. J Biophotonics 13(2):e201900246

Yang H, Fogo AB (2010) Cell senescence in the aging kidney. J Am Soc Nephrol 21(9):1436–1439

Young RJ et al (2000) Glomerular size and glomerulosclerosis in Australian aborigines. Am J Kidney Dis 36(3):481–489

Basis- und spezielle Labordiagnostik

5

Carsten Hafer und Saban Elitok

Inhaltsverzeichnis

5.1 Generelle altersbezogene Überlegungen

Laborberichte älterer Patienten weisen zahlreiche Abweichungen vom „normalen Referenzbereich" auf, was eine kritische Reflexion laborchemischer Resultate nach sich ziehen sollte. Diagnosen und erst recht Behandlungsindikationen sollten daher niemals isoliert anhand laborchemischer Analysen gestellt werden (Cavalieri et al. 1992). Gerade für ältere Patienten sind Blutentnahmen aufwendig (Fahrten, Venenverhältnisse) und stellen einen relevanten Kostenfaktor dar. Die Indikation für Laboruntersuchungen sollte daher nicht nach dem „Gießkannen-Prinzip", sondern individuell angepasst werden, wobei unter anderem ein Basisprofil als Grundlage dienen kann (siehe Tab. 5.1).

Alle laborchemischen Ergebnisse sollten den Patienten/Angehörigen zur Verfügung gestellt und an behandelnde Ärzte weitergeleitet werden. Interdisziplinär sollte besprochen werden, wer schwerpunktmäßig Blutentnahmen durchführt.

▶ Laborergebnisse sollten generell allen Behandlern zur Verfügung gestellt werden.

Die persönlichen Einstellungen von Menschen zu ihrer Behandlung im hohen Lebensalter sind in der Indikationsstellung für Laboruntersuchungen zu berücksichtigen. Bestimmungen der Schilddrüsenfunktion und/oder der Nierenfunktion vor (kleinen) operativen Eingriffen (z. B. Katarakt – OP) oder radiologischen Schnittbildunter-

C. Hafer (✉)
Praxis Kattenbühl, Hausärztliche Versorgung, Hann. Münden, Deutschland
e-mail: post@carstenhafer.de

S. Elitok
Klinik für Nephrologie, Endokrinologie und Diabetes, Klinikum Ernst von Bergmann, Potsdam, Deutschland
e-mail: saban.elitok@klinikumevb.de

© Der/die Autor(en), exklusiv lizenziert an Springer-Verlag GmbH, DE, ein Teil von Springer Nature 2023
U. Hoffmann, W. Pommer (Hrsg.), *Geriatrische Nephrologie*,
https://doi.org/10.1007/978-3-662-65648-8_5

Tab. 5.1 Laborchemische Untersuchungsprofile

Indikation	Basislabor (immer)	Spezialuntersuchungen
Status	Blutbild, Blutzucker Natrium, Kalium, Kalzium, Chlorid, Kreatinin, GOT, GPT, LDH, AP, Blutzucker	U-Albumin
	Urinstatus	*Urin-Panel*: Natrium, Kalium, Chlorid, Glukose Harnstoff, Kreatinin Albumin/Protein
Indikation		
Katabolie/Infektion	Diff.-BB CRP, Procalcitonin Antikörper (Rheumafaktor), Immunologie ggf. Kulturen (Blut, Urin, …) Abstriche (Corona)	
Akute Nierenschädigung	Diff.-BB CRP, BSG Immunfixation Kappa/Lambda-Quotient Harnsäure Elektrophorese Urin-Panel: Natrium, Kalium, Chlorid, Glukose, Harnstoff-Stickstoff und Kreatinin; Albumin/Protein	Immunologische Diagnostik: ANA, ENA, MPO, PR3,PLA2-R-AK Komplement (C3,C4) IgA, IgE, IgM Medikamentenspiegel **Urin**: ggf. Leichtketten
Delir	CRP, BSG Elektrolyte (Natrium, Calcium) Medikamentenspiegel	Eisenstoffwechsel
Gebrechlichkeit/ Mangelernährung	Diff. – Blutbild (Lymphozyten) Elektrolyte (Kalium, Phosphat),	Cortisol Albumin
Demenz	Bluzucker, HbA1c TSH CRP Vitamin B12 Folsäure	Diff-BB, fT4, Schilddrüsenantikörper, Phosphat, PHT, Cortisol, Infektiologie (Borreliose, Lues, HIV), Vaskulitismarker, Vitamin B6, Drogenscreening, Toxikologie (Blei, Quecksilber, Kupfer) Spezielle Antikörper
Herzinsuffizienz	Eisenstoffwechsel BNP, Troponin, Elektrolyte (Natrium) CK, GOT, Harnsäure **Urin**: Natrium, Kalium, Osmolalität Harnsäure, Kreatinin, Albumin	
Osteoporose/ – pathie	Calcium, Phosphat, Natrium, Alk. Phosphatase, γ -GT, CRP, BSG, Eiweißelektrophorese TSH iPTH, 25-Hydroxy-Vitamin D	Testosteron Knochenresorptionsparameter
Entbehrliche/nicht sinnvolle Laboruntersuchungen		Homozystein PSA (nur bei Prostata – Ca) Tumormarker

suchungen ohne Kontrastmittel (CT, MRT) sind angesichts fehlender Konsequenz entbehrlich (Fleisher 2001; Woolen et al. 2019).

5.2 Spezielle Diagnostik

5.2.1 Nierenfunktion

5.2.1.1 Allgemeines

Grundsätzlich sollte bei allen Patienten über 65 Jahren die glomeruläre Filtration (eGFR) abgeschätzt werden. Die Bestimmung der Nierenfunktion beim stabilen geriatrischen Patienten wird ausführlich im Kap. 2 dieses Buches beschrieben. Die Bestimmung der Nierenfunktion ist unabdingbar für medikamentöse Therapien und diagnostische Maßnahmen.

5.2.1.2 Akute Nierenschädigung

Geriatrische Patienten haben eine deutlich erhöhte Vulnerabilität für das Auftreten einer akuten Nierenschädigung (AKI)(siehe auch Kap. 22).

Basisdiagnostik der akuten Nierenschädigung ist die Untersuchung des Urins (Urin-Status und Urin- Panel) (Tab. 5.1). Blutuntersuchungen sollten Nierenretentions- und Inflammationsparameter (Leukozyten, CRP), alle Elektrolyte und ein Differenzialblutbild umfassen. Die Säure – Basen-Untersuchung (venöse Blutgasanalyse) ist bei Elektrolytstörungen immer sinnvoll, im ambulanten Bereich aber außerhalb von nephrologischen oder pneumologischen Praxen meist nicht durchführbar. Engmaschige serielle Untersuchungen des Kreatinins sind für die Detektion, aber auch den Schweregrad der AKI sinnvoll. (Hafer und Kielstein 2011; Chao et al. 2015; Weiss et al. 2019)

5.2.1.3 Elektrolyte

Elektrolytstörungen sind gerade bei geriatrischen Patienten häufig und mit einer deutlichen Steigerung der Morbidität und Sterblichkeit assoziiert.

▶ Mit zunehmendem Lebensalter steigt die Häufigkeit und Ausprägung von Hyponatriämien.

Die Ursachen sind meist multifaktoriell, aggraviert werden sie im Rahmen akuter Nieren-

schädigungen. Weitere altersbedingte prädisponierende Risikofaktoren sind die Alteration des Durstgefühls und nutritive Störungen und Polypharmazie. Vor allem Thiazide sind häufig Ursache für Hypokaliämien und Hyponatriämien. (Khow et al. 2014)

Allgemein gilt für Elektrolytstörungen, dass der Zustand des Patienten, aber nicht die Werte verbessert werden sollen.

Die Geschwindigkeit der Entstehung von Elektrolytstörungen ist für die klinische Manifestation (insbesondere neurologische und kognitive Störungen, Rhythmusprobleme) wichtiger als der absolute Wert.

▶ Je akuter sich eine Elektrolytstörung entwickelt, desto eher besteht eine klinische Symptomatik

Symptome bei Hyponatriämie können Gangstörungen und Fallneigung (und Frakturen) sein, es besteht eine Assoziation zu Gebrechlichkeit, Osteoporose, kognitiver Beeinträchtigung und Herzinsuffizienz. Die Korrektur bei geriatrischer Versorgung geht mit einem besseren Überleben und Funktionsstatus einher (Chou et al. 2021). Laborchemisch sind bei Dysnatriämien wiederholte Kontrollen der Serum-Elektrolyte (Natrium und Kalium) und der Urinosmolalität sinnvoll. Die Bestimmung der Osmolalität im Urin korreliert mit der ADH – Sekretion und liefert somit relevante differenzialtherapeutische Hinweise. Alternativ kann die Urinosmolalität über das spezifische Gewicht des Urins abgeschätzt werden.

▶ Abschätzung der Osmolalität im Urin: letzte 2 Ziffern des spez. Gewichts × 30. Beispiel: spez. Gewicht = 1010 ➔ Osmolalität im Urin $\approx 10 \times 30 \approx 300$ mOsmol/l

Eine Hyperkaliämie ist oft das Resultat einer Fehlabnahme. Eine Pseudohyperkaliämie (falsch hohes Kalium) findet sich bei schwierigen Blutentnahmen mit langer Stauungszeit oder bei einer Hämolyse der Probe vor Verarbeitung im Labor. Die Faustkompression während der Blutentnahme erhöht den Kaliumwert um bis zu 1 mmol/l (Don et al. 1990).

Hypo- und Hyperkaliämien können zum einen mit absoluten Veränderungen des Gesamtkörperkaliums einhergehen, bei akuten Veränderungen sind aber meist transzelluläre Verschiebungen für Schwankungen des Kaliumwertes ursächlich.

▶ Bei Hyperkaliämie sollte ein überwiegend transzellulärer Kaliumshift vermutet werden, wenn folgende Kriterien vorliegen: Akute/plötzliche Hyperkaliämie, geringe Kaliumzufuhr, normale Nierenfunktion.

Diabetiker sind aufgrund des (relativen) Insulinmangels sehr viel empfänglicher für akute Kaliumschwankungen, insbesondere für die Entwicklung einer akuten Hyperkaliämie. Entsprechend sollte parallel immer eine Kontrolle des Blutzuckers erfolgen (Tab. 5.2).

Bei lymphozytärer Leukämie und Thrombozytose (>500 Tsd/μl) gibt es Pseudohyperkaliämien. Zum Ausschluss sollte ein (Differenzial-)Blutbild mit Bestimmung des Plasmakaliums (heparinisierte Probe) erfolgen (Meng und Wagar 2015).

5.2.1.4 Urindiagnostik
Am effizientesten ist es, die Urindiagnostik in einem standardisierten (und kostengünstigen) Urin-Panel durchzuführen (Tab. 5.1), das gleichzeitig mit dem Serumchemie-Panel erhoben wird. Die Interpretation sollte (initial) nephrologisch geleitet werden, da relevante Differenzialdiagnosen und Therapieoptionen angepasst werden müssen (Palmer und Clegg 2019; Sterns 2020).

Die Bestimmung fraktioneller Exkretionen (Harnstoff, Harnsäure, Kalium) ist hilfreich. Basierend auf der Ausscheidung einer Substanz relativ zum Kreatinin weisen die Ergebnisse auf wichtige Ätiologien hin (Tab. 5.2).

Aus einem Spontanurin lässt sich mittels Urin-Kalium und Urin – Kreatinin (UK/UKr) schnell die renale Kaliumausscheidungskapazität abschätzen.

Sofern Urin zu gewinnen ist, hilft der Urinstatus rasch bei der Abklärung geriatrischer Probleme. Bei älteren, in Seniorenheimen wohnenden Erwachsenen können mehrere Krankheiten mit Symptomen auftreten, die einer Harnwegsinfektion ähneln, wobei die Befunde bei Abnahme aus einem Dauerkatheter mit Vorsicht interpretiert werden sollten. Harnwegsinfekte machen ~25 % aller Infektionen bei geriatrischen Patienten aus, entsprechend wichtig ist der Nachweis/Ausschluss einer Leukozyturie (Cortes-Penfield et al. 2017; Cavanaugh und Perazella 2019).

Tab. 5.2 Risikofaktoren für schwere Elektrolytstörungen bei Älteren

Risikofaktor		resultierende Elektrolytstörung
Medikamentöse Therapie	Diuretika (v. a. Thiazide)	Hyponatriämie, Hypokaliämie Hypomagnesiämie
	NSAR	Hyperkaliämie Hyponatriämie
	Psychotropika	Hyponatriämie
(Akute) Nierenfunktionseinschränkung		Hyperkaliämie (Anurie!) Hypokaliämie Hyponatriämie
Malnutrition		Hypophosphatämie
Fehlendes Durstgefühl		Hypernatriämie
Psychiatrische Erkrankungen	Fehlendes Durstgefühl	Hypernatriämie
	Medikation, z. B. Antidepressiva, Neuroleptika	Hyponatriämie
Endokrinologische Veränderungen	Cortisol	Hyponatriämie (Addison!)
	Katecholamine	Dyskaliämie
	Aldosteron	Dyskaliämie
	Thyroxin	Hyponatriämie

Wesentlicher Bestandteil der Differenzial-diagnostik renaler Funktionseinschränkungen ist die Beurteilung des Urinsediments. Zeitnah sollte der frisch gewonnene Urin zentrifugiert und anschließend mikroskopisch beurteilt werden. Der Nachweis von (granulierten) Zylindern und tubulären Strukturen hat eine sehr hohe Aussagekraft bei akuter Nierenschädigung. Hervorragend lassen sich Hämaturien glomerulären Ursprungs (dysmorphe Erythrozyten, Akanthozyten, Erythrozytenzylinder) von urologischen Problemen differenzieren und eine gezielte Differenzial-diagnostik und Therapie eingeleitet werden (Perazella 2015; Becker et al. 2016).

▶ Die mikroskopische Urindiagnostik ist eine hervorragende diagnostische Ergänzung bei der Abklärung renaler Funktionseinschränkungen.

Die Untersuchung auf Proteinurie und Mikroalbuminurie kann bettseitig durch einen Streifentest oder als eingesandte laborchemische Analyse zur Bestimmung der Eiweiß-/Kreatinin-Ratio durchgeführt werden. Der Nachweis einer Mikroalbuminurie ist ein etablierter prognostischer Marker sowohl für kardiale als auch renale Erkrankungen, entsprechend sollte die Bestimmung zu den Routinetests gehören. Bei Hinweisen für eine plasmazelluläre Erkrankung sollte die Leichtketten-Ausscheidung im Urin quantitativ erfasst werden. Diese werden im üblichen Streifentest nicht nachgewiesen.

5.2.2 Blutbild und Eisenstoffwechsel

Basis jeder Routine – Laboruntersuchung ist ein Blutbild. Abweichungen in einer der drei Zellreihen sind bei geriatrischen Patienten häufig. Es sollte vermehrt an hämatoonkologische Neoplasien (Myelodysplastisches Syndrom, Plasmozytom) gedacht werden.

Die Differenzialdiagnostik umfasst das Differenzialblutbild (incl. Erythrozytenindizes und -verteilungsbreite) und die Parameter des Eisenstoffwechsel (Ferritin, Transferrin und Transferrinsättigung). Hilfreich sind die Retikulozytenzahl,

-hämoglobin und -produktionsindex (RPI). Bei der Eisenmangelanämie sind Ferritin und Retikuloyztenhämoglobin erniedrigt, bei gleichzeitigem Infekt sollten zusätzlich Transferrin, Eisen und die Transferrinsättigung bestimmt und eine Diagnostik hinsichtlich okkultem Blutverlust erfolgen.

Ausreichende Eisenspeicher sind definiert als eine Transferrinsättigung >20 % und ein Ferritin >100 ng/ml. Die Spezifität von niedrigem Ferritin für einen absoluten Eisenmangel ist zwar hoch, aber normale oder erhöhte Ferritinwerte schließen einen Eisenmangel bei CKD nicht aus. Besser ist daher die (kosteneffiziente) Bestimmung des prozentualen Anteils hypochromer Erythrozyten (HRC%).

▶ Die Bestimmung des prozentualen Anteils hypochromer Erythrozyten ist ein guter Marker für einen Eisenmangel

Insbesondere bei geriatrischen Patienten mit eingeschränkter Nierenfunktion (CKD-Stadium G3–5) sollte die renale Anämie in die Differenzialdiagnostik einbezogen werden, die normochrom und normozytär ist (s.a Kap. 27).

Bei erhöhtem MCV (>100 fl) handelt es sich um eine makrozytäre hyperchrome Anämie, deren Ursache in einer Bildungsstörung liegt. Bei normalem Vitamin B12- und Folsäurespiegel ist eine Knochenmarksbiopsie mit Zytologie zur weiteren Diagnostik zu diskutieren.

Ein normwertiges MCV (80–100 fl) mit normalem oder erniedrigtem Eisen mit einem erhöhten Ferritin kann eine Infektion, einen Tumor oder eine Endokrinopathie zur Ursache haben.

Im Gegensatz dazu liegt bei der hyperregenerativen Anämie der RPI >2 und die Retikulozytenzahl >70.000/µl. In diesen (seltenen) Fällen sollten die Hämolyseparameter bestimmt werden (Bilirubin, LDH, Haptoglobin, Urobilinogen und freies Hämoglobin, ggf. auch Coombs-Test, Fragmentozyten und Thrombozyten).

Trotz gründlicher Untersuchungen bleibt etwa ein Drittel der Anämien „ungeklärt". Die ungeklärte Anämie ist typischerweise hypoproliferativ, normozytär und weist eine niedrige Retikulozytenzahl auf (s.a. Kap. 27).

Persistierende Makrozytose und ungewöhnliche Leukozytenzahlen sind Hinweise für medulläre Blutbildungsstörungen, bei denen die Indikation einer Knochenmarksbiopsie mit Zytologie zur weiteren Ursachensuche diskutiert werden sollte. Hinweise für ein myelodysplastisches Syndrom sind die Anzahl der dysplastischen Linien, der Anteil der Ringsideroblasten und der Blastenanteil, in spezielleren Untersuchungen die Art der Chromosomenanomalien.

5.2.3 Leberfunktion

Das metabolische Profil der Laboranalyse umfasst üblicherweise die Bestimmung der „Leberwerte" (Transaminasen GPT und GOT sowie Cholestaseparameter AP, GGT und das Bilirubin). Weitere Parameter sind Harnsäure, Protein, Albumin und Vitaminspiegel sowie Marker für den Glukose- und Fettstoffwechsel (HbA1c, HDL-/LDL – Cholesterin). Die **Transaminasen** weisen bei Niereninsuffizienz niedrigere Referenzbereiche auf, hochnormale Transaminasen können einer zellulären Schädigung entsprechen. Die **alkalische Phosphatase** (AP) steigt im Alter an (20 – bis 40 %), das **Serumalbumin** sinkt mit dem Alter leicht. Die **Harnsäure** steigt bei normal alternden Menschen leicht an. Andere chemische Parameter wie Serumelektrolyte, Serumbilirubin, Leberenzyme und Gesamtproteine bleiben in höherem Alter unverändert. Beachtet werden sollte, dass die hepatische Clearance zahlreicher Substrate im hohen Alter reduziert ist. Aggraviert wird diese Problematik mit Nierenfunktionseinschränkung, sodass Medikamente mit enger therapeutischer Breite ein therapeutisches Drug Monitoring (TDM) durch Bestimmung der Serumspiegel erfahren sollten.

5.2.4 Vitamine

Ein Screening auf einen im Alter häufigen Vitamin B12-Mangel ist indiziert bei älteren Patienten mit Mangelernährung, Demenz, hämatologischen oder neuropsychiatrischen Manifestationen. B-Vitaminmangel, insbesondere Vitamin B12,

wird zu den häufigsten Ursachen einer Polyneuropathie gerechnet und sollte immer abgeklärt werden. Im Alter sind die B-Vitamin-Mangelsymptome oft unspezifisch und werden bei Multimorbidität oft nicht erkannt, sodass eine niederschwellige Diagnostik sinnvoll ist (Djukic und von Arnim 2021).

Ein Vitamin B12-Mangel bei Älteren liegt vor, wenn das Holotranscobalamin <35 pmol/l und der Serumcobalaminspiegel <150 pmol/l liegt oder (nach Ausschluss von Niereninsuffizienz, Folat- und Vitamin B6-Mangel) der Methylmalonsäurespiegel >300 nmol/l ist. Unter einer Substitutionstherapie normalisieren sich in kurzer Zeit die Serumcobalaminspiegel, unspezifische Symptome (Blutbildveränderungen und kognitive Defizite) bessern sich häufig.

Ein ausgeprägter alimentärer Mangel an Folat kann eine Folsäuremangelanämie (makrozytäre Megaloblastenanämie) zur Folge haben. Die Bestimmung der Folsäure in den Erythrozyten ist zur Beurteilung des Schweregrades eines Mangels geeignet.

Die Werte der Vitamine C, E, D und B6 zeigen einen leichten altersbedingten Rückgang. Ihre Bestimmung sollte allerdings nur bei Spezialindikationen erfolgen. Die Bestimmung des Vitamin-B1-Spiegels im Blut ist wenig aussagekräftig; in Pflegeheimen weisen bis zu 50 % der Bewohner einen Mangel auf. Zur Diagnose wird die Bestimmung von Pyridoxin (Pyridoxal-5′-Phosphat) im Plasma empfohlen (Djukic und von Arnim 2021).

5.2.5 Lipide

Erhöhtes Gesamtcholesterin ist bei geriatrischen Patienten ein kardiovaskulärer Risikofaktor, die Wirksamkeit einer Statintherapie scheint bei Patienten bis zum Alter von 82 Jahren gegeben (Heart Protection Study Collaborative 2011; Lloyd et al. 2013). Die bezüglich des atherogenen Risikos relevanten Serumspiegel des Low-Density-Lipoprotein (LDL) bleiben im Alter unverändert, während der Gesamtcholesterinspiegel im Alter von 30 bis 80 Jahren um 30–40 mg/dl (~1 mmol/l) ansteigt. Die Triglyceridwerte steigen bei Männern und Frauen zwischen dem 30. und 80. Lebensjahr um 30-50 Prozent.

Erhöhte Werte für Trigylceride und Chilomikronen steigern das Risiko für Pankreatitiden und erhöhte Werte für VLDLs sowie IDLs das kardiovaskuläre Risiko (unabhängig vom LDL-Cholesterin).

5.2.6 Endokrinologie

Generell lässt die Funktion der endokrinen Drüsen mit zunehmendem Alter nach. Die Geschlechtshormone sinken aufgrund von Hypogonadismus bzw. durch die Menopause. Zusätzlich lässt die Funktion der somatotropen Achse nach ("Somatopause"). Die kortikotrope Achse (Hypothalamus-Hypophysen-Nebennierenachse) sollte immer in Anbetracht der Komorbiditäten (z. B. Hypoalbuminämie, Mangelernährung, usw.) sowie der Komedikation (z. B. Glukokortikoide, Check Point Inhibitoren, Abiraterone bei Prostata-CA, usw.) erfolgen. Bei älteren Patienten sind Fehlinterpretationen der immunchemischen Ergebnisse häufiger als bei jüngeren Personen (Sztefko und Szybowska 2012).

Beim Alterungsprozess besteht eine verringerte Jodabsorption und -organisation und eine geringere Reaktion auf TSH, was zu einer verringerten Schilddrüsen Hormonproduktion führt.

▶ Die Schilddrüsenunterfunktion (Hypothyreose) gehört zu den häufigsten chronischen Erkrankungen bei älteren Menschen.

Ältere Patienten sollten behandelt werden, wenn der TSH-Wert >10 mU/l liegt und die klinische Symptomatologie mit einer Hypothyreose vereinbar ist oder falls ein hohes kardiovaskuläres Risiko vorliegt (Calsolaro et al. 2019). Adynamie, Schwäche, Obstipation und Ödeme sind häufige Symptome bei älteren Menschen. Ob das Folge einer Hypothyreose ist, sollte dann individuell entschieden werden.

Der therapeutische TSH-Bereich bei älteren Patienten im Falle einer Levothyroxin-Behandlung sollte 1,0–5,0 mU/l betragen. Die Überwachung des TSH-Spiegels in einem Ab-

stand von sechs Monaten ist sinnvoll, um eine sich entwickelnde offene Hypothyreose nicht zu übersehen und eine Übertherapie zu vermeiden (von Werder und von Werder 2018).

Nierenfunktionseinschränkungen können mit Auswirkungen auf die Hypothalamus-Hypophysen-Schilddrüsen-Achse einhergehen (Iglesias et al. 2017).

5.2.7 Osteopathie

Höheres Alter ist mit geringeren Serumspiegeln an Kalzium, Phosphat und Parathormon (PTH) assoziiert. Ab CKD-Stadium G3 (GFR <60 ml/min) sollten Serumkalzium, Phosphat, PTH und alkalische Phosphatase regelmäßig kontrolliert werden,- allerdings wurden die Leitlinien nicht spezifisch für betagte bzw. hochbetagte Patienten adressiert. Abhängig von der Gesamtmorbidität sollte überlegt werden, ob Knochenstoffwechsel-Parameter bei hochbetagten Patienten überhaupt bestimmt werden sollten, da therapeutische Konsequenzen nur sehr bedingt ableitbar sind. (Ketteler und Schlieper 2014)

Die Prävalenz der Osteoporose steigt im Alter deutlich. Zur optimierten Versorgung empfiehlt die Deutsche Gesellschaft für Osteologie die o. a. Laboranalysen (siehe Tab. 5.1). Ergänzend werden in Leitlinien weitere Spezialuntersuchungen aufgeführt.

5.2.8 Blutzucker/Diabetes

Bestimmungen von Blutzucker und HbA1c erfolgen wie bei Jüngeren, allerdings ist der Referenzbereich der Nüchternglukose bei älteren Menschen breiter (3,9–6,7 mmol/l) und die Glukosetoleranz nimmt ab. Entsprechend sind postprandiale Blutzuckerwerte (und nach oralem Glukosetoleranztest) höher. Für die Praktikabilität sollten indes die üblichen Referenzwerte benutzt werden. Wichtig ist, dass in der antidiabetischen Therapie in der Geriatrie höhere HbA1c – Werte akzeptabel sind (Ziel HbA1c <8,0 %) (s.a. Kap. 25).

5.2.9 Kardiovaskuläre Diagnostik

Troponin und BNP sind bei ~40 % der Personen mit CKD ohne bekannte klinisch manifeste kardiovaskuläre Erkrankung erhöht, reflektieren jedoch ein deutlich erhöhtes Risiko für kardiovaskuläre Ereignisse. Veränderungen der Biomarker zeigen meist die Dynamik und ein kurzzeitiges Risiko für koronare Herzerkrankung an (Forman Daniel et al. 2020).

▶ Troponin und BNP reflektieren ein erhöhtes Risiko für kardiovaskuläre Ereignisse.

▶ Hyponatriämie korreliert mit Herzinsuffizenz.

Ein weiterer relevanter prognostischer Marker für die Herzinsuffizienz ist die Hyponatriämie.

5.2.10 Entzündungsparameter

Hohes Alter per se, aber vor allem persistierende Inflammationsprozesse bei höhergradiger Nierenfunktionseinschränkung (insbesondere bei Dialysepatienten) sind mit erhöhten Inflammationsmarkern assoziiert. Dieses Phänomen wird als „Inflammaging" bezeichnet. Häufig liegt eine höhere Infektanfälligkeit bei älteren Menschen vor (Mishra und Kammer 1998).

Der Referenzbereich der BSG liegt bei älteren Männern bei ~40 mm/h, bei Frauen bei ~45 mm/h. Höhere Werte der BSG können zwar auf entzündliche oder neoplastische Erkrankungen hindeuten, aber die differenzialdiagnostische Unschärfe ist hoch.

▶ Inflammaging = hohes Alter bedingt mehr Inflammation.

Passend dazu sind auch die D-Dimere bei Älteren häufig ohne manifeste thromboembolische Ereignisse erhöht. Eine Altersadjustierung der Grenzwerte wäre sinnvoll, um falsch-positive Testergebnisse und nachfolgende Diagnostik zu reduzieren.

Die Prävalenz des Nachweises von Autoantikörpern (ANA, ANCA), aber auch der Nachweis von Rheumafaktoren steigt mit dem Alter an. Aufgrund der altersbedingten Thymusatrophie sind weniger T-Zellen (insbesondere naive T-Zellen) vorhanden, während die B-Zellen verstärkt Autoantikörper produzieren und so zur altersbedingten Zunahme von Autoimmunerkrankungen und Gammopathien beitragen (Grolleau-Julius et al. 2010).

5.3 Fazit für die Praxis

1. Geriatrische Patienten haben Abweichungen von üblichen laborchemischen Referenzwerten.
2. Die Kenntnis altersspezifischer Veränderungen ermöglicht eine sinnvolle Interpretation von Laborwerten.
3. Akute klinische Verschlechterungen sollten an Nierenschädigung, Inflammation und Elektrolytstörungen denken lassen.
4. Die laborchemische Serumdiagnostik kann durch die Urinanalytik sinnvoll ergänzt werden.
5. Behandelt werden Patienten, nicht Laborwerte.

Literatur

Becker GJ, Garigali G, Fogazzi GB (2016) Advances in urine microscopy. Am J Kidney Dis 67(6):954–964

Calsolaro V, Niccolai F, Pasqualetti G, Tognini S, Magno S, Riccioni T, Bottari M, Caraccio N, Monzani F (2019) Hypothyroidism in the elderly: who should be treated and how? J Endocr Soc 3(1):146–158

Cavalieri TA, Chopra A, Bryman PN (1992) When outside the norm is normal: interpreting lab data in the aged. Geriatrics 47(5):66–70

Cavanaugh C, Perazella MA (2019) Urine sediment examination in the diagnosis and management of kidney disease: core curriculum 2019. Am J Kidney Dis 73(2):258–272

Chao CT, Tsai HB, Wu CY, Lin YF, Hsu NC, Chen JS, Hung KY (2015) The severity of initial acute kidney injury at admission of geriatric patients significantly correlates with subsequent in-hospital complications. Sci Rep 5:13925

Chou YH, Lu FP, Chen JH, Wen CJ, Lin KP, Chou YC, Wu MC, Chen YM (2021) Restoration of dysnatremia and acute kidney injury benefits outcomes of acute geriatric inpatients. Sci Rep 11(1):20097

Cortes-Penfield NW, Trautner BW, Jump RLP (2017) Urinary tract infection and asymptomatic bacteriuria in older adults. Infect Dis Clin North Am 31(4):673–688

Djukic M, von Arnim CAF (2021) B vitamins in geriatrics – what to determine, what to replace? Dtsch Med Wochenschr 146(3):152–156

Don BR, Sebastian A, Cheitlin M, Christiansen M, Schambelan M (1990) Pseudohyperkalemia caused by fist clenching during phlebotomy. N Engl J Med 322(18):1290–1292

Fleisher LA (2001) Routine laboratory testing in the elderly: is it indicated? Anesth Analg 93(2):249–250

Forman Daniel E, de Lemos James A, Shaw Leslee J, Reuben David B, Lyubarova R, Peterson Eric D, Spertus John A, Zieman S, Salive Marcel E, Rich Michael W (2020) Cardiovascular biomarkers and imaging in older adults. J Am Coll Cardiol 76(13):1577–1594

Grolleau-Julius A, Ray D, Yung RL (2010) The role of epigenetics in aging and autoimmunity. Clin Rev Allergy Immunol 39(1):42–50

Hafer C, Kielstein JT (2011) Akutes Nierenversagen. Der Nephrologe 6(2):120–127

Heart Protection Study Collaborative G (2011) Effects on 11-year mortality and morbidity of lowering LDL cholesterol with simvastatin for about 5 years in 20,536 high-risk individuals: a randomised controlled trial. Lancet 378(9808):2013–2020

Iglesias P, Bajo MA, Selgas R, Diez JJ (2017) Thyroid dysfunction and kidney disease: An update. Rev Endocr Metab Disord 18(1):131–144

Ketteler M, Schlieper G (2014) CKD-MBD beim betagten Patienten. Der Nephrologe 9(1):26–32

Khow KS, Lau SY, Li JY, Yong TY (2014) Diuretic-associated electrolyte disorders in the elderly: risk factors, impact, management and prevention. Curr Drug Saf 9(1):2–15

Lloyd SM, Stott DJ, de Craen AJ, Kearney PM, Sattar N, Perry I, Packard CJ, Briggs A, Marchbank L, Comber H, Jukema JW, Westendorp RG, Trompet S, Buckley BM, Ford I (2013) Long-term effects of statin treatment in elderly people: extended follow-up of the PROspective Study of Pravastatin in the Elderly at Risk (PROSPER). PLoS One 8(9):e72642

Meng QH, Wagar EA (2015) Pseudohyperkalemia: a new twist on an old phenomenon. Crit Rev Clin Lab Sci 52(2):45–55

Mishra N, Kammer GM (1998) Clinical expression of autoimmune diseases in older adults. Clin Geriatr Med 14(3):515–542

Palmer BF, Clegg DJ (2019) Physiology and pathophysiology of potassium homeostasis: core curriculum 2019. Am J Kidney Dis 74(5):682–695

Perazella MA (2015) The urine sediment as a biomarker of kidney disease. Am J Kindey Dis 66(5):748–755

Sterns RH (2020) Managing electrolyte disorders: order a basic urine metabolic panel. Nephrol Dial Transplant 35:1827–1830

Sztefko K, Szybowska P (2012) Interpretation of hormone levels in older patients: points for consideration. Int J Endocrinol 2012:712425

Weiss R, Meersch M, Pavenstädt H-J, Zarbock A (2019) Acute kidney injury. Deutsches Aerzteblatt Online

von Werder A, von Werder K (2018) Substitution with thyroid hormones in the elderly: goals and risks. Internist (Berl) 59(10):1114–1118

Woolen SA, Shankar PR, Gagnier JJ, MacEachern MP, Singer L, Davenport MS (2019) Risk of nephrogenic systemic fibrosis in patients with stage 4 or 5 chronic kidney disease receiving a group II gadolinium-based contrast agent: a systematic review and meta-analysis. JAMA Intern Med 180(2):223–230

Volumenstatus

6

Heinrich Burkhardt

Inhaltsverzeichnis

6.1 Einleitung

Die Regulation des Flüssigkeitshaushalts ist eine essenzielle Aufgabe, um die Funktionsfähigkeit des Gesamtorganismus zu erhalten. Größere Schwankungen werden nicht über längere Zeit ohne Schaden toleriert. Von zentraler Bedeutung ist das sogenannte effektive Plasmavolumen oder die Menge an Flüssigkeit, die sich intravasal befindet. Diese versucht der Organismus in relativ engen Grenzen zu regulieren. Hier wirken sich Schwankungen auf das Kreislaufverhalten und die Aufrechterhaltung der Durchblutung wichtiger Organe stark aus. Aber auch das sogenannte extravasale Flüssigkeitsvolumen ist von Bedeutung, besonders wenn es durch Ansammlungen im dritten Raum zur Behinderung von Organfunktionen kommen kann (z. B. durch einen Pleuraerguss). Es besteht weiter eine enge Assoziation zum Natriumhaushalt und der Regulation des osmotischen Drucks. Schwankungen hierbei werden insbesondere vom Gehirn schnell mit Funktionsstörungen beantwortet. Vereinfachend kann man drei Aspekte in der Betrachtung hervorheben, die klinisch oder apparativ erfasst werden sollten, um ein schlüssiges Gesamtbild zu erhalten:

- intravasales Volumen oder effektives Plasmavolumen
- Gehalt an Gesamt-Körperwasser
- Ansammlungen von Flüssigkeit in separaten Räumen (Ödeme, Ergussbildungen)

H. Burkhardt (✉)
IV. Medizinische Klinik – Geriatrie, Geriatrisches Zentrum, Universitätsmedizin Mannheim, Mannheim, Deutschland
e-mail: heinrich.burkhardt@umm.de

Einige chronische Erkrankungen mit Auswirkungen auf den Flüssigkeitshaushalt zeigen eine deutliche Altersabhängigkeit mit Anstieg der Prävalenz mit zunehmendem Lebensalter. Dazu gehören chronische Störungen der Nierenfunktion und die Herzinsuffizienz, eher aber nicht chronische Leberfunktionsstörungen. Ferner ist eine Reihe von Alterungsphänomenen zu benennen, welche eine erhöhte Vulnerabilität des Flüssigkeitshaushaltes bedingen.

▶ Zu den Alterungsphänomenen, die eine erhöhte Vulnerabilität des Flüssigkeitshaushaltes bedingen, gehören das abnehmende Durstgefühl, die verminderte Natrium-Rückresorptionsreserve der Nieren und die verminderte glomeruläre Filtrationsrate.

Neben diesen primär zur Vulnerabilität des Flüssigkeitshaushalts beitragenden Aspekte ergibt sich ein erhöhtes Risiko für signifikante klinische Auswirkungen derartiger Störungen auch aus der erhöhten Empfindlichkeit des Gesamtorganismus für Risikoereignisse wie z. B. Stürzen durch eine verminderte kompensatorische Reserve im Rahmen anderweitiger Veränderungen. So wird z. B. ein Patient mit einem durch neurodegenerative Veränderungen vorgeschädigten Gehirn wesentlich empfindlicher auf Natriumschwankungen mit einem deliranten Syndrom reagieren, ein Patient mit ausgeprägter Sarkopenie und Frailty-Syndrom auf leichtere Schwankungen des Blutdrucks mit einem Sturzereignis.

6.2 Diagnostik des Volumenstatus

Die korrekte Diagnose einer Störung im Flüssigkeitshaushalt ist besonders bei alten Menschen oft schwierig. Sie ist grundsätzlich nur in einer klinischen Synopse denkbar, die unterschiedliche Befundquellen und Aspekte integriert. Abb. 6.1 gibt hierzu eine Übersicht. Durch die Diagnostik sollen sowohl die unterschiedlichen Bereiche des Flüssigkeitshaushalts, aber auch begleitende Umstände wie die kardiale Pumpfunktion erfasst werden.

6.2.1 Klinische Befunde

▶ Viele klinische Zeichen, um den Volumenstatus zu bestimmen, sind bei CKD-Patienten relativ unsicher und wenig spezifisch.

Das gilt besonders für die klinischen Zeichen, die mit einer Dehydratation in Verbindung gebracht werden. Häufig werden abhebbare Hautfalten an den Extremitäten oder eine trockene Zunge aufgeführt. Diese Zeichen sind aber gerade bei älteren Menschen sehr unzuverlässig. Unter den klinischen Befunden mit der besten diagnostischen Effektivität bei Dehydratation gilt die staubtrockene Achselhöhle. Eine allgemeine Hauttrockenheit tritt per se häufig bei CKD auf und ist als Zeichen einer Dehydratation nicht zu verwenden.

Besser verwertbar sind die klinischen Zeichen der Überwässerung wie stark gefüllte Halsvenen, über die sich der zentralvenöse Druck indirekt abschätzen lässt oder symmetrische Ödembildungen an den Beinen, die bei CKD als Ausdruck der Überwässerung gedeutet werden können. Bei diesen gilt es aber immer eventuelle venöse oder lymphatische Komponenten mit zu beurteilen, die gerade bei älteren Patienten häufig vorzufinden sind. Das fällt leicht, wenn die Ödeme asymmetrisch ausgeprägt sind, kann aber bei symmetrischer Ausprägung schwierig werden. Ein häufiger Fehler ist die Fehl- oder Überbewertung von Ödemen als Ausdruck einer Volumenüberladung bei gleichzeitig vorliegender oder sogar überwiegender venöser oder lymphatischer Genese im Rahmen eines Lymphödems oder einer chronischen venösen Insuffizienz und demzufolge das Initiieren einer unangepassten Diuretikatherapie. Hilfreich kann hier auf jeden Fall die regelhafte zusätzliche Beurteilung des Stemmer-Zeichens sein, welches eine Lymphödem-Komponente anzeigt.

Zu den klinischen Befunden gehört auch das Erfassen des Körpergewichts.

▶ Patienten mit instabilem Volumenstatus sollten zur täglichen Gewichtskontrolle und dem Führen eines Körpergewichtstagebuchs aufgefordert werden.

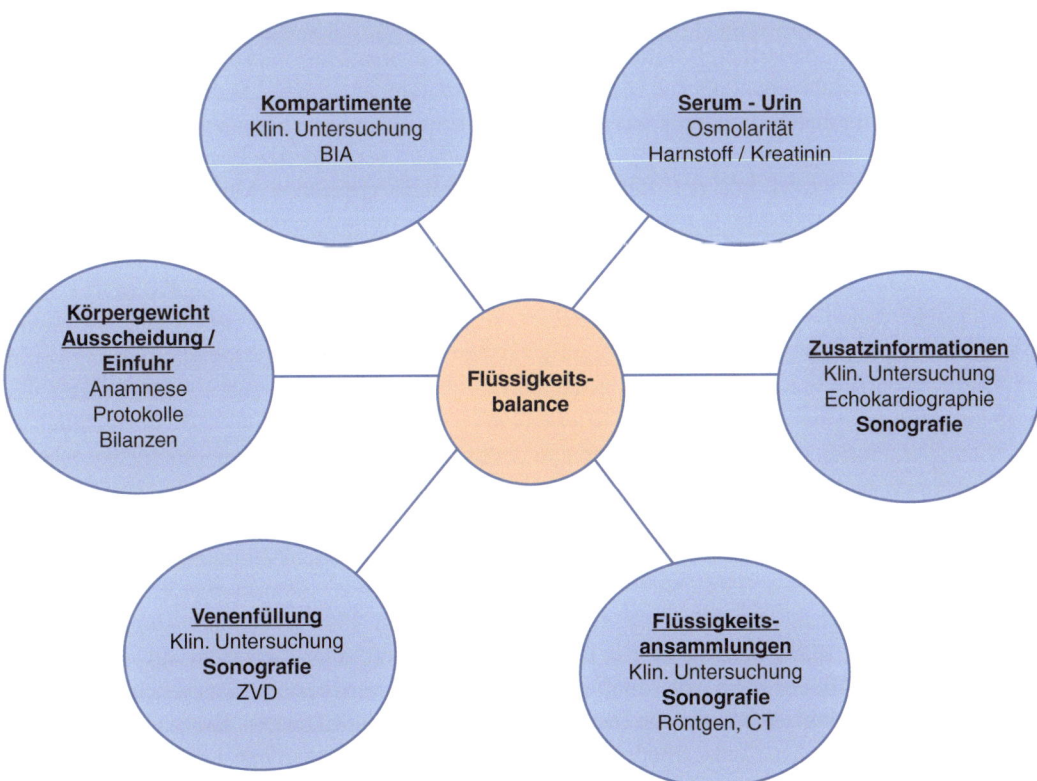

Abb. 6.1 Diagnostische Synopse zur Einschätzung des Flüssigkeitshaushalts

Die Verlässlichkeit der Körpergewichtsdaten wird allerdings sehr von der Mitarbeit des Patienten und der Qualität seiner Messinstrumente abhängen. Auch im stationären Kontext ist die Verlässlichkeit der Gewichtskontrolle keine Selbstverständlichkeit und ein wichtiger Qualitätsindikator.

▶ Bei der Körpergewichtskontrolle muss gerade bei Patienten mit kognitiven Störungen, Visusproblemen oder Sarkopenie mit Ungenauigkeiten gerechnet werden.

6.2.2 Labormarker und apparative Methoden

Labormarker werden in großen Kohorten zur Identifikation von Patienten mit Dehydratation eingesetzt. Sie sind im Prinzip attraktiv aufgrund der prinzipiell höheren und einfacheren Standardisierbarkeit im Vergleich zu den klinischen Maßen. In der Routine sind sie in vielen Settings einfach verfügbar. Es handelt sich aber um sehr indirekte Maße. Ein wirklich effizienter Biomarker für das effektive Plasmavolumen oder das Gesamt-Körperwasser ist derzeit nicht verfügbar. Annäherungsweise kann man die Osmolalität benutzen und macht sich damit den engen Zusammenhang zwischen Flüssigkeitshaushalt und Osmolarität zunutze.

Eine Reihe von apparativen Untersuchungen kann zusätzliche Informationen über den Flüssigkeitshaushalt liefern. Dazu zählen leicht verfügbare Untersuchungsmethoden, die insbesondere im Krankenhaus häufig eingesetzt werden. Im CT werden als Nebenbefunde bei anderer Indikation sehr zuverlässig Flüssigkeitsansammlungen entdeckt. In ähnlicher Weise können auch Standard-Röntgenaufnahmen des Thorax Hinweise für ein erhöhtes Plasmavolumen bzw. auch Hinweise für eine

Einschränkung der kardialen Funktion (Ker-
ley-Linien, verbreiterte Hili etc.) liefern.

Die Sonografie kann ebenfalls zur Diagnostik
des Flüssigkeitshaushaltes eingesetzt werden.

▶ Die Thoraxsonografie mit der Beurteilung
  von Pleuraergüssen, B-Linien sowie der Vena
  cava inferior spielt eine führende Rolle.

Ein großer Vorteil von sonografischen Methoden ist die Möglichkeit der bettseitigen Diagnostik. Dies ist nicht nur in Krankenhäusern, sondern
auch im ambulanten Bereich oder auch in Dialyse-
einheiten von Vorteil. Moderne und kompakte
Geräte würden auch eine schnelle Diagnostik in
stationären Pflegeeinrichtungen oder sogar bei
einem Hausbesuch im häuslichen Lebenskontext
des Patienten ermöglichen. Tatsächlich sind bereits Geräte verfügbar, die über ein handy-
interface akzeptable Bilder liefern und so z. B. die
bettseitige Diagnostik der Vena cava inferior ermöglichen. Das bekannteste Maß ist die Messung
des Querschnittes der Vena cava inferior knapp
unterhalb des Durchtritts durch das Zwerchfell,
hierfür sind recht stabile Grenzwerte konsentiert:
2 cm und mehr sprechen für eine Volumenüberladung. Deutlich weniger gut sind Grenzwerte für
die Dehydratation konsentiert. Hier kann man

aber gut den vollständigen Kollaps bei einem kurzen Atemmanöver verwenden. Kommt es zu
einem kompletten Kollaps der Vena cava inferior
bei Inspiration, korreliert dies recht gut mit einem
signifikant verminderten Plasmavolumen.

Weitere apparative Methoden, die eine ergänzende Rolle spielen können, sich aber in der
klinischen Praxis aus unterschiedlichen Gründen
nicht durchgesetzt haben, sind die BIA (Bio-
Impedanz-Analyse) und DEXA (Dual-Röntgen-
Absorptiometrie). Die BIA hätte auch den Vorteil
der bettseitigen Anwendungsmöglichkeit, ist
aber in ihrer Anwendung auf Störfaktoren im
Vergleich zur Sonografie empfindlicher. Hier ist
eine exakte Messsituation unbedingt erforderlich. Ein weiteres methodologisches Problem der
BIA ist, dass sie das Flüssigkeitskompartiment
insgesamt misst, dementsprechend zwar eine
Aussage zur Flüssigkeitsüberladung insgesamt
machen kann, aber dies nicht auf das effektive
Plasmavolumen bezieht. Das macht sie für die
Frage nach der aktuellen Kreislaufsituation ungeeignet. Im geriatrischen Kontext wird sie von
daher vorwiegend eingesetzt, um die Diagnostik
einer Sarkopenie zu unterstützen oder um im stationären Setting kurzfristige Schwankungen im
Sinne einer Stabilität der Kompartiment-Situation
aufzuzeichnen (Tab. 6.1).

Tab. 6.1 Übersicht über diagnostische Methoden und Maße zur Beurteilung des Flüssigkeitshaushalts

Diagnostische Methode	Details	Kommentar
Verlauf Körpergewicht Körpergewichtsprotokolle, Flüssigkeitsbilanzierungen	Täglich zur selben Zeit unbekleidet oder in Unterwäsche wiegen; in stationären Settings Monitoring Einfuhr/Ausfuhr. Ultrafiltration an Dialyse.	Eignet sich für die Verlaufsbeobachtung oder Selbstbeobachtung, Dokumentationsfehler häufig, Messfehler möglich, stark abhängig von Adhärenz.
Klinische Untersuchung	Turgor der Haut, trockene Mundhöhle, trockene Achselhöhle, weiche Bulbi, Ödeme, klin. Zeichen Pleuraerguss, klin. Zeichen Aszites, Füllungszustand der Venen (bes. Halsvenen)	Einfach anzuwenden, hauptsächlich qualitative Zeichen (Quantifizierung schwierig) bei älteren Patienten allerdings mit Fallstricken und der Gefahr einer Fehlinterpretation
Sonografie	Darstellung von Perikarderguss, Pleuraergüssen, Aszites, Beurteilung Füllungszustand Vena cava inferior	Breit verfügbar, relativ einfach erlernbar, abhängig von Untersucherkompetenz. Technische Entwicklung wird auch den Einsatz in ambulanten Settings zukünftig besser ermöglichen.

6.3 Der Einfluss geriatrischer Syndrome

Mit zunehmendem Lebensalter verringert sich im Durchschnitt der Anteil des Körperwassers und der Fettanteil nimmt deutlich zu. Dies ist bei Methoden zu berücksichtigen, die das gesamte Flüssigkeitskompartiment erfassen wie z. B. BIA. Hier müssen ggf. adaptierte Normwerte berücksichtigt werden. Diese Veränderungen der Körperkompartimente erhalten nicht per se einen eigenen Krankheitswert, erhöhen aber die Vulnerabilität der Patienten bezüglich einwirkender Einflüsse auf den Flüssigkeitshaushalt. Sie erklären auch teilweise die erhöhte Anfälligkeit betagter Menschen für eine Dehydratation.

Mit zunehmendem Lebensalter lässt das Durstempfinden im Mittel deutlich nach. Auch ist oft der Antrieb zur Flüssigkeitsaufnahme gehemmt. So kann die Angst vor unbeabsichtigtem Urinabgang bei Neigung zur Urininkontinenz zum absichtlichen Dursten führen und eine Dehydratation mit begünstigen. Weiter können kognitive Störungen die regelmäßige Flüssigkeits- und Nahrungsaufnahme beeinträchtigen. Allerdings wird bei letzterem auch in einigen Fällen eine Entwicklung zur Polydipsie beobachtet.

▶ Kognitive und auch emotionale Einschränkungen spielen eine entscheidende Rolle bei der notwendigen Adhärenz, die bei Selbstmessungen aber auch bei regelmäßiger Medikamenteneinnahme oder Einhalten bestimmter Flüssigkeitsvolumina notwendig ist.

Patienten und deren Familien benötigen eine gute Anleitung, wenn sie z. B. ein Gewichtsprotokoll führen sollen. Viele Untersuchungen haben gezeigt, dass Probleme mit typischen Selbstmanagementaufgaben erst spät von Ärzten und auch anderen Kontaktpersonen erkannt werden (oft erst im Rahmen der Aufarbeitung einer kritischen Situation und sich daraus ergebender Krankenhauseinweisung). Zu den Barrieren, die mit zunehmendem Lebensalter die Adhärenz beeinträchtigen können, zählt auch der Visus. Dieser ist nicht nur bei der korrekten Medikamenteneinnahme wichtig, sondern auch bei der Beachtung vielfältiger anderer Kontrollfunktionen (z. B. korrektes Ablesen einer Körpergewichtswaage). Es gehört auch zu den Aufgaben von Ärzten, bei geriatrischen Patienten frühzeitig bei zu geringer Trinkmenge oder Überwässerung eine Unterstützung zu ermöglichen.

6.4 Monitoring des Volumenstatus in unterschiedlichen Settings

6.4.1 Stationär

Im Krankenhaus lassen sich die unterschiedlichen Aspekte des Flüssigkeitshaushaltes engmaschig dokumentieren und die Möglichkeiten der apparativen Diagnostik gut nutzen, s. Abschn. 6.2.2.

6.4.2 Ambulant

Im Rahmen von Hausbesuchen/Heimbesuchen oder bei Untersuchungen zu unterschiedlichen Tageszeiten in der Praxis oder im Dialysezentrum ist man auf vom Patienten oder deren Angehörigen erhobene Daten und Protokolle angewiesen. Umso wichtiger ist eine sorgfältige Anweisung des Umfeldes über Monitoring von z. B. Körpergewicht oder Trinkmenge.

▶ Ein Monitoring von Körpergewicht und Trinkmenge ist insbesondere bei Herzinsuffizienz und chronischer Nierenkrankheit ein Teil der Basistherapie im ambulanten Setting.

Eventuell kann die Adhärenz zukünftig über Smart-apps verbessert werden, welche die Patienten z. B. regelmäßig zu wiederkehrenden Zeiten an die Gewichtskontrolle erinnern.

Die Sonografie könnte im ambulanten Setting leicht eingesetzt werden. Die technische Entwicklung von immer kleiner werdenden Geräten wird dem entgegenkommen. Es gibt keine grundsätzlichen Barrieren, die Sonografie in der ambulanten Praxis z. B. bei Hausbesuchen oder auch in stationären Pflege-Settings in Zukunft stärker auch zur Beurteilung des Flüssigkeitshaushaltes einzusetzen.

6.5 Therapeutische Aspekte

6.5.1 Dehydratation

Bei Korrektur eines Flüssigkeitsdefizites durch Infusionen sollte bei älteren Personen mit CKD unbedingt beachtet werden, dass neben der eventuell eingeschränkten oder nicht mehr vorhandenen Eigendiurese oft eine begleitende kardiale Problematik vorliegt und entsprechend die Infusionsgeschwindigkeit reduziert werden muss (nur im Ausnahmefall bei engem Monitoring mehr wie 1L/3 Stunden), falls keine Schockproblematik vorliegt. Eine alternative Möglichkeit, welche solche Probleme vermeidet und auch bei schwierigen peripheren venösen Zugängen funktioniert und in Seniorenheimen geeignet ist, ist die s.c. Infusion. Allerdings ist die Möglichkeit der Infusionstherapie auf diesem Weg auf Produkte mit ausreichender lokaler Verträglichkeit limitiert. Bezüglich der tolerierbaren Osmolarität möglicher Infusionslösungen gibt es keine konsentierten Grenzwerte. Eine häufig angegebene Grenze ist eine Osmolarität über 300 mOsmol/l. Einzelne Berichte zeigen aber, dass auch höher osmolare Lösungen toleriert werden können. Dies sollte aber sehr vorsichtig und individuell gehandhabt werden.

6.5.2 Hyperhydratation

Unter diuretischer Therapie ist bei älteren Patienten mit vermehrten Komplikationen zu rechnen. So ist die Neigung zur Hyponatriämie größer und ggf. mit einem Delir verbunden. Außerdem ist unter Diuretika die Neigung zur orthostatischen Hypotonie gegeben, vor allem wenn neurodegenerative Probleme als Komorbidität vorliegen. Dies kann bei alten Patienten Sturzereignisse auslösen. Dies ist auch besonders im Krankenhaus zu beachten. Durch die Bereitstellung von Hilfsmitteln können Sturzfolgen

vermindert werden. Unter diuretischer Therapie sollte immer die Kreislaufsituation engmaschig überwacht werden, z. B. durch Blutdruckmessung im Sitzen und auch im Stehen.

6.6 Fazit für die Praxis

1. Bei der Diagnosestellung sollten nicht einzelne Zeichen, sondern verschiedene Informationen berücksichtigt werden.
2. Viele klinische Zeichen sind bei alten Patienten wenig geeignet. Wenn möglich sollten auch im ambulanten Setting apparative Methoden verwendet werden (insbesondere Sonografie).
3. Bei Ödemen sollte vor der Einleitung einer diuretischen Therapie geklärt werden, ob nicht venöse oder lymphatische Komponenten ursächlich sind.
4. Patienten sollten bezüglich des Selbst-Monitorings der Flüssigkeitsaufnahme und Körpergewichtskontrolle angeleitet und unterstützt werden.
5. Gerade bei älteren Patienten mit CKD müssen sowohl bei der Volumentherapie als auch bei der diuretischen Therapie die Nebenwirkungen berücksichtigt werden.

Literatur

Baron S, Courbebaisse M, Lepicard EM, Friedlander G (2015) Assessment of hydration status in a large population. Br J Nutr 113:147–158

Brennan JM, Ronan A, Goonewardena S, Blair JE, Hammes M, Shah D, Vasaiwala S, Kirkpatrick JN, Spencer KT (2006) Handcarried ultrasound measurement of the inferior vena cava for assessment of intravascular volume status in the outpatient hemodialysis clinic. Clin J Am Soc Nephrol 1:749

Burkhardt H, Diederich H (2021) Evaluation des Flüssigkeitshaushalts bei geriatrischen Patienten – Was kann die Abdomensonographie beitragen? [Evaluation of the fluid balance in geriatric patients – what contribution can abdominal ultrasound make?]. Z Gerontol Geriatr 54(3):211–216. https://doi.org/10.1007/s00391-021-01848-0

Diederich H, Burkhardt H (2020) Diagnostic efficacy of bedside ultrasound to detect dehydration in older patients attending an emergency care unit. Z Gerontol Geriat. https://doi.org/10.1007/s00391-020-01711-8

Dipti A, Soucy Z, Surana A, Chandra S (2012) Role of inferior vena cava diameter in assessment of volume status: a meta-analysis. Am J Emerg Med 30:1414–1419

Fraser CG, Cummings ST, Wilkinson SP, Neville RG, Knox JD, Ho O, MacWalter RS (1989) Biological variability of 26 clinical chemistry analytes in elderly people. Clin Chem 35:783–786

Haverkort EB, Reijven PL, Binnekade JM, de van der Schueren MA, Earthman CP, Gouma DJ, de Haan RJ (2015) Bioelectrical impedance analysis to estimate body composition in surgical and oncological patients: a systematic review. Eur J Clin Nutr 69:3–13

Hooper L, Abdelhamid A, Attreed NJ, Campbell WW, Channell AM, Chassagne P, Culp KR, Fletcher SJ, Fortes MB, Fuller N, Gaspar PM, Gilbert DJ, Heathcote AC, Kafri MW, Kajii F, Lindner G, Mack GW, Mentes JC, Merlani P, Needham RA, Olde Rikkert MG, Perren A, Powers J, Ranson SC, Ritz P, Rowat AM, Sjostrand F, Smith AC, Stookey JJ, Stotts NA, Thomas DR, Vivanti A, Wakefield BJ, Waldreus N, Walsh NP, Ward S, Potter JF, Hunter P (2015) Clinical symptoms, signs and tests for identification of impending and current water-loss dehydration in older people. Cochrane Database Syst Rev

Kafri MW, Myint PK, Doherty D, Wilson AH, Potter JF, Hooper L (2013) The diagnostic accuracy of multi-frequency bioelectrical impedance analysis in diagnosing dehydration after stroke. Med Sci Monit 19:548–570

Prekker ME, Scott NL, Hart D, Sprenkle MD, Leatherman JW (2013) Point-of-care ultrasound to estimate central venous pressure: a comparison of three techniques. Crit Care Med 41:833–841

Rowat, AM, Sjostrand, F, Smith, AC, Stookey, JJ, Stotts, NA, Thomas, DR, Vivanti, A, Wakefield, BJ, Waldreus, N, Walsh, NP, Ward, S, Potter, JF, Hunter P (2015) Clinical symptoms, signs and tests for identification of impending and current water-loss dehydration in older people. Cochrane Database Syst Rev CD009647

Schäfer R (2017) Diagnostik und Therapie der Dehydratation beim älteren Menschen. Dtsch Med Wochenschr 142:481–484

Stawicki SP, Braslow BM, Panebianco NL, Kirkpatrick JN, Gracias VH, Hayden GE, Dean AJ (2009) Intensivist use of hand-carried ultrasonography to measure IVC collapsibility in estimating intravascular volume status: correlations with CVP. J Am Coll Surg 209:55–61

Indikation zur Nierenbiopsie bei geriatrischen Patienten

Clemens D. Cohen

Inhaltsverzeichnis

7.1   Einleitung

Patienten im höheren Alter entwickeln häufiger eine akute Nierenschädigung als jüngere Patienten. Auch die Prävalenz einer chronischen Nierenkrankheit ist im Alter am höchsten; so besteht bereits bei Personen im Alter >70 Jahre bei bis zu 30 Prozent eine eingeschränkte Nierenfunktion. Trotz dieser Häufung an akuten und chronischen Nierenschädigungen wird die invasive Diagnostik mittels Nierenbiopsie im höheren Alter seltener durchgeführt als bei jüngeren Populationen: In größeren Nierenbiopsiekohorten stammen nur 2–3 % der Biopsate von Patienten im Alter >80 Jahren (Fedi et al. 2021; Moutzouris et al. 2009; Nair et al. 2004), und nur 0,4 % von >85-jährigen (Verde et al. 2012).

Die Gründe, warum eine Nierenbiopsie im hohen Alter oft zurückhaltend durchgeführt wird, sind vielfältig und klinisch durchaus nachvollziehbar. Zum einen haben diese Patienten häufig Komorbiditäten, die eine akute Nierenschädigung auch nicht-invasiv erklären können (z. B. Volumenmangel). Auch stellen Begleiterkrankungen oder -medikationen nicht selten relative oder absolute Kontraindikationen dar (z. B. Delir oder Antikoagulation). Der kürzere Prognosezeitraum im fortgeschrittenen Alter spielt eine weitere Rolle (z. B. geringere Relevanz einer mäßigen glomerulären Proteinurie). Ebenso können Sorgen vor etwaigen Therapiekomplikationen die Indikation zur Nierenbiopsie beeinflussen (z. B. Steroidtherapie bei bekannter Osteoporose). Und schlussendlich bietet die

C. D. Cohen (✉)
Klinik für Nieren-, Hochdruck- und
Rheumaerkrankungen, München Klinik Harlaching,
München, Deutschland
e-mail: Clemens.Cohen@klinikum-muenchen.de

Nierenalterung oft eine Differenzialdiagnose der milden chronischen Nierenkrankheit, die nicht zwingend histologisch gesichert werden muss.

Andererseits zeigen retrospektive Analysen verschiedener Biopsiekohorten, dass die Nierenbiopsie auch bei älteren Patienten bei einem Drittel aller Fälle eine klinisch nicht erwartete Diagnose liefert; der diagnostische Nutzen also durchaus hoch ist (Haas et al. 2000). Auch bei >80-jährigen ergeben sich bei 40–70 % der Biopsiebefunde konkrete therapeutische Optionen (Fedi et al. 2021; Moutzouris et al. 2009; Nair et al. 2004). Ferner können die nephropathologischen Ergebnisse Patienten auch vor nicht-indizierten Therapien und deren Komplikationen schützen (z. B. akute Tubulusnekrose ohne Therapiebedarf gegenüber differenzialdiagnostisch interstitielle Nephritis mit Steroidbehandlung). Zudem sind die Klärung des chronischen Vorschadens und der renalen Prognose wichtige Zusatzinformationen, die sich aus dem Nierenbiopsiebefund ergeben.

Die Indikationsstellung zur Nierenbiopsie erfordert im höheren Alter eine noch umfassendere Abwägung von Risiken und Nutzen als bei Patienten in anderen Lebensphasen.

► Bei älteren Patienten liefert die Nierenbiopsie in einem Drittel aller Fälle klinisch nicht erwartete Befunde.

7.2 Risiken einer Nierenbiopsie im Alter

Die Komplikationsrate nativer Nierenbiopsien ist nach aktuellen Daten mit circa 2–5 % zu veranschlagen, wobei die Zahlen aufgrund unterschiedlicher Komplikationsdefinitionen und Patientenkohorten variieren (Poggio et al. 2020; Halimi et al. 2020). Wenn man die Transfusion von Erythrozytenkonzentraten als Komplikationindikator wählt, so zeigte sich in einer rezenten, großen retrospektiven Analyse von Krankenhausdaten eine Transfusionhäufigkeit von 5,7 % im direkten zeitlichen Zusammenhang mit Nativnierenbiopsien (Charu et al. 2019). Diese Häufigkeit deckt sich mit Daten aus mehreren größeren Kohorten mit Transfusionsraten von 2–7 %.

Tab. 7.1 Häufig berichtete Risikofaktoren für Nierenbiopsie-Komplikationen*

Deutliche Nierenfunktionseinschränkung (eGFR <30 ml/min)
Vorbestehende Anämie
Weibliches Geschlecht
Akute Nierenschädigung
Niedrige Thrombozytenzahl
Erhöhter systolischer Bluthochdruck (z. B. >160 mmHg)

* hier Transfusionsbedarf; gehäufte Nennung als Risikofaktoren in 12 Publikationen aus den Jahren 2012–2020 (in absteigender Reihenfolge, nicht komplette Auflistung, Literatur beim Autor)

Klinische Befunde, welche in mehreren Studien als Risikoindikatoren für eine Biopsiekomplikation identifiziert wurden, sind in Tab. 7.1 beispielhaft aufgeführt. In diesen Publikationen findet sich das Alter der Patienten nicht als unabhängiger Risikofaktor für Biopsiekomplikationen (z. B. Halimi et al. 2020). Entsprechend berichtet Fedi et al. auch für Patienten >80 Jahre eine Transfusionsrate von 4 %, wie sie in jüngeren Kohorten auch berichtet wird. Anders als das Alter selbst spielen aber Komorbiditäten und Gebrechlichkeit (*Frailty*) eine relevante Rolle. Dies ist z. B. in einer umfassenden Analyse gezeigt worden, in der eine Risikoberechnung für Nierenbiospien gemäß klinischer Faktoren erarbeitet wurde. Sowohl der Charlson-Komorbiditätsindex als auch der Frailty-Index fließen hierbei in die Risikoberechnung ein (Halimi et al. 2020) (Tab. 7.1).

► Das Komplikationsrisiko für Nierenbiopsien wird durch das Alter selbst nicht erhöht, aber durch Komorbiditäten und Gebrechlichkeit

7.3 Biopsieindikationen und histopathologische Befunde im höheren Alter

Im höheren Alter sind die häufigsten klinischen Biopsieindikationen die gleichen wie im jüngeren Alter: akute Nierenschädigung, nephritische und nephrotische Manifestationen und unklare chronische Nierenkrankheit. Angesichts der, bezogen auf die Lebenszeit, geringeren prognostischen Relevanz ist die isolierte Proteinurie hingegen seltener ein Biopsiegrund.

In den Tab. 7.2, 7.3, 7.4, und 7.5 werden die histopathologischen Befunde von >80-jährigen Patienten aus verschiedenen Publikationen nach

Tab. 7.2 Häufigste Biopsieergebnisse bei der Indikation „Akute Nierenschädigung" und Alter >80 Jahre*

Nephropathologischer Befund	Häufigkeit (Prozent)
Extrakapillär-proliferative Glomerulonephritis	31
Akute interstitielle Nephritis	12
Leichtketten-assoziierte Nephropathie	9
IgA-Nephropathie	8
Akute Tubulusnekrose	5
Amyloidose	5
Nephrosklerose	5
Diabetische Nephropathie	4
Cholesterinembolien	3
Chronische interstitielle Nephritis	3

* (n = 152, als gemeinsame Auswertung der Befunde aus Verde et al. 2012; Moutzouris et al. 2009; Nair et al. 2004)

Tab. 7.3 Häufigste Biopsieergebnisse bei der Indikation „Nephritisches Syndrom" und Alter >80 Jahre*

Nephropathologischer Befund	Häufigkeit (Prozent)
Extrakapillär-proliferative Glomerulonephritis	62
IgA-Nephropathie	7

* (n = 29, als gemeinsame Auswertung der Befunde aus Verde et al. 2012 und Nair et al. 2004)

Tab. 7.4 Häufigste Biopsieergebnisse bei der Indikation „Nephrotisches Syndrom" und Alter >80 Jahre*

Nephropathologischer Befund	Häufigkeit (Prozent)
Membranöse Glomerulopathie	22
Amyloidose	21
Nephrosklerose	14
Minimal Change Disease	13
Primäre Fokal-Segmentale Glomerulosklerose	10
IgA-Nephropathie	5
Diabetische Nephropathie	3

* (n = 97, als gemeinsame Auswertung der Befunde aus Fedi et al. 2021; Verde et al. 2012; Moutzouris et al. 2009; Nair et al. 2004)

Tab. 7.5 Häufigste Biopsieergebnisse bei der Indikation „Chronische Nierenkrankheit" und Alter >80 Jahre*

Nephropathologischer Befund	Häufigkeit (Prozent)
Nephrosklerose	51
Extrakapillär-proliferative Glomerulonephritis	12
IgA-Nephropathie	7
Chronische interstitielle Nephritis	5
Membranöse Glomerulopathie	5
Diabetische Nephropathie	4

* (n = 76, als gemeinsame Auswertung der Befunde aus Verde et al. 2012; Moutzouris et al. 2009; Nair et al. 2004)

klinischer Biopsieindikation zusammengefasst. Da sowohl die Indikationsstellung als auch die histopathologische Befundung in den Studien nicht standardisiert war, können die Prozentangaben nur orientierend interpretiert werden. Auch konnte dem Umstand, dass im höheren Alter häufiger Kombinationen verschiedener histopathologischer Befunde vorliegen, nicht sicher Rechnung getragen werden.

Akute Nierenschädigung

In allen Altersgruppen >60 Jahre machen tubulo-interstitielle und glomeruläre Ursachen jeweils 40–45 % der biopsierten akuten Nierenschädigungen aus; der verbliebene Teil von circa 10 % ist rein vaskulär bedingt (Haas et al. 2000).

Die häufigste einzelne nephropathologische Diagnose bei dieser Indikation ist die extrakapillär-proliferative Glomerulonephritis (auch rapid-progressive oder Halbmond-bildende Glomerulonephritis genannt) aufgrund einer ANCA-assoziierten Kleingefäßvaskulitis, deutlich seltener bei Anti-GBM-Erkrankung (Tab. 7.2 und Haas et al. 2000). Die zweithäufigste Diagnose stellt die akute interstitielle Nephritis dar, z. B. aufgrund einer Therapie mit Antibiotika, Protonenpumpenhemmer, Harnsäuresenker oder Analgetika. Bei >80-Jährigen ist dann schon eine Leichtketten-assoziierte Nephropathie die dritthäufigste Ursache einer biopsierten akuten Nierenschädigung.

Wichtig ist bei der Interpretation der Daten, dass die häufigste Ursache einer renalen akuten Nierenschädigung gerade in der älteren Bevölkerung die akute Tubusnekrose ist, welche aber meist klinisch aufgrund typischer Auslöser wie Operation, Sepsis oder Schock diagnostiziert und nicht biopsiert wird (z. B. Liaño und Pascual 1996).

Eine Besonderheit im höheren Alter ist die klinische Kombination aus akuter Nierenschädigung und nephrotischer Proteinurie, welche bei jüngeren Patienten seltener gesehen wird. Im höheren Alter scheint es aufgrund reduzierter Kompensationsfähigkeit des Tubulusepithels bei schwerer glomerulärer Proteinurie häufiger zu einer akuten Tubulusnekrose zu kommen. Typische Auslöser einer hohen Proteinurie mit akuter Nierenschädigung im Alter sind neben Leichtketten-assoziierten Nephropathie, wie der AL-Amyloidose, Podozytopathien wie Minimal Change Disease oder Fokal-Segmentale Glomerulosklerose aber auch infektassoziierte Glomerulopathien und die diabetische Nephropathie, diese auch kombiniert mit infekt-getriggerten Veränderungen wie IgA-Ablagerungen (Nasr et al. 2013; Satoskar et al. 2017) (Tab. 7.2).

Nephritisches Syndrom

Das Nephritische Syndrom ist definiert als zunehmender Nierenfunktionsverlust mit Vorliegen einer Mikrohämaturie mit dysmorphen Erythrozyten oder Erythrozytenzylindern und nur mäßiger Proteinurie. Die extrakapillär-proliferative Glomerulonephritis bei ANCA-positiver Kleingefäßvaskulitis ist hier mit Abstand der häufigste Biopsiebefund im Alter >80 Jahre (Tab. 7.3). Andere Ursachen wie IgA-Nephropathie/Purpura Schönlein-Henoch, Lupusnephritis oder infekt-assoziierte Glomerulopathien sind deutlich seltener (Tab. 7.3).

Nephrotisches Syndrom

Das Nephrotische Syndrom ist die klinische Kombination aus oft schweren Ödemen, einer Proteinurie >3,5 g/Tag sowie Vorliegen von Hypalbuminämie und Hyperlipidämie. Die Membranöse Glomerulopathie ist hier der häufigste Biopsiebefund im Alter (Tab. 7.4). Möglicherweise ändert sich dies in den nächsten Jahren, da nach KDIGO die Diagnose einer Membranösen Glomerulopathie bei dieser Befundkonstellation

und Nachweis von PLA2R-Antikörpern im Serum nun auch ohne Biopsie gestellt werden kann (KDIGO 2021). Bei >80-Jährigen ist aber die Amyloidose bereits das zweithäufigste Nierenbiopsieergebnis bei einem nephrotischen Syndrom, erst mit Abstand gefolgt von den eigentlichen Podozytopathien (Minimal Change Disease und Fokal-Segmentale Glomerulosklerose). Aufgrund der Vorerkrankungen sind auch die Nephrosklerose (häufig auch als hypertensive Nephropathie beschrieben) und die diabetische Nephropathie Auslöser einer hohen Proteinurie im Alter; wobei das klinische Vollbild eines schweren nephrotischen Syndroms bei der Nephrosklerose untypisch ist (Tab. 7.4).

Chronische Nierenkrankheit

Bei der Hälfte der Biopsien, die aufgrund einer chronischen Nierenkrankheit bei >80-Jährigen durchgeführt werden, findet sich eine Nephrosklerose – also oft der Folgeschaden langjähriger Vorerkrankungen wie Hypertonie, Nikotinabusus oder Diabetes mellitus. Aber auch klinisch unerkannte Nephropathien, wie floride Glomerulonephritiden oder chronische interstitielle Nephritiden, lassen sich in relevanter Häufigkeit in Biopsien mit dieser Indikation nachweisen (Tab. 7.5).

Bei ausreichend guter Gesamtprognose sollte auch bei einer unklaren, progredienten chronischen Nierenkrankheit im höheren Lebensalter eine invasive Diagnostik erwogen werden (Tab. 7.5).

▶ Typische Indikationen zur Nierenbiopsie im hohen Alter sind:
  – rascher Nierenfunktionsverlust mit zusätzlich
    – neuer glomerulärer Hämaturie und/oder
    – neuer Proteinurie >1 g/g Kreatinin und/oder
    – relevantem immunserologischem Befund (insbesondere ANCA)
  – nephrotisches Syndrom
    – bei negativer Serologie für membranöse Glomerulopathie (insbesondere PLA2R-Antikörper)

7.4 Fazit für die Praxis

Die Nierenbiopsie ist auch im höheren Alter der Goldstandard der Diagnostik glomerulärer Erkrankungen und unklarer Nierenfunktionseinschränkungen.

Vor einer Nierenbiopsie muss aber – gerade bei geriatrischen Patienten – der vermeintliche Nutzen einer Diagnosesicherung mit den Risiken aufgrund von Komorbiditäten und Begleittherapien abgewogen werden. Es ist daher unerlässlich, mittels ausführlicher Anamnese und Untersuchungen bezüglich möglicher Auslöser der renalen Problematik die nichtinvasive Diagnostik bestmöglich zu komplettieren.

Neben Proteinuriediagnostik und Urinsediment gehören Immunserologie (ANCA, ANA, PLA2R- und Anti-GBM-Antikörper, Komplement C3 und C4) sowie Leichtkettenquantifizierung und Immunfixation je nach klinischem Befund dazu.

Nur eine individuelle, oft gemeinschaftliche Abwägung der Biopsieindikation kann den geriatrischen Patienten sowohl vor einer zu nihilistischen Herangehensweise als auch einer zu aggressiven Abklärung schützen.

Das Ziel muss sein, dem Patienten eine bestmögliche Diagnostik für eine klar indizierte, zielgerichtete und prognoserelevante Therapie anbieten zu können.

Literatur

Charu V, O'Shaughnessy MM, Chertow GM, Kambham N (2019) Percutaneous kidney biopsy and the utilization of blood transfusion and renal angiography among hospitalized adults. Kidney Int Rep 4:1435–1445. https://doi.org/10.1016/j.ekir.2019.07.008

Fedi M, Bobot M, Torrents J, Gobert P, Magnant É, Knefati Y, Verhelst D, Lebrun G, Masson V, Giaime P, Santini J, Bataille S, Brunet P, Dussol B, Burtey S, Mancini J, Daniel L, Jourde-Chiche N (2021) Kidney biopsy in very elderly patients: indications, therapeutic impact and complications. BMC Nephrol 22:362. https://doi.org/10.1186/s12882-021-02559-9

Haas M, Spargo BH, Wit EJ, Meehan SM (2000) Etiologies and outcome of acute renal insufficiency in older adults: a renal biopsy study of 259 cases. Am J Kidney Dis 35:433–447. https://doi.org/10.1016/s0272-6386(00)70196-x

Halimi JM, Gatault P, Longuet H, Barbet C, Bisson A, Sautenet B, Herbert J, Buchler M, Grammatico-Guillon L, Fauchier L (2020) Major bleeding and risk of death after percutaneous native kidney biopsies: a French Nationwide Cohort Study. Clin J Am Soc Nephrol 15:1587–1594. https://doi.org/10.2215/CJN.14721219

Kidney Disease: Improving Global Outcomes (KDIGO) Glomerular Diseases Work Group (2021) KDIGO 2021 clinical practice guideline for the management of glomerular diseases. Kidney Int 100:S1–S276. https://doi.org/10.1016/j.kint.2021.05.021

Liaño F, Pascual J (1996) Epidemiology of acute renal failure: a prospective, multicenter, community-based study. Madrid Acute Renal Failure Study Group. Kidney Int 50:811–818. https://doi.org/10.1038/ki.1996.380

Moutzouris DA, Herlitz L, Appel GB, Markowitz GS, Freudenthal B, Radhakrishnan J, D'Agati VD (2009) Renal biopsy in the very elderly. Clin J Am Soc Nephrol 4:1073–1082. https://doi.org/10.2215/CJN.00990209

Nair R, Bell JM, Walker PD (2004) Renal biopsy in patients aged 80 years and older. Am J Kidney Dis 44:618–626

Nasr SH, Radhakrishnan J, D'Agati VD (2013) Bacterial infection-related glomerulonephritis in adults. Kidney Int 83:792–803. https://doi.org/10.1038/ki.2012.407

Poggio ED, McClelland RL, Blank KN, Hansen S, Bansal S, Bomback AS, Canetta PA, Khairallah P, Kiryluk K, Lecker SH, McMahon GM, Palevsky PM, Parikh S, Rosas SE, Tuttle K, Vazquez MA, Vijayan A, Rovin BH (2020) Systematic review and meta-analysis of native kidney biopsy complications. Clin J Am Soc Nephrol 15:1595–1602. https://doi.org/10.2215/CJN.04710420

Satoskar AA, Suleiman S, Ayoub I, Hemminger J, Parikh S, Brodsky SV, Bott C, Calomeni E, Nadasdy GM, Rovin B, Hebert L, Nadasdy T (2017) Staphylococcus infection-associated GN – spectrum of IgA staining and prevalence of ANCA in a single-center cohort. Clin J Am Soc Nephrol 12:39–49. https://doi.org/10.2215/CJN.05070516

Verde E, Quiroga B, Rivera F, López-Gómez JM (2012) Renal biopsy in very elderly patients: data from the Spanish Registry of Glomerulonephritis. Am J Nephrol 35:230–237. https://doi.org/10.1159/000336307

Geriatrisches Assessment bei Patienten mit chronischer Nierenkrankheit

8

Clemens Grupp

Inhaltsverzeichnis

8.1 Bedeutung des geriatrischen Assessments bei chronischer Nierenkrankheit

Die soziodemografische Entwicklung ist zum einen durch eine zunehmende Alterung der Bevölkerung mit einer Zunahme geriatrietypischer Probleme gekennzeichnet. Zum anderen geht diese Entwicklung mit dem Wunsch einher, bis ins hohe Alter möglichst selbstständig und autonom zu leben. Diese Autonomie wird durch geriatrietypische Probleme wie Immobilität mit Sturzneigung oder kognitive Defizite gefährdet.

Geriatrietypische Probleme (Borchelt et al. 2004) sind:

- Immobilität, Sturzneigung und Schwindel
- Frailty-Syndrom
- Kognitive Defizite
- Polypharmakotherapie/Arzneimittelnebenwirkung
- Inkontinenz
- Dekubitalulcera / Ulcus cruris (varicosum)
- Fehl- und Mangelernährung
- Dysphagie
- Dehydratation /Störungen im Flüssigkeits- und Elektrolythaushalt
- Depression, Angststörung
- Chronische Schmerzen
- Sensibilitätsstörungen / Neuropathie

C. Grupp (✉)
Medizinische Klinik III / Zentrum für Altersmedizin,
Klinikum Bamberg, Bamberg, Deutschland
e-mail: cgrupp@gwdg.de

- Starke Seh- oder Hörbehinderung / Presbyopie
- Hohes Komplikationsrisiko und verzögerte Rekonvaleszenz

Es wird deshalb von einem deutlich steigenden Bedarf an geriatrischer Versorgung ausgegangen (Osterloh 2021). Bei Patienten mit CKD scheint die Prävalenz geriatrietypischer Syndrome besonders hoch. Gemessen an dem „Kern"-Parameter zur Charakterisierung des geriatrischen Patienten, der Frailty, liegt diese bei Patienten mit CKD höher als bei anderen vergleichbar schweren Erkrankungen wie COPD oder Malignomen. Zudem nimmt die Prävalenz von Frailty mit dem Stadium der Nierenkrankheit zu (Wilhelm-Leen et al. 2009). Am höchsten liegt sie bei dialysepflichtigen Patienten. In einer Untersuchung an über 2000 Dialysepatienten erfüllten zwei Drittel die Kriterien von Frailty, bei den über 70-jährigen Patienten waren es über 75 %, aber auch bei den unter 40- jährigen Dialysepatienten bereits knapp die Hälfte (Johansen et al. 2007). Somit ist bei Patienten mit fortgeschrittener CKD auch bereits in jüngerem Alter mit Frailty-assoziierten Problemen zu rechnen.

Wie bei Nierengesunden geht bei CKD-Patienten Frailty mit einer eingeschränkten Lebensqualität sowie erhöhter Morbidität und Mortalität einher. Speziell im Rahmen einer Akuterkrankung ist sie für die Prognose der Betroffenen oft bedeutsamer als die Grunderkrankung selbst (Chowdhury et al. 2017).

Um die Auswirkungen geriatrietypischer Probleme möglichst gering zu halten, sind in einem ersten Schritt die zugrunde liegenden Defizite zu erkennen und zu quantifizieren. Dies erfolgt im Rahmen eines geriatrischen Assessments. Dessen Ergebnisse bilden die Basis für individuelle Maßnahmen zu deren Besserung bzw. Stabilisierung.

▶ Je schlechter die Nierenfunktion, desto häufiger treten geriatrische Syndrome auf.

8.2 Indikation zum geriatrischen Assessment

Ziel des Assessments ist es, bei geriatrischen Patienten behandlungs- bzw. versorgungsrelevante Defizite aufzudecken. Der geriatrische Patient ist durch eine geriatrietypische Multimorbidität, eine alterstypisch erhöhte Vulnerabilität z. B. wegen des Auftretens von Komplikationen und Folgeerkrankungen, der Gefahr von Chronifizierung und eines erhöhten Risikos eines Verlusts der Autonomie charakterisiert. Ein kalendarisches Alter von über 70 Jahren wird als untergeordnetes Kriterium gesehen. Dies ist speziell bei CKD-Patienten von Bedeutung, da diese vergleichsweise häufig die erstgenannten Kriterien schon in einem Alter von deutlich unter 70 Jahren aufweisen können.

8.2.1 Frailty

Wie bereits eingangs erwähnt, ist Frailty ein typisches Charakteristikum des geriatrischen Patienten. Deren gebräuchlichste Definition geht auf Fried et al. zurück und umfasst fünf Kriterien (Fried et al. 2001):

- unbeabsichtigter Gewichtsverlust
- objektivierbare Muskelschwäche
- subjektive Erschöpfung
- eingeschränkte Mobilität
- herabgesetzte körperliche Aktivität

Diese Kriterien zur Definition von Frailty, von denen es inzwischen eine Vielzahl unterschiedlicher gibt, eignen sich in erster Linie zur Charakterisierung von Patienten in Studien (Dent et al. 2016).

▶ In der klinischen Praxis erfolgt eine Identifikation behandlungs- und versorgungsrelevanter Defizite anhand eines geriatrischen Assessments. Eine wichtige Indikation für dessen Durchführung sind Hinweise auf das Vorliegen von Frailty.

8.3 Durchführung des geriatrischen Assessments

Nach der *S1 Leitlinie Geriatrisches Assessment* gliedert sich dieses in 3 Stufen (Deutsche_Gesellschaft_für_Geriatrie_(DGG) 2019):

- Stufe 1: Geriatrisches Screening
- Stufe 2: Geriatrisches Basisassessment
  - 2a: Identifikation therapierelevant betroffener Dimensionen
  - 2b: Dimensionsbezogene Beschreibung der Ausprägung von Beeinträchtigungen
- Stufe 3: Erweitertes Assessment im geriatrischen Team

8.3.1 Geriatrisches Screening ambulant und in der Klinik

▶ Das geriatrische Screening hat zum Ziel, Patienten zu identifizieren, bei denen möglicherweise behandlungs- und versorgungsrelevante Defizite vorliegen und somit ein geriatrisches Assessment unabhängig von ihrem kalendarischen Alter sinnvoll erscheint.

Im *ambulant-nephrologischen* Bereich bietet sich an, in Anlehnung an das hausärztliche geriatrische Basis-Assessment zunächst „fitte", körperlich aktive und sozial eingebundene ältere Menschen, die keinen Bedarf für ein Assessment haben, anhand von zwei „Signalfragen" herauszufiltern (Grupp 2022): ‚Fühlen Sie sich voller Energie?' und ‚Haben Sie Schwierigkeiten, eine Strecke von 400 m zu gehen?'. Zeigen sich hier Auffälligkeiten, ist ein geriatrisches Basisassessment indiziert.

Im *stationären* Bereich sollte ein geriatrisches Screening bei allen Patienten älter als 70 Jahre oder bei Vorliegen von Hinweisen auf geriatrietypische Probleme möglichst schon bei der Aufnahme im Notfallzentrum oder auf der Station erfolgen. Hier gibt es eine Reihe von Verfahren, die in Krankenhäusern Anwendung finden. In einer Untersuchung zum Vergleich verschiedener Screenings bei Dialysepatienten schnitt das ISAR (Identification of seniors at risk)-Screening, das auch in Deutschland breiten Einsatz findet, am besten ab (van Loon et al. 2017). In diesem wird in sechs Ja/Nein-Fragen Hilfebedarf, Hospitalisationshäufigkeit, sensorische und kognitive Einschränkungen und Multimedikation abgefragt. Bei mehr als zwei mit „ja" beantworteten Fragen sollte ein geriatrisches Basisassessment erfolgen.

8.3.2 Geriatrisches Basisassessment

▶ Das geriatrische Basisassessment, das ambulant und stationär durchgeführt werden kann, dient der Identifikation und Quantifizierung individueller behandlungs- und versorgungsrelevanter Defizite – als Basis, um diese zu optimieren oder zumindest zu stabilisieren.

Dessen Kernbestandteile sind die Dimensionen Selbsthilfefähigkeit, Mobilität, Kognition, Emotion sowie eine Sozialanamnese (Grupp 2022). Dies sind auch die Komponenten des hausärztlichen geriatrischen Basisassessments nach EBM 03360. Von der Kommission Altersmedizin der Deutschen Gesellschaft für Nephrologie wird ein geriatrisches Basisassessment vorgeschlagen (Tab. 8.1), das sich an den vorhergehend genannten Dimensionen orientiert (Pommer et al. 2016). Als zusätzlicher Punkt wurde der Ernährungsstatus aufgenommen.

In der täglichen Praxis erweist es sich als sinnvoll, weit verbreitete Assessment-Verfahren einzusetzen. Hierdurch sind eine korrekte Einschätzung sowie Vergleichbarkeit der Ergebnisse des Assessments für die an der Betreuung des Patienten Beteiligten am besten gegeben.

Im Folgenden werden einige der gebräuchlichsten Assessments näher erörtert (Grupp 2022).

Tab. 8.1 Geläufige Untersuchungsverfahren im Rahmen eines geriatrischen Basisassessments (in Anlehnung an (Grupp 2019; Pommer et al. 2016)). IADL: Instrumental activities of daily living. TUG: Timed „up and go" Test. MMST: Mini mental state test. MoCA: Montreal-Cognitive-Assessment-Test. GDS: Geriatrische Depressionsskala, DIA-S: Depression im Alter-Skala. MNA: Mini Nutritional Assessment

Dimension:	Beurteilung/Assessment	Ungefährer Zeitbedarf in Minuten
Alltagskompetenz/ Selbsthilfefähigkeit Instrumentelle Alltagskompetenz	Barthel-Index	ca. 2–5
	Geriatrisches Screening nach Lachs	ca. 5–12
	IADL nach Lawton/Brody	ca. 5–10
Mobilität	TUG	ca. 1–5
	Stuhl-Aufsteh-Test	ca. 2–3
Kognition	MMST	ca. 5–15
	MoCA	ca. 5–15
	Uhrentest	ca. 2–3
Emotion	GDS	ca. 5–7
	DIA-S	ca. 3–5
Ernährung	MNA	ca. 10–20
Soziale Situation	Sozialanamnese z. B. nach Nikolaus	ca. 15–20

Selbstversorgungsfähigkeit: Deren Beurteilung hilft bei der Einschätzung, inwieweit ein Patient in der Lage ist, sich zu Hause selbst zu versorgen, aber auch bei einem schwer pflegeabhängigen Patienten, ob dieser weiter häuslich durch Angehörige und/oder soziale Dienste gepflegt werden kann.

- *Barthel-Index:* Er deckt ein breites funktionelles Spektrum von kompletter Selbstversorgung (ohne instrumentelle Kompetenz) bis hin zur Bettlägerigkeit ab und wird auch häufig bei sozialmedizinischen Beurteilungen (z. B. Rehabilitationsfähigkeit) gefordert. Da Patienten/Angehörige Fähigkeiten gelegentlich zu gut oder zu schlecht darstellen, sollten diese vom Untersuchenden direkt evaluiert werden (Beobachtungstest).
- *Geriatrisches Screening nach Lachs:* Dient anhand der Aussagen des Patienten primär zur Einschätzung, inwieweit es sich um einen geriatrischen Patienten handelt.
- *IADL nach Lawton/Brody:* Bei diesem Test werden instrumentelle Fähigkeiten wie die hauswirtschaftliche Versorgung (Kochen etc.) sowie Telefonieren, Bankgeschäfte etc. überprüft.

Immobilität und Sturzgefahr: Zunehmende Immobilität ist einem Anstieg des Sturzrisikos assoziiert, die Sturzfolgen wiederum mit einem Verlust an Autonomie sowie erhöhter Morbidität und Mortalität.

- *Timed up and go Test (TUG):* Bei diesem werden sowohl die Fähigkeit, selbstständig aufzustehen als auch zu gehen erfasst. Erlaubt sind Hilfsmittel (z. B. Rollator, Gehstock), nicht jedoch Unterstützung durch eine Hilfsperson.
- *Stuhl-Aufsteh-Test:* Aufstehen ohne Einsatz der Arme: Indikator für die Kraft in der Beinmuskulatur und damit indirekt für die Gangsicherheit, der Gang selbst wird nicht geprüft.

Kognition/Emotion haben ebenfalls eine große Bedeutung für die Selbstversorgungsfähigkeit. Bei ‚guter Fassade' ist ein über Jahre schleichend progredienter kognitiver Abbau manchmal selbst für nahestehende Angehörige schwer erkennbar. Ein regelmäßiges kognitives Assessment kann helfen, versorgungsrelevante Defizite, z. B. im Hinblick auf die Medikamenteneinnahme, frühzeitig zu erkennen. Eine Altersdepression kann unter dem Bild einer Pseudodemenz verlaufen. Da Depression und Demenz unterschiedliche therapeutische Ansätze haben, ist zwischen beiden Erkrankungen zu differenzieren.

- *MMST/MoCA:* Beide Untersuchungen erfassen mehrere Teilaspekte einer kognitiven Funktionsstörung. Der MoCA ist möglicherweise etwas sensitiver bei der Entdeckung früher kognitiver Einschränkungen bei offenbar geringerer Spezifität (Pinto et al. 2019)

- **Uhr-Ergänzungstest:** Meist wird die Variante nach Shulman durchgeführt (Zeichnen einer Uhr mit Zeigerstellung, z. B. 10 Minuten nach 11). Diese erfasst in erster Linie Handlungsplanung und visuell konstruktive Fähigkeiten.
- **GDS** und **DIA-S:** einfach durchzuführende Befragungsinstrumente zur Erfassung depressiver Störungen, die in ihrer Aussagekraft keine signifikanten Unterschiede aufweisen (Wunner et al. 2021).

Ernährungsstatus: Dessen Erfassung ist kein eigentlicher Bestandteil des geriatrischen Basisassessments. Frailty-assoziierte Probleme sind allerdings häufig mit Malnutrition assoziiert. Diese ist wiederum ein bedeutsamer Risikofaktor für ein erhöhtes Morbiditäts- und Mortalitätsrisiko, insbesondere während und nach Krankenhausaufenthalten (Covinsky et al. 1999). Einfach durchzuführende Maßnahmen zur Beurteilung des Ernährungsstatus sind:

- Bestimmung des Body mass index
- Messung des Wadenumfangs von <31 cm oder (bei Beinödemen) Messung des Oberarmumfangs von <21 cm sprechen für Mangelernährung (Carrier et al. 2019).
- Screening-Tests: z. B. anhand der Kurzversion des MNA-SF lassen sich der Ernährungsstatus einfach und schnell evaluieren und gefährdete Patienten identifizieren, um diese dann z. B. anhand der Langversion dieses Assessments weiter abzuklären.

Evaluation des sozialen Umfelds: Je nach sozialem Umfeld können sich, auch beim Vorliegen ähnlicher physischer und/oder psychischer Defizite, für die Betroffenen unterschiedliche Konsequenzen im Hinblick auf die weitere Versorgung ergeben (Tab. 8.2). Deshalb sollten relevante Faktoren in einer Sozialanamnese evaluiert werden, einschließlich der Abklärung des Pflege-/Hilfsmittelbedarfs und rechtlicher Verfügungen (z. B. Vorsorgevollmacht).

Tab. 8.2 Faktoren, die in Zusammenhang mit geriatrietypischen Problemen bedeutsam sind

Versorgungssituation	Selbstversorger mit Angehörigen/Zugehörigen Sozialdienst in Pflegeeinrichtung
Wohnsituation	Barrierefreie Sanitäreinrichtungen Treppen
Umgebende Infrastruktur	Geschäfte Arztpraxen/Apotheken Einrichtungen wie z. B. Tagespflege Öffentlicher Nahverkehr

Alle der vorgenannten Testverfahren können an entsprechend geschultes Assistenzpersonal, z. B. medizinische Fachangestellte, delegiert werden. Ärztliche Aufgabe ist deren Interpretation und die Einleitung bzw. Verordnung sich daraus ergebender Maßnahmen.

8.3.3 Erweitertes geriatrisches Assessment

Dieses dient der vertiefenden Abklärung z. B. von Sturzneigung, Dysphagie oder einer problematischen Versorgungssituation mit den Mitteln des geriatrischen Teams, in dem zumindest Physio- und Ergotherapie, Logopädie, Psychologie sowie Sozialberatung verfügbar sind. Ambulant kann dies durch eine geriatrische Schwerpunktpraxis oder Institutionsambulanz erbracht werden. Derzeit ist dieses Angebot jedoch nicht flächendeckend verfügbar. Im stationären Bereich wird dies in oder in Zusammenarbeit mit einer geriatrischen Abteilung angeboten.

8.4 Konsequenzen des geriatrischen Assessments

Dessen Ziel ist es, die hierbei erkannten Defizite zu optimieren (Abb. 8.1).

Im *ambulanten Bereich* könnte beispielsweise bei funktionellen Störungen die bedarfsgerechte Verordnung von Physio-, Ergo- oder Logopädie erfolgen. Bei versorgungstechnischen Problemen

Assessment geriatrietypischer Probleme

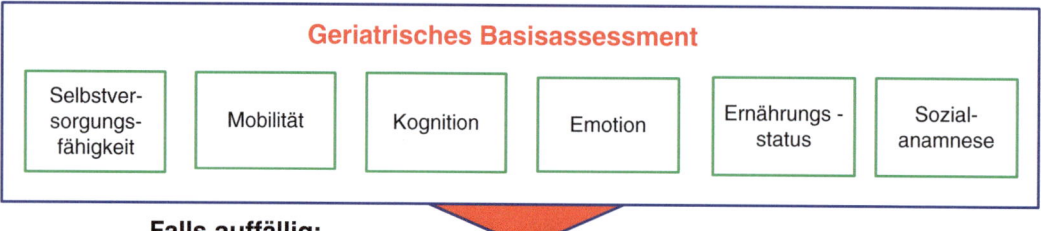

Geriatrisches Screening

Ambulant	**Stationär**
z.B. Signalfragen: - „voller Energie"? - „problemlos >400 m Gehen"?	z.B. ISAR-Screening: 6 Fragen zu Hilfsbedarf, Hospitalisation, Multimorbidität, Kognition, Sensorik

Falls auffällig:

Geriatrisches Basisassessment

Selbstver- sorgungs- fähigkeit	Mobilität	Kognition	Emotion	Ernährungs - status	Sozial- anamnese

Falls auffällig:

Defizit-orientiert ggf:

Weiterführendes geriatr. **Assessment:** z.B. Sturz-, Dysphagie-, Demenz-Abklärung	**z.B. Verordnung:** Krankengymnastik, Ergotherapie, Logopädie, Hilfsmittel, Pflegeleistungen etc.	**Rehabilitation:** **akutstationär:** geriatrische/ fachüber-greifende Komplexbehandlung, geriatrische Tagesklinik **Rehabilitation:** stationär, ambulant, mobil

Abb. 8.1 Schematischer Ablauf eines geriatrischen Assessments

können Betroffene und ihre Zugehörige über inzwischen vielfältige Möglichkeiten zur Optimierung beraten werden.

Bei komplexen Defiziten bieten sich folgende Optionen von geriatrischen Rehabilitationen an:

Im *akutstationären Bereich* die geriatrische frührehabilitative Komplexbehandlung nach OPS 8-550 und für Patienten jünger als 60 Jahre die fachübergreifende frührehabilitative Komplexbehandlung nach OPS 8-559. Voraussetzung ist eine durchgehende akutstationäre Behandlungsnotwendigkeit während der Durchführung dieser Maßnahmen.

Akut-teilstationär können in einer akutgeriatrischen Tagesklinik nach OPS 8-98a Krankheitsbilder wie ein Sturzsyndrom oder eine dementielle Entwicklung abgeklärt und eingestellt werden. Die häusliche Versorgung des Betroffenen muss hierbei insbesondere auch nachts und am Wochenende gesichert sein.

Geriatrische Rehabilitationsmaßnahmen nach Abschluss einer Akutbehandlung können stationär (Patient stationär in einer Reha-Klinik), ambulant (Patient kommt tagsüber für einige Stunden in die Rehabilitationseinrichtung) oder mobil (das Reha-Team kommt zum Patienten nach Hause um in häuslicher Umgebung zu üben) erbracht werden.

Die Durchführung der vorhergehend aufgeführten Rehabilitationsmaßnahmen erfordert die Erfüllung von Strukturvorgaben. Unter anderem beinhalten diese die Dokumentation eines geriatrischen Assessments zu Beginn und zum Abschluss der rehabilitativen Maßnahme.

▶ Chronisch nierenkranke Patienten scheinen unabhängig vom Stadium ihrer Nierenkrankheit in gleichen Maßen wie Nierengesunde von einer Rehabilitation sowohl in einer Akutgeriatrie als auch in einer geriatrischen Rehaklinik zu profitieren.

Dies hat die Auswertung einer großen geriatrischen Datenbank zu Rehabilitationsverläufen in Bayern gezeigt (Grupp et al. 2020).

8.5 Fazit für die Praxis

- Patienten mit CKD weisen häufig bereits im mittleren Alter geriatrische Syndrome wie Frailty auf.
- Diese sind mit einer verschlechterten Lebensqualität, erhöhter Morbidität und Mortalität assoziiert, insbesondere in akuten Erkrankungsphasen.
- Das geriatrische Screening und Assessment identifiziert spezifische alterstypische Syndrome und stellt die Indikation zu gezielten rehabilitativen Maßnahmen.
- CKD-Patienten profitieren von rehabilitativen Maßnahmen in ähnlicher Weise wie Nierengesunde in Bezug auf Alltagsfähigkeit und Lebensqualität.

Abkürzungen

CKD	Chronic Kidney Disease
DIA-S	Demenz im Alter-Skala
EBM	Einheitlicher Bewertungsmaßstab
GDS	Geriatrische Depressionsskala
MoCA	Montreal Cognitive Assessment
MFA	Medizinische Fachangestellte
MMST	Mini Mental State Test
MNA-SF	Mini Nutritional Assessement-Short Form
OPS	Operationen- und Prozedurenschlüssel
TUG	Timed „up and go"-Test

Literatur

Borchelt M, Pientka L, Wrobel N (2004) Abgrenzungskriterien der Geriatrie. http://www.geriatrie-drg.de/public/docs/Abgrenzungskriterien_Geriatrie_V13_16-03-04.pdf. Zugegriffen am 19.11.2022

Carrier N, Villalon L, Lengyel C, Slaughter SE, Duizer L, Morrison-Koechl J, Keller H (2019) Diet quality is associated with malnutrition and low calf circumference in Canadian long-term care residents. BMC Nutr 5:57. https://doi.org/10.1186/s40795-019-0314-7

Chowdhury R, Peel NM, Krosch M, Hubbard RE (2017) Frailty and chronic kidney disease: a systematic review. Arch Gerontol Geriatr 68:135–142. https://doi.org/10.1016/j.archger.2016.10.007

Covinsky KE, Martin GE, Beyth RJ, Justice AC, Sehgal AR, Landefeld CS (1999) The relationship between clinical assessments of nutritional status and adverse outcomes in older hospitalized medical patients. J Am Geriatr Soc 47(5):532–538. https://doi.org/10.1111/j.1532-5415.1999.tb02566.x

Dent E, Kowal P, Hoogendijk EO (2016) Frailty measurement in research and clinical practice: a review. Eur J Intern Med 31:3–10. https://doi.org/10.1016/j.ejim.2016.03.007

Deutsche_Gesellschaft_für_Geriatrie_(DGG) (2019) AWMF Leitlinie 084-002 „Geriatrisches Assessment der Stufe 2"

Fried LP, Tangen CM, Walston J, Newman AB, Hirsch C, Gottdiener J, Seeman T, Tracy R, Kop WJ, Burke G, McBurnie MA (2001) Frailty in older adults: evidence for a phenotype. J Gerontol A Biol Sci Med Sci 56(3):M146–M156

Grupp C (2019) Sinnvolle geriatrische Assessments in der Nephrologie. Nieren Hochdruckkrankheiten 48(7):315. https://doi.org/10.5414/NHX02035

Grupp C (2022) Geriatrische Basisassessment, Allgemeinmedizin up2date 3:57–69. https://doi.org/10.1055/a-1489-0997

Grupp C, Tuemena T, Troegner J, Swoboda W, Gassmann K (2020) Rehabilitation in CKD. J Am Soc Nephrol 31:532

Johansen KL, Chertow GM, Jin C, Kutner NG (2007) Significance of frailty among dialysis patients. J Am Soc Nephrol 18(11):2960–2967

van Loon IN, Goto NA, Boereboom FTJ, Bots ML, Verhaar MC, Hamaker ME (2017) Frailty screening tools for elderly patients incident to dialysis. Clin J Am Soc Nephrol 12(9):1480–1488. https://doi.org/10.2215/cjn.11801116

Osterloh F (2021) Geriatrische Versorgung: Der Bedarf wird steigen. Dtsch Arztebl Int 118(40):1491–1493

Pinto TCC, Machado L, Bulgacov TM, Rodrigues-Júnior AL, Costa MLG, Ximenes RCC, Sougey EB (2019) Is the Montreal Cognitive Assessment (MoCA) screening superior to the Mini-Mental State Examination (MMSE) in the detection of mild cognitive impairment (MCI) and Alzheimer's Disease (AD) in the elderly? Int Psychogeriatr 31(4):491–504. https://doi.org/10.1017/s1041610218001370

Pommer W, Grupp C, Hoffmann U (2016) Geriatrisches Screening und Assessment bei älteren Patienten mit chronischen Nierenkrankheiten. Nephrologe 11:345–349

Wilhelm-Leen ER, Hall YN, Tamura K, Chertow GM (2009) Frailty and chronic kidney disease: the Third National Health and Nutrition Evaluation Survey. Am J Med 122(7):664–671

Wunner C, Stemmler M, Masuch J, Gosch M, Waller C, Singler K (2021) Screening for depression in old age : a comparison of the geriatric depression scale and the depression in old age scale. Z Gerontol Geriatr. https://doi.org/10.1007/s00391-021-01949-w

Symptomerfassung und -management

9

Wolfgang Pommer

Inhaltsverzeichnis

9.1   Einleitung

Bei Menschen mit chronischer Nierenkrankheit (CKD) bestehen vielfältige Beschwerden, die nur partiell der zugrunde liegenden renalen Erkrankung zuzuordnen sind. Systematische Erfassungen von Symptomen mit strukturierten Erhebungsinventaren zeigen, dass das Spektrum der Symptomprävalenz unabhängig vom Grad der Nierenfunktionseinschränkung (GFR) ist (Senanayake et al. 2017; Wulczyn et al. 2022). Das Ausmaß der Symptombelastung korreliert nur begrenzt mit der GFR (Senanayake et al. 2017) und wird durch eine Dialysetherapie nur partiell beseitigt. Vielmehr können unter Dialysebedingungen Symptomprävalenz und -intensität zunehmen. Nur ein kleineres Spektrum von Symptomen wird durch eine Dialysebehandlung verbessert (Rivara et al. 2015). Bedeutsam für das Symptommanagement sind Daten einer prospektiven randomisierten Studie zur konservativen Therapieführung (i.e. Verzicht auf Dialysebehandlung) älterer Patienten mit endgültigem Nierenversagen: während die Symptomprävalenz in der Dialysegruppe konstant blieb, verbesserte sich die Symptombelastung in der konservativ geführten Gruppe signifikant (Brown et al. 2022).

Die strukturierte Erfassung von Symptomen hat grundsätzlich folgende Bedeutung:

• Sie erlaubt die Priorisierung von Patientenwünschen im Sinne einer patientenorientierten Behandlungsqualität („patient related- outcome measurements", PROMs) im

W. Pommer (✉)
MVZ Windscheidstraße, Berlin, Deutschland
e-mail: w.pommer@mvz-windscheidstrasse.de

Rahmen einer gemeinsamen Entscheidungsfindung,

- die Entwicklung von Therapiekonzepten auf
unterschiedlichen Interventionsebenen (medikamentös, psychologisch, multimodal, supportiv, Auswahl der Nierenersatzverfahren),
- die Einbeziehung von Ressourcen und Beseitigung von Hürden zur Verbesserung der
Gesundheit und Funktionsfähigkeit der Betroffenen,
- die Festlegung von Qualitätsnormen in der
Behandlung und Formulierung von evidenz-
basierten Behandlungsleitlinien.

Symptomprävalenz und Schwere beeinflussen
bei CKD-Patienten Lebensqualität, Therapieadhärenz, Hospitalisierungsrate und Mortalität
(Weisbord et al. 2014; Davison et al. 2015). Sie
interferieren damit mit den wesentlichen Ergeb-
nisparametern der Nierenersatztherapie. Initiativen zur globalen Verbesserung der Therapie-
ergebnisse (Kidney Diseases Improving Global
Outcomes, KDIGO) haben zu einer regelmäßigen
Symptomerfassung bei CKD-Patienten auf-
gerufen (Davison et al. 2015).

▶ Symptomprävalenz und -schwere beeinflussen
Lebensqualität und Behandlungsparameter.

9.2   Symptome und
Symptomcluster

Die Symptomliste der Patienten mit CKD ist
lang. Sie umfasst sowohl spezifische Organ-
befunde, Funktionseinschränkungen, psychische
Symptome und mentale Beschwerden (Abb. 9.1)
(Review bei Fletcher et al. 2022). Die Rangfolge
der Symptomliste unterscheidet sich bei
Nicht-Dialysepatienten, Dialysepatienten und
Nierentransplantierten nur quantitativ (Fletcher
et al. 2022).

In der Gruppe der Nicht-Dialysepatienten sind
mit einer Prävalenz von über 50 % die Symptome
Fatigue, eingeschränkte Mobilität, Knochen-
beschwerden, Schläfrigkeit und Schmerzen häufig.

Fatigue ist das Kardinalsymptom bei Dialysepatienten gefolgt von Muskelschwäche, Herz-

beschwerden, Gewichtsverlust, trockene Haut
und Juckreiz sowie Muskelkrämpfe (Abb. 9.1).

Betrachtet man im Längsschnittverlauf über
alle CKD-Stadien die Symptomprävalenz, so
sind Fatigue, Inappetenz, Pruritus, Übelkeit, Parästhesien und Schmerz führend (Wulczyn et al.
2022). Das Ausmaß der Symptome bleibt bei
74–86 % der Patienten über alle CKD-Stadien
im Jahresverlauf unverändert, bei 5–11 % tritt
eine Besserung ein, bei 8–14 % verschlechtert
sich die Symptomatik. Mit fortschreitendem
GFR-Verlust scheint sich die Symptomaus-
prägung tendenziell zu verstärken. Die Effekt-
stärke des GFR-Verlustes auf diese „Urämie"-assoziierten Symptome ist klein (Wulczyn
et al. 2022). Damit bleibt der Zusammenhang
zwischen   Urämieausmaß   und   Symptom-
konstellation fraglich (Abdel-Kader 2022). Ein
Vergleich der Symptomprävalenz vor und nach
Dialysebeginn bestätigt diese Längsschnitt-
beobachtung anhand älterer Ergebnisse; körperliche Funktionsfähigkeit und Luftnot besserten
sich mäßig, während Symptome wie Fatigue,
Juckreiz, Übelkeit und Schlafstörungen unverändert blieben (Rivara et al. 2015).

Ein Mangel an Energie und Mobilitätein-
schränkung sind die häufigsten der Beschwerde-
angaben bei CKD-Patienten. Sie sollten Anlass
für eine differenzierte Symptomerfassung sein,
da sich hinter diesen Angaben sowohl körperliche als auch mentale Ursachen verbergen können. In einer komplexeren Analyse der Be-
schwerdeangaben   „Energiemangel   und
Mobilitätseinschränkung" ließen sich unterschiedliche Cluster bilden:

1. Energie- und Mobilitätsmangel verknüpft mit
Luftnot, Schmerzen, Schläfrigkeit
2. Gastrointestinale Symptome wie Durchfall,
Übelkeit, Erbrechen
3. Hautsymptome wie Juckreiz, Restless-Legs,
Schlafstörungen
4. Mentale Probleme wie Ängstlichkeit und Depression (Moore et al. 2022).

Hierbei bestanden bei CKD-Patienten im Frühstadium, bei Dialysepatienten und Transplantierten unterschiedliche Clusterausprägun-

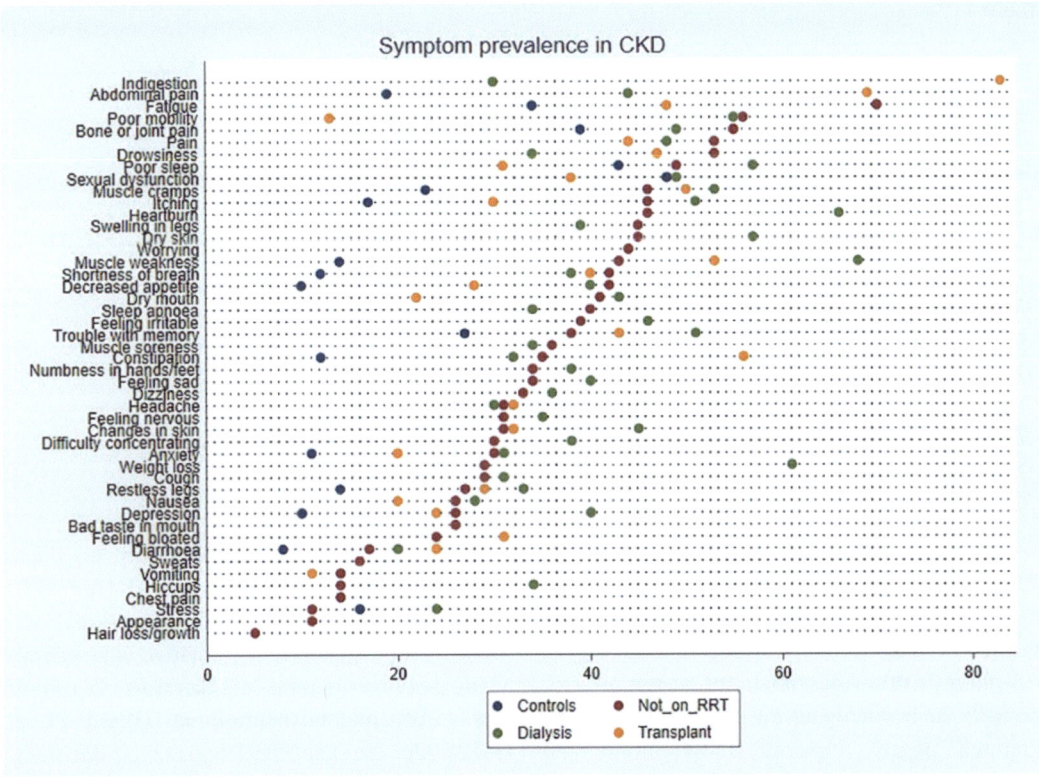

Abb. 9.1 Symptomprävalenz in unterschiedlichen Gruppen chronisch Nierenkranker (aus Fletcher et al. 2022)

gen, die sich hinter der Angabe eines Energiemangels und einer Mobilitätseinschränkung verbargen. Diese Befunde stützen die Notwendigkeit einer weitergehenden und differenzierten Symptomerfassung sowohl zur diagnostischen Klärung als auch für einen strukturierten Therapieansatz.

▶ Ein Mangel an Energie und Mobilitätseinschränkung sind Kardinalsymptome. Eine differenzierte Symptomerhebung mit standardisierten Inventaren ist notwendig.

Berufstätigkeit und Einkommen sowie eine geringe Komorbidität sind mit niedriger Symptomprävalenz assoziiert (Senanayake et al. 2017). Die im Alter zunehmende Prävalenz von Sarkopenie (Sabatino et al. 2021), Fatigue und Frailty (Wong et al. 2021) lassen vermuten, dass Symptomprävalenz und – ausprägung in den höheren Altersgruppen größer ist. Prävalenz und Beschwerdeausmaß haben Einfluss auf die Lebensqualität der Betroffenen (Weisbord et al. 2005; Rivara et al. 2015; Fletcher et al. 2022). Dialysepatienten haben in unterschiedlichen Dimensionen der Lebensqualität grundsätzlich schlechtere Ergebnisse als Transplantierte oder Patienten in frühen CKD-Stadien.

9.3 Instrumente zur Symptomerfassung

Die ärztliche Visite erlaubt grundsätzlich die Erfassung von Symptomen. In der Arzt-Patientenbeziehung bestehen aber zum Teil unterschiedliche Auffassungen über Art, Ursache und Ausmaß der Symptome und die daraus folgende Beeinträchtigung der Lebensqualität. In diesem Kontext gibt es Hinweise, dass die Dauer der ärztlichen Visitenzeit (möglicherweise als Maß der Zuwendung zu Patientenbeschwerden) mit dem Patientenüberleben verknüpft ist (Kawaguchi et al. 2013).

Tab. 9.1 Zusammenstellung unterschiedlicher Erhebungsinstrumente zur Symptomerfassung und PROMs, die in Studien bei chronisch Nierenkranken verwandt werden (siehe auch Davison et al. 2015)

Instrument	Beschreibung
Physical Symptom Distress Scale[1]	16 Symptome (0 bis 4 Punkte)
The CKD Symptom Burden Index[2]	32 Symptome (Prävalenz, Stärke, Häufigkeit)
Leicester Uraemic Symptom Score[3]	11 Symptome (Häufigkeit, Beeinträchtigung)
Kidney Dialysis Qualtiy of Life – Short Form/SF 36[4]	36 Items zur Lebensqualität (HRQL) inklusive Kurzform SF-12
CHOICE health experience questionnaire[5]	83 Item HRQL (13 Dimensionen)
Edmonton Symptom Assessment – Renal[6]	13 Symptome (mit Symptomstärke)
Integrated Palliative Care Outcome Scale – Renal (iPOS-renal)[7]	17 Symptome (Ausmaß der Beeinträchtigung, Besorgnis der Betreuer, praktische Belange)*
Dialysis Symptom Index[8]	30 Symptome (mit Symptomstärke)

[1]Chiou (1998), [2]Karasneh et al. 2020, [3]Brown et al. 2017, [4]Diaz-Buxo et al. 2000, [5]Aiyasanon et al. 2009, [6]Evans et al. 2020, [7]Lind et al. 2019, [8]Weisbord et al. 2004
*in deutscher Fassung erhältlich

Standardisierte Erfassungsinstrumente und deren regelmäßige Anwendung können asymmetrische Arzt-Patientenbeziehungen überwinden helfen. Die Anwendung standardisierter Erhebungsinstrumente ist unter anderem auch deshalb zu bevorzugen, da schambesetzte oder kulturell negativ konnotierte Symptome wie Sexualstörungen (z. B. erektile Dysfunktion), Inkontinenz, Angststörungen oder Depression im Visitengespräch selten thematisiert sind.

▶ Eine Symptomerhebung sollte regelmäßig erfolgen.

Hauptziel der regelmäßigen Symptomerfassung bei CKD-Patienten ist deren Linderung und die Anpassung der Therapieoptionen an die individuellen Bedürfnisse der Betroffenen. Dabei stehen Angaben zu gesundheitlichen Aspekten, die direkt vom Patienten geäußert werden und die dessen Gesundheitszustand unmittelbar beeinflussen, im Fokus. Aus dieser patientenbezogenen Perspektive über Art, Umfang und Bedeutung im individuellen lebensweltlichen Kontext sollten Maßnahmen abgeleitet werden, die eine prioritäre Bedeutung aus Patientensicht haben. Diese als PROMs bezeichneten Ziele (Hanmer 2021; van der Willik et al. 2021; Zhang et al. 2021) werden zunehmend in prospektiven Studien als Endpunktergebnisse relevant.

Eine Übersicht über valide Instrumente zur Symptomerfassung und Ableitung von PROMs gibt Tab. 9.1. Über den globalen Einsatz dieser Instrumente gibt es bislang keinen Konsens. Ihr Einsatz erfolgt häufig in Studien, national oder situationsspezifisch (z. B. palliative Versorgung). Gängiges Instrument ist die Kurzform des SF-36 zur Lebensqualitätsbeurteilung (Wyld et al. 2012) oder die deutsche Übersetzung der Integrated Palliative Care Outcome Scale (IPOS) (Raj et al. 2018).

▶ Die Symptomerhebung und Zuordnung ist eine wesentliche Grundlage für eine Symptomlinderung durch medikamentöse und nicht-medikamentöse Maßnahmen.

9.4 Therapieoptionen

Im Vergleich zur Häufigkeit und Ausprägung von Symptombelastungen im Dialyse- und Nicht-Dialysestadium (Tab. 9.2) sind evidenzbasierte Therapieoptionen für diese Behandlungsgruppe eher selten. Sie leiten sich häufig aus Behandlungsoptionen nicht-nierenkranker Patienten ab. Altersbezogene Therapiekonzepte fehlen. Nichtmedikamentöse, medikamentöse und multimodale Behandlungsansätze zielen grundsätzlich auf die Verbesserung von Lebensqualität, Therapieadhärenz und Reduktion der Mortalität bei chronischer Nierenkrankheit (Davison et al. 2015; Fletcher et al. 2022).

Tab. 9.2 Prävalenz und Management häufiger Symptome bei chronischer Nierenkrankheit und Auswirkung auf den Krankheitsverlauf (nach Davison et al. 2015; Fletcher et al. 2022)

Symptom	Prävalenz[1] (in %)	Auswirkung	Management
Pruritus	45–60	LQ	Medikamentöse Therapie
Schlafstörungen	49–82	LQ	Schlafhygiene, Medikation
Restless legs	21–50	LQ, AD	Medikamentöse Therapie
Anorexie	49–61	MORT	Ernährungsintervention
Übelkeit/Erbrechen	14	AD	Symptomatische Therapie
Obstipation	32–35	LQ	Ernährungsintervention, Laxantien
Durchfall	17–20	AD, LQ	Symptomatische Therapie
Depression, Angst	26–40	LQ, AD	Verhaltenstherapie, Medikation
Schmerz	48–53	LQ, AD	Medikation, multimodale Therapie
Fatigue	70	LQ, AD, MORT	Multimodale Therapie
Merkfähigkeitsstörungen	38–51	LQ	Merkfähigkeitstraining, Ergotherapie

[1]Angaben für alle CKD-Stadien inklusive Dialysepatienten
AD= mangelnde Therapieadhärenz
LQ= eingeschränkte Lebensqualität
MORT= erhöhte Sterblichkeit

9.4.1 Fatigue

Fatigue ist mit einer Häufigkeit von 70 % ein Kardinalsymptom chronisch Nierenkranker (Fletcher et al. 2022). Medikamentöse Behandlungsoption ist die Gabe von Erythrozyten-stimulierenden Substanzen zum Anämieausgleich (vgl. auch Kap. 26). Bewegungs- und Übungsbehandlung (vgl. auch Kap. 37), kognitive Verhaltenstherapie, Akupunktur, Fußreflexmassage, Aromatherapie und Yoga können als nicht-medikamentöse Behandlungsstrategien hilfreich sein (Übersicht bei Davison et al. 2015).

9.4.2 Schmerzbehandlung

Mit einer Häufigkeit von knapp 50 bis 80 Prozent ist die Schmerzprävalenz in allen Stadien der Nierenkrankheit ein wesentliches Symptom. Grundlage für die Therapie ist die strukturierte Abklärung mit Erfassung des Organbezugs und des situativen, psychologischen und mentalen Kontextes einschließlich der Klärung von Auslösern, Häufigkeit und Schmerzintensität (vgl. auch Kap. 13). Neben topischer und systemischer Schmerzmedikation sind Übungsbehandlung, Massagen und physikalische Therapie Teil einer multimodalen Behandlung (Davison et al. 2015; Metzger et al. 2021). Eine Besonderheit ist die Anpassung der Opioidtherapie an das Ausmaß der Nierenfunktionseinschränkung (vgl. Kap. 22). Ein neuerer Ansatz könnte der Einsatz von Cannabinoiden sein (Worth et al. 2022).

9.4.3 Schlafstörungen

Schlafstörungen sind mit bis zu 80 % ein wesentliches Symptom in allen Stadien der Nierenerkrankungen. Die Evidenz einzelner medikamentöser und nicht-medikamentöser Behandlungsansätze zur Verbesserung der Schlafqualität bei CKD ist gering (Cochrane Review bei Natale et al. 2019). Somatische Störungen wie Schlafapnoe-Syndrom, Pruritus und Restless-legs-Syndrom können ursächlich für Schlafstörungen sein. Längere Schlafintervalle während der Hämodialysesitzung führen häufig zu nächtlichen Schlafstörungen und sollten durch angemessene Aktivität während der Behandlung begrenzt werden.

Analog zur Behandlung von Schlafstörungen im höheren Lebensalter (Richter et al. 2020) empfehlen wir die Kombination von Maßnahmen zur Schlafverbesserung (Schlafhygiene, Stimuluskontrolle) und medikamentöser Therapie. Folgende Maßnahmen zur Verbesserung der Schlafqualität sind empfohlen (Richter et al. 2020):

A) Schlafhygiene
- Meidung coffeinhaltiger Getränke nach dem Mittagessen
- Alkohol vermeiden und nicht als Einschlafmittel verwenden
- keine schweren Mahlzeiten vor dem Einschlafen
- Verringerung der körperlichen und geistigen Aktivität vor dem Zubettgehen
- Etablierung eines Einschlafrituals
- eine angenehme Schlafumgebung (Dunkelheit, Ruhe, angenehme Temperatur)
B) Stimuluskontrolle
- Bett nur zum Schlafen oder Sex benutzen
- nur Zubettgehen, wenn Schläfrigkeit besteht und das Einschlafen zu erwarten ist
- nach 15 Minuten das Bett verlassen, wenn kein Einschlafen möglich
- nicht-stimulierende Maßnahmen danach erlaubt
- im Anschluss nur Zubettgehen, wenn Schläfrigkeit besteht und Einschlafen unmittelbar zu erwarten ist
- ggf. Zyklus wiederholen
- feste Aufstehzeiten festlegen und einhalten
- Schlaf tagsüber vermeiden.
C) Medikamentöse Therapie Grundsätzlich sind Effekte für Hypnotika nur für den Kurzzeitgebrauch (7 Tage bis 4 Wochen) nachgewiesen (Richter et al. 2020). Für CKD-Patienten bestehen Erfahrungen mit Gabe von Melatonin, niedrig-dosiertes Gabapentin, mit Benzodiazipinen-Rezeptor-Agonisten (Zolpidem, Zoplicon) und Benzodiazipinen. Langfristige Behandlungen mit Benzodiazepinen sind wegen Abhängigkeits- und Sturzgefahr zu meiden. Wichtig ist im Kontext eines chronischen Schlafmittelgebrauchs Depression und Angsterkrankung auszuschließen. Patienten mit begrenzter Lebensprognose sollten pragmatisch und nach Symptomschwere therapiert werden.

9.4.4 Pruritus

Pruritus ist mit einer Prävalenz zwischen 45 bis 60 % ein beeinträchtigendes Symptom von CKD-Patienten und kann Ursache für eine schlechte Schlafqualität sein. Gabapentin 100 mg/Tag oder Difelikefalin (Kapruvia) (0,5 ug/kg Körpergewicht i.v.) (EU-Zulassung vom 27.4.2022) wird für den mittelschweren und schweren Pruritus bei CKD-Patienten eingesetzt (Metzger et al. 2021). In der Lokalbehandlung sind Capsaicin-Creme, Fettsalben und Fototherapie etabliert (siehe auch Kap. 17).

9.4.5 Gastrointestinale Symptome

Für häufige Symptome wie Übelkeit, Erbrechen, Obstipation und Diarrhoe liegen keine systematischen Therapiestudien vor (Davison et al. 2015). Ursachenabklärung und pragmatische Therapie zur Symptomlinderung sind indiziert. Die chronische Einnahme von Laxantien scheint mit einer erhöhten Mortalität bei CKD-Patienten verknüpft (Honda et al. 2021). Laxantien erhöhen das Risiko für Urothel- und Nierentumore (siehe auch Kap. 20) und sollten nicht dauerhaft eingenommen werden. Die Maßnahmen zur Verbesserung der Stuhlinkontinenz sind in Kap. 15 dargestellt.

9.4.6 Varia

Die Behandlung von Angsterkrankungen und Depression (Kap. 12), kognitive Einschränkung und Demenz (Kap. 11) sowie Mangelernährung (Kap. 16) sollte Teil des multidizplinären Therapiekonzeptes älterer CKD-Patienten sein.

Bislang haben sich Programme zur strukturierten Symptomerfassung und Symptombehandlung durch geschultes Pflegepersonal als ineffizient erwiesen (Weisbord et al. 2013; Schick-Makaroff et al. 2021). Dies betrifft insbesondere die Bereiche der Schmerzbehandlung, erektile Dysfunktion und Depression. Pragmatische (ggf. multi-professionelle) Behandlungskonzepte zur Symptomlinderung sollten regelhaft in den Nierenzentren in ärztlicher Verantwortung etabliert sein. Gerade bei älteren Patienten mit ausgeprägter Symptomlast und begrenzter Lebenserwartung sollte die Symptomlinderung Vorrang vor Maßnahmen haben, die allein auf Erhalt oder Ersatz der Nierenfunktion gerichtet sind (vgl. auch Kap. 32).

▶ Symptomerfassung und -management bedürfen häufig einer interdisziplinären Zusammenarbeit in einer Netzwerkstruktur.

9.5 Fazit für die Praxis

1. Bei Patienten mit chronischer Nierenkrankheit besteht über alle Phasen der Nierenfunktionseinschränkung eine ausgeprägte Symptomlast. Sehr häufig sind Fatigue, Schmerz, Insomnie, Pruritus und Rest-Legs-Syndrom.
2. Symptomcluster lassen sich unterschiedlichen somatischen und mentalen Ursachen zuordnen.
3. Eine regelmäßige Symptomerhebung außerhalb der ärztlichen Visite mit standardisierten Erhebungsinventaren kann Therapiemaßnahmen optimieren, Symptome lindern und zu einer verbesserten Lebensqualität und Adhärenz beitragen. Aus Symptomerfassung und Priorisierung leiten sich individualisierte Patientenziele (PROMs) ab, die in Therapieentscheidungen (und Studienziele) eingehen.
4. Die einzelnen Konzepte der Symptomtherapie sind für Patienten mit Nierenkrankheiten nur im geringen Maße Evidenz basiert und leiten sich häufig aus Behandlungsempfehlungen anderer Patientengruppen ab. Ein pragmatisches Vorgehen ist insbesondere bei älteren Behandlungsgruppen mit begrenzter Lebenserwartung angezeigt.
5. Im Rahmen einer multidisziplinären Betreuung von (älteren) Nierenkranken sollten regelhaft Strukturen und Konzepte zur Linderung der Symptomlast vorgehalten und weiterentwickelt werden.

Literatur

Abdel-Kader K (2022) Symptoms with or because of Kidney Failure? CJASN 17:475–477. https://doi.org/10.2215/CJN.02050222

Aiyasanon N, Premasathian N, Nimmannit A et al (2009) Validity and reliability of CHOICE Health Experience Questionnaire: Thai version. J Med Assoc Thail 92:1159–1166

Brown M, Chou A, Li C et al (2022) Survival, symptoms and hospitalisation of older patients with advanced CKD managed without dialysis. Nephrol Dialysis Transpl:gfac154. https://doi.org/10.1093/ndt/gfac154

Brown SA, Tyrer FC, Clarke AL et al (2017) Symptom burden in patients with chronic kidney disease not requiring renal replacement therapy. Clin Kidney J 10:788–796. https://doi.org/10.1093/ckj/sfx057

Chiou C-P (1998) Development and psychometric assessment of the physical symptom distress scale. J Pain Symptom Manag 16:87–95. https://doi.org/10.1016/S0885-3924(98)00036-0

Davison SN, Levin A, Moss AH et al (2015) Executive summary of the KDIGO controversies conference on supportive care in chronic kidney disease: developing a roadmap to improving quality care. Kidney Int 88:447–459. https://doi.org/10.1038/ki.2015.110

Diaz-Buxo JA, Lowrie EG, Lew NL et al (2000) Quality-of-life evaluation using short form 36: comparison in hemodialysis and peritoneal dialysis patients. Am J Kidney Dis 35:293–300. https://doi.org/10.1016/s0272-6386(00)70339-8

Evans JM, Glazer A, Lum R et al (2020) Implementing a patient-reported outcome measure for hemodialysis patients in routine clinical care. Clin J Am Soc Nephrol 15:1299–1309. https://doi.org/10.2215/CJN.01840220

Fletcher BR, Damery S, Aiyegbusi OL et al (2022) Symptom burden and health-related quality of life in chronic kidney disease: a global systematic review and meta-analysis. PLoS Med 19:e1003954. https://doi.org/10.1371/journal.pmed.1003954

Hanmer J (2021) Cross-sectional validation of the PROMIS-Preference scoring system by its association with social determinants of health. Qual Life Res 30:881–889. https://doi.org/10.1007/s11136-020-02691-3

Honda Y, Itano S, Kugimiya A et al (2021) Laxative use and mortality in patients on haemodialysis: a prospective cohort study. BMC Nephrol 22:363. https://doi.org/10.1186/s12882-021-02572-y

Karasneh R, Al-Azzam S, Altawalbeh SM et al (2020) Predictors of symptom burden among hemodialysis patients: a cross-sectional study at 13 hospitals. Int Urol Nephrol 52:959–967. https://doi.org/10.1007/s11255-020-02458-2

Kawaguchi T, Karaboyas A, Robinson BM et al (2013) Associations of frequency and duration of patient-doctor contact in hemodialysis facilities with mortality. J Am Soc Nephrol 24:1493–1502. https://doi.org/10.1681/ASN.2012080831

Lind S, Wallin L, Fürst CJ, Beck I (2019) The integrated palliative care outcome scale for patients with palliative care needs: factors related to and experiences of the use in acute care settings. Palliat Support Care 17:561–568. https://doi.org/10.1017/S1478951518001104

Metzger M, Abdel-Rahman EM, Boykin H, Song M-K (2021) A narrative review of management strategies for common symptoms in advanced CKD. Kidney Int Rep 6:894–904. https://doi.org/10.1016/j.ekir.2021.01.038

Moore C, Santhakumaran S, Martin GP et al (2022) Symptom clusters in chronic kidney disease and their association with people's ability to perform usual activities. PLoS One 17:e0264312. https://doi.org/10.1371/journal.pone.0264312

Natale P, Ruospo M, Saglimbene VM et al (2019) Interventions for improving sleep quality in people with chronic kidney disease. Cochrane Database Syst Rev 2019:CD012625. https://doi.org/10.1002/14651858.CD012625.pub2

Raj R, Ahuja K, Frandsen M et al (2018) Validation of the IPOS-renal symptom survey in advanced kidney disease: a cross-sectional study. J Pain Symptom Manag 56:281–287. https://doi.org/10.1016/j.jpainsymman.2018.04.006

Richter K, Kellner S, Miloseva L, Frohnhofen H (2020) Therapie der Insomnie im höheren Lebensalter. Z Gerontol Geriat 53:105–111. https://doi.org/10.1007/s00391-019-01684-3

Rivara MB, Robinson-Cohen C, Kestenbaum B et al (2015) Changes in symptom burden and physical performance with initiation of dialysis in patients with chronic kidney disease. Hemodial Int 19:147–150. https://doi.org/10.1111/hdi.12244

Sabatino A, Cuppari L, Stenvinkel P et al (2021) Sarcopenia in chronic kidney disease: what have we learned so far? J Nephrol 34:1347–1372. https://doi.org/10.1007/s40620-020-00840-y

Schick-Makaroff K, Wozniak LA, Short H et al (2021) Burden of mental health symptoms and perceptions of their management in in-centre hemodialysis care: a mixed methods study. J Patient Rep Outcomes 5:111. https://doi.org/10.1186/s41687-021-00385-z

Senanayake S, Gunawardena N, Palihawadana P et al (2017) Symptom burden in chronic kidney disease; a population based cross sectional study. BMC Nephrol 18:228. https://doi.org/10.1186/s12882-017-0638-y

Weisbord SD, Fried LF, Arnold RM et al (2004) Development of a symptom assessment instrument for chronic hemodialysis patients: the dialysis symptom index. J Pain Symptom Manag 27:226–240. https://doi.org/10.1016/j.jpainsymman.2003.07.004

Weisbord SD, Fried LF, Arnold RM et al (2005) Prevalence, severity, and importance of physical and emotional symptoms in chronic hemodialysis patients. JASN 16:2487–2494. https://doi.org/10.1681/ASN.2005020157

Weisbord SD, Mor MK, Green JA et al (2013) Comparison of symptom management strategies for pain, erectile dysfunction, and depression in patients receiving chronic hemodialysis: a cluster randomized effectiveness trial. CJASN 8:90–99. https://doi.org/10.2215/CJN.04450512

Weisbord SD, Mor MK, Sevick MA et al (2014) Associations of depressive symptoms and pain with dialysis adherence, health resource utilization, and mortality in patients receiving chronic hemodialysis. Clin J Am Soc Nephrol 9:1594–1602. https://doi.org/10.2215/CJN.00220114

van der Willik EM, Terwee CB, Bos WJW et al (2021) Patient-reported outcome measures (PROMs): making sense of individual PROM scores and changes in PROM scores over time. Nephrology (Carlton) 26:391–399. https://doi.org/10.1111/nep.13843

Wong L, Duque G, McMahon LP (2021) Sarcopenia and frailty: challenges in mainstream nephrology practice. Kidney Int Rep 6:2554–2564. https://doi.org/10.1016/j.ekir.2021.05.039

Worth H, O'Hara D, Agarwal N et al (2022) Cannabinoids for symptom management in patients with kidney failure. CJASN:CJN11560821. https://doi.org/10.2215/CJN.11560821

Wulczyn KE, Zhao SH, Rhee EP et al (2022) Trajectories of uremic symptom severity and kidney function in patients with chronic kidney disease. CJASN 17:496–506. https://doi.org/10.2215/CJN.13010921

Wyld M, Morton RL, Hayen A et al (2012) A systematic review and meta-analysis of utility-based quality of life in chronic kidney disease treatments. PLoS Med 9:e1001307. https://doi.org/10.1371/journal.pmed.1001307

Zhang J, Dewitt B, Tang E et al (2021) Evaluation of PROMIS Preference Scoring System (PROPr) in patients undergoing hemodialysis or kidney transplant. Clin J Am Soc Nephrol 16:1328–1336. https://doi.org/10.2215/CJN.01880221

Teil II

Spezielle Alterssyndrome und Therapie

Wolfgang Pommer

Inhaltsverzeichnis

10.1 Einleitung

Immobilität und Sturzsyndrom gehören zu den klassischen geriatrischen Attributen und stehen in wechselseitiger Beziehung. Dabei ist das Sturzsyndrom das Resultat der eingeschränkten Kontrolle des Körpergleichgewichts (Instabilität) in Zusammenhang mit der Einwirkung äußerer (extrinsischer) und innerer (intrinsischer) Faktoren (Freiberger 2014).

▶ Immobilität und Sturzsyndrom gehören zu den klassischen geriatrischen Symptomen und stehen in wechselseitiger Beziehung.

Die chronische Nierenkrankheit (chronic kidney disease, CKD) aggraviert diese Phänomene. CKD bildet eine zusätzliche Risikokonstellation für die Häufigkeit und Komplikationsträchtigkeit von Immobilität und Sturz. Damit tangiert diese Konstellation die

W. Pommer (✉)
MVZ Windscheidstraße, Berlin, Deutschland
e-mail: w.pommer@mvz-windscheidstrasse.de

Lebens- und Überlebensqualität der Betroffenen und ist bedeutsam für den nephrologischen Versorgungsauftrag. Im Rahmen von Prognoseeinschätzung und Therapiebedarf sollte deshalb hierzu eine regelhafte Einschätzung erfolgen (vgl. dazu auch Kap. 8 „Geriatrisches Assessment").

10.2 Ätiologische Besonderheiten und Risikokonstellationen

Über die physiologischen Alterungsprozesse hinaus bedingen die pathophysiologischen Besonderheiten der CKD die Häufung von Immobilität und Instabilität. Abnorme Prozesse der Zellalterung und Regeneration, endokrine Defizienzen und chronisch inflammatorische Stimuli resultieren in Kombination mit malnutritiven Ursachen (inadäquate Ernährung und Nahrungsaufnahme) und sozio-ökonomischen Faktoren zu einem Komplex des Protein-Energie-Verlustes (protein energy wasting) Verlust von Muskelmasse (Sarkopenie) und Muskelkraft (Dynapenie) (Kim et al. 2013; Wong et al. 2021) (Abb. 10.1). Diese Entwicklung kumuliert im sog. Frailty-Syndrom (vgl. Kap. 11) als schwerwiegendste Variante des Immobilitäts-Sturz-Syndroms.

Eingriffe in Blutdruck-, Elektrolyt- und Volumenregulation können erheblich zum Verlust von Stabilität und Zunahme von Immobilität beitragen. Dies gilt nicht nur für Volumenentzug und Blutdrucktherapie unter Dialysebedingungen, sondern auch für die Initiierung einer antihypertensiven Therapie bei Älteren mit geringer eingeschränkter Nierenfunktion. Hyponatriämie und -kaliämie unter Thiaziddiuretika tragen signifikant zum Sturzrisiko bei (Ravioli et al. 2021). Eine orthostatische Hypotension steht im Zusammenhang mit Schwindel, Sturz, Frakturrisiko und Mortalität (Juraschek et al. 2017). Dabei profitieren auch Ältere (>75 Jahre) längerfristig von einer intensivierten Blutdruckbehandlung hinsichtlich kardiovaskulärer Ereignisse (Juraschek et al. 2021) (vgl. auch Kap. 23). Die antihypertensive Therapie sollte deswegen niedrig dosiert begonnen und nach Verträglichkeit gesteigert werden („start low, go slow").

Nach Dialysebeginn verdoppelt sich nach dem Ergebnis einer großen Kohortenstudie im ersten Jahr das Sturzrisiko, erhöht sich die Hospitalisierungsrate und die Sterblichkeit auf über 26 % (Bowling et al. 2018). Sturzpatienten haben darüber hinaus eine geringere Chance auf eine Transplantationsliste aufgenommen zu werden (Plantinga et al. 2018).

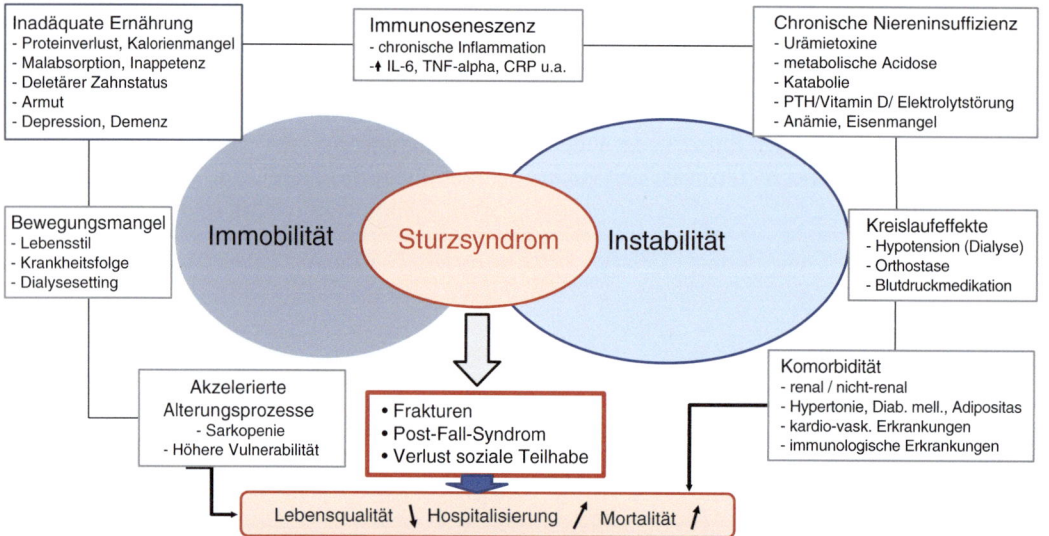

Abb. 10.1 Vereinfachte Ätiopathogenes des Sturzsyndroms bei CKD

Die besondere Risikokonstellation von Verlust an Muskelkraft, Koordination und Gleichgewicht für Stürze (s.o.) bestätigte sich in einer neueren Querschnittsstudie bei Dialysepatienten (Vanden Wyngaert et al. 2020). Gleichzeitig ließ sich ein Zusammenhang zwischen sozialer Teilhabe und Depression darstellen.

10.3 Häufigkeit von Immobilität, Stürzen und Sturzfolgen bei CKD

Konzise Daten zur Immobilität bei CKD fehlen. Allerdings gerät dieser Aspekt im Rahmen der Bedeutung des Frailty-Syndroms (vgl. Kap. 11) für die Lebensqualität und das Überleben von CKD-Patienten zunehmend in den Fokus.

Nach einem systematischen Review besteht ein klarer Zusammenhang zwischen dem Ausmaß der Nierenfunktionseinschränkung und Stürzen sowie Hüft-, Wirbelkörper- und allgemeinem Frakturrisiko mit jeweils höchstem Risiko im Stadium des terminalen Nierenversagens (Goto et al. 2020). Die Höhe der Albuminurie war in einer Kohortenanalyse stärker als das CKD-Stadium mit Sturzfolgen (Frakturen, Schädelhirntrauma, Gelenkdislokation) verknüpft (Bowling et al. 2016). Die Einjahressterblichkeit der Sturzgruppe betrug hier 21 % (versus 5.5 % in der gematchten Kontrollgruppe). Eine prospektive Studie untersuchte Sturzrisikofaktoren bei Dialysepatienten; signifikant waren höheres Alter, Diabetes, Polypharmazie, antidepressive Therapie und eingeschränkte Gehstrecke (Desmet et al. 2005). Weitere Risikoaspekte sind die Anzahl vorangegangener Stürze, weitere Komorbiditäten und ein prädialytischer niedriger systolischer Blutdruck (Cook et al. 2006).

Vorliegende Literaturergebnissen ergeben eine Inzidenzrate schwerer Stürze von 22 % pro 1.000 Patientenjahren bei CKD (Bowling et al. 2016) und 1,0 bis 1,6 Stürze pro Jahr bei Dialysepatienten (vergleichbare Ereignisse für Hämo- und Peritonealdialyse) (Cook et al. 2006; López-Soto et al. 2015; van Loon et al. 2019).

▶ In letzterer Studie führte die konsekutive Sturzangst (post fall syndrome) zu einem Verlust von sozialen Aktivitäten und Rückzug in die Häuslichkeit.

10.4 Diagnostik

Angesichts der Bedeutung von Immobilität und Sturzsyndrom bei CKD für Lebensqualität und Überleben der Betroffenen sollte eine regelhafte Einschätzung dieser Faktoren erfolgen. Wesentliche Grundlage ist hier das Instrumentarium des geriatrischen Assessments (vgl. Kap. 8) auf der Grundlage des bio-psychisch-sozialen Modells (vgl. hierzu auch Pantel et al. 2014). Dabei müssen die ätiologischen Besonderheiten und Risikokonstellationen (s.o.) Berücksichtigung finden. Angesichts der im Vergleich zur gesunden Alterspopulation komplexeren Ätiopathogenese bei CKD empfiehlt sich eine pragmatische Evaluation, die weniger altersbezogen als symptomorientiert vorgeht. Wichtig ist die Einbeziehung derjenigen Faktoren und Aspekte, die präventive und/oder therapeutische Bedeutung haben (Tab. 10.1).

Zu den biologischen (metabolischen) Faktoren mit Relevanz gehören in diesem Kontext die Beurteilung der Urämie (glomeruläre Filtrationsrate, GFR; renale Restfunktion, Harnstoffeliminationsrate unter Dialyse, KT/V), Inflammation (C-reaktives Protein, CRP), Anämie, metabolische Azidose (Standardbikarbonat), Parathormon, Vitamin D-Status (25-OHD, 1,25-OHD) und Elektrolytstatus (Hyponatriämie, Hyper- oder Hypokaliämie, Hypercalcämie).

Die Einschätzung des Ernährungsstatus sollte initial und im Verlauf erfolgen (vgl. Kap. 8 und 16). Dabei sind insbesondere die Erfassung der relevanten Aspekte für Malnutrition (inadäquate Kalorienzufuhr, Eiweißverluste, mangelhafte Nahrungsaufnahme, Zahnstatus, kognitive Einschränkung, Armut, soziale Isolation) zu berücksichtigen (vgl. auch Hanna et al. 2020).

Die Beurteilung des Blutdruckverhalten (orthostatische Hypotonie, Blutdruckabfall unter Therapie), Kenntnisse der Pharmakodynamik und -kinetik der antihypertensiven Therapie und

Tab. 10.1 Hinweise zur Diagnostik und Therapieoptionen bei Patienten mit chronischer Nierenkrankheit, Immobilität und Sturzrisiko (weiteres siehe Text)

Parameter	Diagnostik	Therapie
Immobilität	Befragung (subjektive Einschätzung) Timed-up-and-go Test, SPPB	Physiotherapie Ergotherapie Unterstützungsangebote
Sturzrisiko	Ganggeschwindigkeit (4–10 Meter) Sozialanamnese Timed-up-and-go Test, SPPB Romberg-Test Ganggeschwindigkeit (4 bis 10 Meter) Dual Tasking Digitale Ganganalyse (Sturz-App) Umgebungsanalyse (Sturzfallen)	Physiotherapie (Kraft, Gleichgewicht) Moderates Krafttraining Ausdauertraining (10.000 Schritte pro Tag) Intradialytisches Training
Visus	Visuskontrolle	Korrektur Sehhilfe
Muskelkraft	Handkraftmessung 5-Chair-Raise-Test	Moderates Krafttraining
Ernährung	Körpergewicht, Body Mass Index Hautfaltendicke Mini Nutritional Assessment Subjective Global Assessment	ausreichende Protein-/Kalorienaufnahme
Zahnstatus	Inspektion	Sanierung, Prothesenanpassung
Metabolische Aspekte	Nierenfunktion (Formelclearance) Elektrolyte (Na, K, Ca) im Serum Anämie, Eisenstatus Säure-Basen-Status Knochenstoffwechsel (Vit. D, Parathormon)	ggf. Korrektur auslösender Faktoren Eisengabe, ggf. ESF (Ziel-Hb. >8 bis 10–11 g %) Bicarbonatgabe (oral/an Dialyse?) (Zielwert Bicarbonat 22 mmol/l) Vitamin-D (oral) (Zielwert 25-OHD 75–100 nmol/l)
Blutdruck	Standard-Blutdruckmessung Orthostase (nach 1 Minute im Stehen)	Individualisierte Therapieziele (120–140 mmHg syst., >65 mmg Hg diast.) ACE-ARB, CCB
Volumenstatus	Klinische Beurteilung Sonografie (Pleuraergüsse, V. cava inf.-Kollaps)	Ggf. Trinkmengenbegrenzung Diuretische Therapie Ultrafiltrationsanpassung (Dialyse)
Psychiatrische Ko-Morbidität	Angsterkrankung Post-fall Syndrom (Anamnese) Depression, (Geriatrische Depressions-Skala) Demenz (Mini-Mental Status Test)	Kognitive Verhaltenstherapie Medikamentöse Therapie Ergotherapie, Gedächtnistraining

ESF= Erythropoetin stimulierende Faktoren
SPPB = Short Physical Performance Battery

die Ultrafiltrationssteuerung unter Dialyse-therapie sind essenziell zur Beurteilung von Sturzursachen bei CKD-Patienten.

Immobilität kann semiquantitativ als „leicht" (unfähig, eine längere Strecke zu gehen), „mittel" (unfähig, das Haus zu verlassen) und „schwer (unfähig, selbstständig in der Wohnung zu gehen) erfasst werden (Freiberger 2014). Das Sturzassessment beurteilt die Ganggeschwindigkeit (Timed-up-and -Go-Test, TUG), Kraft und Gleichgewicht (Short Physical Performance Battery, SPPB). Durchführung, Zeitaufwand und Cut-off-Werte sind in der geriatrischen Standardliteratur beschrieben (Pommer et al. 2016; Freund 2017). Die Relevanz des geriatrischen Assessments für die weiterführende nephrologische Therapie und Ergebnisqualität ist belegt (Parlevliet et al. 2012). Eine Erweiterung der Mobilitätsbeurteilung infolge kognitiver Einschränkung kann mit dem „dual tasking" durch „walking by talking" erfolgen (Smith et al. 2017; Ho et al. 2020).

Digitale App-basierte Analysen erlauben die Erhebung eines Sturzrisiko-Scores und dessen Veränderung unter Alltags- und Therapiebedingungen (Rabe et al. 2020).

▶ Neben den klassischen Teststrategien kommen zunehmend digitale Mobilitätsanalysen als Kombination von Gangparametern mit Beurteilung sturzrelevanter Einzelfaktoren als App-Formate auf mobilen Endgeräten zur Anwendung (vgl. dazu www.lindera.de).

10.5 Therapieoptionen

Die Evidenz für therapeutische Interventionen bei CKD-Patienten zur Prävention und Therapie von Immobilität und Instabilität begründet sich vorwiegend aus den Ergebnissen von Reviews und Metanalysen (Kim et al. 2013; Dautzenberg et al. 2021; Mori 2021; Sabatino et al. 2021; Wong et al. 2021). Prospektiv kontrollierte Studien sind initiiert (Nixon et al. 2021; von Gersdorff et al. 2021; Zhou et al. 2019). Obgleich eine kürzlich publizierte wegweisende Studie keinen signifikanten Effekt einer multimodalen Intervention zur Prävention von Stürzen in einer höheraltrigen Normalpopulation ergab (Bhasin et al. 2020), plädieren wir für ein individuelles, an das Risikoprofil angepasstes Interventionskonzept (Tab. 10.1). Hierzu gehören die Beseitigung extrinsischer Ursachen (Umgebungsanpassung) (vgl. auch Kap. 36), Verbesserung von Kraft und Gleichgewicht, Maßnahmen zur Sehverbesserung, Schuhanpassung und Medikamentenhygiene (vgl. auch Kap. 14). Etabliert für die Therapie von Immobilität und Sturzgefährdung ist die Bewegungstherapie und Ernährungsintervention (Papa et al. 2017; Liao et al. 2019; Wong et al. 2021) (vgl. auch Kap. 17 und 37).

Übung und Bewegung
Patienten profitieren in allen CKD-Stadien sowohl von präventiven Maßnahmen zum Krafterhalt im Einzel- als auch im Gruppensetting

(Heiwe und Jacobson 2011). Rehabilitativ sind zunächst zur Verbesserung von Kraft und Balance mindestens 50 Übungseinheiten jeweils zweimal pro Woche wirksam (Freiberger 2014). Für Dialysepatienten beginnen sich angeleitete Übungsprogramme zur Verbesserung von Kraft, Koordination und Ausdauer während der Dialysebehandlung zu etablieren. Intradialytische Übungsprogramme sind möglicherweise mit einer besseren Adhärenz verknüpft als Programme außerhalb des Dialysesettings (Fang et al. 2020). Neben Übung und Bewegung sind angeleitete Trainingsprogramme optional (vgl. auch Kap. 37). Sie setzen eine Belastbarkeit von mindestens 1 Watt/kg Körpergewicht voraus.

Ernährung, Optimierung metabolischer Parameter, psycho-soziale Unterstützung
In allen CKD-Stadien ist eine Optimierung von Ernährung (Protein- und Kalorienzufuhr) und metabolischen Parametern anzustreben (vgl. auch Kap. 17). Dabei muss auf eine ausreichende Zahngesundheit geachtet werden. Ein deletärer Zahnstatus ist mit Mangelernährung, verminderte Lebensqualität und Mortalität assoziiert (Schmalz et al. 2020). Eine Proteinzufuhr im Stadium der mittleren Funktionseinschränkung (GFR < 45 ml/min/1.73 m^2) sollte zwischen täglich 0,8–1,0 Gramm/kg Körpergewicht (KG) betragen (Dialysepatienten 1,2–1,5 Gramm/kg KG) bei einer täglichen Kalorienzufuhr von 30–35 kcal/kg KG) (Wong et al. 2021). Vitamin-D-Spiegel und metabolische Azidose sollten ausgeglichen sein. Anabolika und Testosterongaben sind nicht indiziert und mit schwerwiegenden Nebenwirkungen verknüpft

Im Rahmen individualisierter Therapiekonzepte sollte auch der Bedarf an psycho-sozialer Unterstützung erhoben werden. Sozialer Rückzug, Vereinsamung, Depression, kognitive Einschränkung und Armut sind relevante Risikofaktoren für Immobilität und Sturz (Vanden Wyngaert et al. 2020). Die Beeinflussung dieser Faktoren bedarf eines multi-disziplinären Behandlungsansatzes (vgl. auch Kap. 41).

10.6 Fazit für die Praxis

Immobilität und Sturzsyndrom sind häufige Ko-Morbiditäten bei älteren Patienten mit CKD. Sie beeinflussen Lebensqualität und Überleben. Relevante Faktoren für die im Vergleich zur normalen Alterspopulation höhere Prävalenz von Stürzen und Mobilitätseinschränkung sind die metabolischen Effekte des Nierenfunktionseinschränkung selbst, akzelerierte Seneszenz, Malnutrition und Bewegungsmangel. Hieraus sollten folgende praktische Konsequenzen resultieren:

1. Regelhafte Einschätzung von Sturzrisiko und Ernährungsverhalten im Rahmen eines standardisierten (geriatrischen) Assessments.
2. Ergänzende Erfassung individueller Risikofaktoren im bio-psycho-sozialen Kontext.
3. Etablierung eines (multi-disziplinären) Therapieansatz es mit dem Fokus Bewegung (Muskelkraft, Gleichgewicht, Ausdauer) und Ernährung (Protein, Kalorien). Korrektur von Vitamin-D-Mangel, metabolischer Azidose und inadäquater Anämie.
4. Optimierung von Therapiemaßnahmen, die Auslöser für Sturz und Immobilität sein könnten (Blutdrucktherapie mit Vermeidung von orthostatischer Hypotonie, Vermeidung von Elektrolytstörungen durch Diuretika, angemessene Ultrafiltration unter Dialyse, Vermeidung von Polypharmazie).
5. Förderung von patienten-orientierten Bewegungsangeboten in unterschiedlichen Bereichen (Häuslichkeit, Alltagsmobilität, Dialysesetting).
6. Unterstützende Angebote zur Verbesserung des häuslichen und sozialen Umfelds (u. a. Beseitigung von Sturzfallen, Besucherdienst, Begleitung zu sozialen Aktivitäten, Mittagstisch, „Essen auf Rädern"), niedrigschwellige Angebote bei kognitiver Einschränkung und psychiatrischer Ko-Morbidität (Depression) und Angststörung (Post-fall Syndrome).

Literatur

Bhasin S, Gill TM, Reuben DB et al (2020) A randomized trial of a multifactorial strategy to prevent serious fall injuries. N Engl J Med 383:129–140. https://doi.org/10.1056/NEJMoa2002183

Bowling CB, Bromfield SG, Colantonio LD et al (2016) Association of reduced eGFR and albuminuria with serious fall injuries among older adults. Clin J Am Soc Nephrol 11:1236–1243. https://doi.org/10.2215/CJN.11111015

Bowling CB, Hall RK, Khakharia A et al (2018) Serious fall injury history and adverse health outcomes after initiating hemodialysis among older U.S. adults. J Gerontol A Biol Sci Med Sci 73:1216–1221. https://doi.org/10.1093/gerona/glx260

Cook WL, Tomlinson G, Donaldson M et al (2006) Falls and fall-related injuries in older dialysis patients. Clin J Am Soc Nephrol 1:1197–1204. https://doi.org/10.2215/CJN.01650506

Dautzenberg L, Beglinger S, Tsokani S et al (2021) Interventions for preventing falls and fall-related fractures in community-dwelling older adults: a systematic review and network meta-analysis. J Am Geriatr Soc 69:2973–2984. https://doi.org/10.1111/jgs.17375

Desmet C, Beguin C, Swine C et al (2005) Falls in hemodialysis patients: prospective study of incidence, risk factors, and complications. Am J Kidney Dis 45:148–153. https://doi.org/10.1053/j.ajkd.2004.09.027

Fang H-Y, Burrows BT, King AC, Wilund KR (2020) A comparison of intradialytic versus out-of-clinic exercise training programs for hemodialysis patients. Blood Purif 49:151–157. https://doi.org/10.1159/000503772

Freiberger E (2014) Immobilität und Instabilität. In: Pantel, Bollheimer, Kruse, Schröder, Sieber, Tesky (Hrsg) Praxishandbuch Altersmedizin, 1. Aufl. Kohlhammer, S 173–197. Stuttgart

Freund H (2017) Geriatrisches Assessment und Testverfahren: Grundbegriffe – Anleitungen – Behandlungspfade. Kohlhammer, Stuttgart

von Gersdorff G, von Korn P, Duvinage A et al (2021) Cluster randomized controlled trial on the effects of 12 months of combined exercise training during hemodialysis in patients with chronic kidney disease-study protocol of the dialysis training therapy (DiaTT) trial. Methods Protoc 4:60. https://doi.org/10.3390/mps4030060

Goto NA, Weststrate ACG, Oosterlaan FM et al (2020) The association between chronic kidney disease, falls, and fractures: a systematic review and meta-analysis. Osteoporos Int 31:13–29. https://doi.org/10.1007/s00198-019-05190-5

Hanna RM, Ghobry L, Wassef O et al (2020) A practical approach to nutrition, protein-energy wasting, sarcopenia, and cachexia in patients with chronic kidney disease. Blood Purif 49:202–211. https://doi.org/10.1159/000504240

Heiwe S, Jacobson SH (2011) Exercise training for adults with chronic kidney disease. Cochrane Database Syst Rev:CD003236. https://doi.org/10.1002/14651858.CD003236.pub2

Ho JQ, Verghese J, Abramowitz MK (2020) Walking while talking in older adults with chronic kidney disease. Clin J Am Soc Nephrol 15:665–672. https://doi.org/10.2215/CJN.12401019

Juraschek SP, Daya N, Rawlings AM et al (2017) Association of history of dizziness and long-term adverse outcomes with early vs later orthostatic hypotension assessment times in middle-aged adults. JAMA Intern Med 177:1316–1323. https://doi.org/10.1001/jamainternmed.2017.2937

Juraschek SP, Hu J-R, Cluett JL et al (2021) Effects of intensive blood pressure treatment on orthostatic hypotension: a systematic review and individual participant-based meta-analysis. Ann Intern Med 174:58–68. https://doi.org/10.7326/M20-4298

Kim JC, Kalantar-Zadeh K, Kopple JD (2013) Frailty and protein-energy wasting in elderly patients with end stage kidney disease. J Am Soc Nephrol 24:337–351. https://doi.org/10.1681/ASN.2012010047

Liao C-D, Chen H-C, Huang S-W, Liou T-H (2019) The role of muscle mass gain following protein supplementation plus exercise therapy in older adults with sarcopenia and frailty risks: a systematic review and meta-regression analysis of randomized trials. Nutrients 11:E1713. https://doi.org/10.3390/nu11081713

van Loon IN, Joosten H, Iyasere O et al (2019) The prevalence and impact of falls in elderly dialysis patients: Frail elderly Patient Outcomes on Dialysis (FEPOD) study. Arch Gerontol Geriatr 83:285–291. https://doi.org/10.1016/j.archger.2019.05.015

López-Soto PJ, De Giorgi A, Senno E et al (2015) Renal disease and accidental falls: a review of published evidence. BMC Nephrol 16:176. https://doi.org/10.1186/s12882-015-0173-7

Mori K (2021) Maintenance of skeletal muscle to counteract sarcopenia in patients with advanced chronic kidney disease and especially those undergoing hemodialysis. Nutrients 13:1538. https://doi.org/10.3390/nu13051538

Nixon AC, Bampouras TM, Gooch HJ et al (2021) Home-based exercise for people living with frailty and chronic kidney disease: A mixed-methods pilot randomised controlled trial. PLoS One 16:e0251652. https://doi.org/10.1371/journal.pone.0251652

Pantel, Bollheimer, Kruse, Schröder, Sieber, Tesky (2014) Praxishandbuch Altersmedizin, 1. Aufl. Kohlhammer. ISBN 978-3-17-021756-0. Stuttgart

Papa EV, Dong X, Hassan M (2017) Resistance training for activity limitations in older adults with skeletal muscle function deficits: a systematic review. Clin In-terv Aging 12:955–961. https://doi.org/10.2147/CIA.S104674

Parlevliet JL, Buurman BM, Pannekeet MMH et al (2012) Systematic comprehensive geriatric assessment in elderly patients on chronic dialysis: a cross-sectional comparative and feasibility study. BMC Nephrol 13:30. https://doi.org/10.1186/1471-2369-13-30

Plantinga LC, Lynch RJ, Patzer RE et al (2018) Association of serious fall injuries among United States end stage kidney disease patients with access to kidney transplantation. Clin J Am Soc Nephrol 13:628–637. https://doi.org/10.2215/CJN.10330917

Pommer W, Hoffmann U, Grupp C (2016) Geriatrisches Screening und Assessment bei älteren Patienten mit chronischen Nierenkrankheiten. Nephrologe 11:345–349. https://doi.org/10.1007/s11560-016-0086-x

Rabe S, Azhand A, Pommer W et al (2020) Descriptive evaluation and accuracy of a mobile app to assess fall risk in seniors: retrospective case-control study. JMIR Aging 3:e16131. https://doi.org/10.2196/16131

Ravioli S, Bahmad S, Funk G-C et al (2021) Risk of electrolyte disorders, syncope and falls in patients taking thiazide diuretics: results of a cross-sectional study. Am J Med. https://doi.org/10.1016/j.amjmed.2021.04.007

Sabatino A, Cuppari L, Stenvinkel P et al (2021) Sarcopenia in chronic kidney disease: what have we learned so far? J Nephrol 34:1347–1372. https://doi.org/10.1007/s40620-020-00840-y

Schmalz G, Patschan S, Patschan D, Ziebolz D (2020) Oral health-related quality of life in adult patients with end-stage kidney diseases undergoing renal replacement therapy – a systematic review. BMC Nephrol 21:154. https://doi.org/10.1186/s12882-020-01824-7

Smith E, Cusack T, Cunningham C, Blake C (2017) The influence of a cognitive dual task on the gait parameters of healthy older adults: a systematic review and meta-analysis. J Aging Phys Act 25:671–686. https://doi.org/10.1123/japa.2016-0265

Vanden Wyngaert K, Van Craenenbroeck AH, Eloot S et al (2020) Associations between the measures of physical function, risk of falls and the quality of life in haemodialysis patients: a cross-sectional study. BMC Nephrol 21:7. https://doi.org/10.1186/s12882-019-1671-9

Wong L, Duque G, McMahon LP (2021) Sarcopenia and frailty: challenges in mainstream nephrology practice. Kidney Int Rep 6:2554–2564. https://doi.org/10.1016/j.ekir.2021.05.039

Zhou Y, Hellberg M, Hellmark T et al (2019) Muscle mass and plasma myostatin after exercise training: a substudy of Renal Exercise (RENEXC)—a randomized controlled trial. Nephrol Dial Transplant 36:95–103. https://doi.org/10.1093/ndt/gfz210

Gebrechlichkeit – Sarkopenie und Frailty

Wolfgang Pommer

Inhaltsverzeichnis

11.1 Einleitung

CKD-Patienten können an einer Fülle von Beschwerden leiden, bei der Fatigue und eingeschränkte Mobilität Leitsymptome eines Beschwerden-Clusters sind (Moore et al. 2022). Diese Symptome sollten regelhaft erhoben und differenziert therapiert werden (Kalantar-Zadeh et al. 2022). Ein komplexes Symptomcluster wie Gebrechlichkeit als Teil des Alterungsprozesses, ist durch den Mangel an Muskelmasse (Sarkopenie) und einem Zustand reduzierter Belastbarkeit, geringer Resilienz gegenüber Stressoren und erhöhter Vulnerabilität (Frailty) charakterisiert. Frailty ist das Konstrukt funktioneller und klinischer Defizite, das auf der Ebene von fünf Assessmentdomänen (körperliche Aktivität, Mobilität, Maß der Erschöpfung, Gewichtsverlust und Muskelkraft) quantifizierbar ist (Schulte-Kemna et al. 2021). Sarkopenie ist damit häufig konstituierender Bestandteil des Frailty-Syndroms. Gegenüber der Allgemeinbevölkerung sind Frailty und Sarkopenie bei chronischen Nierenkrankheiten (CKD) häufiger und tragen erheblich zu eingeschränkter Lebensqualität, Ko-Morbidität und Übersterblichkeit bei.

▶ Sarkopenie und Frailty sind bei älteren Menschen mit CKD häufig und sollten regelhaft als Teil eines Symptomspektrums erfasst werden.

W. Pommer (✉)
MVZ Windscheidstraße, Berlin, Deutschland
e-mail: w.pommer@mvz-windscheidstrasse.de

11.2 Sarkopenie

Definitorisch steht bei dem Verlust der Muskelmasse das Hauptmerkmal, die Einschränkung der Muskelkraft, im Vordergrund (Kim und Won 2019). Dabei sind statisches und dynamisches Gleichgewicht eingeschränkt, Mobilität und Selbstständigkeit vermindert und das Sturzrisiko erhöht (vgl. auch Kap. 10). Eine CKD aggraviert die Dynamik des Prozesses.

11.2.1 Epidemiologie

Die Verminderung der Muskelmasse steigt im Alter über 50 Jahren mit einem jährlichen Verlust von ein bis zwei Prozent an und gewinnt in den folgenden Altersdekaden an Dynamik (Alter zwischen 60 bis 70 Jahre 5 bis 13 %, > 80 Jahre 11 bis 50 %) (Wong et al. 2021). Die Prävalenz in der CKD-Population variiert in Abhängigkeit von Studienmethodik zwischen 3,9 % und 98,5 % (Wong et al. 2021) und dürfte um 4 bis 6fach höher als in der altersgleichen Allgemeinpopulation liegen. Das Mortalitätsrisiko von CKD-Patienten mit verminderter Muskelkraft ist nahezu verdoppelt (Hazard Ratio 1.87 bis 2.09)(Ribeiro et al. 2022). Zwischen Sarkopenie und verminderter Knochenmasse besteht eine enge Korrelation; ein Zusammenhang mit Stürzen und Frakturen lässt sich

nach einer aktuellen Metaanalyse nicht nachweisen (Rashid et al. 2022). Die Prävalenz der Sarkopenie ist höher bei Hämodialysepatienten als bei Peritonealdialyse oder nach Nierentransplantation (Sabbatino et al. 2021).

11.2.2 Pathophysiologie

Die Muskulatur im Alter ist durch Atrophie gekennzeichnet als Folge einer reduzierten Muskelproteinbiosynthese (Sabatino et al. 2021). Ursächlich tragen dazu verlangsamte somatotrope Prozesse (GH/IGF-1; growth hormone/insulin growth factor-1), Inflammation, Mangelernährung und verminderte körperliche Aktivität bei (Abb. 11.1). Diese Prozessfaktoren sind bei CKD verstärkt (Wong et al. 2021) und begründen die höhere Prävalenz von Sarkopenie in allen Stadien der Nierenfunktionseinschränkung.

11.2.3 Diagnostik

Objektiv kann das Ausmaß der Sarkopenie durch die Analyse der Körperzusammensetzung mittels DEXA-Methode (dual-energy X-ray absorptiometry) oder Bioimpedanzmessung (BIA) bestimmt werden. In der klinischen Praxis ist die Handkraftmessung, der 5-Times-Chair rising

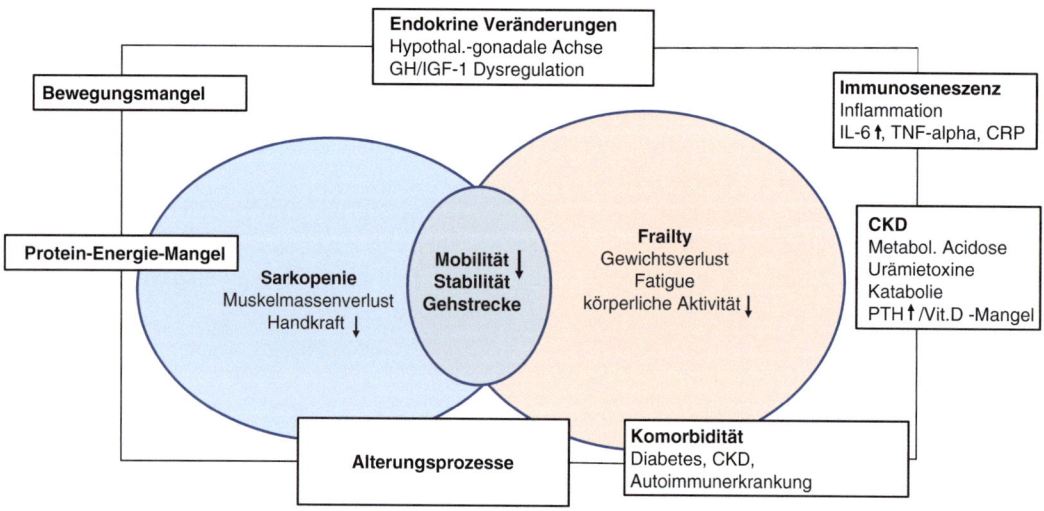

Abb. 11.1 Sarkopenie und Frailty – Ätiologische und pathophysiologische Aspekte (nach Wong et al. 2021)

Tab. 11.1 Grenzbereiche unterschiedlicher Funktionstests zur Beurteilung der Sarkopenie (nach Wong et al. 2021)

Parameter	Grenzbereich
Muskelkraft Handkraftmessung	Frauen <16–20 kg, Männer <26–30 kg
5-Times Chair rising Test	≥ 12–15 Sekunden
Gehgeschwindigkeit 4 Meter 400 Meter	≤ 0.8 m bis 1 m/sec ≥ 6 Minuten oder nicht geschafft

Tab. 11.2 Frailty – Kriterien nach Fried et al. (2001) und 5-Fragen-Screeningtest (nach Morley et al. 2012; Woo et al. 2015)

Kriterien nach Fried	FRAIL
Unabsichtlicher Gewichtsverlust	**F**atigue „Fühlen Sie sich meistens müde?"
Subjektive Erschöpfung	**R**esistenz (Muskelkraft) „Können Sie eine Treppe steigen?"
Allgemeine Schwäche	**A**mbulation (Gehfähigkeit) „Können Sie 100 m gehen?"
Verminderte Gehstrecke	**I**llness (Krankheit) „Leiden Sie an mehr als 5 Krankheiten?"
Eingeschränkte körperliche Aktivität	**L**oss of weight (Gewichtsverlust) „Haben Sie in den letzten 5 Monaten ungewollt mehr als 5 kg Gewicht verloren?"

≥ 3 Kriterien Frailty , 1–2 Kriterien Prä-Frailty

Test, die Gehgeschwindigkeit (über 4 Meter) oder die 400 m Gehgeschwindigkeit als Maß der dynamischen Funktionseinschränkung bewährt. Die Grenzbereiche der Funktionsteste variieren in den unterschiedlichen Leitlinienfassungen (Wong et al. 2021). Eine Zusammenfassung der Referenzwerte ist in Tab. 11.1 dargestellt.

▶ Die Handkraftmessung ist ein validierter Parameter für die Erfassung des Muskelabbaus.

11.3 Frailty

Im Vergleich zur Sarkopenie ist Frailty als komplexes Syndrom nur unzureichend durch den Terminus „Senilität, Seneszenz, Altersschwäche (ICD-10, R54)" charakterisiert. Seit der Erstbeschreibung von Fried et al. (2001) liegen mindestens 67 unterschiedliche Meßskalen zur Bewertung vor (Buta et al. 2016), die zunehmend in die Beschreibung von Patienten mit Nierenkrankheiten Eingang gefunden haben (van Loon et al. 2017; Wong et al. 2021; Otobe et al. 2022).

11.3.1 Definition und Assessment

Frailty ist grundsätzlich in zwei Modellen fassbar:

1. Definition nach den Kriterien unbeabsichtigter Gewichtsverlust, subjektive Erschöpfung, allgemeine Schwäche, verminderte Gehstrecke und eingeschränkte Belastbarkeit (Fried Kriterien). Zwei Kriterien gelten als Prä-Frailty, drei und mehr Kriterien als Frailty (Fried

et al. 2001). Die Kriterien lassen sich für den klinischen Gebrauch einfach über das Mnenonym FRAIL ableiten (Tab. 11.2).

2. Beschreibung nach der Zusammenfassung unterschiedlicher Assessmentparameter der körperlichen, psychischen und mentalen Befindlichkeit in einer 9-stufigen Skala (nach Rockwood et al. 2005) (Abb. 11.2) Dieses Instrument eignet sind für eine differenzierte Verlaufsbeschreibung und wird in klinischen Studien häufig verwendet (Wong et al. 2021).

▶ Die Fried-Kriterien erlauben eine rasche klinische Einschätzung und Quantifizierung von Frailty.

11.3.2 Prävalenz und prognostische Bedeutung

Auf der Grundlage unterschiedlicher Assessmentergebnisse besteht eine Frailty bei 20 bis 67 % der CKD-Patienten und ist damit um das 3 bis 10 fache höher als in einer altersentsprechenden, nicht nierenkranken Population (Nitta et al. 2018; Nixon et al. 2018). Die Prävalenz der Frailty korreliert mit dem Grad der Nierenfunktionseinschränkung

Klinische Frailty Skala

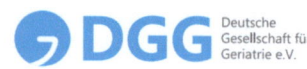

1 Sehr fit
Personen in dieser Kategorie sind robust, aktiv, voller Energie und motiviert. Sie trainieren üblicherweise regelmäßig und sind mit die Fittesten innerhalb ihrer Altersgruppe.

2 Durchschnittlich aktiv
Personen in dieser Kategorie zeigen **keine aktiven Krankheitssymptome**, sind aber nicht so fit wie Personen in Kategorie 1. Sie sind durchschnittlich aktiv oder **zeitweilig sehr aktiv**, z.B. saisonal.

3 Gut zurechtkommend
Die **Krankheitssymptome** dieser Personengruppe sind gut kontrolliert, aber außer Gehen im Rahmen von Alltagsaktivitäten **bewegen sie sich nicht regelmäßig**.

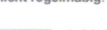
4 Vulnerabel
Auch wenn sie **nicht auf externe Hilfen im Alltag** angewiesen sind, sind Personen in dieser Kategorie aufgrund ihrer Krankheitssymptome oft in ihren Aktivitäten eingeschränkt. Häufig klagen sie über Tagesmüdigkeit und/oder berichten, dass Alltagsaktivitäten mehr Zeit benötigen.

5 Geringgradig frail
Personen in dieser Kategorie sind **offensichtlich in ihren Aktivitäten verlangsamt** und benötigen Hilfe **bei anspruchsvollen Alltagsaktivitäten**, wie finanzielle Angelegenheiten, Transport, schwerer Hausarbeit und im Umgang mit Medikamenten. Geringgradige Frailty beeinträchtigt das selbständige Einkaufen, Spazierengehen sowie die Essenszubereitung und Haushaltstätigkeiten.

6 Mittelgradig frail
Personen in dieser Kategorie benötigen **Hilfe bei allen außerhäuslichen Tätigkeiten und bei der Haushaltsführung**. Im Haus haben sie oft Schwierigkeiten mit Treppen, **benötigen Hilfe beim Baden/Duschen** und eventuell Anleitung oder minimale Unterstützung beim Ankleiden.

7 Ausgeprägt frail
Personen in dieser Kategorie sind aufgrund körperlicher oder kognitiver Einschränkungen bei der Körperpflege **komplett auf externe Hilfe angewiesen**. Dennoch sind sie **gesundheitlich stabil**. Die Wahrscheinlichkeit, dass sie innerhalb der nächsten 6 Monate sterben, ist gering.

8 Extrem frail
Komplett von Unterstützung abhängig und sich ihrem Lebensende **nähernd**. Oft erholen sich Personen in dieser Kategorie auch von leichten Erkrankungen nicht.

9 Terminal erkrankt
Personen in dieser Kategorie haben eine **Lebenserwartung <6 Monate**. Die Kategorie bezieht sich auf Personen, die **anderweitig keine Zeichen von Frailty** aufweisen.

Klinische Einstufung von Frailty bei Personen mit Demenz

Der Schweregrad der Frailty entspricht der Schwere der Demenz. Typische Symptome einer **leichten Demenz** sind Vergesslichkeit bezüglich Details jüngster Ereignisse, auch wenn man sich an das Ereignis selbst noch erinnert, sowie das Wiederholen von Fragen und Gesagtem sowie sozialer Rückzug.

Bei **mittelgradiger Demenz** ist das Kurzzeitgedächtnis stark beeinträchtigt, obwohl die Personen sich augenscheinlich noch gut an Ereignisse der Vergangenheit erinnern können. Die Körperpflege erfolgt selbstständig mit verbaler Unterstützung.

Personen mit **schwerer Demenz** sind nicht in der Lage, ihre Körperpflege ohne Hilfestellung auszuführen.

Mod. nach Version 1.2, EN. Forschungsabteilung Geriatrie, Dalhouse Universität, Halifax, Kanada
© 2020 Singler, Katrin / Gosch, Markus / Antwerpen, Leonie
Vervielfältigung für nicht-profitorientierte Zwecke im Sinne der Patientenversorgung sowie Forschung und Lehre gestattet.

Quellen:
1. Kanadische Studie über Gesundheit und Altern 2008
2. K. Rockwood et al. CMAJ 2005; 173:489-495.

Abb. 11.2 Frailty Phänotypsisierung nach Rockwood et al. (2005)

(Delgado et al. 2015; Otobe et al. 2022). Frailty (und Sarkopenie) in den unterschiedlichen Stadien der Nierenfunktion ist mit einem bis zu 3 fach erhöhtem Mortaliätsrisiko verknüpft (Wong et al. 2021). Frailty scheint auf der Grundlage weniger Studien weder durch die Dialyse selbst noch durch einen frühen Dialysestart beeinflussbar zu sein (Johansen et al. 2013).

11.4 Behandlungsoptionen bei Sarkopenie und Frailty

Ätiologie und Pathophysiologie von Sarkopenie und Frailty sind komplex. Ein geschlossenes Therapiekonzept liegt nicht vor. Sinnvoll erscheint ein multimodaler Therapieansatz aus Ernährungsintervention, Bewegung, Therapieanpassung (Polypharmazie, Dialyse) und psychosozialer Betreuung (Pommer und Yin 2019; Schulte-Kemna et al. 2021). Medikamentöse Therapieansätze sind begrenzt (Pommer und Yin 2019; Sabatino et al. 2021; Schulte-Kemna et al. 2021; Wong et al. 2021). Bei alleiniger Sarkopenie (ohne Prä-Frailty) ist bei ausreichender Eiweißernährung ein moderates Kraft-Ausdauertraining sinnvoll (Sabatino et al. 2021).

Grundsätzlich soll vor Therapieplanung bei Nachweis einer Frailty ein umfassendes geriatrisches Assessment erfolgen (Schulte-Kemna et al. 2021) (vgl. Kap. 8). In die Basisdiagnostik muss die Beurteilung laborchemischer Parameter (Blutbild, Elektrolyte, Nierenfunktion, Eiweißverteilung, Säure-Basen-Status, Inflammation, Vitamin D)(vgl. Kap. 5) einbezogen werden. Aus Assessment und laborchemischer Diagnostik erfolgt die weitere Therapieplanung:

1. Korrektur pathologischer Befunde nach den empfohlenen Zielwerten des CKD-Stadiums (z. B. Anämie, Vit. D-Status, Acidoseausgleich) (vgl. Kap. 27 und 28),

2. Ernährungsberatung und Ernährungsintervention mit Ausgleich von Proteinmangel und Kalorienzufuhr (vgl. Kap. 16),
3. Trainingstherapie (ggf. auch im Dialysezentrum) (vgl. Kap. 37 und 40).
4. Kognitionstraining und Einleitung stützender Maßnahmen (vgl. Kap. 12 und 42).

▶ Sarkopenie und Frailty müssen nach umfassendem Assessment in einem multimodalen Ansatz therapiert werden.

Patienten mit Frailty sind besonders vulnerabel. Präventive Maßnahmen zur Minderung von Sturzrisiken und – folgen (vgl. Kap. 38), die Einhaltung der empfohlenen Impfstrategie (Kap. 39) und ggf. die Nutzung stützender Sozialsystem (Kap. 41) sowie Vorsorgemaßnahmen für den Fall der Nicht-Einwilligungsfähigkeit (Kap. 42) sind bei dieser Patientengruppe angesichts des Mangels an kausaler Behandlungsoptionen dringlich. Bei terminaler Frailty steht Palliation mit Symptomlinderung, Behandlungsbegrenzung der Dialysetherapie und eine angemessene Versorgung am Lebensende im Vordergrund (Pommer und Yin 2019) (Abb. 11.3).

Die Optionen der medikamentösen Therapie bei Frailty sind begrenzt; bei Vitamin-D-Mangel sollte ein Ausgleich erfolgen, ACE/ARB-Blocker können nach klinischer Situation eingesetzt werden (Wong et al. 2021). Der Einsatz anaboler Hormone (Testosteron, somatotrope Hormone) ist nach Studienlage nicht indiziert und nebenwirkungsträchtig (Pom-

mer und Yin 2019; Wong et al. 2021). Myostatin-Inhibitoren zur Blockung des Muskelabbaus sind in der Erforschung (Sabatino 2021).

11.5 Fazit für die Praxis

1. Sarkopenie und Frailty sind häufig Ursache einer „Gebrechlichkeit". Diese können unabhängig oder im Kontext weiterer Symptomcluster bei Patienten mit chronischer Nierenkrankheit bestehen.
2. Zur Standardabklärung der Sarkopenie gehört die Handkraftmessung und Bestimmung von Ganggeschwindigkeit und Gehstrecke. Eine Frailty wird durch die klassischen Fried-Kriterien (Gewichtsverlust, Fatigue, eingeschränkte körperliche Aktivität, verminderte Gehstrecke) oder phänotypisch nach Defiziten unterschiedlicher Domänen des geriatrischen Assessments beschrieben.
3. Die Prävalenz von Sarkopenie und Frailty ist im Vergleich zur Allgemeinbevölkerung bei CKD erhöht und mit einem geringeren Überleben assoziiert.
4. Geriatrisches Assessment und metabolischer Status bilden die Grundlage für einen multimodalen Therapieansatz (Bewegung, Ernährung, psychosoziale Unterstützung, Präventionsmaßnahmen). Die Therapieeffekte sind häufig begrenzt.
5. Bei terminaler Frailty stehen palliative Maßnahmen im Vordergrund.

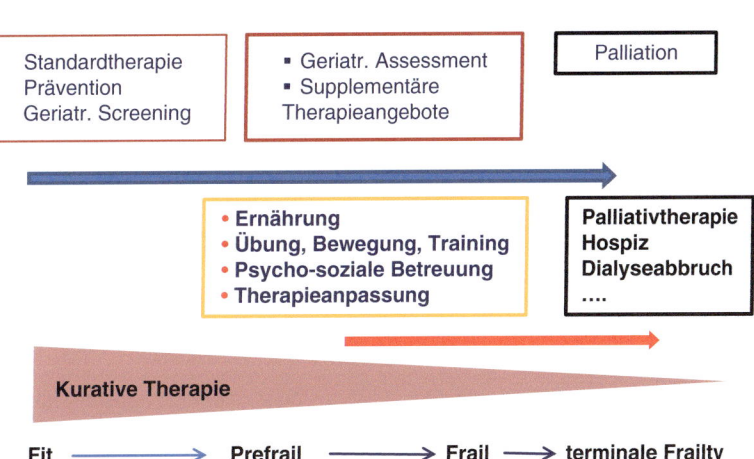

Abb. 11.3 Assessment und Therapieoptionen bei Älteren mit chronischer Nierenkrankheut (nach Pommer und Yin 2019)

Literatur

Buta BJ, Walston JD, Godino JG et al (2016) Frailty assessment instruments: systematic characterization of the uses and contexts of highly-cited instruments. Ageing Res Rev 26:53–61. https://doi.org/10.1016/j.arr.2015.12.003

Delgado C, Grimes BA, Glidden DV et al (2015) Association of Frailty based on self-reported physical function with directly measured kidney function and mortality. BMC Nephrol 16:203. https://doi.org/10.1186/s12882-015-0202-6

Fried LP, Tangen CM, Walston J et al (2001) Frailty in older adults: evidence for a phenotype. J Gerontol A Biol Sci Med Sci 56:M146–M156. https://doi.org/10.1093/gerona/56.3.m146

Johansen KL, Delgado C, Bao Y, Tamura MK (2013) Frailty and dialysis initiation. Semin Dial 26:690–696. https://doi.org/10.1111/sdi.12126

Kalantar-Zadeh K, Lockwood MB, Rhee CM et al (2022) Patient-centred approaches for the management of unpleasant symptoms in kidney disease. Nat Rev Nephrol 18:185–198. https://doi.org/10.1038/s41581-021-00518-z

Kim M, Won CW (2019) Prevalence of sarcopenia in community-dwelling older adults using the definition of the European Working Group on Sarcopenia in Older People 2: findings from the Korean Frailty and Aging Cohort Study. Age Ageing 48:910–916. https://doi.org/10.1093/ageing/afz091

van Loon IN, Goto NA, Boereboom FTJ et al (2017) Frailty screening tools for elderly patients incident to dialysis. Clin J Am Soc Nephrol 12:1480–1488. https://doi.org/10.2215/CJN.11801116

Moore C, Santhakumaran S, Martin GP et al (2022) Symptom clusters in chronic kidney disease and their association with people's ability to perform usual activities. PLoS One 17:e0264312. https://doi.org/10.1371/journal.pone.0264312

Morley JE, Malmstrom TK, Miller DK (2012) A simple Frailty questionnaire (frail) predicts outcomes in middle aged African Americans. J Nutr Health Aging 16:601–608

Nitta K, Hanafusa N, Tsuchiya K (2018) Role of frailty on outcomes of dialysis patients. Contrib Nephrol 195:102–109. https://doi.org/10.1159/000486940

Nixon AC, Bampouras TM, Pendleton N et al (2018) Frailty and chronic kidney disease: current evidence and continuing uncertainties. Clin Kidney J 11:236–245. https://doi.org/10.1093/ckj/sfx134

Otobe Y, Rhee CM, Nguyen M et al (2022) Current status of the assessment of sarcopenia, frailty, physical performance and functional status in chronic kidney disease patients. Curr Opin Nephrol Hypertens 31:109–128. https://doi.org/10.1097/MNH.0000000000000763

Pommer W, Yin L (2019) Frailty bei Patienten mit chronischer Niereninsuffizienz. NH 48:322–327. https://doi.org/10.5414/NHX02034

Rashid A, Chaudhary Hauge S, Suetta C, Hansen D (2022) Sarcopenia and risk of osteoporosis, falls and bone fractures in patients with chronic kidney disease: a systematic review. PLoS One 17:e0262572. https://doi.org/10.1371/journal.pone.0262572

Ribeiro HS, Neri SGR, Oliveira JS et al (2022) Association between sarcopenia and clinical outcomes in chronic kidney disease patients: a systematic review and meta-analysis. Clin Nutr 41:1131–1140. https://doi.org/10.1016/j.clnu.2022.03.025

Rockwood K, Song X, MacKnight C et al (2005) A global clinical measure of fitness and frailty in elderly people. CMAJ 173:489–495. https://doi.org/10.1503/cmaj.050051

Sabatino1 · Lilian Cuppari2 · Peter Stenvinkel3 · Bengt Lindholm3 · Carla Maria Avesani3,4Bitte Ref. ergänzen (2021) REVIEW Sarcopenia in chronic kidney disease: what have we learned so far? Journal of Nephrology 34:1347–1372. https://link.springer.com/10.1007/s40620-020-00840-y, https://doi.org/10.1007/s40620-020-00840-y

Schulte-Kemna L, Künzig M, Dallmeier D et al (2021) „Frailty" bei nephrologischen Erkrankungen. Z Gerontol Geriat 54:708–716. https://doi.org/10.1007/s00391-021-01953-0

Wong L, Duque G, McMahon LP (2021) Sarcopenia and frailty: challenges in mainstream nephrology practice. Kidney Int Rep 6:2554–2564. https://doi.org/10.1016/j.ekir.2021.05.039

Woo J, Yu R, Wong M et al (2015) Frailty screening in the community using the FRAIL scale. J Am Med Dir Assoc 16:412–419. https://doi.org/10.1016/j.jamda.2015.01.087

Kognitive Störungen und Demenz

12

Ute Hoffmann

Inhaltsverzeichnis

12.1 Einleitung

Durch optimierte Therapie einschließlich Dialyse und Nierentransplantation kann das Überleben bei älteren CKD-Patienten signifikant verlängert werden – die Lebensqualität bleibt jedoch oft weiterhin eingeschränkt. Dies ist mitunter dadurch verursacht, dass die Patienten verglichen mit der gleichaltrigen Population ohne CKD neben vielen anderen Komorbiditäten ein deutlich höheres Risiko haben, neurologische Komplikationen wie zerebrovaskuläre Erkrankungen, Depressionen und kognitive Einschränkungen zu entwickeln (Drew et al. 2019). Gerade letztere sind mit ungünstigen Krankheitsverläufen assoziiert und verursachen einen höheren Bedarf an pflegenden Angehörigen oder Pflegediensten. Momentan gibt es noch wenige Daten über die genaue Pathogenese von kognitiven Störungen und signifikante Daten zu präventiven Maßnahmen fehlen. Im Management von CKD-Patienten mit kognitiver Einschränkung sollte ein umfassender Plan unter Einbindung der Familienangehörigen erstellt werden. Themen sind die Adhärenz, die individuellen Patientenlebensziele und das Erreichen einer bestmöglichen Lebensqualität.

U. Hoffmann (✉)
Klinik für Allgemeine Innere Medizin und Geriatrie,
Krankenhaus Barmherzige Brüder Regensburg,
Regensburg, Deutschland
e-mail: ute.hoffmann@barmherzige-regensburg.de

12.2 Definitionen, Kategorien und Prävalenz

Kognitive Störungen variieren zwischen einer milden Form (Mild cognitive impairment) ohne Beeinträchtigungen der Alltagsfunktionen bis hin zu einer schweren Demenz (Viggiano et al. 2020b; Deuschl 2016).

Die deutschen Leitlinien definieren die Demenz als ein Syndrom mit Störung vieler höherer kortikaler Funktionen, einschließlich Gedächtnis, Denken, Orientierung, Auffassung, Rechnen, Lernfähigkeit, Sprache, Sprechen und Urteilsvermögen. Das Bewusstsein ist nicht getrübt. Für die Diagnosestellung einer Demenz müssen die Symptome über mindestens 6 Monate bestanden haben (Deuschl 2016).

Generell werden folgende ätiologische Kategorien beschrieben:

- Demenz bei Alzheimer-Krankheit
- Vaskuläre Demenz
- Gemischte Demenz
- Frontotemporale Demenz
- Demenz bei Morbus Parkinson
- Lewy-Körperchen-Demenz

Ob neue zur Demenz führende Krankheitsentitäten wie z. B. die limbisch päadominante, altersassoziierte TDP-43-Enzephalopathie (LATE) (Nelson et al. 2019) bei CKD gehäuft vorkommen, wurde bisher noch nicht untersucht.

Die genaue Prävalenz von kognitiven Einschränkungen bei CKD-Patienten lässt sich schwer abschätzen, da in den Studien, die zu diesem Thema verfügbar sind, unterschiedliche diagnostische Tests und unterschiedliche Definitionen herangezogen wurden. Je niedriger in den verschiedenen Studien die glomeruläre Filtrationsrate war und je genauer und ausführlicher getestet wurde, desto höher war die Prävalenz von kognitiven Störungen. Milde kognitive Störungen fanden sich insgesamt bei 27–62 % der CKD-Patienten im Stadium G1-4 und sind damit doppelt so

häufig verglichen mit der gleichaltrigen Population ohne CKD. Die Prävalenz von manifesten kognitiven Störungen bei Hämodialysepatienten wird mit 8–37 % beschrieben, bei Peritonealdialysepatienten mit 4–33 % und bei Nierentransplantierten mit 7–22 % (Viggiano et al. 2020a).

▶ Je geringer die Nierenfunktion ist, desto höher liegt bei CKD-Patienten die Prävalenz von kognitiven Störungen.

12.3 Ursachen und Risikofaktoren von kognitiven Störungen bei CKD

Bei CKD-Patienten finden sich meistens mehrere Risikofaktoren und multifaktorielle Ursachen für die Entwicklung einer milden kognitiven Störung oder einer Demenz. Genetische Einflüsse scheinen bei CKD-Patienten eine untergeordnete Rolle zu spielen.

12.3.1 Gefäßkrankheiten und glymphatisches System

Die bei CKD häufig vorkommenden Erkrankungen wie die arterielle Hypertonie und der Diabetes mellitus führen über Arteriosklerose und endotheliale Dysfunktion zu Mikroblutungen, Ischämien und Leukenzephalopathien (vaskuläre Demenz) (Drew et al. 2017; Lau et al. 2020).

Das glymphatische System des Gehirns ist für den Abbau von löslichen Proteinen, ß-Amyloid und verschiedenen Metaboliten des zentralen Nervensystems verantwortlich. Dieses System wird durch die bei CKD häufig auftretenden Erkrankungen arterielle Hypertonie, Diabetes, Depression und Schlafstörungen beeinträchtigt, sodass das glymphatische System in der Pathogenese der Demenz bei Patienten mit CKD wahrscheinlich einen erheblichen Anteil einnimmt (Rasmussen et al. 2018; Viggiano et al. 2020b).

Tab. 12.1 Urämietoxine, die die Gehirnfunktion beeinflussen können. Verändert aus (Liabeuf et al. 2021)

klein, wasserlöslich	proteingebunden	Mittelmoleküle
Asymmetrischs Dimethylarginin (ADMA)	Indole	ß2-Microglobulin (B2M)
Symmetrisches Dimethylarginin (SDMA)	Kynurenin	Interleukin-6
Trimethylamin-N-Oxid (TMAO)	P-Cresylsulfat (pCS)	Parathormon (PTH)
Harnsäure	P-Cresylglucoronid	
Harnstoff	Hippursäure (HA)	
Methylguanidin	3-Carboxy-4-methyl-5-propyl-2-furanpropionsäure (CMPF)	
Guanidin		

12.3.2 Urämietoxine

Verschiedene Urämietoxine wurden für neuronale Schädigungen bei CKD-Patienten verantwortlich gemacht, siehe Tab. 12.1. Die Urämietoxine können im zentralen Nervensystem prinzipiell direkt neurotoxisch, z. B. durch Astrozytenaktivierung oder Nervenzellapoptose oder indirekt über vaskuläre Effekte wie endothelialer Dysfunktion, Arteriosklerose oder Inflammation wirken (Assem et al. 2018).

Durch die Hämodialyse werden wasserlösliche Toxine entfernt, jedoch nicht proteingebundene oder Toxine mit höherem Molekulargewicht. Da sich kognitive Leistungen durch Dialyse nicht verbessern lassen, liegt die Vermutung nahe, dass eher letztere Toxine in der Pathogenese der Demenz bei CKD eine Rolle spielen (Bugnicourt et al. 2013; Liabeuf et al. 2021; Sedaghat et al. 2015).

12.3.3 Neuroinflammation

Erwiesenermaßen führt CKD zu einem proinflammatorischen Status, der mit Gehirndysfunktionen assoziiert ist. Sowohl Urämietoxine als auch pro- und antiinflammatorische Zytokine und freie Radikale wurden in Zusammenhang mit ihrer entzündlich-schädigenden Wirkung auf neuronale Vorläuferzellen und Nervenzellen mit konsekutivem glialen und neuronalen Funktionsverlust genannt (Viggiano et al. 2020b).

12.3.4 Hämodialyse

Die Hämodialyse verursacht wiederholte zerebrale Minderperfusionen durch Hämodialyse-induzierte Hypovolämie oder Hypotonie sowie durch osmotische Veränderungen. Die Abnahme der zerebralen Perfusion ist von kognitiven Störungen begleitet, die sich vor allem in exekutiven Funktionen und verminderter Redegewandtheit niederschlagen (Meyring-Wosten et al. 2016).

12.3.5 Andere Ursachen

Schlafstörungen, die bei CKD-Patienten häufig auftreten, führen nicht selten zu Gedächtnis- und Konzentrationsschwierigkeiten. Auch das Schlafapnoesyndrom ist bei CKD-Patienten mit kognitiven Einschränkungen assoziiert (Pepin et al. 2021). 20–30 % der CKD-Patienten leiden unter Depressionen mit damit verbundenen kognitiven Einschränkungen, oft auch als Pseudodemenz bezeichnet (Wang et al. 2019). Auch zwischen der renalen Azidose und kognitiven Einschränkungen wurde bei CKD-Patienten eine Assoziation gefunden, auch wenn der genaue Pathomechanismus noch nicht verstanden ist (Imenez Silva et al. 2021). Viele Medikamente führen zu kognitiven Einschränkungen, siehe Tab. 12.2. Eine kürzlich publizierte Studie fand bei CKD-Patienten auch ein verändertes oder verlangsamtes Gangbild als Risikofaktor für eine schlechtere kognitive Leistung (Koren et al. 2021).

Tab. 12.2 Differenzialdiagnose demenzielles Syndrom

Labor: Natrium, Calcium, GOT, TSH, Vitamin B12, Folsäure, TSH, Kreatinin, Harnstoff, CRP	Elektrolyt-/Stoffwechselentgleisungen, Infektionen als Auslöser für Delir?
Screening auf Depression	Depressive Pseudodemenz?
Screening auf Alkoholabusus	Metabolische Enzephalopathie, Alkoholentzugssymptomatik, Delir?
Blutdruckmessung	Hypotonie?
Klinische Untersuchung, ggf. Sonografie	Exsikkose? Zu niedriges Sollgewicht?
Sorgfältige Medikamentenanamnese	• Opiate? • Sedierende Pharmaka (z. B. Benzodiazepine)? • Anticholinerge Wirkstoffe (z. B. trizyklische Antidepressiva, Neuroleptika)? • Antihistaminika?
Zerebrale Bildgebung	Normaldruckhydrozephalus? Infarkte? (Mikro-) Blutungen? Tumoren? Arteriosklerotische Leukenzephalopathie?

12.4 Differenzialdiagnose der Demenz

Der Hintergrund einer ausführlichen Diagnostik liegt in der Identifizierung von demenziellen Syndromen mit nicht-vaskulären und nicht-neurodegenerativen Ursachen, die kausal behandelbar sind, siehe Tab. 12.2 (Djukic et al. 2015)

▶ Nicht-vaskuläre und nicht-neurodegenerative Ursachen für ein demenzielles Syndrom treten bei CKD-Patienten häufig auf und sind meist gut kausal behandelbar.

12.5 Screening-Tests für kognitive Störungen bei CKD-Patienten

Da die Kognition im Verlauf der Hämodialysesitzung deutlich abnehmen kann, sollten neuropsychologische Tests am dialysefreien Tag oder vor der Dialysesitzung durchgeführt werden (Bugnicourt et al. 2013; Murray et al. 2007). Zur Einschätzung von kognitiven Störungen wird bei CKD-Patienten z. B. der Mini-Mental-Status-Test (MMST) empfohlen und ist einfach durchzuführen (Pepin et al. 2021; Pommer et al. 2018). Bei Hämodialysepatienten ist auch der MoCA-(Montreal Cognitive Assessment) Test gut validiert mit dem Vorteil, exekutive Funktionen noch besser zu erfassen als der MMST. Die Sensitivität beider Test wird vergleichbar mit um 80 % angegeben (Drew et al. 2020), (siehe auch Kap. 8).

▶ Der Mini-Mental-Status-Test oder der MoCA-Test sind bei CKD-Patienten einfach und schnell durchzuführen.

12.6 Therapie der Demenz bei CKD-Patienten

12.6.1 Kognitive Verfahren

Für Dialysepatienten gibt es viele Möglichkeiten eines kognitiven Trainings, gerade weil hierfür dreimal pro Woche mehrere Stunden während der Dialysesitzungen zur Verfügung stehen. Praktisch sind hier die Ebooks, da sie mit nur einer Hand zu bedienen sind oder Hörbücher. Es gibt aber auch die Möglichkeit, durch Bettvorrichtungen Laptops zu bedienen und so z. B. Gedächtnistrainingsübungen durchzuführen. Gespräche mit den Taxi- oder Krankentransportfahrern, dem Dialysepersonal und den Mitpatienten sollten gefördert werden. Auch wenn diese genannten Maßnahmen vermutlich hilfreich sind, fehlen allerdings bis heute valide Daten, ob sich dadurch die kognitiven Leistungen tatsächlich verbessern lassen.

12.6.2 Körperliche Verfahren

Im Gegensatz dazu wurde mehrfach gezeigt, dass körperliches Training an der Dialyse oder zuhause, z. B. durch Bettfahrräder, Gummitrainingsbänder oder Gehtraining die kognitiven Leistungen fördert (Heiwe und Jacobson

2014; Chu und McAdams-DeMarco 2019; Manfredini et al. 2017).

12.6.3   Blutdruckeinstellung

Es gibt Hinweise dafür, dass es unter der Einnahme von Antihypertensiva, z. B. Angiotensinrezeptorblocker bei CKD-Patienten in allen Stadien G1-G5 zu einem verminderten Risiko für die Entwicklung einer Demenz kommt (Chen et al. 2021). In Frühstadien der CKD (G1–G3) konnten durch strenge Blutdruckeinstellung von systolisch < 120 mmHg versus < 140 mmHg kognitive Störungen allerdings nicht minimiert werden (Williamson et al. 2019).

12.6.4   Ernährung

Bzgl. Ernährungssupplementation mit z. B. Vitamin B, Vitamin D, Vitamin E, Folsäure oder Eisen gibt es nur kleine Studien ohne signifikante Effekte in der Prävention von CKD-assoziierten milden kognitiven Störungen (Viggiano et al. 2020a).

12.6.5   Antidementiva bei CKD-Patienten

Viele Daten zur Wirksamkeit von Antidementiva bei CKD-Patienten liegen nicht vor.

Zur Therapie der **leichten bis mittelschweren Demenz bei Alzheimer-Krankheit** sind auch für CKD-Patienten in allen Stadien die Acetylcholinesterasehemmer Donezepil, Rivastigmin und Galantamin zugelassen, die zu einer Parallelverschiebung des Krankheitsverlaufs um etwa 6–12 Monate führen. Bei CKD ist keine Dosisreduktion notwendig. Die Acetylcholinesterasehemmer sind bis auf selten auftretende gastrointestinale Nebenwirkungen sehr gut verträglich. Bei einer kleinen Anzahl von Dialysepatienten mit Demenz bei Alzheimer-Krankheit fand sich hinsichtlich Donepezil eine leichte Verbesserung ihrer kognitiven und exekutiven Leistungen (Yiannopoulou et al. 2019).

Bei **mittelschwerer bis schwerer Demenz bei Alzheimer-Krankheit** kann laut Fachinformation bei CKD-Patienten in allen Stadien in reduzierter Dosis der Modulator des N-Methyl-D-Aspartat (NMDA)-Rezeptors Memantin zur Anwendung kommen. Memantin ist sehr gut verträglich, als mögliche Nebenwirkungen sind vor allem Kopfschmerzen und Schwindel beschrieben (Haefeli 2022; Howard et al. 2012; Huang et al. 2020).

12.7   Fazit für die Praxis

- Kognitive Störungen treten bei CKD-Patienten häufig auf und schränken die Lebensqualität ein.
- Die Ursachen und Risikofaktoren sind multifaktoriell.
- Kausal behandelbare, nicht-vaskuläre oder nicht-neurodegenerative Ursachen sind häufig und müssen mit einer Differenzialdiagnostik unbedingt identifiziert und behandelt werden.
- Screeningtests, ob kognitive Einschränkungen vorliegen, sind schnell und einfach durchzuführen, sollten allerdings außerhalb von Dialysebehandlungen stattfinden.
- Körperliches Training hat positive Auswirkungen auf die Kognition, für alle anderen nicht-medikamentösen Verfahren gibt es keine signifikanten Daten.
- Die medikamentösen Therapien sind bei allen CKD-Stadien zugelassen und sollten den Patienten nicht vorenthalten werden.

Literatur

Assem M, Lando M, Grissi M, Kamel S, Massy ZA, Chillon JM, Henaut L (2018) The impact of uremic toxins on cerebrovascular and cognitive disorders. Toxins (Basel) 10(7) toxins10070303 [pii]. https://doi.org/10.3390/toxins10070303

Bugnicourt JM, Godefroy O, Chillon JM, Choukroun G, Massy ZA (2013) Cognitive disorders and dementia in CKD: the neglected kidney-brain axis. J Am Soc Nephrol 24(3):353–363. ASN.2012050536 [pii]. https://doi.org/10.1681/ASN.2012050536

Chen YH, Chen YY, Fang YW, Tsai MH (2021) Protective effects of angiotensin receptor blockers on the incidence of dementia in patients with chronic kidney disease: a population-based nationwide study. J Clin

Med 10(21) jcm10215175 [pii]. https://doi.org/10.3390/jcm10215175

Chu NM, McAdams-DeMarco MA (2019) Exercise and cognitive function in patients with end-stage kidney disease. Semin Dial 32(4):283–290. https://doi.org/10.1111/sdi.12804

Deuschl G, Maier W (2016) S3-Leitlinie „Demenzen" https://www.awmf.org/uploads/tx_szleitlinien/038-013l_S3-Demenzen-2016-07.pdf. Zugegriffen: 15.11.2022

Djukic M, Wedekind D, Franz A, Gremke M, Nau R (2015) Frequency of dementia syndromes with a potentially treatable cause in geriatric in-patients: analysis of a 1-year interval. Eur Arch Psychiatry Clin Neurosci 265(5):429–438. https://doi.org/10.1007/s00406-015-0583-3

Drew DA, Koo BB, Bhadelia R, Weiner DE, Duncan S, la Garza MM, Gupta A, Tighiouart H, Scott T, Sarnak MJ (2017) White matter damage in maintenance hemodialysis patients: a diffusion tensor imaging study. BMC Nephrol 18(1):213. https://doi.org/10.1186/s12882-017-0628-0

Drew DA, Weiner DE, Sarnak MJ (2019) Cognitive impairment in CKD: pathophysiology, management, and prevention. Am J Kidney Dis 74(6):782–790. https://doi.org/10.1053/j.ajkd.2019.05.017

Drew DA, Tighiouart H, Rollins J, Duncan S, Babroudi S, Scott T, Weiner DE, Sarnak MJ (2020) Evaluation of screening tests for cognitive impairment in patients receiving maintenance hemodialysis. J Am Soc Nephrol 31(4):855–864. ASN.2019100988 [pii]. https://doi.org/10.1681/ASN.2019100988

Haefeli WE (2022) Dosing – Arzneimitteldosierung bei Niereninsuffizienz. Letzter Zugriff. www.dosing.de

Heiwe S, Jacobson SH (2014) Exercise training in adults with CKD: a systematic review and meta-analysis. Am J Kidney Dis 64(3):383–393. https://doi.org/10.1053/j.ajkd.2014.03.020

Howard R, McShane R, Lindesay J, Ritchie C, Baldwin A, Barber R, Burns A, Dening T, Findlay D, Holmes C, Hughes A, Jacoby R, Jones R, Jones R, McKeith I, Macharouthu A, O'Brien J, Passmore P, Sheehan B, Juszczak E, Katona C, Hills R, Knapp M, Ballard C, Brown R, Banerjee S, Onions C, Griffin M, Adams J, Gray R, Johnson T, Bentham P, Phillips P (2012) Donepezil and memantine for moderate-to-severe Alzheimer's disease. N Engl J Med 366(10):893–903. https://doi.org/10.1056/NEJMoa1106668

Huang LK, Chao SP, Hu CJ (2020) Clinical trials of new drugs for Alzheimer disease. J Biomed Sci 27(1):18. https://doi.org/10.1186/s12929-019-0609-7

Imenez Silva PH, Unwin R, Hoorn EJ, Ortiz A, Trepiccione F, Nielsen R, Pesic V, Hafez G, Fouque D, Massy ZA, De Zeeuw CI, Capasso G, Wagner CA (2021) Acidosis, cognitive dysfunction and motor impairments in patients with kidney disease. Nephrol Dial Transplant. 6414897 [pii]. https://doi.org/10.1093/ndt/gfab216

Koren MJ, Blumen HM, Ayers EI, Verghese J, Abramowitz MK (2021) Cognitive dysfunction and gait abnormalities in CKD. Clin J Am Soc Nephrol 16(5):694–704. CJN.16091020 [pii]. https://doi.org/10.2215/CJN.16091020

Lau WL, Nunes ACF, Vasilevko V, Floriolli D, Lertpanit L, Savoj J, Bangash M, Yao Z, Shah K, Naqvi S, Paganini-Hill A, Vaziri ND, Cribbs DH, Fisher M (2020) Chronic kidney disease increases cerebral microbleeds in mouse and man. Transl Stroke Res 11(1):122–134. https://doi.org/10.1007/s12975-019-00698-8

Liabeuf S, Pepin M, Franssen CFM, Viggiano D, Carriazo S, Gansevoort RT, Gesualdo L, Hafez G, Malyszko J, Mayer C, Nitsch D, Ortiz A, Pesic V, Wiecek A, Massy ZA (2021) Chronic kidney disease and neurological disorders: are uraemic toxins the missing piece of the puzzle? Nephrol Dial Transplant. 6414896 [pii]. https://doi.org/10.1093/ndt/gfab223

Manfredini F, Mallamaci F, D'Arrigo G, Baggetta R, Bolignano D, Torino C, Lamberti N, Bertoli S, Ciurlino D, Rocca-Rey L, Barilla A, Battaglia Y, Rapana RM, Zuccala A, Bonanno G, Fatuzzo P, Rapisarda F, Rastelli S, Fabrizi F, Messa P, De PL, Lombardi L, Cupisti A, Fuiano G, Lucisano G, Summaria C, Felisatti M, Pozzato E, Malagoni AM, Castellino P, Aucella F, Abd ES, Provenzano PF, Tripepi G, Catizone L, Zoccali C (2017) Exercise in patients on dialysis: a multicenter, randomized clinical trial. J Am Soc Nephrol 28(4):1259–1268. ASN.2016030378 [pii]. https://doi.org/10.1681/ASN.2016030378

Meyring-Wosten A, Zhang H, Ye X, Fuertinger DH, Chan L, Kappel F, Artemyev M, Ginsberg N, Wang Y, Thijssen S, Kotanko P (2016) Intradialytic hypoxemia and clinical outcomes in patients on hemodialysis. Clin J Am Soc Nephrol 11(4):616–625. CJN.08510815 [pii]. https://doi.org/10.2215/CJN.08510815

Murray AM, Pederson SL, Tupper DE, Hochhalter AK, Miller WA, Li Q, Zaun D, Collins AJ, Kane R, Foley RN (2007) Acute variation in cognitive function in hemodialysis patients: a cohort study with repeated measures. Am J Kidney Dis 50(2):270–278. S0272-6386(07)00837-2 [pii]. https://doi.org/10.1053/j.ajkd.2007.05.010

Nelson PT, Dickson DW, Trojanowski JQ, Jack CR, Boyle PA, Arfanakis K, Rademakers R, Alafuzoff I, Attems J, Brayne C, Coyle-Gilchrist ITS, Chui HC, Fardo DW, Flanagan ME, Halliday G, Hokkanen SRK, Hunter S, Jicha GA, Katsumata Y, Kawas CH, Keene CD, Kovacs GG, Kukull WA, Levey AI, Makkinejad N, Montine TJ, Murayama S, Murray ME, Nag S, Rissman RA, Seeley WW, Sperling RA, White CL III, Yu L, Schneider JA (2019) Limbic-predominant age-related TDP-43 encephalopathy (LATE): consensus working group report. Brain 142(6):1503–1527. 5481202 [pii]. https://doi.org/10.1093/brain/awz099

Pepin M, Ferreira AC, Arici M, Bachman M, Barbieri M, Bumblyte IA, Carriazo S, Delgado P, Garneata L, Giannakou K, Godefroy O, Grodzicki T, Klimkowicz-Mrowiec A, Kurganaite J, Liabeuf S, Mocanu CA, Paolisso G, Spasovski G, Vazelov ES, Viggiano D, Zoccali C, Massy ZA, Wiecek A (2021) Cognitive disorders in patients with chronic kidney disease: specificities of clinical assessment. Nephrol Dial Transplant. 6414898 [pii]. https://doi.org/10.1093/ndt/gfab262

Pommer W, Hoffmann U, Grupp C (2018) Geriatrisches Screening und Assessment bei älteren Patienten mit chronischen Nierenkrankheiten. Nephrologe 11(5):345–349

Rasmussen MK, Mestre H, Nedergaard M (2018) The glymphatic pathway in neurological disorders. Lancet Neurol 17(11):1016–1024. S1474-4422(18)30318-1 [pii]. https://doi.org/10.1016/S1474-4422(18)30318-1

Sedaghat S, Vernooij MW, Loehrer E, Mattace-Raso FU, Hofman A, van der Lugt A, Franco OH, Dehghan A, Ikram MA (2015) Kidney function and cerebral blood flow: the Rotterdam study. J Am Soc Nephrol. ASN.2014111118 [pii]. https://doi.org/10.1681/ASN.2014111118

Viggiano D, Wagner CA, Blankestijn PJ, Bruchfeld A, Fliser D, Fouque D, Frische S, Gesualdo L, Gutierrez E, Goumenos D, Hoorn EJ, Eckardt KU, Knauss S, Konig M, Malyszko J, Massy Z, Nitsch D, Pesce F, Rychlik I, Soler MJ, Spasovski G, Stevens KI, Trepiccione F, Wanner C, Wiecek A, Zoccali C, Unwin R, Capasso G (2020a) Mild cognitive impairment and kidney disease: clinical aspects. Nephrol Dial Transplant 35(1):10–17. 5434148 [pii]. https://doi.org/10.1093/ndt/gfz051

Viggiano D, Wagner CA, Martino G, Nedergaard M, Zoccali C, Unwin R, Capasso G (2020b) Mechanisms of cognitive dysfunction in CKD. Nat Rev Nephrol 16(8):452–469. https://doi.org/10.1038/s41581-020-0266-9

Wang WL, Liang S, Zhu FL, Liu JQ, Wang SY, Chen XM, Cai GY (2019) The prevalence of depression and the association between depression and kidney function and health-related quality of life in elderly patients with chronic kidney disease: a multicenter cross-sectional study. Clin Interv Aging 14:905–913. https://doi.org/10.2147/CIA.S203186. 203186 [pii]

Williamson JD, Pajewski NM, Auchus AP, Bryan RN, Chelune G, Cheung AK, Cleveland ML, Coker LH, Crowe MG, Cushman WC, Cutler JA, Davatzikos C, Desiderio L, Erus G, Fine LJ, Gaussoin SA, Harris D, Hsieh MK, Johnson KC, Kimmel PL, Tamura MK, Launer LJ, Lerner AJ, Lewis CE, Martindale-Adams J, Moy CS, Nasrallah IM, Nichols LO, Oparil S, Ogrocki PK, Rahman M, Rapp SR, Reboussin DM, Rocco MV, Sachs BC, Sink KM, Still CH, Supiano MA, Snyder JK, Wadley VG, Walker J, Weiner DE, Whelton PK, Wilson VM, Woolard N, Wright JT Jr, Wright CB (2019) Effect of intensive vs standard blood pressure control on probable dementia: a randomized clinical trial. JAMA 321(6):553–561. 2723256 [pii]. https://doi.org/10.1001/jama.2018.21442

Yiannopoulou KG, Anastasiou AI, Kyrozis A, Anastasiou IP (2019) Donepezil treatment for Alzheimer's disease in chronic dialysis patients. Case Rep Nephrol Dial 9(3):126–136. https://doi.org/10.1159/000502682; cnd-0009-0126 [pii]

Psychische Erkrankungen

13

Mariel Nöhre und Martina de Zwaan

Inhaltsverzeichnis

13.1 Einleitung

13.1.1 Prävalenz psychischer Erkrankungen

Die psychische Komorbidität bei Patienten mit chronischen körperlichen Erkrankungen ist höher als in der Allgemeinbevölkerung. Chronische Erkrankungen haben häufig einen großen Einfluss auf den Alltag und verlangen den Betroffenen damit ein hohes Maß an Anpassungsfähigkeit ab. Bei Patienten mit Nierenkrankheiten bedeutet das konkret, dass im Sinne der Krankheitsbewältigung das Vorliegen einer lebenslang bestehenden Erkrankung akzeptiert werden muss. Zudem gilt es, einen Umgang mit der Behandlung zu erlernen, die Behandlung in den Alltag zu integrieren und mit im Zusammenhang stehenden, möglicherweise auftretenden Komplikationen und unerwünschten Nebenwirkungen umzugehen. Diese Aspekte beziehen sich nicht ausschließlich auf eine Dialysebehandlung, sondern auch auf medikamentöse Therapien oder Lebensstilveränderungen im Frühstadium der Erkrankung (Goh und Griva 2018). Diese Anforderungen können als belastend und überfordernd erlebt werden. Psychosoziale Belastungsfaktoren stellen Risikofaktoren für das Auftreten psychischer Erkrankungen dar. In der

M. Nöhre (✉)
Klinik für Psychosomatik und Psychotherapie,
Medizinische Hochschule Hannover,
Hannover, Deutschland
e-mail: noehre.mariel@mh-hannover.de

M. de Zwaan
Klinik für Psychosomatik und Psychotherapie
Med. Hochschule Hannover, Hannover, Deutschland
e-mail: dezwaan.martina@mh-hannover.de

© Der/die Autor(en), exklusiv lizenziert an Springer-Verlag GmbH, DE, ein Teil von Springer Nature 2023
U. Hoffmann, W. Pommer (Hrsg.), *Geriatrische Nephrologie*,
https://doi.org/10.1007/978-3-662-65648-8_13

Gruppe der Dialysepatienten finden sich zumeist Studien, die Depressionen und Depressivität untersuchen, wobei Lee et al. (2021) bei Patienten mit chronischem Nierenversagen generell eine erhöhte psychische Komorbidität gefunden haben. Gemäß einem aktuellen Review von King-Wing Ma und Kam-Tao Li (2016) beträgt die Prävalenz von depressiven Erkrankungen bei Dialysepatienten zwischen 22,8 und 39,3 %. Wang et al. (2019) untersuchten Patienten über 60 Jahren mit chronischer Nierenkrankheit. In dieser Studie zeigte sich eine Prävalenz für depressive Erkrankungen von 23 %. In der Patientengruppe mit terminaler Nierenkrankheit lag ein mehr als fünffach erhöhtes Risiko für das Auftreten einer Depression im Vergleich zu Patienten in früheren Stadien (OR = 5,171, p < 0,001) vor. Kop et al. (2011) konnten in ihrer prospektiven Untersuchung zeigen, dass eine Assoziation zwischen erhöhter Depressivität in einer Kohorte von Menschen im Alter von 65 Jahren oder älter mit der Entwicklung einer akuten Nierenschädigung sowie weiterer nephrologischer Komplikationen besteht.

13.1.2 Auswirkungen der psychischen Komorbidität

Verschiedene Studien haben einen Zusammenhang von psychischen Erkrankungen und einer höheren Rate unerwünschter Ereignisse bei Patienten mit chronischer Nierenkrankheit gezeigt (Goh und Griva 2018) (siehe auch Kap. 9). Zu den untersuchten Ereignissen zählen eine höhere Hospitalisierungsrate, wie auch eine erhöhte Sterblichkeit. In dem systematischen Review von Farrokhi et al. (2014) konnte ein statistisch signifikanter Zusammenhang zwischen dem Vorliegen einer Depression bei Dialysepatienten und einer erhöhten Mortalität gezeigt werden.

Bei älteren Dialysepatienten finden sich dazu ebenfalls Studienergebnisse: Kimmel et al. (1998) konnten in ihrer Studie zeigen, dass die Hospitalisierungsrate aufgrund psychischer Erkrankungen bei Patienten mit terminaler Nierenkrankheit in der Altersgruppe ab 65 Jahren deutlich höher war als bei gleichaltrigen Patienten mit zerebrovaskulären Erkrankungen, ischämischen Herzerkrankungen oder Magenulzera.

Bislang nicht ausreichend aufgeklärt ist der Zusammenhang zwischen psychischen Erkrankungen, insbesondere Depressionen, und unerwünschten Ereignissen. Zum einen erscheint ein biologischer Zusammenhang möglich, wobei genetische, aber auch inflammatorische Prozesse eine Rolle spielen könnten (Goh und Griva 2018). Darüber hinaus können sich Depressionen über das Verhalten negativ auf nephrologische Endpunkte auswirken: Symptome der Depression, wie eine Antriebsminderung, können das Einhalten der Therapieempfehlungen erschweren und Non-Adhärenz, sowie Substanzkonsum begünstigen (Gebrie und Ford 2019).

Verschiedene Untersuchungen haben zudem gezeigt, dass sich psychische Erkrankungen negativ auf die Lebensqualität der Betroffenen auswirken können. In den letzten Jahren ist diese als wichtiger Endpunkt in Studien, aber auch in der täglichen Behandlung von Patienten vermehrt in den Fokus gerückt. Insbesondere bei Menschen mit chronischen Erkrankungen sollte das Therapieziel im Erreichen einer möglichst guten Lebensqualität liegen. Diverse Studien haben die Lebensqualität bei Dialysepatienten untersucht und konnten einen Zusammenhang zwischen reduzierter Lebensqualität und dem Vorliegen von Depressionen, sowie Angsterkrankungen zeigen (Cohen et al. 2016; Tian et al. 2021).

13.2 Depression

Eine Depression ist im ICD-System durch verschiedene Diagnosekriterien definiert. Dazu zählen die Hauptsymptome depressive, gedrückte Stimmung, Interessensverlust und Freudlosigkeit, sowie Verminderung des Antriebs mit erhöhter Ermüdbarkeit (oft schon nach geringer Anstrengung) und Aktivitätseinschränkung, von denen mindestens zwei zur Diagnosestellung erfüllt sein müssen. Folgende Zusatzsymptome sind definiert: verminderte Konzentration und Aufmerksamkeit, vermindertes Selbstwertgefühl und Selbstvertrauen, Schuldgefühle und Gefühle von Wertlosigkeit, negative und pessimistische Zukunftsperspektiven, Suizidgedanken, erfolgte Selbstverletzung oder Suizidhandlungen, Schlafstörungen, und verminderter Appetit (Dilling et al. 2016).

Um die Definition einer depressiven Episode zu erfüllen, müssen die Symptome mindestens über den Zeitraum von zwei Wochen an den meisten Tagen vorliegen. Die Anzahl der vorliegenden Symptome gibt Auskunft über den Schweregrad der depressiven Episode.

Häufig kommt es zu einem ungünstigen Zusammenspiel der Symptome der chronischen Nierenkrankheit und assoziierten Begleiterkrankungen (Goh und Griva 2018). So können insbesondere Schlafstörungen, Appetitverlust und Tagesmüdigkeit sowohl durch eine Depression als auch durch die vorliegenden körperlichen Erkrankungen ausgelöst werden. Nicht immer fällt die Unterscheidung zwischen Symptomen der körperlichen Erkrankung und Symptomen der psychischen Erkrankung leicht (siehe auch Kap. 9).

Zudem können Symptome der Nierenkrankheit durch psychische Erkrankungen verstärkt werden: So fallen insbesondere bei komorbid an Depressionen erkrankten, geriatrischen Patienten mit fortgeschrittener oder terminaler Nierenkrankheit kognitive Einschränkungen auf, die nicht nur häufig übersehen werden, sondern in der Folge zu gravierenden Schwierigkeiten in der Alltagsbewältigung und bei der Umsetzung von Therapieregimen führen können (Drew et al. 2019)(vgl auch Kap. 12). Darüber hinaus nimmt unter Dialysebehandlung diese selbst Einfluss auf die Alltagsgestaltung und kann in ihrer Umsetzung eine logistische Herausforderung darstellen. Dies kann auch in der Gruppe der älteren Dialysepatienten, die in der Regel nicht mehr einer regulären Berufstätigkeit nachgehen, dazu führen, dass vormals etablierte (Freizeit-)Aktivitäten im Alltag nicht mehr wie gewohnt durchgeführt werden können und es dadurch zu einem Verlust von haltgebenden Strukturen kommt.

▶ Symptome einer psychischen Erkrankung können im klinischen Alltag leicht übersehen werden und mit Symptomen der Nierenerkrankung verwechselt werden. Eine genaue Exploration ist deshalb dringend erforderlich.

13.3 Ängstlichkeit und Angsterkrankungen

Im ICD-10 existiert eine Vielzahl verschiedener Angsterkrankungen. Unabhängig von spezifischen Angsterkrankungen wurde in den zu diesem Thema durchgeführten Studien bei Patienten mit chronischer Nierenkrankheit insbesondere das Symptom Ängstlichkeit erfasst (Cohen et al. 2016; Goh und Griva 2018). Dieses kann im Zusammenhang mit einer Angsterkrankung stehen, jedoch auch unabhängig davon auftreten. Häufig kommt es in dieser Patientengruppe zum Auftreten krankheitsbezogener Ängste, die sich auf die aktuelle Situation, wie auch ein mögliches Fortschreiten oder Komplikationen der Erkrankung beziehen können. Anders als bei einer Angsterkrankung, bei der unangemessene und in ihrem Ausmaß übertrieben erscheinende Ängste im Fokus stehen, handelt es sich bei krankheitsbezogenen Ängsten häufig um (zumindest in Teilen) realistische und auch angemessene Ängste. Dennoch können auch solche Ängste die Lebensqualität der Betroffenen erheblich beeinträchtigen (Cohen et al. 2016; Goh und Griva 2018). Aus psychosomatischer Sicht ist es wichtig, die in Teilen bestehende Angemessenheit der Ängste zu thematisieren und die Patienten im Umgang damit zu unterstützen. Darüber hinaus kann es mithilfe von Techniken der kognitiven Umstrukturierung gelingen, Angst als angemessenes Warnsignal für die aktuelle Situation zu erleben. Häufig erfahren Betroffene bereits durch den Austausch mit einer anderen Person und die Verbalisierung der Ängste Entlastung.

▶ Neben manifesten Angsterkrankungen kann auch das Symptom Ängstlichkeit bei den Betroffenen einen hohen Leidensdruck erzeugen. Psychotherapeutische Interventionen können dazu beitragen, den Leidensdruck zu reduzieren und einen alternativen Umgang mit der Symptomatik zu erlernen.

13.4 Non-Adhärenz und psychische Komorbidität

Auch wenn Non-Adhärenz weder eine psychische Erkrankung noch das Symptom einer psychischen Erkrankung ist, handelt es sich dabei um ein klinisch relevantes Phänomen, das eng im Zusammenhang mit psychosozialen Aspekten steht. Der Begriff Adhärenz bezeichnet das Ausmaß, zu dem das Verhalten eines Patienten den mit dem Gesundheitspersonal gemeinsam vereinbarten Empfehlungen entspricht (WHO 2003). Erst in den letzten Jahren hat sich dieser Begriff auch im klinischen Alltag durchgesetzt. Er ist an die Stelle des Begriffs Compliance („Therapietreue") getreten, hinter dem sich ein paternalistisches Verständnis der Arzt-Patienten-Beziehung verbirgt, ausgehend davon, dass der Patient eine passive Rolle einnimmt und ausschließlich ärztlichen Anweisungen Folge zu leisten hat (Gray et al. 2002). Adhärenz hingegen impliziert das „shared decision making", die gemeinsame Entscheidungsfindung zwischen Patienten und Behandler, bei dem beide Parteien Verantwortung für das Gelingen der Therapie tragen. Von Non-Adhärenz spricht man, wenn vereinbarte Therapieregimes nicht (vollständig) eingehalten werden, wobei keine allgemeingültige Definition existiert, ab welchem Ausmaß der Abweichung Non-Adhärenz vorliegt.

Im Fokus der Adhärenzforschung liegt häufig die korrekte Einnahme der verordneten Medikation. Bei Patienten mit chronischer Nierenkrankheit sind jedoch noch andere Aspekte von Belang wie die Einhaltung der Ernährungsempfehlungen und Trinkmengenbeschränkungen und – sofern erforderlich – das regelmäßige Erscheinen zu den Hämodialyseterminen bzw. die korrekte Durchführung der Peritonealdialyse. In der Übersichtsarbeit von Gebrie und Ford (2019) betrug die Rate von Non-Adhärenz zu den Ernährungsempfehlungen bei Patienten mit chronischem Nierenversagen im Selbstreport zwischen 41,1 und 98,3 %. Vergleichbare Ergebnisse finden sich auch in anderen Studien und in anderen Patientenkollektiven, wodurch deutlich wird, dass Non-Adhärenz nicht die Ausnahme, sondern die Regel ist.

Viele Studien zeigen, dass Adhärenzverhalten durch diverse Faktoren bestimmt wird. Von der WHO wurden 2003 zur Veranschaulichung der Einflussfaktoren fünf Dimensionen definiert, die Einfluss auf die Adhärenz haben. Dabei handelt es sich um krankheitsbezogene, therapiebezogene, gesundheitssystembedingte, sozioökonomische und patientenbezogene Faktoren (WHO 2003). Jeder Dimension lassen sich verschiedene Inhalte zuordnen. Unter den krankheitsbezogenen Faktoren sind auch psychische Erkrankungen genannt. In dem Review von Gebrie und Ford (2019) zeigte sich in nahezu allen inkludierten Studien eine Assoziation zwischen Depressivität und Non-Adhärenz zu Diätempfehlungen. Auch kognitive Einschränkungen, die bei Dialysepatienten bekanntermaßen häufig auftreten (Drew et al. 2019), können zu (unabsichtlicher) Non-Adhärenz führen. Im klinischen Alltag jedoch wird Non-Adhärenz häufig nicht (frühzeitig) erkannt und kann somit auch nicht angemessen adressiert werden. Um Non-Adhärenz rechtzeitig zu erkennen, wird das routinemäßige Abfragen von Adhärenzschwierigkeiten in der klinischen Routine empfohlen. Bei Auffälligkeiten sollte eine genauere Exploration und weitere Unterstützung zur Verbesserung der Adhärenz eingeleitet werden.

▶ Non-Adhärenz ist die Regel und nicht die Ausnahme! Psychische Erkrankungen können genauso wie viele andere Variablen Einfluss auf das Adhärenzverhalten nehmen.

13.5 Klinisches Management

13.5.1 Diagnostik

Psychische Erkrankungen bei Patienten mit chronischer Nierenfunktionseinschränkung sind sowohl unterdiagnostiziert als auch untertherapiert (Goh und Griva 2018). Dieser Zustand sollte schon wegen der potenziell schwerwiegenden Konsequenzen behoben werden.

Anders als die meisten Menschen befinden sich Patienten an der Hämodialyse mehrfach pro Woche in ärztlicher Behandlung. Auch ältere Patienten mit chronischer Nierenkrankheit in einem weniger fortgeschrittenen Stadium befinden sich zumeist in regelmäßiger ärztlicher Behandlung. Häufig sind die Patienten ihren behandelnden Ärzten gut bekannt, jedoch werden psychische Erkrankungen nicht zwangsläufig als „Blickdiagnose" wahrgenommen. Zum Screening auf depressive Erkrankungen, der häufigsten psychischen Erkrankung wird in der S3-Leitlinie „Unipolare Depression" (2015) der Zwei-Fragen-Test empfohlen:

- „Fühlten Sie sich im letzten Monat häufig niedergeschlagen, traurig oder hoffnungslos?"
- „Hatten Sie im letzten Monat deutlich weniger Lust und Freude an Dingen, die Sie sonst gerne tun?"

Bereits die positive Beantwortung einer Frage kann auf eine Depression hinweisen. Diese Diagnostik ist im Alltag leicht einsetzbar und sollte in regelmäßigen Abständen wiederholt werden. Im Falle eines auffälligen Screenings sollte der Patient zudem nach Suizidalität (Gedanken oder Handlungsabsichten) gefragt werden. Sofern sich Anhalt auf das Vorliegen von akuten suizidalen Gedanken und Handlungsabsichten ergibt, von denen keine ausreichende Distanzierung mehr möglich ist, sollte eine notfallmäßige psychiatrische Vorstellung erfolgen und die Notwendigkeit einer akuten psychiatrischen stationären Behandlung evaluiert werden.

Darüber hinaus sollte bei einem positiven Screening eine weitere diagnostische Einordnung der Symptome erfolgen. Der Goldstandard zur Diagnostik psychischer Erkrankungen besteht in der Durchführung diagnostischer Interviews, wie dem SKID-5 („Strukturiertes Klinisches Interview für DSM-5") oder dem Mini-Dips (Diagnostisches Kurz-Interview bei psychischen Störungen) durch einen geschulten Mental Health Professional (Facharzt für Psychosomatische Medizin und Psychotherapie, Facharzt für Psychiatrie und Psychotherapie, psychologischer Psychotherapeut). Ausgehend von der diagnostischen Einschätzung erfolgt die Festlegung der weiteren Behandlung.

13.5.2 Behandlungsoptionen

Für die Behandlung psychischer Erkrankungen stehen verschiedene Therapieoptionen zur Verfügung. Die Art der Behandlung richtet sich nach dem Bedarf, ausgehend vom Schweregrad der psychischen Erkrankung und den entsprechenden Empfehlungen der jeweiligen Leitlinie. Für viele psychische Erkrankungen liegen aktuelle (S3-) Leitlinien vor, die konkrete Empfehlungen zur Behandlung beinhalten. Häufig bewährt sich ein gestuftes Vorgehen (Stepped Care Approach).

Bei Patienten mit leicht ausgeprägten Beschwerden, beispielsweise beim Vorliegen einer leichten depressiven Episode, können bereits wenige Gespräche im Rahmen der psychosomatischen Grundversorgung ausreichend sein. Die Betroffenen profitieren häufig von der Informationsvermittlung zu den psychischen Beschwerden, die dazu beitragen kann, dass die Einordnung der erlebten Symptome besser gelingen kann.

Bei stärker ausgeprägten Beschwerden (z.B. einer mittelgradigen depressiven Episode) sollte eine ambulante Richtlinienpsychotherapie durchgeführt werden. Auch für ältere Patienten liegt dazu wissenschaftliche Evidenz vor, auch wenn die Autoren der Leitlinie hervorheben, dass bei diesen Patienten Faktoren wie eine eingeschränkte Mobilität und eine belastende somatische Grunderkrankung den Zugang zur Behandlung erschweren können (S3-Leitlinie Depression). In einem Cochrane Review aus dem Jahr 2019 (Natale et al. 2019) konnte gezeigt werden, dass Dialysepatienten mit Depressionen unter anderem von kognitiver Verhaltenstherapie profitieren. Bezüglich verschiedener anderer Behandlungsverfahren war die Studienlage uneinheitlich. Im Falle eines unzureichenden Ansprechens auf eine ambulante psychotherapeutische Behandlung kann auch eine tagesklinische oder eine stationäre psychosomatische oder psychiatrische Behandlung erwogen werden.

Menschen mit psychischen Erkrankungen wurden lange Zeit gesellschaftlich stigmatisiert. Dies hält sich auch heute noch in Teilen der Gesellschaft. Eine daraus resultierende Angst vor Stigmatisierung hindert nach wie vor insbesondere ältere Patienten daran, eine psychotherapeutische, psychosomatische oder psychiatrische Behandlung in Anspruch zu nehmen, auch wenn diese indiziert ist (Aydin und Fritsch 2015). Der Aufbau einer Behandlungsmotivation im Rahmen der nephrologischen Betreuung ist in solchen Fällen sehr hilfreich und erleichtert den Betroffenen den Zugang zur Behandlung.

Zudem besteht bei dem Vorliegen einer manifesten psychischen Erkrankung auch die Möglichkeit einer psychopharmakologischen Behandlung. Bei der Auswahl des geeigneten Präparats ist insbesondere auf die Symptomatik, das Nebenwirkungsspektrum, mögliche Interaktionen mit anderen bereits verordneten Medikamenten, sowie bestehende Kontraindikationen durch die Nierenerkrankung oder Begleiterkrankungen zu achten.

Bei Patienten mit fortgeschrittener oder terminaler Nierenerkrankung erscheint besonders der selektive Serotoninwiederaufnahmehemmer (SSRI) Sertralin geeignet, das bereits in verschiedenen Studien evaluiert wurde (Review von Gregg und Hedayati 2020). Die Autoren kommen zu dem Schluss, dass ein Therapieversuch erwogen werden kann unter einer engmaschigen Überprüfung von Wirksamkeit und Verträglichkeit. Es sollte mit niedrigen Einstiegsdosen begonnen werden und eine engmaschige Labor- und EKG-Kontrolle erfolgen. Auch der Einsatz alternativer Präparate wie Mirtazapin, ein noradrenerges und spezifisch serotonerges Antidepressivum, kann erwogen werden. Insbesondere sollte der Einsatz einer psychopharmakologischen Medikation erwogen werden, wenn keine psychotherapeutischen Behandlungsangebote verfügbar sind oder das Ausmaß der Beschwerden eine begleitende psychopharmakologische Behandlung erforderlich macht, zum Beispiel im Fall einer schweren depressiven Episode.

▶ Die Behandlung richtet sich nach dem Schweregrad der psychischen Erkrankung. Aufgrund der Komplexität der Situation sollten die Patienten in einem multidisziplinären Behandlungsteam betreut werden

13.6   Fazit für die Praxis

- Psychische Erkrankungen sind häufig bei Patienten mit chronischen Nierenerkrankungen und können die Lebensqualität, die Alltags-

gestaltung und die Therapieadhärenz beeinträchtigen.
- Häufig werden Symptome einer psychischen Erkrankung nicht unmittelbar als solche erkannt und als Ausdruck der körperlichen Erkrankung fehlinterpretiert.
- Vor diesem Hintergrund erscheint in dieser Patientengruppe ein regelmäßiges Screening auf psychische Belastungen sinnvoll.
- Bei auffälligem Screening ist die Durchführung einer weiterführenden Diagnostik und nach Diagnosestellung die Einleitung einer angemessenen Behandlung erforderlich.

Literatur

Aydin N, Fritsch K (2015) Stigma und Stigmatisierung von psychischen Krankheiten. Psychotherapeut 60:245–257

Cohen SD, Cukor D, Kimmel PL (2016) Anxiety in patients treated with hemodialysis. Clin J Am Soc Nephrol 11:2250–2255. https://doi.org/10.2215/CJN.02590316

DGPPN, BÄK, KBV, AWMF (Hrsg.) für die Leitliniengruppe Unipolare Depression (2015) S3-Leitlinie/Nationale VersorgungsLeitlinie Unipolare Depression – Langfassung, 2. Aufl. https://doi.org/10.6101/AZQ/000364

Dilling H, Freyberger H, Cooper JE et al (2016). Taschenführer zur ICD-10-Klassifikation psychischer Störungen (8., überarbeitete Auflage unter Berücksichtigung der Änderungen gemäß ICD-10-GM (German Modification). Hogrefe

Drew DA, Weiner DE, Sarnak MJ (2019) Cognitive Impairment in CKD: Pathophysiology, management, and prevention. Am J Kidney Dis 74:782–790. https://doi.org/10.1053/j.ajkd.2019.05.017

Farrokhi F, Abedi N, Beyene J et al (2014) Association between depression and mortality in patients receiving long-term dialysis: a systematic review and meta-analysis. Am J Kidney Dis 63:623–635. https://doi.org/10.1053/j.ajkd.2013.08.024

Gebrie MH, Ford J (2019) Depressive symptoms and dietary non-adherence among end stage renal disease patients undergoing hemodialysis therapy: systematic review. BMC Nephrol 20:429. https://doi.org/10.1186/s12882-019-1622-5

Goh ZS, Griva K (2018) Anxiety and depression in patients with end-stage renal disease: impact and management challenges – a narrative review. Int J Nephrol Renov Dis 11:93–102. https://doi.org/10.2147/IJNRD.S126615

Gray R, Wykes T, Gournay K (2002) From compliance to concordance: a review of the literature on interventions to enhance compliance with antipsychotic medication. J Psychiatr Ment Health Nurs 9:277–284. https://doi.org/10.1046/j.1365-2850.2002.00474.x

Gregg LP, Hedayati SS (2020) Pharmacologic and psychological interventions for depression treatment in patients with kidney disease. Curr Opin Nephrol Hypertens 29:457–464. https://doi.org/10.1097/MNH.0000000000000629

Kimmel PL, Thamer M, Richard CM et al (1998) Psychiatric illness in patients with end-stage renal disease. Am J Med 105:214–221. https://doi.org/10.1016/s0002-9343(98)00245-9

King-Wing Ma T, Kam-Tao Li P (2016) Depression in dialysis patients. Nephrology (Carlton) 21:639–646. https://doi.org/10.1111/nep.12742

Kop WJ, Seliger SL, Fink JC et al (2011) Longitudinal association of depressive symptoms with rapid kidney function decline and adverse clinical renal disease outcomes. Clin J Am Soc Nephrol 6:834–844. https://doi.org/10.2215/CJN.03840510

Lee MJ, Lee E, Park B et al (2021) Mental illness in patients with end-stage kidney disease in South Korea: a nationwide cohort study. Kidney Res Clin Pract. https://doi.org/10.23876/j.krcp.21.047

Natale P, Palmer SC, Ruospo M et al (2019) Psychosocial interventions for preventing and treating depression in dialysis patients. Cochrane Database Syst Rev 12:CD004542. https://doi.org/10.1002/14651858.CD004542.pub3

Tian N, Chen N, Li PK (2021) Depression in dialysis. Curr Opin Nephrol Hypertens 30:600–612. https://doi.org/10.1097/MNH.0000000000000741

Wang WL, Liang S, Zhu FL et al (2019) The prevalence of depression and the association between depression and kidney function and health-related quality of life in elderly patients with chronic kidney disease: a multicenter cross-sectional study. Clin Interv Aging 14:905–913. https://doi.org/10.2147/CIA.S203186

World Health Organization (2003) Adherence to long-term therapies: evidence for action. http://www.who.int/chp/knowledge/publications/adherence_report/en/. Zugegriffen am 14.01.2022

Chronisches Schmerzsyndrom und Schmerztherapie

14

Katrin Singler und Markus Gosch

Inhaltsverzeichnis

14.1 Einleitung

14.1.1 Definition

In der Literatur finden sich verschiedene zeitliche Definitionen des chronischen Schmerzes. Allen gemeinsam ist, dass es sich bei chronischen Schmerzen um Schmerzen handelt, die die natürliche Zeit des Heilungsprozesses (>3 Monate) überdauern. Dabei ist weder zwingend eine Ursache des Schmerzes zu identifizieren, noch ist ein nachgewiesener Gewebeschaden erforderlich. Bei der Entstehung chronischer Schmerzen haben neben biologischen (körperlichen) immer auch psychische und soziale Faktoren einen Einfluss. Man spricht daher vom bio-psychosozialen Modell chronischer Schmerzen, das bei chronischen Schmerzen sowohl in die Ursachenabklärung wie auch in das Therapiemanagement einbezogen werden muss. Chronische Schmerzen im Alter sind ein geriatrisches Syndrom, bei dessen Diagnostik und Therapie ähnlich wie bei anderen geriatrischen Syndromen neben altersphysiologischen Besonderheiten auch Komorbiditäten, die oftmals bestehende Polypharmakotherapie sowie funktionelle und kognitive Besonderheiten zu berücksichtigen sind.

K. Singler (✉)
Klinik für Innere Medizin 2, Schwerpunkt Geriatrie, Klinikum Nürnberg, Paracelsus Medizinische Privatuniversität, Nürnberg, Deutschland

Institut für Biomedizin des Alterns, Friedrich-Alexander-Universität Erlangen-Nürnberg, Nürnberg, Deutschland
e-mail: katrin.singler@klinikum-nuernberg.de

M. Gosch
Klinik für Innere Medizin 2, Schwerpunkt Geriatrie, Klinikum Nürnberg, Paracelsus Medizinische Privatuniversität, Nürnberg, Deutschland
e-mail: markus.gosch@klinikum-nuernberg.de

Tab. 14.1 Schmerzursachen bei Patienten mit CKD

Häufige Schmerzursachen	
Schmerzart	Beispiele
muskuloskelettal	Coxarthrose, Gonarthrose
mixed-Pain (somatisch + neuropathische Schmerzanteile)	degenerative Wirbelsäulenbeschwerden (oft HWS, LWS)
neuropathisch	diabetische Polyneuropathie, Post-Zoster Neuralgie, iatrogen verursacht (z. B. durch operativen Eingriff, Chemotherapie)
Seltenere Schmerzursachen	
Schmerzen am Shuntarm	
Schmerzen im Rahmen einer autosomal-dominanten polyzystischen Nierenerkrankung (ADPKD)	
Knochen-/Gelenkschmerzen bei renaler Osteopathie (Osteomalazie, Osteodystrophia fibrosa generalisata)	

14.1.2 Schmerzen bei Patienten mit CKD

Schmerzen bei Patienten mit CKD sind häufig.

▶ Circa 50 % aller Patienten mit fortgeschrittener CKD berichten unabhängig von der Behandlung der Nierenerkrankung über moderate bis starke Schmerzen (Davison et al. 2014).

Meist sind es die Komorbiditäten geriatrischer nephrologischer Patienten, die mit chronischen Schmerzen einhergehen (Tab. 14.1).

Chronische Schmerzen sind ein Risikofaktor für einen beschleunigten kognitiven Abbau und ein vorzeitiges Versterben. Kognitive Einschränkungen wiederum stellen besondere Herausforderungen für das Schmerzassessment und das weiterführende Therapiemanagement dar.

Bei Dialysepatienten können unkontrollierte Schmerzzustände zu Dialyseabbrüchen führen (Weisbord et al. 2014).

14.2 Schmerzassessment

14.2.1 Die geriatrische Schmerzanamnese

Chronische Schmerzen sind mehr als eine sensorische Empfindung. Zusätzliche Faktoren, wie die emotionale Reaktion auf den Schmerz, die Einstellung gegenüber den Schmerzen, das reaktive Verhaltensmuster sowohl der betroffenen Person, als auch des sozialen Umfelds modulieren das Schmerzempfinden. So umfasst ein strukturiertes Assessment chronischer Schmerzen weitaus mehr Komponenten als eine alleinige Erhebung der Schmerzdauer, -qualität und -intensität. Ein Assessment der Schmerzauswirkungen auf die Funktionalität, die Stimmungslage, das Alltagsleben (Berufsleben), das Schlafverhalten, die soziale Teilhabe und die Lebensqualität der Betroffenen sollten fester Bestandteil des Aufnahmebefundes sein. Bisherige Therapien (medikamentös und nicht-medikamentös), deren Therapieerfolg und bestehende Komorbiditäten sind ebenfalls in das weitere Therapiemanagement einzubeziehen.

▶ Die Durchführung eines geriatrischen Basisassessments zur Erfassung von Defiziten und Ressourcen der Patienten liefert wertvolle Informationen für die weitere Therapieplanung.

Zu Beginn der Behandlung werden die Wünsche, Erwartungen und Behandlungsziele der Patienten erfragt. Hierdurch kann der therapeutische Ansatz individuell angepasst, unrealistische Ziele identifiziert und die Wahrscheinlichkeit einer erfolgreichen Behandlung erhöht werden.

Prinzipiell ist eine persönliche Befragung der betroffenen Person anzustreben. Allerdings kann, insbesondere bei Personen mit kognitiven Einschränkungen, zum Beispiel im Rahmen einer Demenzerkrankung, eine Fremdanamnese durch Familienangehörige, eine Bezugsperson oder eine Pflegekraft hilfreich sein (Tab. 14.2).

14.2.2 Schmerzskalen zur Selbst- und Fremdeinschätzung

Prinzipiell sollte, wann immer möglich eine Selbsteinschätzung der Schmerzen erfolgen. Ist dies aufgrund fortgeschrittener kognitiver Beeinträchtigung nicht mehr möglich, kann auf Fremdbeobachtungsinstrumente zurückgegriffen werden (Tab. 14.3).

Tab. 14.2 Fragen an Bezugspersonen von kognitiv eingeschränkten Schmerzpatienten

Wie äußern sich die Schmerzen?
Wie häufig treten die Schmerzen auf, wie lange dauern sie an?
Macht die betroffene Person konkrete Angaben zur Lokalisation des Schmerzes?
Gibt es eine Korrelation zu bestimmten Tätigkeiten wie z. B. bestimmte Bewegungen, Nahrungsaufnahme?
Wie schläft der Patient?
Wie stark beeinflussen die Schmerzen den normalen Tagesablauf sowohl der betroffenen Person als auch der Bezugsperson?
Wie beeinflussen die Schmerzen die Stimmungslage des Patienten (traurig, aggressiv etc.), den Antrieb und die sozialen Beziehungen?
Gibt es Faktoren, die die Schmerzen lindern oder verstärken?
Welche Maßnahmen haben bisher geholfen?

Tab. 14.3 Beispiele für Selbsteinschätzungs- und Fremdbeobachtungsinstrumente

Instrumente zur Selbsteinschätzung:	
Erhebung des Vorhandenseins von Schmerzen und deren Intensität	
Numerische Ratingskala	Können auch bei Patienten mit Demenz (leicht-mittelgradig) aussagekräftig eingesetzt werden.
Verbale Ratingskala	
Umfangreichere Erfassung chronischer Schmerzen	
Brief Pain Inventory-short form (BPI) (Radbruch et al. 1999)	Selbsteinschätzung der Schmerzintensität, bisherige Therapien/ Therapieerfolge, schmerzbedingte Beeinträchtigungen https://www.drk-schmerz-zentrum.de/mz/06_downloads/6-2_ aerzte.php
Geriatric Pain Measure (Ferrell et al. 2000)	
Instrumente zur Fremdbeobachtung:	
Beurteilung von Schmerzen bei Demenz (BESD)	Beurteilung nach zweiminütiger Beobachtungsphase
Schmerzassessment bei alten Menschen mit Demenz (BISAD)	
„Pain Assessment in Impaired Cognition" (PAIC-15)	International konsentiert https://paic15.com inkl. E-Training

14.2.3 Red flags in der Schmerzanamnese

Oft bestehen chronische Schmerzsyndrome seit vielen Jahren und werden von den Betroffenen als unvermeidlicher Teil des physiologischen Alterungsprozesses wahrgenommen. Umso wichtiger ist eine Abklärung, insbesondere dann, wenn neue Schmerzen auftreten beziehungsweise sich Schmerzintensität und/oder -qualität verändert haben.

Neben der Schmerzanamnese gehört hierzu die körperliche Untersuchung mit besonderem Fokus auf das muskuloskelettale und neurologische System. Häufig auftretende Komorbiditäten bei CKD, wie zum Beispiel ein langjähriger Diabetes mellitus, Osteoporose oder maligne Vorerkrankungen gilt es ebenso zu berücksichtigen wie geriatrische Syndrome, zum Beispiel Depression, Sarkopenie oder Demenz.

Besonders Warnhinweise für einen dringenden Handlungsbedarf, sogenannte „red flags", müssen beachtet werden:

- Zunahme der Schmerzen bei maligner Grunderkrankung in der Eigenanamnese
- Paresen
- Sensibilitätsstörungen
- Hinweise/Risikofaktoren für eine infektiöse Schmerzursache (Fieber, erhöhte Entzündungsparameter, Einnahme einer immunsuppressiven Therapie)
- Delir
- ungewollter Gewichtsverlust
- rasch progrediente Abnahme der Mobilität/ Verrichtung von Alltagsaktivitäten

In diesen Fällen sollten auch bildgebende diagnostische Verfahren unter Beachtung der Nierenfunktion eingesetzt werden.

▶ Gerade bei chronischen Schmerzen besteht allerdings die Gefahr, die Patienten durch intensive Bildgebung auf eine alleinige somatische Schmerzursache zu fixieren und bestehende Ängste zu verstärken.

Oft ergeben sich Zufallsbefunde, die nicht zur Abklärung der Schmerzen beitragen, allerdings weitere diagnostische Maßnahmen nach sich ziehen (Dansie und Turk 2013). Hier gilt es unnötige Diagnostik zu vermeiden und nur bei Auftreten einer konkreten therapierelevanten Fragestellung durchzuführen. Da häufig auch von Seiten der Patienten ein großer Wunsch nach bildgebenden Maßnahmen besteht, sind Nutzen und Risiken auch mit den Betroffenen zu erörtern.

14.3 Schmerztherapie

14.3.1 Nicht-medikamentöse Schmerztherapie

▶ Das bio-psychosoziale Modell muss auch in das Therapiemanagement chronischer Schmerzpatienten mit einbezogen werden.

Nicht-medikamentöse Maßnahmen zur Schmerzlinderung und Steigerung des Wohlbefindens haben gerade bei CKD-Patienten mit Multimorbidität einen großen Stellenwert. Auch wenn eine medikamentöse Schmerztherapie häufig erforderlich ist, sollte diese, wann immer möglich, von nicht-medikamentösen Maßnahmen begleitet und im Kontext einer multimodalen Schmerztherapie eingesetzt werden (Tab. 14.4).

14.3.2 Medikamentöse Schmerztherapie

Geriatrische Patienten sind in Studien zu Therapieoptionen bei chronischen Schmerzen oft unterrepräsentiert, was dazu führt, dass der Therapieeffekt und mögliche Einflüsse weiterer eingenommener Medikamente auf die Wirkung von Schmerzmitteln in dieser Patientengruppe weitgehend unerforscht sind. Somit gilt es, bei Einsatz jeglicher neuer Medikation bzw. Dosissteigerung eine sorgfältige individuelle Nutzen-Risiken-Abwägung durchzuführen. Die initiale Dosierung wie auch die Geschwindigkeit der Dosissteigerung hängen hierbei sowohl vom Setting (ambulant/ stationär), als auch von der Schmerzstärke ab.

Gerade bei der Verordnung einer medikamentösen Schmerztherapie – insbesondere bei Opioiden – bestehen oft von Seiten der Patienten

Tab. 14.4 Beispiele für Maßnahmen der nicht-medikamentösen Schmerztherapie

Beispiele nicht medikamentöser Schmerztherapie	Anwendungsbeispiele
Physiotherapie	Verbesserung der Bewegungskontrolle, Gangtraining, Steigerung von Kraft/ Ausdauer, Reduktion des Angst-/Vermeidungsverhalten
Ergotherapie	Verbesserung der Partizipation im Alltag, Hilfsmittelberatung
Massagen	Muskuläre Detonisierung, Lymphdrainage
Akupunktur	Rückenschmerzen
Elektrotherapie	Muskuläre Kräftigung, Förderung der Durchblutung, Steigerung der körpereigenen Schmerzhemmung (TENS), transdermale Medikamentenapplikation (Iontophorese)
Künstlerische Therapien	Stärkung der Selbstwirksamkeit, Entspannung
Psychotherapeutische Verfahren	Patientenedukation bezüglich chronischer Schmerzen, Depressionsbehandlung, Entspannungstechniken
Soziale Beratung	Pflegeeinstufung, Vermittlung sozialer Angebote, Hilfsdienste, Beratung zu rehabilitativen Maßnahmen etc.

TENS= Transkutane elektrische Nervenstimulation

oder betreuenden Personen offene Fragen. Durch eine behutsame Aufklärung hinsichtlich Therapieziel, möglicher unerwünschter Nebenwirkungen und dem direkten Ansprechen etwaiger Unsicherheiten kann die Adhärenz der Patienten gesteigert werden.

14.3.3 Nicht-Opioidanalgetika

Bei Erkrankungen, bei denen eine antiphlogistische Therapie indiziert ist, kann oftmals alternativ kurzzeitig ein niedrig-dosiertes Glukokortikoid angewendet werden (Tab. 14.5).

14.3.4 Opioid- Analgetika

Insbesondere Opioide der Stufe 3 haben bei chronischen starken Schmerzen geriatrischer Patienten einen festen Stellenwert. Bei eingeschränkter Nierenfunktion sollte sich die Opioid-Dosierung an der klinischen Wirkung und nicht an Laborwerten orientieren.

Tab. 14.5 Empfehlungen für den Einsatz von Nicht-Opioidanalgetika bei CKD-Patienten

Wirkstoff p.o.	Startdosis bei CKD	Renale Elimination Tageshöchstdosis bei eGFR < 15 ml/min	Dialysierbarkeit / Besonderheit
Paracetamol/ Acetaminophen	500–1000 mg	Geringe renale Elimination, ab GFR≤ 30 ml/min Dosisreduktion und Dosisintervall von min. 6 h empfohlen Tageshöchstdosis: 4 g • Reduktion auf 3 g bei Alkoholabusus, Leberinsuffizienz • Reduktion auf 1,5 g unter Cumarintherapie • Kontraindikation bei Leberinsuffizienz	In geringem Umfang dialysabel, dadurch leichte Wirkungsabschwächung bei Hämodialysepatienten **ab 2 g:** gastrointestinales Blutungsrisiko um Faktor 3,6 erhöht
Metamizol/ Novaminsulfon	500–1000 mg	Keine Dosisanpassung bei kurzfristiger Gabe bei CKD Tageshöchstdosis: 4 g • Reduktion auf 2–3 g bei längerfristiger Gabe	In geringem Umfang dialysabel, dadurch leichte Wirkungsabschwächung bei Hämodialysepatienten

Nichtsteroidale Antirheumatika (NSAR), inklusive COX-2-Inhibitoren
eGFR ≥ 30 ml/min: Allgemein sollte die Anwendung nicht länger als 5 Tage erfolgen. In Einzelfällen kann unter engmaschigem Monitoring (Blutdruck, Elektrolyte, GFR) eine längerfristige Gabe erfolgen.
eGFR 15–29 ml/min: Individueller kurzzeitiger Einsatz (< 5 Tage) unter engmaschigem Monitoring möglich (Ausnahme: Kontraindiziert bei Hyperkaliämie)
eGFR < 15 ml/min: Anwendung nur ggf. im Rahmen palliativer Symptomlinderung; bei CKD Stadium 5D und Anurie: Je nach Verträglichkeit

Ibuprofen	400 mg	Tageshöchstdosis: 800–3200 mg GFR >30 ml/min: keine Dosisanpassung erforderlich	Nicht relevant dialysierbar
Diclofenac ret Kps	75 mg	Tageshöchstdosis: 75–150 mg GFR >30 ml/min: keine Dosisanpassung erforderlich	
Celecoxib	100 mg	Tageshöchstdosis: 200–400 mg	

Generell sind bei hochgradig eingeschränkter Nierenfunktion Hydromorphon, Buprenorphin oder Fentanyl am geeignetsten (Mallappallil et al. 2017). Aufgrund der Polypharmakotherapie vieler geriatrischer Patienten mit CKD sollten allerdings Opioide ohne klinisch relevante Interaktionen wie zum Beispiel Hydromorphon, Tapentadol und Tilidin bevorzugt werden (Tab. 14.6).

Grundsätzlich sollte zu Beginn einer Therapie mit einem stark wirksamen Opioid ein Antiemetikum (z. B. Metoclopramid) verschrieben werden. Die Gabe eines Laxans hingegen sollte aufgrund der opioidbedingten Obstipation dauerhaft erfolgen (Ausnahme Wirkstoffkombination Oxycodon/Naloxon). Häufige weitere UAW ist neben einer möglichen Sedierung und Atemdepression der häufig auftretende Harnverhalt. Zudem erhöhen Opioide bei geriatrischen Patienten das Delirisiko (Clegg und Young 2011). Der Einfluss von Opioiden auf das Sturzrisiko wird kontrovers beurteilt und ist wahrscheinlich, wie viele der genannten UAW, zu Beginn der Therapie bzw. bei Dosisumstellungen am höchsten (Söderberg et al. 2013).

14.3.5 Koanalgetika

▶ Da bei CKD-Patienten mitunter häufig neuropathische Schmerzen bzw. Schmerzen im Sinne eines Mixed-pain-Syndroms (nozizeptiv-neuropathisch) bestehen, die nur bedingt auf Opioidanalgetika ansprechen, ist der Einsatz von Koanalgetika häufig sinnvoll.

Auch sind chronische Schmerzen oftmals durch Angst oder eine depressive Stimmungslage moduliert. Hier kann der Einsatz einer antidepressiven Ko-Medikation hilfreich sein (Tab. 14.7).

14.4 Fazit für die Praxis

- Gerade bei CKD-Patienten haben chronische Schmerzen im Alter häufig Auswirkungen auf Mobilität, Funktionalität im Alltag, Emotion, Kognition und soziale Teilhabe. Ein geriatrisches Assessment ist daher in die Abklärung und Therapieplanung chronischer Schmerzen einzubeziehen.
- Numerische oder verbale Ratingskala zur Selbsteinschätzung eignen sich zur Beurteilung der Schmerzintensität auch bei kognitiv eingeschränkten Patienten. Zur umfangreicheren Erfassung von chronischen Schmerzen eignet sich ein standardisierter Fragebogen (Brief Pain Inventory-short form (BPI).
- Warnhinweise für einen dringenden Handlungsbedarf sind die sogenannten „red flags" (Zunahme der Schmerzen bei maligner Grunderkrankung, Paresen, Hinweise für eine infektiöse Schmerzursache, Delir).
- Nicht-medikamentöse Therapien zur Schmerzlinderung und Steigerung des Wohlbefindens, wie zum Beispiel Physiotherapie, Ergotherapie etc. haben gerade bei geriatrischen Patienten einen großen Stellenwert.
- Für die Verordnung von Opioiden und Nicht-Opioidanalgetika bei geriatrischen Patienten mit Nierenkrankheit gilt es, die Besonderheiten in der Dosierung und die Interaktionen zu berücksichtigen.

Tab. 14.6 Übersicht über Opioidanalgetika und deren Besonderheiten bei CKD, alphabetisch geordnet

Wirkstoffe p.o./t.d.	Startdosis bei CKD	Renale Elimination Tageshöchstdosis bei eGFR < 15 ml/min	Dialysierbarkeit / Besonderheit
Buprenorphin transdermal	35 µg/h (Wechsel alle 4 Tage)	Keine renale Elimination, daher keine Dosisanpassung Tageshöchstdosis: individuelle Titration	Nicht dialysierbar
Fentanyl transdermal	12 µg/h (Wechsel alle 3 Tage)	Geringe renale Elimination Tageshöchstdosis: individuelle Titration in 12,5–25 µg-Schritten	Nicht relevant dialysierbar
Hydromorphon	1,3–2 mg	Keine aktiven Metaboliten, keine renale Elimination Tageshöchstdosis: individuelle Titration in 2–4 mg Schritten, Applikation alle 12 Stunden	Teilweise dialysierbar sehr gut steuerbar
Morphin	5–10 mg	Renale Elimination, Akkumulation teils aktiver Metabolite (Morphin-6-Glucuronid (M6G) und Morphin-3-Glucuronid (M3G)) GFR < 50 ml/min: Dosisreduktion auf 75 % GFR < 10 ml/min: Dosisreduktion auf 50 % Tageshöchstdosis: individuelle Titration in 10 mg Schritten, max. 100 mg 1-0-1	M3G dialysierbar, M6G nicht dialysierbar Prolongierter Einsatz von Morphin bei CKD-Patienten möglichst vermeiden
Tapentadol	50 mg	Bei schwerer Niereninsuffizienz aufgrund fehlender Datenlage nicht empfohlen, bei leicht- bis mittelgradiger Einschränkung, keine GFR-Anpassung nötig. Tageshöchstdosis: 600 mg	Nicht dialysierbar Einsatz bei neuropathischen /gemischten Schmerzen
Tilidin	50 mg	Keine Dosisanpassung bei eingeschränkter Nierenfunktion notwendig Tageshöchstdosis: 600 mg	Nicht relevant dialysierbar (<1 %)
Tramadol	50 mg	Renale Elimination, ggf. Verlängerung Dosisintervall bei CKD Tageshöchstdosis: 400 mg, bei Dialysepatienten max. 200 mg	In geringem Umfang dialysierbar Hemmung der Plättchenaggregation Hypoglykämierisiko↑ Hyponatriämierisiko↑
Oxycodon	5 mg	Renale Elimination Bei CKD: Reduktion der Anfangsdosis um 50 % Tageshöchstdosis: individuelle Titration in 5–10 mg Schritten	In geringem Umfang dialysierbar

Tab. 14.7 Beispiele häufig angewandter Koanalgetika

Wirkstoffe	Startdosis bei CKD	Renale Elimination Tageshöchstdosis bei CKD	Dialysierbarkeit / Besonderheit
Antikonvulsiva			
Gabapentin	GFR ≥ 80 ml/min 300 mg alle 8 h GFR 50–79 ml/min 200 mg alle 8 h GFR 30–49 ml/min 200 mg alle 12 h GFR 15–29 ml/min 150 mg alle 24 h oder 300 mg alle 48 h GFR 7,5–14 ml/min 200 mg alle 48 h GFR <7,5 ml/min 100 mg alle 48 h	Vollständige renale Elimination,Gabapentin wird unverändert über den Urin ausgeschieden GFR ≥80 ml/min 1200 mg alle 8 h GFR 50–79 ml/min 600 mg alle 8 h GFR 30–49 ml/min 400 mg alle 12 h GFR 15–29 ml/min 600 mg alle 24 h GFR 7,5–14 ml/min 300 mg alle 24 h GFR <7,5 ml/min 300 mg alle 48 h	dialysierbar **HD-Patient:** initial 200 mg, im Verlauf max. 300 mg Gabe immer nach Dialyse
Pregabalin	25 mg	Vollständige renale Elimination GFR ≥60 ml/min: 300 mg alle 12 h, GFR 30–60 ml/min:max 150 mg alle 12 h GFR 15–30 ml/min: max. 75 mg alle 12 h GFR <15 ml/min: max. 75 mg/24 h	dialysierbar Am Dialysetag nach Dialyse zusätzlich 100 mg. **Hämodialyse:** 50 % Pregabalindosis werden in 4 Stunden eliminiert
Carbamazepin	200 mg am Abend	Hepatische Verstoffwechslung, renale Elimination von ca. 72 % der Metaboliten 1200 mg	Teilweise dialysierbar Bei Intoxikationen HD zur Elimination möglich Indikation bei Trigemiusneuralgie
Antidepressiva			
Duloxetin	30 mg	Ausgeprägte Metabolisierung, hauptsächliche renale Elimination 60 mg **Kontraindiziert** bei GFR <30 ml/min	Nicht dialysierbar Indikation bei diabetischer PNP
Mirtazapin	15 mg	Ausgeprägte Metabolisierung, hauptsächliche renale Elimination 45 mg GFR <40 ml/min → Dosisreduktion erwägen GFR <10 ml/min→ Dosisreduktion auf 50 %	Nicht dialysierbar
Venlafaxin	37,5 mg	Ausgeprägte Metabolisierung, hauptsächliche renale Elimination Tageshöchstdosis: 225 mg GFR < 30 ml/min → Dosisreduktion auf 50 %	Nicht dialysierbar
Amitryptilin	25 mg	Aufgrund der stark anticholinergen Wirkung sollte Amitryptilin bei geriatrischen CKD-Patienten nicht angewendet werden. Tageshöchstdosis: 150–300 mg	Nicht dialysierbar

Literatur

Clegg A, Young JB (2011) Which medications to avoid in people at risk of delirium: a systematic review. Age Ageing 40(1):23–29. https://doi.org/10.1093/ageing/afq140. Epub 2010 Nov 9. PMID: 21068014

Dansie EJ, Turk DC (2013) Assessment of patients with chronic pain. Br J Anaesth 111(1):19–25. https://doi.org/10.1093/bja/aet124. PMID: 23794641; PMCID: PMC3841375

Davison SN, Koncicki H, Brennan F (2014) Pain in chronic kidney disease: a scoping review. Semin Dial 27:188–204

Ferrell BA, Stein WM, Beck JC (2000) The geriatric pain measure: validity, reliability and factor analysis. J Am Geriatr Soc 48(12):1669–1673. https://doi.org/10.1111/j.1532-5415.2000.tb03881.x. PMID: 11129760

Ibáñez L, Vidal X, Ballarín E, Laporte JR (2005) Agranulocytosis associated with dipyrone (metamizol). Eur J Clin Pharmacol 60(11):821–829. https://doi.org/10.1007/s00228-004-0836-y. Epub 2004 Dec 3. PMID: 15580488

Mallappallil M, Sabu J, Friedman EA, Salifu M (2017) What do we know about opioids and the kidney? Int J Mol Sci 18(1):223. https://doi.org/10.3390/ijms18010223. PMID: 28117754; PMCID: PMC5297852

Radbruch L, Loick G, Kiencke P, Lindena G, Sabatowski R, Grond S, Lehmann KA, Cleeland CS (1999) Validation of the German version of the Brief Pain Inventory. J Pain Symptom Manag 18(3):180–187. https://doi.org/10.1016/s0885-3924(99)00064-0. PMID: 10517039

Söderberg KC, Laflamme L, Möller J (2013) Newly initiated opioid treatment and the risk of fall-related injuries. A nationwide, register-based, case-crossover study in Sweden. CNS Drugs 27(2):155–161. https://doi.org/10.1007/s40263-013-0038-1. PMID: 23345030

Weisbord SD, Mor MK, Sevick MA, Shields AM, Rollman BL, Palevsky PM, Arnold RM, Green JA, Fine MJ (2014) Associations of depressive symptoms and pain with dialysis adherence, health resource utilization, and mortality in patients receiving chronic hemodialysis. Clin J Am Soc Nephrol 9:1594–1602

Polypharmazie, Selbstmedikation, Medikamentenadhärenz

Mathias Freitag, Katja Just, Cornelius Bollheimer
und Susanne Fleig

Inhaltsverzeichnis

M. Freitag
Apotheke, Uniklinik RWTH Aachen, Aachen,
Deutschland
e-mail: mfreitag@ukaachen.de

K. Just
Institut für Klinische Pharmakologie, Uniklinik
RWTH Aachen, Aachen, Deutschland
e-mail: kjust@ukaachen.de

C. Bollheimer · S. Fleig (✉)
Klinik für Altersmedizin - Medizinische Klinik VI,
Uniklinik RWTH Aachen, Aachen, Deutschland
e-mail: cbollheimer@ukaachen.de;
sfleig@ukaachen.de

15.1 Einleitung

Nephrologische Patienten sind kardiovaskuläre Hochrisikopatienten: Die kardiovaskuläre Morbidität und Mortalität sind mit abnehmender Nierenfunktion vergesellschaftet (Go et al. 2004) und Diabetes mellitus eine der häufigsten Ursachen der chronischen Nierenkrankheit. Damit liegt bei den meisten nephrologischen Patienten eine Polypharmazie vor.

In diesem Kapitel soll auf die Veränderungen in der Pharmakodynamik/-kinetik beim älteren Menschen sowie potenziell inadäquate Medikation (PIM), den Umgang mit Polypharmazie und das gezielte Absetzen von Arzneimitteln eingegangen werden. Zudem wird die Bedeutung und Durchführung einer systematischen Arzneimittelanamnese beschrieben und mögliche Verbesserungen der Therapieadhärenz thematisiert.

15.2 Veränderung der Pharmakodynamik/-kinetik des älteren Menschen

Mit zunehmendem Alter reagiert der Körper anders auf bestimmte Pharmaka bzw. weist altersbedingte Veränderungen der Zielstrukturen auf (Pharmakodynamik): Beispielsweise nimmt im Alter die Dichte an Benzodiazepin-Rezeptoren zu, sodass die Empfindlichkeit gegenüber Agonisten erhöht ist. Der adrenerge Tonus hingegen nimmt im Laufe des Lebens ab; daher reagiert der ältere Mensch empfindlicher auf Beta- bzw. Alphablocker, woraus ein erhöhtes Risiko für orthostatische Hypotonien resultiert (Haen 2003).

Nicht nur die Wirkung des Arzneistoffs auf den Körper, sondern auch der Umgang des Körpers mit diesem (Pharmakokinetik) ist im Alter deutlich verändert. Die Körperzusammensetzung verschiebt sich zu mehr Fett- und weniger Muskelgewebe sowie reduzierter extrazellulärer Flüssigkeit. Hierdurch ist die Plasmakonzentration von hydrophilen Substanzen erhöht. Lipophile Arzneistoffe hingegen können im Körper akkumulieren. Auch scheint die Leber mutmaßlich durch eine reduzierte Leberperfusion weniger aktiv zu sein, wodurch die hepatische Clearance im Alter abnehmen kann. Speichel- und Magensäureproduktion sowie die gastrointestinale Motilität können reduziert bzw. verzögert sein, was die Resorption bestimmter Arzneistoffe beeinflussen kann (Mangoni und Jackson 2004). Insbesondere gebrechliche ältere Menschen („Frailty") sind hiervon betroffen (Hubbard et al. 2013).

▶ Pharmakodynamik und – kinetik sind beim älteren Menschen verändert, daher muss die Arzneimitteltherapie anders gestaltet werden als bei jüngeren Patienten.

15.3 Potenziell inadäquate Medikation (PIM)

Um diesen Veränderungen der Pharmakokinetik und – dynamik Rechnung zu tragen, wurden in den letzten Jahren diverse Arzneistofflisten mit inadäquatem Nutzen-/Risikoverhältnis im Alter erstellt. 1991 wurde die mittlerweile aktualisierte Beers-Liste für den angloamerikanischen Raum veröffentlicht (American Geriatrics Society 2019). Die Autoren begründen ihre Entscheidungen und geben Empfehlungen ab, falls die Wirkstoffe dennoch eingesetzt werden sollten. Die PRISCUS-Liste ist auf den deutschen Markt zugeschnitten, bietet zusätzlich Alternativen an und weist auf Komorbiditäten hin, bei denen die Anwendung der Arzneistoffe nochmals hinterfragt werden sollte (Holt et al. 2010). Eine aktualisierte Version steht kurz vor der Veröffentlichung (Stand Dezember 2022). Weitere Beispiele für wirkstoffzentrierte Negativ-Listen sind die EU-7-PIM-Liste für den europäischen Raum (Renom-Guiteras et al. 2015) und die angelsächsischen STOPP-Kriterien (O'Mahony et al. 2015). Letztere bietet mit den START-Kriterien auch eine Positiv-Liste mit Substanzen, die bei bestimmten Erkrankungen angesetzt werden sollten. Die deutsche FORTA-Liste gibt erkrankungszentrierte Wirkstoffempfehlungen ab (Pazan et al. 2022).

Die meisten Negativ-Empfehlungen basieren auf den anticholinergen Eigenschaften der jeweiligen Substanzen, die im Alter besonders stark imponieren können (u. a. Verwirrtheit, Akkomodationsstörungen, Obstipation, Mundtrockenheit, Gleichgewichtsstörungen, Miktionsbeschwerden). Die individuell kumulierte anticholinerge Last kann mittels Scoring-Systemen semiquantitativ eingeschätzt werden, z. B. durch die Anticholinergic Cognitive Burden Scale (ACBS) (Boustani et al. 2008) oder die Anticholinergic Risk Scale (Rudolph et al. 2008). Alle bisher genannten Listen weichen jedoch voneinander ab, was ein grundsätzliches Problem für den praktischen Einsatz darstellt. Eindrücklich ist das Beispiel des bei Urininkontinenz eingesetzten Trospiumchlorid: Von der ACBS in der höchsten Risikoklasse für insbesondere zentralnervöse Störwirkungen eingruppiert, wird es in der PRISCUS-Liste jedoch als gute Alternative zu den anderen Spasmolytika bei Dranginkontinenz empfohlen: Da Trospiumchlorid aufgrund permanenter Ladung die Blut-Hirn-Schranke nicht überwinden kann (Staskin et al. 2010), ist das Risiko für kognitive Einschränkungen oder ein Delir geringer. Periphere UAW wie Tachykardie können jedoch ebenso häufig auftreten.

▶ Die genannten PIM-Listen können nur eine Hilfestellung bei der grundsätzlichen Beurteilung der jeweiligen Wirkstoffe bieten, ersetzen jedoch nicht die patientenindividuelle Therapieentscheidung im Kontext der klinischen Situation.

15.4 Polypharmazie

Polypharmazie bezeichnet die regelmäßige Einnahme von fünf oder mehr Arzneimitteln (Masnoon et al. 2017). Fast alle geriatrischen und nephrologischen Patienten erfüllen dieses Kriterium. Die bloße Anzahl der Arzneimittel wird als Risikofaktor für UAW, Hospitalisierungen, Stürze und reduzierter Therapieadhärenz in Verbindung gebracht (Saedder et al. 2015; Fried et al. 2014; Davies et al. 2020; Maher et al. 2014). Mit steigendem Alter akkumulieren Erkrankungen und so führt eine leitliniengerechte Therapie oft zwangsläufig zu einer Polypharmazie. Eine ausschließliche Wertung der Anzahl ohne Berücksichtigung der Komorbiditäten und Krankheitslast ist als Prädiktor von Hospitalisierungen nur eingeschränkt geeignet (Appleton et al. 2014). Patienten mit einer einzigen Diagnose, die aber mit einer hohen Anzahl an Substanzen therapiert wurde, hatten ein deutlich höheres Risiko für Hospitalisierungen als solche, die bis zu sechs Substanzen aufgrund von sechs oder mehr Diagnosen verordnet bekamen (Wauters et al. 2016). Weniger Arzneimittel sind aber nicht per se gut: Eine Unterversorgung mit eigentlich indizierten Arzneimitteln kommt in der Praxis bei älteren, kardiovaskulär vorerkrankten Patienten vor (Ko et al. 2004; Lee et al. 2005). Hier wird die Komplexität einer *angemessenen* Arzneimitteltherapie ohne Über-

oder Unterversorgung deutlich. In diesem Zusammenhang hat sich der Begriff „appropriate polypharmacy" etabliert, die kontrollierte Verordnung von indizierten Arzneimitteln und das systematische Absetzen von Substanzen ohne positiven Effekt (Rankin et al. 2018; Dartsch 2017).

Die fernere Lebenserwartung und -umstände sollten in die Therapieentscheidungen miteinfließen: Bei einem 94-jährigen, im Pflegeheim lebenden Patienten mit fortgeschrittener Demenz sollte bei Vorhofflimmern die nach Leitlinie indizierte Antikoagulation hinterfragt bzw. mit den Angehörigen abgewogen werden – bei Sturzneigung ist das Blutungsrisiko beträchtlich. Auch kann der Einsatz von Statinen bei einer Lebenserwartung <12 Monaten kritisch hinterfragt werden (Alt-Epping et al. 2021); bei einer längeren Lebenserwartung sind sie in sekundärprophylaktischer Intention hingegen auch bei Älteren noch effektiv (Gencer et al. 2020; Rea et al. 2021).

▶ Polypharmazie ist adäquat, wenn die Therapie unter Berücksichtigung von Alter, Erkrankungen und individuellen Therapiezielen festgelegt wurde. Problematisch ist es, wenn bei streng leitliniengerechter Behandlung mehrerer Diagnosen medikamentöse oder altersbedingte individuelle Risikokonstellationen nicht erkannt werden und die Bereitschaft zum Beenden einer nicht mehr indizierten Therapie fehlt.

15.5 Deprescribing

Deprescribing beschreibt das kontrollierte Absetzen von Arzneimitteln, deren Nutzen-/Risikoverhältnis sich verschoben hat. Dies kann bei UAW und Einsatz von Arzneimitteln zur Behandlung der UAW (Verschreibungskaskade), Non-Adhärenz, fehlender Indikation, Kontraindikationen, Verfügbarkeit besserer Alternativen, fraglicher Wirksamkeit oder eigener Präferenzen des Patienten der Fall sein. Beispiele hierfür sind die bereits genannten PIM oder UAW-reiche Antidementiva.

Oft hat die Anzahl an Arzneimitteltherapien über Jahre durch mehrere Verordner und Empfehlungen nach Krankenhausaufenthalten zugenommen und wurde im Verlauf nicht mehr kritisch hinterfragt. Daher empfiehlt die Leitlinie Multimedikation (AWMF 2021) einmal jährlich eine kritische Überprüfung der Medikationsliste, die „Klug entscheiden" Empfehlungen der DGIM empfehlen dies in der Geriatrie sogar vor jeder Neuverordnung (Gogol 2016).

Der allgemeine Prozess des Deprescribings wird in der Literatur immer wieder analog zum Ansetzen eines Arzneimittels beschrieben (Reeve et al. 2015):

1. Bestandsaufnahme der verschriebenen Arzneimittel
2. Bewertung der Medikation (Nutzen-/Risikoverhältnis), Identifikation von abzusetzenden Substanzen
3. Berücksichtigung patientenindividueller Wünsche, gemeinsame Entscheidungsfindung
4. Priorisierung abzusetzender Arzneimittel
5. Planung von Absetzprozess und Folgeterminen

Um das Auflösen einer UAW oder auch Absetzsymptome zuordnen zu können, sollte immer nur ein Präparat abgesetzt werden (Priorisierung). Bei akuten Ereignissen wie z. B. der akuten Nierenschädigung sollten hingegen alle problematischen Präparate zunächst pausiert werden.

Viele Substanzen erfordern ein Ausschleichen über Wochen bis Monate. Entzugserscheinungen können nicht nur bei Benzodiazepinen, sondern auch bei Citalopram oder Venlafaxin auftreten und sehr ausgeprägt sein (Garfinkel und Mangin 2010; Iyer et al. 2008). Möglich sind auch Rebound-Phänomene bei Betablockern oder Protonenpumpenhemmern, Rigor oder Bewusstseinsstörungen beim Absetzen von Levodopa oder eine Addison-Krise nach zu starker Reduktion von Glucocorticoiden. Bei der Reduktion von Antidepressiva kann sich die Grunderkrankung verschlechtern. All dies verdeutlicht die Relevanz der Planung von Absetzen und Follow-Up.

▶ Das Absetzen von Arzneimitteln muss gut überlegt, geplant und auch im Verlauf begleitet sein. Die Entscheidung sollte mit dem Patienten gemeinsam getroffen werden.

15.6 Selbstmedikation

Freiverkäufliche Arzneimittel können interagieren oder haben unerwünschte Nebenwirkungen. Bekannte nephrotoxische Präparate wie Diclofenac oder Ibuprofen sind in Apotheken rezeptfrei verfügbar. Das für zahlreiche Interaktionen bekannte Johanniskraut ist auch in der Drogerie erhältlich. Als betreuender Arzt sollte man auch die „eigenständige" Zusatzmedikation der Patienten kennen, damit Indikationen hinterfragt, ggf. Alternativen gefunden oder Laborparameter überwacht werden können. Eine bewährte, aber sehr zeitaufwändige Methode zur Erfassung aller eingenommenen Präparate ist das sogenannte „Brown-Bag-Review"(Nathan et al. 1999). Hierbei wird der Patient aufgefordert, alle Präparate, die er regelmäßig oder bei Bedarf einnimmt, in einer Tüte (daher der Name „Brown Bag") mitzubringen. Dies beinhaltet auch Inhalativa, Spritzen, „Schmerzpflaster" sowie alle von einem Facharzt verordneten oder rezeptfrei erworbenen Substanzen. Hierdurch kann die Medikation anhand der dem Patienten bekannten Packungen erfasst werden (WHO 2014). Dabei kann auch bereits die Therapieadhärenz eingeschätzt und angesprochen werden. In der Leitlinie Multimedikation wird empfohlen, die Apotheke aktiv in den Medikationsprozess miteinzubeziehen und die Patienten dazu anzuhalten, alle Rezepte möglichst in einer Stammapotheke einzulösen. 2018 war dies bereits bei 70 % der Versicherten mit einer Polypharmazie für mehr als drei Viertel ihrer Rezepte der Fall (Grandt et al. 2018). Das Brown-Bag-Review ist zudem zentraler Bestandteil von pharmazeutischen Dienstleistungen wie dem ATHINA („Arzneimitteltherapiesicherheit in Apotheken") -Programm, dessen Effekt auch wissenschaftlich untersucht wird (Seidling et al. 2017). Insbesondere hier können also Synergieeffekte genutzt werden, wenn das Review in teilnehmenden Apotheken durchgeführt und die Ergebnisse anschließend in den ärztlichen Medikationsplan übernommen werden. Sofern Diagnosen und aktuelle Laborwerte vorliegen, werden hierbei auch Interaktionen, Dosierungen und Kontraindikationen geprüft. Die Anwendung besonderer

Arzneiformen wie Inhalativa kann den Patienten dabei eingehend erläutert werden.

▶ Eine vollständige Erfassung der gesamten Medikation ist von erheblicher Bedeutung. Die Unterstützung von spezialisierten Apotheken kann und sollte dabei genutzt werden.

15.7 Medikamentenadhärenz

Für zwei Drittel der vermeidbaren Hospitalisierungen bei koronarer Herzkrankheit und Herzinsuffizienz ist eine schlechte Therapieadhärenz verantwortlich; für viele Dauertherapien werden Medimamenteneinnahmeraten von lediglich 50 % angenommen. Die Gesamtkosten der Non-Adhärenz in Deutschland werden auf jährlich 10 Milliarden Euro geschätzt (Laufs et al. 2011). Negativen Einfluss auf die Adhärenz haben eine hohe Anzahl verschriebener Präparate sowie komplexe Therapieregimes (Beardon et al. 1993). Weitere Ursachen für die Nichteinnahme von Medikamenten sind gerade bei Älteren patientenbezogene (Angst vor UAW, Vergesslichkeit, fehlendes Vertrauen), krankheitsbedingte (Schwere der Symptome, Progressionsrate, Komorbiditäten) und sozio-ökonomische (Bildungsniveau, finanzielle Situation, soziales Umfeld) Aspekte (WHO 2003). Interventionen zur Verbesserung der Adhärenz erzielen häufig nur geringe Verbesserungen (Nieuwlaat et al. 2014). Trotzdem ist die Förderung der Adhärenz beim individuellen Patienten essenziell. Praxisnahe Vorschläge (Arzneimittelbrief 2014) sind möglichst einfache Therapie-schemata mit wenig Einnahmezeitpunkten (vorzugsweise morgens), die Nutzung von Kombinationspräparaten (weniger Tabletten) und die Verordnung von Arzneimitteln, die nicht geteilt werden müssen, was ansonsten oft Probleme bereitet. Regelmäßige Schulungen mit individueller Betreuung und Zuwendung sollten erfolgen und den Patienten möglichst viel Eigenverantwortung für ihre Therapie übertragen werden, z. B. durch INR-Messung, Blutdruckmessung oder das Führen von Patiententagebüchern. Weiterhin sollen Angehörige, Pflegende

und Apotheker als „Adhärenzpartner" in die Therapie mit einbezogen werden. In der PHARM-CHF-Studie konnte beispielsweise gezeigt werden, dass eine multiprofessionelle Betreuung von Herzinsuffizienzpatienten durch Arzt und Apotheker die Adhärenz und die Lebensqualität signifikant und klinisch relevant verbessern konnte (Schulz et al. 2019). Mit dem Einverständnis des Patienten ist es zudem möglich, sich die Abverkaufsdaten aus der Apotheke ausgeben zu lassen. Ein zu großer Abstand zwischen dem Bezug einer Dauermedikation kann darauf hindeuten, dass das Arzneimittel nicht regelmäßig eingenommen wird. Falls die Medikation willentlich nicht angewandt wird, sollte dem Patienten auf Augenhöhe begegnet werden, um die Gründe dahinter aufzudecken. Auch auf eine Wirklatenz wie z. B. bei Antidepressiva sollte vor Therapiebeginn hingewiesen werden.

▶ Mangelnde Therapieadhärenz ist ein relevantes Problem, deren Förderung für den Therapieerfolg wichtig ist. Die Einbeziehung von Pflegenden, Apotheke und Angehörigen kann hier große Wirkung haben.

Übersicht

Toolbox – hilfreiche Links für die Praxis
  Deprescribing:
  deprescribing.org
  medstopper.com
  deprescribingnetwork.ca
  deprescribingresearch.org/resources-2/
resources-for-clinicians
  uptodate.com/contents/deprescribing
  nswtag.org.au/deprescribing-tools
  Arzneimittel bei eingeschränkter
  Nierenfunktion:
  dosing.de
  Renal Drug Handbook (online frei verfügbar)
  sideeffects.embl.de (Zuordnung von UAW)
  anticholinergicscales.es (Identifizierung anticholinerger Substanzen)

15.8 Fazit für die Praxis

- Polypharmazie, auch durch Selbstmedikation, ungeeignete Arzneimittel und mangelnde Therapieadhärenz sind zentrale arzneimittelbezogene Probleme bei älteren nephrologischen Patienten.
- Zur regelmäßige Beurteilung der Medikation gehört
  - Arzneimittelanamnese
  - Zuordnung zu Indikation
  - Bewertung der Effektivität
  - Abwägung der Verfügbarkeit besser geeigneter Substanzen
  - enger Austausch zwischen unterschiedlichen Verordnern
  - Erkennen und Auflösen von unerwünschten Arzneimittelwirkungen (UAW) sowie
  - Beendigung von Therapien ohne vertretbare Indikation.
- Eine enge Kooperation mit den betreuenden Apothekern und Pflegenden ist für eine adäquate Betreuung der multimorbiden Patienten essenziell.

Literatur

Alt-Epping B, Draenert R, Fölsch UR, Gogol M, Gogoll C, Holstege A, Zeymer U (2021) Klug entscheiden in der Inneren Medizin: Zehn neue Empfehlungen. Dtsch Arztebl Int 118(11):A-576

American Geriatrics Society (2019) Updated AGS beers criteria® for potentially inappropriate medication use in older adults (2019). J Am Geriatr Soc 67(4):674–694. https://doi.org/10.1111/jgs.15767

Appleton SC, Abel GA, Payne RA (2014) Cardiovascular polypharmacy is not associated with unplanned hospitalisation: evidence from a retrospective cohort study. BMC Fam Pract 15:58. https://doi.org/10.1186/1471-2296-15-58

Arbeitsgemeinschaft der Wissenschaftlichen Medizinischen Fachgesellschaften e.V. (2021) Hausärztliche Leitlinie: Multimedikation

Arzneimittelbrief D (2014) Zehn Vorschläge zur Verbesserung der Adhärenz in der Arzneimitteltherapie. Der Arzneimittelbrief 48(5) S. 40; https://der-arzneimittelbrief.com/artikel/2014/zehn-vorschlaege-zur-verbesserung-deradhaerenz-inder-arzneimitteltherapie

Beardon PH, McGilchrist MM, McKendrick AD, McDevitt DG, MacDonald TM (1993) Primary noncompliance with prescribed medication in primary care. BMJ 307(6908):846–848. https://doi.org/10.1136/bmj.307.6908.846

Boustani M, Campbell N, Munger S, Maidment I, Fox C (2008) Impact of anticholinergics on the aging brain: a review and practical application. Aging Health 4(3):311–320. https://doi.org/10.2217/1745509x.4.3.311

Dartsch D (2017) Geriatrische Arzneimitteltherapie: Das richtige Maß finden. Pharm Ztg 31(31):24–29

Davies LE, Spiers G, Kingston A, Todd A, Adamson J, Hanratty B (2020) Adverse outcomes of polypharmacy in older people: systematic review of reviews. J Am Med Dir Assoc 21(2):181–187. https://doi.org/10.1016/j.jamda.2019.10.022

Fried TR, O'Leary J, Towle V, Goldstein MK, Trentalange M, Martin DK (2014) Health outcomes associated with polypharmacy in community-dwelling older adults: a systematic review. J Am Geriatr Soc 62(12):2261–2272. https://doi.org/10.1111/jgs.13153

Garfinkel D, Mangin D (2010) Feasibility study of a systematic approach for discontinuation of multiple medications in older adults: addressing polypharmacy. Arch Intern Med 170(18):1648–1654. https://doi.org/10.1001/archinternmed.2010.355

Gencer B, Marston NA, Im K, Cannon CP, Sever P, Keech A, Braunwald E, Giugliano RP, Sabatine MS (2020) Efficacy and safety of lowering LDL cholesterol in older patients: a systematic review and meta-analysis of randomised controlled trials. Lancet 396(10263):1637–1643. https://doi.org/10.1016/s0140-6736(20)32332-1

Go AS, Chertow GM, Fan D, McCulloch CE, Hsu CY (2004) Chronic kidney disease and the risks of death, cardiovascular events, and hospitalization. N Engl J Med 351(13):1296–1305. https://doi.org/10.1056/NEJMoa041031

Gogol M (2016) Klug entscheiden: . . . in der Geriatrie. Dtsch Arztebl Int 113(40):A-1756

Grandt D, Lappe V, Schubert I (2018) Arzneimittelreport 2018. S 1-214

Haen E (2003) Veränderungen der Wirksamkeit von Arzneimitteln im Alter. Arzneimitteltherapie 21(11):353–358

Holt S, Schmiedl S, Thürmann PA (2010) Potenziell inadäquate Medikation für ältere Menschen. Dtsch Arztebl Int 107(31–32):543–551

Hubbard RE, O'Mahony MS, Woodhouse KW (2013) Medication prescribing in frail older people. Eur J Clin Pharmacol 69(3):319–326. https://doi.org/10.1007/s00228-012-1387-2

Iyer S, Naganathan V, McLachlan AJ, Le Couteur DG (2008) Medication withdrawal trials in people aged 65 years and older: a systematic review. Drugs Aging 25(12):1021–1031. https://doi.org/10.2165/0002512-200825120-00004

Ko DT, Mamdani M, Alter DA (2004) Lipid-lowering therapy with statins in high-risk elderly patients: the treatment-risk paradox. JAMA 291(15):1864–1870. https://doi.org/10.1001/jama.291.15.1864

Laufs U, Böhm M, Kroemer HK, Schüssel K, Griese N, Schulz M (2011) Strategien zur Verbesserung der Einnahmetreue von Medikamenten (Strategies to improve medication adherence). Dtsch Med Wochenschr 136(31/32):1616–1621

Lee DS, Tu JV, Juurlink DN, Alter DA, Ko DT, Austin PC, Chong A, Stukel TA, Levy D, Laupacis A (2005) Risk-treatment mismatch in the pharmacotherapy of heart failure. JAMA 294(10):1240–1247. https://doi.org/10.1001/jama.294.10.1240

Maher RL, Hanlon J, Hajjar ER (2014) Clinical consequences of polypharmacy in elderly. Expert Opin Drug Saf 13(1):57–65. https://doi.org/10.1517/14740338.2013.827660

Mangoni AA, Jackson SH (2004) Age-related changes in pharmacokinetics and pharmacodynamics: basic principles and practical applications. Br J Clin Pharmacol 57(1):6–14.   https://doi.org/10.1046/j.1365-2125.2003.02007.x

Masnoon N, Shakib S, Kalisch-Ellett L, Caughey GE (2017) What is polypharmacy? A systematic review of definitions. BMC Geriatr 17(1):230. https://doi.org/10.1186/s12877-017-0621-2

Nathan A, Goodyer L, Lovejoy A, Rashid A (1999) ‚Brown bag' medication reviews as a means of optimizing patients' use of medication and of identifying potential clinical problems. Fam Pract 16(3):278–282. https://doi.org/10.1093/fampra/16.3.278

Nieuwlaat R, Wilczynski N, Navarro T, Hobson N, Jeffery R, Keepanasseril A, Agoritsas T, Mistry N, Iorio A, Jack S, Sivaramalingam B, Iserman E, Mustafa RA, Jedraszewski D, Cotoi C, Haynes RB (2014) Interventions for enhancing medication adherence. Cochrane Database Syst Rev 2014(11):Cd000011. https://doi.org/10.1002/14651858.CD000011.pub4

O'Mahony D, O'Sullivan D, Byrne S, O'Connor MN, Ryan C, Gallagher P (2015) STOPP/START criteria for potentially inappropriate prescribing in older people: version 2. Age Ageing 44(2):213–218. https://doi.org/10.1093/ageing/afu145

Pazan F, Weiss C, Wehling M (2022) The FORTA (Fit fOR the aged) list 2021: fourth version of a validated clinical aid for improved pharmacotherapy in older adults. Drugs Aging. https://doi.org/10.1007/s40266-022-00922-5

Rankin A, Cadogan CA, Patterson SM, Kerse N, Cardwell CR, Bradley MC, Ryan C, Hughes C (2018) Interventions to improve the appropriate use of polypharmacy for older people. Cochrane Database Syst Rev 9(9):Cd008165. https://doi.org/10.1002/14651858.CD008165.pub4

Rea F, Biffi A, Ronco R, Franchi M, Cammarota S, Citarella A, Conti V, Filippelli A, Sellitto C, Corrao G (2021) Cardiovascular outcomes and mortality associated with discontinuing statins in older patients receiving polypharmacy. JAMA Netw Open 4(6):e2113186. https://doi.org/10.1001/jamanetworkopen.2021.13186

Reeve E, Gnjidic D, Long J, Hilmer S (2015) A systematic review of the emerging definition of ‚deprescribing'

with network analysis: implications for future research and clinical practice. Br J Clin Pharmacol 80(6):1254–1268. https://doi.org/10.1111/bcp.12732

Renom-Guiteras A, Meyer G, Thürmann PA (2015) The EU(7)-PIM list: a list of potentially inappropriate medications for older people consented by experts from seven European countries. Eur J Clin Pharmacol 71(7):861–875. https://doi.org/10.1007/s00228-015-1860-9

Rudolph JL, Salow MJ, Angelini MC, McGlinchey RE (2008) The anticholinergic risk scale and anticholinergic adverse effects in older persons. Arch Intern Med 168(5):508–513. https://doi.org/10.1001/archinternmed.2007.106

Saedder EA, Lisby M, Nielsen LP, Bonnerup DK, Brock B (2015) Number of drugs most frequently found to be independent risk factors for serious adverse reactions: a systematic literature review. Br J Clin Pharmacol 80(4):808–817. https://doi.org/10.1111/bcp.12600

Schulz M, Griese-Mammen N, Anker SD, Koehler F, Ihle P, Ruckes C, Schumacher PM, Trenk D, Böhm M, Laufs U, Investigators ftP-C (2019) Pharmacy-based interdisciplinary intervention for patients with chronic heart failure: results of the PHARM-CHF randomized controlled trial. Eur J Heart Fail 21(8):1012–1021. https://doi.org/10.1002/ejhf.1503

Seidling HM, Send AFJ, Bittmann J, Renner K, Dewald B, Lange D, Bruckner T, Haefeli WE (2017) Medication review in German community pharmacies – Post-hoc analysis of documented drug-related problems and subsequent interventions in the ATHINA-project. Res Soc Adm Pharm 13(6):1127–1134. https://doi.org/10.1016/j.sapharm.2016.10.016

Staskin D, Kay G, Tannenbaum C, Goldman HB, Bhashi K, Ling J, Oefelein MG (2010) Trospium chloride has no effect on memory testing and is assay undetectable in the central nervous system of older patients with overactive bladder. Int J Clin Pract 64(9):1294–1300. https://doi.org/10.1111/j.1742-1241.2010.02433.x

Wauters M, Elseviers M, Vaes B, Degryse J, Dalleur O, Vander Stichele R, Christiaens T, Azermai M (2016) Too many, too few, or too unsafe? Impact of inappropriate prescribing on mortality, and hospitalization in a cohort of community-dwelling oldest old. Br J Clin Pharmacol 82(5):1382–1392. https://doi.org/10.1111/bcp.13055

World Health Organization (2003) Adherence to long-term therapies. Evidence for action. https://www.who.int/chp/knowledge/publications/adherence_full_report.pdf. 12.12.2022

World Health Organization (2014) The high 5s project standard operating protocol. Assuring medication accuracy at transition in care: medication reconciliation. https://www.who.int/patientsafety/implementation/solutions/high5s/h5s-sop.pdf

Urin- und Stuhlinkontinenz im Alter

16

Klaus Friedrich Becher

Inhaltsverzeichnis

16.1 Urininkontinenz

Einleitung

Harninkontinenz kann in jeder Altersklasse auftreten. Bei älteren, vor allem multimorbiden gebrechlichen Menschen, ist Harninkontinenz nicht primär als ein Symptom einer Erkrankung zu sehen, sondern als ein Syndrom. Im Zusammenspiel von mehreren Krankheitsfaktoren, die sich gegenseitig negativ beeinflussen können, muss diese Tatsache bei der Diagnostik und der Therapie berücksichtigt werden. Harninkontinenz ist häufiger bei Frauen zu beobachten. Die Prävalenz steigt mit dem zunehmenden Alter. Bei über 60-jährigen leiden etwa zwei Millionen (ca. 11 % dieser Altersgruppe) in Deutschland an einer behandlungsbedürftigen oder versorgungspflichtigen Harninkontinenz. 80-Jährige und ältere sind mit nahezu 30 % betroffen (Welz-Barth 2007). Die Prävalenzangaben variieren unter Berücksichtigung nur bestimmter Bevölkerungsgruppen bei Erwachsenen. So wird z. B. in Altenpflegeeinrichtungen über Harninkontinenz bei über 70–90 % der Bewohner berichtet (Goepel et al. 2002).

▶ Harninkontinenz führt zu vermehrter Immobilität, damit zu Stürzen bei Älteren und zu seelischen Beeinträchtigungen (Brown et al. 2000).

Formen der Harninkontinenz

Man spricht von Harninkontinenz bei unfreiwilligem Urinverlust, der unwillkürlich auftritt und objektiv bei einer Untersuchung nachweisbar ist. Wegen der sehr variablen Beschwerden und der zugrunde liegenden Pathophysiologie hat sich in diesem Zusammenhang der Begriff „Lower Urinary Tract Symptoms" (LUTS) entwickelt, was als Symptome und Beschwerden des unteren Harntraktes übersetzt werden kann (ICI Textbook 2017).

K. F. Becher (✉)
Allgemeine und Geriatrische Rehabilitation, Klinik
Wartenberg, Wartenberg, Deutschland

© Der/die Autor(en), exklusiv lizenziert an Springer-Verlag GmbH, DE, ein Teil von Springer Nature 2023
U. Hoffmann, W. Pommer (Hrsg.), *Geriatrische Nephrologie*,
https://doi.org/10.1007/978-3-662-65648-8_16

Grundsätzlich können drei Hauptformen einer Harninkontinenz beschrieben werden:

- Belastungsharninkontinenz
- Drangharninkontinenz
- Mischharninkontinenz

Weitere Formen sind nächtliches Einnässen und der funktionell bedingte Harnverlust, das Nachträufeln sowie andere Harnspeicherprobleme, wie z. B. neurogene Blasenstörungen.

Bei der **Belastungsinkontinenz** ist durch Anamneseerhebung mit der Angabe von Urinverlust beim Husten, Niesen oder bei körperlicher Aktivität die Diagnose klar nachweisbar. Beim Husten, Lachen, Niesen und schweren Heben (Grad I), beim Hüpfen, Laufen (Grad II) oder beim Drehen im Bett (Grad III nach Stamey) kommt es zum unwillkürlichen Urinverlust.

Bei der **Dranginkontinenz** ist der imperative Harndrang ein Leitsymptom, das durch eine Pollakisurie sowie unter Umständen eine zusätzliche Nykturie ergänzt wird. Die imperative Drangsymptomatik mit erhöhter Miktionsfrequenz (in der Regel >8 Miktionen/d) ohne Harninkontinenz wird als Überaktive Blase (ÜAB) bezeichnet, englisch als Overactive Bladder (OAB). Bei zusätzlichem Verlust von Urin wird von nasser ÜAB (engl. wet OAB) gesprochen (Abrams et al. 2017).

Formen der Mischharninkontinenz sind als Überschneidung mit o. g. Formen bei älteren Menschen häufiger als bei jüngeren und vor allem mit zunehmender Adipositas assoziiert.

Die funktionelle Form der Harninkontinenz („funktionelle Harninkontinenz") betrifft Ältere besonders. Aufgrund zunehmender Mobilitätseinschränkung als temporäre Inkontinenz ist bei einem Drittel der zu Hause wohnenden älteren inkontinenten Menschen und bei etwa der Hälfte der akut hospitalisierten Patienten mit unfreiwilligem Harnabgang diese funktionelle Form ursächlich. Ignorieren oder Nichterkennen einer temporären Harninkontinenz kann einen dauerhaften unfreiwilligen Harnabgang mit gravierenden Folgen wie Stürzen, Frakturen, Hautschäden und Depressionen oder Vermeidung von Diuretika nach sich ziehen (Østbye et al. 2009; Patel et al. 2016; Becker et al. 2005).

▶ Eine temporäre Harninkontinenz kann bei einem Delir, einer Harnwegsinfektion, aber auch als eine Medikamentennebenwirkung oder bei einer plötzlichen Einschränkung der Mobilität nach Sturz, infolge von Frakturen, eines Apoplex oder bei Parkinsonkrisen auftreten.

Weitere Auslöser können eine nicht beherrschbare Obstipation sein oder im Rahmen eines Pelvic Pain Syndroms auftreten. Nach Ursachen für eine temporäre Harninkontinenz sollte daher immer zuerst gesucht werden, da die Chance einer Heilung nach Beseitigung des Auslösers sehr wahrscheinlich ist.

Andere Urinspeicherprobleme, die mit Inkontinenz einhergehen

Physiologische Veränderungen im Alter können Symptome des unteren Harntraktes (LUTS) verursachen, allerdings sind diese Veränderungen der unteren Harnwege nicht ausschließlich ursächlich für eine Harninkontinenz. Die Degeneration der neuromuskulären Endplatten und Rückbildung von Muskel- und Nervenfasern führen zu einer reduzierten Blasenkapazität, verminderter Blasenkontraktilität oder Restharnbildung. Verminderte Östrogenbildung bei der Frau und verminderte Testosteronproduktion beim Mann tragen zu irritativen Störungen bei. Die Blasenfunktion reduziert sich, die Kapazität wird verkleinert und eine Detrusorüberaktivität, reduzierte Detrusorkontraktilität sowie erhöhte Restharnbildung können die Folge sein.

Diagnostik bei Harninkontinenz

Nur wenn systematisch die verschiedenen Faktoren mittels eines Assessments erfasst und ihre Bedeutung für die Inkontinenz in Bezug auf den Patienten eingeschätzt wird, ist eine erfolgreiche Therapie zu erreichen. Ein interdisziplinäres Team plant in diesem Falle die Diagnostik und die therapeutischen Interventionen. Als Basisassessment geben der Barthel-Index und das Screening nach Lachs erste Hinweise auf ein Kontinenzproblem (siehe auch Kap. 8). Um Art und Häufigkeit sowie auch den Leidensdruck und damit indirekt die mögliche Therapiekonsequenz beurteilen zu können, ist ein bewährtes Instrument der International Consultation on Incontinence Questionnaire short form (ICIQ-SF) (Ege 2017).

Was können Nephrologen, Internisten und Allgemeinmediziner tun?

▶ Die Basisabklärung und die einfache konservative Therapie können bereits von Nephrologen, Internisten und Allgemeinmedizinern und nicht nur von ausgewiesenen Inkontinenzspezialisten durchgeführt werden.

Das Basis-Assessment und die Basis-Diagnostik umfassen:

Allgemeine und gezielte Anamnese
• Anamnese von Miktion und Trinkgewohnheiten
• Stuhlgewohnheit
• Gynäkologische Anamnese
• Mobilität
• Kognitive Funktion
• Medikation

Anschließend:
• Klinische Untersuchung
• Urinuntersuchung
• Miktionstagebuch (48–72 Stunden durch Patienten selbst oder den Angehörigen/Pflegenden unterstützt)
• Restharnmessung

Wann ist der Urologe oder Urogynäkologe gefragt?
Bei verkomplizierenden Faktoren oder bei Therapieversagen ist eine weitergehende Diag-

nostik und somit die Überweisung zum Facharzt oder in ein zertifiziertes Beckenbodenzentrum bei entsprechendem Leidensdruck und Einverständnis sinnvoll. Hinweise auf eine Mischinkontinenz, eine Überlaufblase, eine neurologische Grund-/Begleiterkrankung oder ein erster konservativer Therapieversuche nach 4–12 Wochen ohne Erfolg sind Gründe für weitere diagnostische Schritte mit urologischer und/oder gynäkologischer Spezialdiagnostik. Die Wünsche und Möglichkeiten des älteren Menschen sind dabei immer zu berücksichtigen.

Therapie der Harninkontinenz
Konservative (Tab. 16.1) und operative sowie zunehmend minimalinvasive Therapien stehen zur Verfügung. Aufgrund von nur wenigen gut kontrollierten Studien, die auch Hochaltrige oder Patienten mit explizit chronischer Nierenkrankheit mit eingeschlossen haben, ist die wissenschaftliche Evidenz für hochbetagte und ältere multimorbide Menschen immer noch in vielen Bereichen gering. Medikamentöse Behandlungsoptionen sind in Tab. 16.2 zusammengefasst. Die S2e-Leitlinie „Diagnostik und Therapie der Harninkontinenz bei geriatrischen Patienten" gibt hierzu einen Überblick und Empfehlungen.

Pflegemanagement bei Harninkontinenz
Für die Pflege werden spezielle Kenntnisse bei der Erkennung, Versorgung, Beratung und Behandlung von Menschen mit Inkontinenz erwartet. Hierzu existiert der Expertenstandard Förderung der Harnkontinenz in der Pflege.

Hierzu wurden sechs Kontinenz-Profile eingeführt, um aus jedem Status quo eine Fest-

Tab. 16.1 Konservative Maßnahmen

Konservative Maßnahmen	Belastungsinkontinenz	Dranginkontinenz
Verhaltensmodifikation	+	+
Physiotherapie	+ angeleitetes Beckenbodentraining	+
Kontinenztraining	+	+
Hilfsmittelversorgung und Beratung	+ gegebenenfalls Einsetzen von Pessaren oder Inkontinenztampons	+
Blasenkatheterismus	nur unter strenger Indikationsstellung z. B. bei obstruktiver Überlaufblase oder zum Schutz vor irritativen Hautschäden bei bestehender Inkontinenz	

Tab. 16.2 Medikamentöse Therapiemöglichkeiten bei Harninkontinenz:

Wirkstoff	Indikation	Dosis bei GFR ≥30 ml/min/1,73 m^2	Dosis bei GFR <30 ml/min/1,73 m^2 (Patienten mit GFR <15 ml/min/1,73 m^2 waren in vielen Studien ausgeschlossen, deswegen vorsichtige Anwendung)
Duloxetin (SNRI)	Frauen mit mittelschwerer bis schwerer Belastungsharninkontinenz	20–40 mg; 2 × täglich	**Kontraindikation**
Östrogen (lokal)	Dranginkontinenz bei Reizzuständen der Vaginalsschleimhaut	1 × 0,5 mg Estriol	**Kontraindikation**
Beta-3-Mimetika Mirabegron	Dranginkontinenz, Überaktive Blase mit oder ohne Inkontinenz	1 × 50 mg	1 × 25 mg/d
Antimuskarinika:	Überaktive Blase mit oder ohne Inkontinenz		
Darifenacin retard		1 × 15 mg	1 × 15 mg
Fesoterodin retard		Beginn 1 × 4 mg, im Verlauf 1 × 8 mg	1 × 4 mg
Oxybutinin		1 × 2,5 bzw. 5 mg	1 × 2,5 bzw. 5 mg
Propiverin		Startdosis 1 × 5 mg Max.-Dosis: 45 mg	Max. Dosis 30 mg
Solifenacin		1 × 5 bzw. 10 mg	Max. 1 × 5 mg
Tolderodin 2 mg		2 mg; 2 × täglich	Max. 1 mg; 2 × täglich
Trospium		Max. 2 × 45 mg Bei GFR 59–30 ml/min 1,73 m^2 max. 1 × 20 mg	GFR 10–29 ml/min/1,73 m^2 20 mg alle 24–48 h oder 10 mg alle 12 h GFR <10 ml/min/1,73 m^2: kontraindiziert

legung möglicher Verbesserungen festlegen zu können:

- Kontinenz
- Unabhängig erreichte Kontinenz
- Abhängig erreichte Kontinenz
- Unabhängig kompensierte Inkontinenz
- Abhängig kompensierte Inkontinenz
- Nicht kompensierte Inkontinenz

▶ Ziel des Pflegemanagements ist es, das höchstmögliche Maß an Selbstständigkeit und Harnkontinenz zu erreichen oder zu erhalten.

Seit 2020 gibt es eine AWMF-Leitlinie zum Beratungsprozess bei der Hilfsmittelverordnung für den Kontinenz-Erhalt (Butea-Bocu et al. 2021).

16.2 Stuhlinkontinenz

Einleitung
Stuhlinkontinenz ist das Unvermögen, Darmgas und Faeces bis zur gewünschten Entleerung zurückzuhalten. Bei >65-jährigen wird sie mit einer Häufigkeit von 2 % angegeben, bei den > 85-jährigen sind es bereits 17 %. In Seniorenheimen und Kliniken finden sich 20 bis 30 % Menschen mit Stuhlinkontinenz. In Zusammenhang mit einem Apoplex oder einem dementiellen Prozess steigt der Anteil auf 50 bis 70 % oder höher und tritt dann häufiger in Kombination mit einer Harninkontinenz auf. Insgesamt tritt auch die Stuhlinkontinenz bei Frauen häufiger auf als bei Männern (Bharucha et al. 2015; Pasricha et al. 2021).

Diagnostik bei Stuhlinkontinenz
Die Anamnese sollte in einer einfühlsamen Gesprächsführung ein proaktives Nachfragen nach Kontinenzproblemen beinhalten, um einen ersten Zugang zu Menschen mit Stuhlinkontinenz zu erhalten.

Die Eigenanamnese und die Fremdanamnese bei kognitiv eingeschränkten Patienten beziehen folgende Fragen ein:

- Seit wann besteht und wie häufig ist die Inkontinenz?
- Gibt es auslösende Faktoren?
- Liegt eine Obstipation oder eine Diarrhö vor?
- Ist der Patient kognitiv kompetent, motiviert und zur Mitarbeit fähig?
- Wie stehen die Angehörigen und Pflegenden zu der Stuhlinkontinenz?
- Medikamentenanamnese: Werden Substanzen eingenommen, die Obstipation oder Durchfall bewirken?

Stuhlgang-Protokoll

▶ Optimaler Weise sollte über eine Woche der Stuhlgang protokolliert werden.

Folgende Parameter sind hierbei zu protokollieren:
- Uhrzeit, Menge, Konsistenz
- Wurde vor dem Stuhlgang ein Stuhldrang empfunden?
- Erfolgte die Defäkation ordnungsgemäß und erfolgreich oder handelte es sich um eine Inkontinenzepisode?

Die rektale Untersuchung erfolgt unter den Fragestellungen:
- Sind Marisken, Verletzungen, Entzündungen oder äußere Hämorrhoiden zu sehen?
- Ist der Sphinktertonus erhalten?
- Klafft der Analkanal und ist der Sphinktertonus schlaff?
- Wie fest kann der Patient seine Schließmuskulatur tatsächlich schließen?
- Ist die Ampulle mit Stuhl überfüllt und überdehnt, sind Kotsteine zu tasten, die den Analkanal verlegen oder finden sich frisches oder altes Blut am Finger?
- Ist die perianale Sensibilität intakt und der Analreflex auslösbar?

Formen und Therapie der Stuhlinkontinenz
Anorektale Inkontinenz
- Langjährige Überbeanspruchung des Beckenbodens durch chronische Obstipation, nach Geburtstraumen oder Operationen.

- In der Symptomatik mit der Belastungs-Urininkontinenz vergleichbar.
- Therapie: Beckenbodentraining (von Mitarbeit des Patienten abhängig).

Dranginkontinenz
- Kurze „Vorwarnzeit" zwischen Stuhldrang und Beginn der Defäkation durch Verlust der Fähigkeit, Stuhldrang und Defäkation willentlich zu unterdrücken
- Häufig bei Demenz und nach Schlaganfall
- Therapie: „Toilette nach der Uhr", auch bei Demenzerkrankung möglich (aufgeforderte oder sogar begleitete Toilettengänge)

Überlaufinkontinenz
- Chronische Obstipation mit Stuhlüberfüllung des gesamten Dick- und Enddarms führt zu einem Verlust der Reservoirfunktion des Enddarms.
- In der Folge kontinuierlicher statt portionierter Stuhlabgang (ständig verschmutzte Wäsche, „Kotschmieren")
- Stuhl kann sich durch lange Verweildauer im Darm verflüssigen und Durchfall vortäuschen („paradoxe Diarrhö"), eigentliches Problem ist aber die Obstipation.
- Therapie: Abführmaßnahmen, teilweise von Mitarbeit abhängig

Multifaktorielle funktionelle Inkontinenz
- Oft findet sich bei Hochbetagten eine Kombination aus anorektaler, Drang- und Überlaufinkontinenz, zusammen mit eingeschränkter geistiger Leistungsfähigkeit und verminderter Mobilität.
- Therapie: Multimodal, zum Teil von Mitarbeit abhängig (Verordnung eines Toilettenstuhls, mobilitätssteigerndes Training, „Toilette nach der Uhr", aufgeforderte oder sogar begleitete Toilettengänge)

Wohnumfeldanpassung:
- Glocke in Reichweite anbringen (nicht auf der Seite der Hemianopsie oder der Parese)
- Mit dem Patienten üben, wie man die Glocke bedient
- Toilettenstuhl ans Bett stellen

- Training des Transfers Bett – Toilettenstuhl – Bett
- Mobilitätstraining
- Toilettenkennzeichnung (ein höhergradig aphasischer Patient kann „WC" evtl. nicht verstehen)
- Leicht zu öffnende Kleidung (Klettverschlüsse)

Toilettentraining
Durch ein regelmäßiges Verhaltenstraining kann der gastrokolische Reflex auch bei älteren Menschen wieder trainiert werden. Dadurch kann z. B. der Zeitpunkt, wann Stuhlgang erfolgt, bestimmt werden wenn der Pflegedienst anwesend ist.

Gabe von Psyllium (Flohsamen)
Indische Flohsamenschalen wirken als Quellmittel und „Stuhlweichmacher". Sie binden mehr als das 40-Fache ihres eigenen Volumens an Wasser.

- Harter Stuhl wird dadurch voluminöser und weicher. Durch die Volumenzunahme wird die natürliche Darmperistaltik angeregt, durch die weiche Konsistenz die Defäkation erleichtert.
- Durchfallartiger, wässriger Stuhl dagegen wird angedickt, die Stuhlkonsistenz fester.

Flohsamenschalen wirken somit kontinenzfördernd durch die Optimierung der Stuhlkonsistenz, sowohl bei Obstipation als auch bei Diarrhö.

Der Umgang mit stuhlinkontinenten Patienten erfordert Kenntnisse der Verdauungsphysiologie sowie viel Einfühlungsvermögen. Professionelles Verhalten bedeutet aber auch freundliche Zurückhaltung. Der Betroffene sollte bei Misserfolgen nicht getadelt, bei Erfolgen aber auch nicht überschwänglich gelobt werden. Dies trägt zu einer emotionalen Entkoppelung und Versachlichung des Inkontinenzproblems sowohl beim betroffenen Erkrankten als auch bei seiner Umgebung bei.

16.3   Fazit für die Praxis

- Die Behandlung der Harninkontinenz bei älteren und multimorbiden Patienten ist eine Herausforderung in Bezug auf Anamnese-

erhebung, weiterer Diagnostik und Planung eines individuellen Behandlungskonzeptes.

- Die primär konservative Therapie besteht aus Verhaltensschulung, Anpassung der Umgebung sowie einer möglichen medikamentösen Therapie und unterscheidet sich nicht wesentlich von der Therapie jüngerer Erwachsener.
- Die Nicht-Behandlung hat unter Umständen erhebliche Folgen für die Lebensqualität und kann mit weiteren Folgeerkrankungen wie Stürzen, Depressionen und Infekten einhergehen.
- Die medikamentöse Therapie ist v. a. bei einer Drangsymptomatik nach Ausschluss eines Infektes, Tumors oder einer anderen Obstruktion durch einen Beta-3 Agonisten, bei Kontraindikation oder fehlender Wirkung einem Antimuskarinikum unter besonderer Beachtung von Nebenwirkungen auch bei CKD-Patienten möglich.
- Bei Stuhlinkontinenz muss neben einer sorgfältigen Anamnese ein Stuhlgangprotokoll und die Wohnraumanpassung berücksichtigt werden.

Literatur

Abrams et al (2017) Abrams,P, Cardozo, L, Wagg, A, Wein, A. (Eds) Incontinence 6th Edition (2017). ICI-ICS. International Continence Society, Bristol UK, ISBN: 978-0956960733

Becker C et al (2005) An algorithm to screen long-term care residents at risk for accidental falls. Aging Clin Exp Res 17(3):186–192. https://doi.org/10.1007/bf03324595

Bharucha AE, Dunivan G, Goode PS et al (2015) Epidemiology, pathophysiology, and classification of fecal incontinence: state of the science summary for the National Institute of Diabetes and Digestive and Kidney Diseases (NIDDK) workshop. Am J Gastroenterol 110(1):127–136. https://doi.org/10.1038/ajg.2014.396.23. PMID: 25533002; PMCID: PMC4418464

Brown JS, Vittinghoff E, Wyman JF et al (2000) Urinary incontinence: does it increase risk for falls and fractures? Study of Osteoporotic Fractures Research Group. J Am Geriatr Soc 48(7):721–725

Butea-Bocu M, Foller S, Gleisner J et al (2021) S2k-Leitlinie Hilfsmittelberatung. Aktuelle Urol 52(2):168–180. https://doi.org/10.1055/a-1293-2831

Ege S (2017) Management der Harninkontinenz in einer geriatrischen Rehabilitationsklinik : Globales Harninkontinenz-Assessment unter Einbeziehung des

International Consultation on Incontinence Question-
nare – Urinary Incontinence Short Form (ICIQ-UI
SF). Z Gerontol Geriatr 51(3):301–313. https://doi.
org/10.1007/s00391-016-1173-3. PMID: 28180932

Goepel M, Hoffmann JA, Piro M et al (2002) Prevalence
and physician awareness of symptoms of urinary bladder dysfunction. Eur Urol 41:234–239

Milsom I, Altman D, Cartwright R et al (2017) Epidemiology of urinary incontinence (UI) and other lower urinary
tract symptoms (LUTS), pelvic organ prolapse (POP)
and anal incontinence (AI). In: Abrams P, Cardozo L,
Wagg A, Wein A (Hrsg) Incontinence, 6. Aufl. International Consultation on Incontinence, Bristol, S 1–141

Østbye T, Borrie MJ, Hunskaar S (2009) The prevalence
of urinary incontinence in elderly Canadians and its

association with dementia, ambulatory function, and
institutionalization. Norsk epidemiologi 8(2). https://
doi.org/10.5324/nje.v8i2.465

Pasricha T, Staller K (2021) Fecal Incontinence in the Elderly. Clin Geriatr Med 37(1):71–83. https://doi.
org/10.1016/j.cger.2020.08.006. Epub 2020 Oct 29.
PMID: 33213775; PMCID: PMC7684943

Patel M, Vellanki K, Leehey DJ et al (2016) Urinary incontinence and diuretic avoidance among adults with chronic kidney disease. Int Urol Nephrol 48(8):1321–1326.
https://doi.org/10.1007/s11255-016-1304-1.   PMID:
27209426

Welz-Barth A (2007) Inkontinenz im Alter, ein soziales
und ökonomisches Problem. Urologe 46:363–364

Ernährungsempfehlungen, Nutrition und Malnutrition

17

Susanne Fleig, Susi Knöller, Barbara Contzen
und Martin K. Kuhlmann

Inhaltsverzeichnis

S. Fleig
Klinik für Altersmedizin - Medizinische Klinik VI,
Universitätsklinik RWTH Aachen, Aachen,
Deutschland
e-mail: sfleig@ukaachen.de

S. Knöller
KfH-MVZ Bremen West, Kuratorium für Dialyse und
Nierentransplantation e.V., Bremen, Deutschland
e-mail: susi.knoeller@kfh.de

B. Contzen
Ernährungswerkstatt, Bergisch Gladbach,
Deutschland
e-mail: barbara.contzen@mac.com

M. K. Kuhlmann (✉)
Klinik für Innere Medizin – Nephrologie, Vivantes
Klinikum im Friedrichshain, Berlin, Deutschland
e-mail: martin.kuhlmann@vivantes.de

17.1 Einleitung

Ernährung (=Nutrition) bedeutet regelmäßige Zufuhr von Nährstoffen wie Eiweiß, Kohlenhydraten, Fetten, Elektrolyten, Vitaminen, Spurenelementen und Wasser. Malnutrition beschreibt die Mangel- oder Fehlernährung: qualitative Malnutrition, eine relative Minder- oder Überversorgung mit einzelnen Nährstoffen, und quantitative Malnutrition, die zu einem übermäßigen Verlust oder Anstieg der wasserfreien Körpermasse führt.

Zu den altersbedingten ‚physiologischen‘ Veränderungen beeinflussen körperliche Belastung oder Krankheiten den Nährstoffbedarf. Die Herausforderung für Ärzte und Ernährungstherapeuten ist es, den individuellen Nährstoffbedarf zu erkennen und entsprechend Empfehlungen auszusprechen

17.2 Einschätzung des Ernährungszustands

Für eine Einschätzung des Ernährungsstatus stehen validierte Scores zur Verfügung (https://www.dgem.de/screening). Speziell für geriatrische Patienten ist das **Mini Nutritional Assessment (MNA-Elderly)** validiert. Besteht ein Risiko für eine Mangelernährung, werden ernährungstherapeutische Interventionen und orale Zusatzernährung mit 400–600 Kcal/d empfohlen; Intervalle für die Wiederholung des MNA sind definiert. Klinisch relevant ist auch die Erhebung des Zahnstatus und ggf. der zahnprothetischen Versorgung. Inadäquate Zahnprothesen können sich schnell auf den Ernährungszustand auswirken.

Relevante Laborparameter zur Evaluation des Ernährungszustands sind Serum-Albumin (Cave bei Leberfunktionsstörung) und Serum-Cholesterin. Bei dialysepflichtiger CKD können prädialytisch niedrige Serumphosphat- oder Harnstoffwerte in Abwesenheit endokrinologischer Ursachen auf einen mangelhaften Ernährungsstatus hinweisen.

17.3 Ernährungsbedarf im Alter

Im Fokus steht das Ziel, eine Sarkopenie und damit das Risiko für das Auftreten von Frailty/Gebrechlichkeit zu reduzieren (vgl. dazu auch Kap. 11).

▶ Ernährungsziele bei älteren Menschen (>70 Jahre):
  - Aufrechterhaltung von Muskelmasse und -funktion, Vermeidung/Verzögerung einer Sarkopenie
  - Verhinderung/Behandlung von Frailty
  - Verbesserung des Ernährungszustandes, z. B. vor/nach Krankenhausaufenthalten
  - Aufrechterhaltung/Verbesserung der Lebensqualität

Eine niedrige Zufuhr von Eiweiß und Kalorien sowie ein Mangel an Calcium und verschiedenen Vitaminen (D, E, C, B6, B9, Folat) sind assoziiert mit dem Auftreten von Sarkopenie und Gebrechlichkeit. In epidemiologischen Studien zeigen ältere Personen mit der höchsten diätetischen Eiweißzufuhr das geringste Frailty-Risiko (Tieland et al. 2012). Der protektive Effekt einer ausreichenden Eiweißzufuhr ist unabhängig von der Proteinquelle (Kobayashi et al. 2013). Insbesondere auch eine mediterrane Ernährungsform scheint vor der Entwicklung von Frailty zu schützen (Talegawkar et al. 2012).

Der *Eiweißbedarf* lässt sich anhand der Veränderungen von Körper- und Muskelmasse über die Zeit abschätzen, unterstützt durch quantitative Untersuchungsmethoden wie DEXA oder Bioimpedanz. Veränderungen im Körperwassergehalt können eine Abnahme der Körpermasse kaschieren.

Als Eiweißbedarf zur Aufrechterhaltung einer neutralen Stickstoffbilanz (Gleichgewicht zwischen Abbau und Synthese von Muskelmasse) wird eine Menge von 0,8 g/kg/d angegeben. Im Alter kann der Bedarf höher sein, da bei niedrigem körperlichen Aktivitätslevel die Muskelmasse nur durch gesteigerte Eiweißzufuhr aufrechterhalten werden kann (anabole Resistenz). Die European Society for Clinical Nutrition and Metabolism (ESPEN) definiert den täglichen Proteinbedarf für Erwachsene > 65 Jahre als 1–1,2 g/kg/d (Deutz et al. 2014), und noch höher bei akuten oder chronischen Erkrankungen (1,2–1,5 g/kg/d). Zum Muskelaufbau sollte die Eiweißzufuhr immer begleitet sein von körperlichem Training.

Für den *Energiebedarf* reichen die Empfehlungen von 20–40 kcal/kg/d, in Abhängigkeit vom körperlichen Aktivitätslevel und Begleiterkrankungen (Boirie et al. 2014); besteht ein Risiko für Malnutrition, sollte die Zufuhr bei >30 kcal/kg/d liegen.

Der *Bedarf an Elektrolyten, Spurenelementen und Vitaminen* ändert sich im Alter nicht.

17.4 Ernährung beim älteren Menschen mit CKD und Albuminurie

Eine CKD begünstigt das Auftreten von Sarkopenie und Gebrechlichkeit zusätzlich zum Alter (Wong et al. 2021) durch gleichzeitigen Verlust von Körpereiweiß und Energiespeichern. Eine höhere Eiweißaufnahme (insbesondere tierischer Eiweiße) führt zu vermehrtem Anfall von Urämietoxinen. Häufig kommen Bewegungsmangel und Komorbiditäten wie Diabetes, Arteriosklerose, COPD und Herzinsuffizienz dazu. **„Protein Energy Wasting"** (PEW) beschreibt den Zustand verminderter Protein- und Energiereserven des Körpers (also Körpereiweiß und Fettspeicher) (Fouque et al. 2008). Bei CKD ist der Verlust an Körpermasse nicht nur durch reduzierte Nahrungsaufnahme verursacht, sondern auch Folge unspezifischer Inflammationsprozesse, vorübergehender kataboler Zustände (z. B. akute Erkrankungen) bzw. urämiebedingtem Katabolismus, einer Azidämie sowie endokriner Störungen wie Resistenz gegenüber Insulin, IGF und Wachstumshormon, Hyperparathyreoidismus u. a..

Kriterien eines PEW sind:
1. niedrige Albumin-, Präalbumin- (Transthyretin) oder Cholesterolspiegel im Serum (letzteres nicht medikamentös-induziert)
2. reduzierte Körpermasse (BMI <23 kg/m^2, Körperfettanteil <10 % bzw. Gewichtsverlust >5 % in 3 Monaten) und
3. reduzierte Muskelmasse (z. B. reduzierter Armumfang) oder über 2 Monate bestehende Mangelernährung (<25 Kcal/kg/d bzw. <0,8 g Protein/kg KG/d) (Fouque et al. 2008)

Zusätzlich zu den genannten Zielen der Ernährungstherapie kommen bei CKD-Patienten hinzu:

▶ Zusätzliche Ernährungsziele bei CKD:
- Verhinderung kardiovaskulärer Komplikationen
- Progressionsverlangsamung der Nierenerkrankung
- Ausgleich von Störungen im Säure-Base- (Azidose) und Mineralhaushalt (Kalium, Phosphat, iPTH)
- Verhinderung urämischer Komplikationen (Intoxikation, Volumenüberladung)

Eine metabolische Azidose beschleunigt den Muskelabbau; orale Bicarbonatsubstitution mit einem Ziel-HCO$_3$ von 22–26 mmol/l kann der Sarkopenie entgegenwirken (de Brito-Ashurst et al. 2009). Eine reduzierte Natriumaufnahme ist wichtig zur Kontrolle von Blutdruck und Volumenstatus, die Empfehlung liegt hier bei max. 3–5 g Natriumchlorid pro Tag.

Bei fortgeschrittener CKD kann eine moderat proteinarme Diät den Anstieg von Kreatinin- und Harnstoffwerten verlangsamen (Bellizzi et al. 2016). Kontrovers ist die Diskussion zur proteinarmen Diät sowie zur Höhe des Proteinanteils: Eine Metaanalyse (Hahn et al. 2020) von Studien mit CKD-Stadien G3–5 Patienten (vor Dialyse), in denen eine Ernährung mit entweder sehr niedrigem (0,3–0,4 g/kg/d), niedrigem (0,5–0,6 g/kg/d) oder normalem (>0,8 g/kg/d) Eiweißanteil für mindestens 12 Monate durchgeführt wurde, zeigte keinen statistisch robusten Vorteil für eine moderate Eiweißrestriktion; bei starker Eiweißrestriktion (0,3–0,4 g/kg/d) war der Anteil an Patienten, die in einem bestimmten Zeitraum symptomatisch wurden, geringer (RR 0,65; 16,5 % weniger als in den Kontrollgruppen).
Studien zu eiweißarmer Ernährung bei geriatrischen Patienten im CKD G4/G5 Stadium, bei denen das Risiko der Entwicklung einer Malnutrition besonders hoch und ein Erhalt der Muskelmasse nur über gesteigerte Proteinzufuhr möglich ist, liegen nicht vor. Eine Progressionsverlangsamung der CKD oder Verbesserung der kardiovaskulären Mortalität kann bei älteren Menschen durch eine alleinige Eiweißrestriktion nicht erreicht werden (Levine et al. 2014). Ein restriktives Ernährungskonzept darf nicht auf Kosten von Muskelmasse und Muskelkraft durchgeführt werden (Farrington et al. 2016).

17.5   Pflanzenbasierte Ernährung – Beispiel mediterrane Kost

Die mediterrane Ernährung hat antiinflammatorische, antioxidative und das Lipidprofil positiv beeinflussende Eigenschaften mit positiven Effekten auf Endothelfunktion, Inflammation, Lipidprofil und Blutdruck (Kuhlmann und Levin 2008). Messbare protektive Effekte bezüglich kardiovaskulärer Erkrankungen sind nachgewiesen; auch auf CKD-Progression und Mortalität scheint sich pflanzenbasierte Ernährung protektiv auszuwirken (Carrero et al. 2020; Kelly et al. 2020) (vgl. auch Kap. 38). Mediterrane Kost ist reich an natürlichen Antioxidantien aus Gemüse, Obst und Cerealien bzw. Nüssen, sie bietet höhere Mengen an mehrfach ungesättigten Fettsäuren und ist arm an rotem Fleisch, welches als bedeutender Risikofaktor der CKD-Progression gilt (Haring et al. 2017).

▶ Die gesteigerte Zufuhr von Ballaststoffen wirkt sich protektiv auf koronare Herzerkrankung, Hypertonie, Diabetes und Adipositas sowie Phosphatbilanz aus (Krishnamurthy et al. 2012).

17.6   Individuelle Ernährungsziele

Aus der Einschätzung des Ernährungszustands und der Anamnese bietet es sich an, gemeinsam mit dem Patienten und/oder den nahestehenden Personen **individuelle Ziele** für die Ernährungstherapie zu setzen.

17.6.1 Verbesserung des Ernährungszustands, z. B. bei Malnutrition oder vor medizinischen Eingriffen

Fehlender Appetit kann durch mehr körperliche Aktivität im Alltag gesteigert werden.

Zur Verbesserung des Ernährungszustands ist eine ausreichende Kalorienzufuhr wichtig, Ziel sind 30–35 Kcal/kg/d. Dies gelingt über eine Erhöhung der Kaloriendichte der Nahrung, über zusätzliche Zwischenmahlzeiten oder enterale Nahrungsergänzung zwischen/nach den Mahlzeiten. Der ‚MNA Elderly' empfiehlt, bei Risiko für Mangelernährung bereits 400–600 Kcal pro Tag über enterale Zusatzernährung wie z. B. Trinknahrung (TN) zu ergänzen. Der Einsatz von TN ist nach medizinischer Indikation verordnungsfähig, wenn eine ausreichende Ernährung durch eine fehlende oder eingeschränkte Fähigkeit nicht möglich ist und auch eine Unterstützung durch pflegerische oder ernährungstherapeutische Maßnahmen nicht ausreicht. (§ 21 Arzneimittel-Richtlinie des Gemeinsamen Bundesausschusses – AM-RL) Verordnungsfähig sind auch (Spezial-) Produkte für niereninsuffiziente Patienten, die eiweißreich, kalium- und phosphatarm sind (§ 23 AM-RL).

In der NOURISH-Studie (Nutrition effect On Unplanned ReadmIssions and Survival in Hospitalized patients, (Deutz et al. 2016)) wurden 652 mangelernährte Patienten im Alter >65 Jahren nach Krankenhausaufenthalt eingeschlossen. Die Patienten erhielten über 90 Tage nach Entlassung 2× täglich eine proteinreiche TN (jeweils 350 kcal, 20 g Protein) oder Placebo zur Einnahme zwischen den Mahlzeiten. Nach 90 Tagen waren in der TN-Gruppe Ernährungsstatus und Körpergewicht signifikant verbessert, die Mortalitätsrate war 50 % niedriger als in der Placebogruppe; die ‚Number needed to treat' zur Verhinderung eines Todesfalls lag bei 20. Dieses Konzept ist gut auf ältere CKD-Patienten übertragbar.

17.6.2 Vermeidung einer symptomatischen Urämie bei stark eingeschränkter Nierenfunktion

Bei progredienter CKD sollte rechtzeitig das Gespräch bezüglich der Optionen bei chronischem Nierenversagen gesucht werden. Manche Patienten schließen eine Nierenersatztherapie für sich kategorisch aus. Ist als Therapieziel die Vermeidung einer symptomatischen Urämie ins Auge gefasst, kann eine diätetische Eiweißrestriktion in Erwägung gezogen werden, soweit der Ernährungsstatus dies zulässt. Hier kann eine proteinarme Diät (0,6–0,8 g/kg/d) zusammengestellt werden, die gleichzeitig einer Azidose entgegenwirkt und die Volumenbilanzierung erleichtert, z. B. durch Flüssigkeitseinschränkung oder Salzreduktion auf max. 2–4 g/d. Eine strengere Eiweißrestriktion (0,3–0,4 g/kg/d) sollte immer mit Aminosäure-Ketoanaloga substituiert werden, bei deren Metabolismus kein Stickstoff freigesetzt und entsprechend kein Harnstoff generiert wird. Eine strenge Eiweißrestriktion sollte nur in erfahrenen Zentren unter engmaschiger ernährungstherapeutischer und ärztlicher Kontrolle durchgeführt werden.

▶ Diäten mit sehr niedrigem Eiweißanteil (0,3–0,4 g/kg/d substituiert mit Aminosäure-Ketoanaloga) können in Einzelfällen auch bei älteren Patienten durchgeführt werden, allerdings nur unter engmaschiger ärztlicher und ernährungstherapeutischer Begleitung. Das Konzept sollte gemeinsam mit dem Patienten regelmäßig evaluiert werden.

17.6.3 Sarkopenie vermeiden/ gezielter Muskelaufbau

Die ESPEN-Empfehlungen zum Proteinbedarf bei Erwachsenen >65 Jahren liegen bei 1–1,2 g/kg/d, bei chronischen Erkrankungen bei 1,2–1,5 g/kg/d. Zum Muskelaufbau oder zum Erhalt der Muskelmasse ist es wichtig, die Proteinzufuhr zu optimieren. Eine gleichmäßige Verteilung der Eiweißzufuhr auf 3 Mahlzeiten am Tag ist empfohlen, jeweils nach Möglichkeit 25–30 g Eiweiß pro Mahlzeit, um die Muskelproteinsynthese anzuregen (Lonnie et al. 2018). Wenn Energie- und Proteinbedarf über die Mahlzeiten nicht gedeckt werden können, ist orale Zusatznahrung (TN) verordnungsfähig. Ein Vitamin-D-Mangel sollte supplementiert werden. Orale Bicarbonat-Präparate können eine metabolische Azidose korrigieren; eine pflanzenbasierte Ernährung an sich mindert bereits die Azidose; psychosoziale Unter-

stützung kann helfen, insbesondere bei der körperlichen Aktivität (Wong et al. 2021).

▶ Ein Muskelaufbau kann nur durch gezieltes Muskeltraining (Physiotherapie) gelingen, da bei niedrigem Aktivitätslevel eine anabole Resistenz besteht.

17.7 Patienten an Dialyse

Ältere Dialysepatienten haben ein besonders hohes Risiko für PEW, Sarkopenie und Frailty (siehe auch Kap. 11). Der Energiebedarf ist mit Dialysepflichtigkeit höher: Die Kalorienzufuhr sollte bei 35 Kcal/kg/d liegen, die Proteinzufuhr bei 1–1,2 g/kg/d. Adipöse Patienten bei Dialyseeintritt haben ein höheres Überleben (Kalantar-Zadeh et al. 2006).

Folgende dialysespezifische Faktoren begünstigen das Risiko einer PEW: ein erhöhter Verlust an essenziellen Aminosäuren, Albumin, Vitaminen und Spurenelementen bei der Hämodialyse/Hämodiafiltration (HD/HDF) über Konvektion/Ultrafiltration und Diffusion, erhöhte Inflammation durch Bioinkompatibilität des Fremdmaterials (Dialysator), sowie Immobilität während der Dialyse. Mit abnehmender Restausscheidung ist die Deckung des Nährstoffbedarfs durch die Volumenbeschränkung erschwert.

Bei der Peritonealdialyse (PD) kann der intraabdominelle Druck zu rascherem Sättigungsgefühl führen. In der Dialyseverordnung kann man darauf eingehen, durch Reduktion des Dialysatvolumens oder individuelle Anpassung des Dialyseregimes (automatisierte PD nachts, leerer Bauch zu den Mahlzeiten, etc.). Peritoneal werden täglich ca. 300–450 kcal Glukose aus dem Dialysat aufgenommen, gleichzeitig kommt es zu einem Eiweißverlust von ca. 5,5–11,8 g/d (Ikizler et al. 2013). Eine Aminosäure-basierte PD-Lösung kann bei Hypalbuminämie kurzfristig helfen, verbessert langfristig jedoch nicht den Ernährungszustand. Dialysepatienten sollten auf ausreichende Zufuhr von Vitamin B1, B6, B12, C und Folat achten.

Aminosäuren und Eiweiß können während der HD parenteral supplementiert werden; Studien zum Nutzen sind widersprüchlich. Ein systematischer Review mit Metaanalyse (Matsuzawa et al. 2021) fand keine Unterschiede in Muskelmasse und – kraft, aber in der Gruppe mit Substitution eine verbesserte Muskelfunktion (erhöhte Gehgeschwindigkeit, besseres Ergebnis beim „timed up and go"-Test). Aminosäureverluste können auch durch orale Proteinsubstitution (Zusatznahrung mit 40 g Protein an HD) kompensiert werden (Hendriks et al. 2021).

► Für eine klare Empfehlung zur intradialytischen parenteralen Ernährung fehlen noch kontrollierte Studien.

17.8 Prähabilitation und Rehabilitation

Im Krankenhaus verliert der ältere Mensch ca. 1 % Muskelmasse pro Tag. Analog zur Rehabilitation bezeichnet die Prähabilitation (Kow 2019) den gezielten Aufbau von Kraft, Beweglichkeit und Ausdauer *vor* einem geplanten Krankenhausaufenthalt. Vorstationär sollten Mangelernährung ausgeglichen und Energiereserven aufgebaut werden.

Stationär sollten der Ernährungsstatus evaluiert und frühzeitig Maßnahmen zur Steigerung der Eiweiß- und Energiezufuhr ergriffen werden. Frühzeitige Physiotherapie und Mobilisierung sollten Standard sein.

17.9 Fazit für die Praxis

1. Eine Einschränkung der diätetischen Eiweißzufuhr zur Progressionshemmung sollte bei älteren Menschen nur unter Berücksichtigung des aktuellen Ernährungszustands und in engmaschiger Verlaufskontrolle durchgeführt werden.
2. Bei mangelernährten oder gefährdeten CKD-Patienten, die ihren Ernährungsbedarf mit normaler Nahrung nicht decken, ist eine Trinknahrung indiziert und kann verordnet werden.

3. Zum Muskelaufbau im Alter sollten 1,2–1,5 g Protein/kg/d über die Nahrung aufgenommen werden. Die Muskelproteinsynthese wird unterstützt durch die gleichmäßige Verteilung von jeweils 25–30 g Eiweiß auf die Hauptmahlzeiten. Gezieltes Muskeltraining ist zusätzlich notwendig.
4. Diäten mit sehr niedrigem Eiweißanteil (0,3–0,4 g/kg/d substituiert mit Aminosäure-Ketoanaloga) können in Einzelfällen auch bei älteren Patienten durchgeführt werden, allerdings nur unter engmaschiger ärztlicher und ernährungstherapeutischer Begleitung. Das Konzept sollte gemeinsam mit dem Patienten regelmäßig evaluiert werden.
5. Dialysepatienten (HD und PD) haben einen erhöhten Kalorienbedarf und ein hohes Risiko für PEW, Sarkopenie und Frailty. Hochkalorische Nahrung, präferentiell enteral mit ausreichend Proteinanteil kann den Verlusten entgegenwirken
6. Vor geplantem Krankenhausaufenthalt sollten der Ernährungszustand erfasst und Maßnahmen zur Verbesserung des Ernährungsstatus prästationär ergriffen werden.

Links

https://www.dgfn.eu/ernaehrungsratgeber-fuer-patienten.html DGfN Online-Ernährungsratgeber nach eGFR

https://www.dgem.de/screening Screening-Tools Ernährungsstatus

https://www.quetheb.de/ Qualifizierte Ernährungstherapeuten und -berater, die für eine Expertensuche online zur Verfügung stehen

https://www.dgem.de/leitlinien DGEM Leitlinien DGEM klinische Ernährung

https://www.g-ba.de/richtlinien/3/ Link Arzneimittelrichtlinie des GBA

Literatur

Bellizzi V, Cupisti A, Locatelli F, Bolasco P, Brunori G, Cancarini G, Caria S, De Nicola L, Di Iorio BR, Di Micco L, Fiaccadori E, Garibotto G, Mandreoli M, Minutolo R, Oldrizzi L, Piccoli GB, Quintaliani G, Santoro D, Torraca S, Viola BF, Conservative Treatment of CKDsgotISoN (2016) Low-protein diets for chronic kidney disease patients: the Italian experience. BMC Nephrol 17(1):77. https://doi.org/10.1186/s12882-016-0280-0

Boirie Y, Morio B, Caumon E, Cano NJ (2014) Nutrition and protein energy homeostasis in elderly. Mech Ageing Dev 136–137:76–84. https://doi.org/10.1016/j.mad.2014.01.008

de Brito-Ashurst I, Varagunam M, Raftery MJ, Yaqoob MM (2009) Bicarbonate supplementation slows progression of CKD and improves nutritional status. J Am Soc Nephrol 20(9):2075–2084. https://doi.org/10.1681/ASN.2008111205

Carrero JJ, Gonzalez-Ortiz A, Avesani CM, Bakker SJL, Bellizzi V, Chauveau P, Clase CM, Cupisti A, Espinosa-Cuevas A, Molina P, Moreau K, Piccoli GB, Post A, Sezer S, Fouque D (2020) Plant-based diets to manage the risks and complications of chronic kidney disease. Nat Rev Nephrol 16(9):525–542. https://doi.org/10.1038/s41581-020-0297-2

Deutz NE, Bauer JM, Barazzoni R, Biolo G, Boirie Y, Bosy-Westphal A, Cederholm T, Cruz-Jentoft A, Krznaric Z, Nair KS, Singer P, Teta D, Tipton K, Calder PC (2014) Protein intake and exercise for optimal muscle function with aging: recommendations from the ESPEN Expert Group. Clin Nutr 33(6):929–936. https://doi.org/10.1016/j.clnu.2014.04.007

Deutz NE, Matheson EM, Matarese LE, Luo M, Baggs GE, Nelson JL, Hegazi RA, Tappenden KA, Ziegler TR, Group NS (2016) Readmission and mortality in malnourished, older, hospitalized adults treated with a specialized oral nutritional supplement: a randomized clinical trial. Clin Nutr 35(1):18–26. https://doi.org/10.1016/j.clnu.2015.12.010

Farrington K, Covic A, Aucella F, Clyne N, de Vos L, Findlay A, Fouque D, Grodzicki T, Iyasere O, Jager KJ, Joosten H, Macias JF, Mooney A, Nitsch D, Stryckers M, Taal M, Tattersall J, Van Asselt D, Van den Noortgate N, Nistor I, Van Biesen W, group Egd (2016) Clinical Practice Guideline on management of older patients with chronic kidney disease stage 3b or higher (eGFR <45 mL/min/1.73 m^2). Nephrol Dial Transpl 31(suppl 2):ii1–ii66. https://doi.org/10.1093/ndt/gfw356

Fouque D, Kalantar-Zadeh K, Kopple J, Cano N, Chauveau P, Cuppari L, Franch H, Guarnieri G, Ikizler TA, Kaysen G, Lindholm B, Massy Z, Mitch W, Pineda E, Stenvinkel P, Trevino-Becerra A, Wanner C (2008) A proposed nomenclature and diagnostic criteria for protein-energy wasting in acute and chronic kidney disease. Kidney Int 73(4):391–398. https://doi.org/10.1038/sj.ki.5002585

Hahn D, Hodson EM, Fouque D (2020) Low protein diets for non-diabetic adults with chronic kidney disease. Cochrane Database Syst Rev 10:CD001892. https://doi.org/10.1002/14651858.CD001892.pub5

Haring B, Selvin E, Liang M, Coresh J, Grams ME, Petruski-Ivleva N, Steffen LM, Rebholz CM (2017) Dietary protein sources and risk for incident chronic kidney disease: results from the Atherosclerosis Risk in Communities (ARIC) study. J Ren Nutr 27(4):233–242. https://doi.org/10.1053/j.jrn.2016.11.004

Hendriks FK, Smeets JSJ, van Kranenburg JMX, Broers NJH, van der Sande FM, Verdijk LB, Kooman JP, van Loon LJC (2021) Amino acid removal during hemodialysis can be compensated for by protein ingestion and is not compromised by intradialytic exercise: a randomized controlled crossover trial. Am J Clin Nutr. https://doi.org/10.1093/ajcn/nqab274

Ikizler TA, Cano NJ, Franch H, Fouque D, Himmelfarb J, Kalantar-Zadeh K, Kuhlmann MK, Stenvinkel P, TerWee P, Teta D, Wang AY, Wanner C, International Society of Renal N, Metabolism (2013) Prevention and treatment of protein energy wasting in chronic kidney disease patients: a consensus statement by the International Society of Renal Nutrition and Metabolism. Kidney Int 84(6):1096–1107. https://doi.org/10.1038/ki.2013.147

Kalantar-Zadeh K, Kuwae N, Wu DY, Shantouf RS, Fouque D, Anker SD, Block G, Kopple JD (2006) Associations of body fat and its changes over time with quality of life and prospective mortality in hemodialysis patients. Am J Clin Nutr 83(2):202–210. https://doi.org/10.1093/ajcn/83.2.202

Kelly JT, Su G, Zhang, Qin X, Marshall S, Gonzalez-Ortiz A, Clase CM, Campbell KL, Xu H, Carrero JJ (2020) Modifiable lifestyle factors for primary prevention of CKD: a systematic review and meta-analysis. J Am Soc Nephrol. https://doi.org/10.1681/ASN.2020030384

Kobayashi S, Asakura K, Suga H, Sasaki S, Three-generation Study of Women on D, Health Study G (2013) High protein intake is associated with low prevalence of frailty among old Japanese women: a multicenter cross-sectional study. Nutr J 12:164. https://doi.org/10.1186/1475-2891-12-164

Kow AW (2019) Prehabilitation and its role in geriatric surgery. Ann Acad Med Singap 48(11):386–392

Krishnamurthy VM, Wei G, Baird BC, Murtaugh M, Chonchol MB, Raphael KL, Greene T, Beddhu S (2012) High dietary fiber intake is associated with decreased inflammation and all-cause mortality in patients with chronic kidney disease. Kidney Int 81(3):300–306. https://doi.org/10.1038/ki.2011.355

Kuhlmann MK, Levin NW (2008) Potential interplay between nutrition and inflammation in dialysis patients. Contrib Nephrol 161:76–82. https://doi.org/10.1159/000129759

Levine ME, Suarez JA, Brandhorst S, Balasubramanian P, Cheng CW, Madia F, Fontana L, Mirisola MG, Guevara-Aguirre J, Wan J, Passarino G, Kennedy BK, Wei M, Cohen P, Crimmins EM, Longo VD (2014) Low protein intake is associated with a major reduction in IGF-1, cancer, and overall mortality in the 65 and younger but not older population. Cell Metab 19(3):407–417. https://doi.org/10.1016/j.cmet.2014.02.006

Lonnie M, Hooker E, Brunstrom JM, Corfe BM, Green MA, Watson AW, Williams EA, Stevenson EJ, Penson S, Johnstone AM (2018) Protein for life: review of optimal protein intake, sustainable dietary sources and the effect on appetite in ageing adults. Nutrients 10(3). https://doi.org/10.3390/nu10030360

Matsuzawa R, Yamamoto S, Suzuki Y, Abe Y, Harada M, Shimoda T, Imamura K, Yamabe S, Ito H, Yoshikoshi S, Imai H, Onoe H, Matsunaga A, Tamaki A (2021) The effects of amino acid/protein supplementation in patients undergoing hemodialysis: a systematic review and meta-analysis of randomized controlled trials. Clin Nutr ESPEN 44:114–121. https://doi.org/10.1016/j.clnesp.2021.04.027

Talegawkar SA, Bandinelli S, Bandeen-Roche K, Chen P, Milaneschi Y, Tanaka T, Semba RD, Guralnik JM, Ferrucci L (2012) A higher adherence to a Mediterranean-style diet is inversely associated with the development of frailty in community-dwelling elderly men and women. J Nutr 142(12):2161–2166. https://doi.org/10.3945/jn.112.165498

Tieland M, Borgonjen-Van den Berg KJ, van Loon LJ, de Groot LC (2012) Dietary protein intake in community-dwelling, frail, and institutionalized elderly people: scope for improvement. Eur J Nutr 51(2):173–179. https://doi.org/10.1007/s00394-011-0203-6

Wong L, Duque G, McMahon LP (2021) Sarcopenia and frailty: challenges in mainstream nephrology practice. Kidney Int Rep 6(10):2554–2564. https://doi.org/10.1016/j.ekir.2021.05.039

Hauterkrankungen

18

Thomas Mettang und Manuel P. Pereira

Inhaltsverzeichnis

18.1 Kalzifizierende urämische Arteriolopathie

Die bei chronisch nierenkranken Patienten insgesamt selten auftretende, aber in zunehmendem Maße beobachtete kalzifizierende urämische Arteriolopathie (früher: Kalziphylaxie) (CUA) geht mit ausgesprochen schmerzhaften, *livedoartigen Hautveränderungen* einher, die sich zu nekrotischen, schlecht heilenden *Ulzera* entwickeln. Fast immer sind die unteren Extremitäten betroffen (Abb. 18.1), wobei Läsionen am Stamm oder den proximalen Extremitäten prognostisch ungünstig zu sein scheinen. Als Trigger lassen sich oft Traumata wie Injektionsstellen etc. feststellen. Die *Diagnose* der CUA wird klinisch gestellt. Spezifische Labortests existieren nicht, die histologische Untersuchung einer Hautbiopsie kann für die Einordnung hilfreich sein.

T. Mettang (✉)
KfH-Nierenzentrum Wiesbaden, Wiesbaden, Deutschland
e-mail: Thomas.Mettang@kfh.de

M. P. Pereira
Klinik für Hautkrankheiten - Allgemeine Dermatologie und Venerologie, Münster, Deutschland
e-mail: ManuelPedro.Pereira@ukmuenster.de

© Der/die Autor(en), exklusiv lizenziert an Springer-Verlag GmbH, DE, ein Teil von Springer Nature 2023
U. Hoffmann, W. Pommer (Hrsg.), *Geriatrische Nephrologie*,
https://doi.org/10.1007/978-3-662-65648-8_18

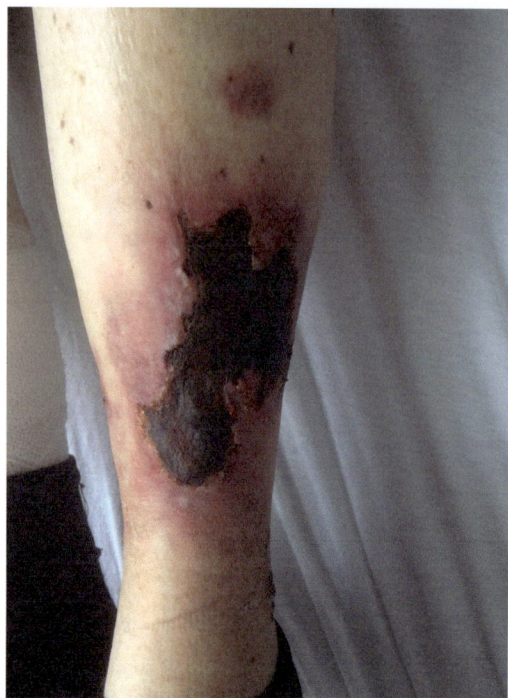

Abb. 18.1 Kalzifizierende urämische Arteriolopathie am Unterschenkel einer Hämodialysepatientin © Mettang, 2022. All Rights Reserved

Feingeweblich zeigt sich eine Media-Kalzifikation mit Gefäßverschlüssen an den kleinen Blutgefäßen der Dermis und im subkutanen Fettgewebe, seltener auch im Muskelgewebe. Daneben finden sich auch extravaskuläre Kalzifikationen. Die beobachteten Gewebenekrosen kommen durch akute Infarzierung des subkutanen Fettgewebes, bedingt durch lokale Hypoperfusion oder vaskuläre Thrombosen zustande. Bakterielle Superinfektionen der betroffenen Areale sind häufig.

Die *Inzidenz* der Kalziphylaxie in der Dialysepopulation wird mit etwa 3–5 % pro Jahr geschätzt (Nigwekar et al. 2014). Darüber hinaus kann eine CUA auch bei Nierentransplantierten auftreten. Eine Altersabhängigkeit konnte bislang nicht gezeigt werden. Die *Pathogenese* ist weitgehend unklar. Als gesichert gilt, dass die Erkrankung im Rahmen von Störungen des Mineral- und Knochenstoffwechsels bei chronischer Nierenkrankheit auftritt. Ein Mangel an Kalzifikationsinhibitoren, wie Fetuin-A (2-Heremens-Schmid Glykoprotein) und Matrix Gla Protein (MGP) könnten eine Rolle spielen. Auch ein Mangel an Pyrophosphat, für das ein Poly-

morphismus besteht, wird als pathogenetischer Faktor diskutiert (Rothe et al. 2017). MGP ist als pathogenetischer Faktor besonders interessant, da die Aktivität dieses Proteins abhängig von einer Vitamin-K-Carboxylierung ist und die Therapie mit Phenprocoumon als Risikofaktor für eine CUP gilt.

Die weiteren, pathogenetisch bedeutsamen Faktoren sind im Folgenden aufgeführt:

Risikofaktoren für die Entstehung einer Kalzifizierenden Arteriolopathie
- weibliches Geschlecht
- Adipositas
- erhöhte alkalische Phosphatase
- erniedrigtes Serumalbumin
- orale Antikoagulation mit Vitamin K-Antagonisten
- kürzlich zurückliegender substanzieller Gewichtsverlust
- erhöhtes Calcium-Phosphat-Produkt
- hohes intaktes Parathormon

Eine CUP ist eine potenziell lebensbedrohliche Erkrankung. Die Letalität liegt trotz Therapie bei >50 % (McCarthy et al. 2016). Die aktuell diskutierten und in unterschiedlicher Kombination zum Einsatz kommenden therapeutischen Maßnahmen sind:

Allgemeine Maßnahmen
- konsequentes Wundmanagement mit großzügigem Debridement
- Vermeidung von lokalen Traumata, inklusive s.c. Injektionen
- frühzeitige Antibiotikabehandlung bei septischen Verläufen
- negative Calciumbilanz, Calcium-Phosphat-Produkt niedrig halten
- Behandlung mit Vitamin-D-Präparaten beenden
- Behandlung mit Vitamin-K-Antagonisten beenden
- Intensivierung der Dialysetherapie (Erhöhung der Dialysedauer und – frequenz)

Medikamentöse oder physikalische Maßnahmen mit fraglichem Effekt
- Natriumthiosulfat (Peng et al. 2018)
- hyperbare Sauerstofftherapie (An et al. 2015)

- Parathyreoidektomie (McCarthy et al. 2016)
- Calcimimetika (Deen und Schaider 2019)

Zum gegenwärtigen Zeitpunkt empfiehlt sich die Umsetzung der allgemeinen Maßnahmen (inclusive der Erhöhung der Dialyseintensität) und – soweit möglich – der Einsatz von Natriumthiosulfat.

▶ Die CUP ist eine seltene, aber lebensbedrohliche Erkrankung, die möglichst früh erkannt werden sollte und einer konsequenten internistisch/chirurgischen Behandlung bedarf.

18.2 Bullöse Hautveränderungen (Pseudoporphyrie)

Bullöse Hautveränderungen werden gelegentlich bei Dialysepatienten nach Einleitung der Dialysebehandlung gesehen, können jedoch vereinzelt bereits vor Dialysebeginn beobachtet werden. Die mit klarer Flüssigkeit gefüllten Blasen treten an lichtexponierten Hautpartien (Handrücken, Finger, Gesicht) auf, hinterlassen nach Abheilung pigmentierte Narben und erinnern klinisch und histologisch an eine Porphyria cutanea tarda. Bei einigen Patienten konnten erhöhte Uroporphyrin-III-Spiegel im Plasma bei gleichzeitiger Verminderung von Koproporphyrin gemessen werden.

Therapeutische Möglichkeiten bestehen nicht, da die bei Porphyria cutanea tarda zur Anwendung kommende Aderlässe oder eine Behandlung mit Chloroquin bei niereninsuffizienten Patienten nicht durchführbar sind. Übermäßige UV-Bestrahlung sollte vermieden werden.

18.3 Urämische Xerosis

Eine Xerosis der Haut (raue und schuppige Haut) ist ein häufiges dermatologisches Symptom bei Patienten mit chronischer Nierenkrankheit. Verschiedenen Berichten zufolge leiden 50–100 % aller Patienten in unterschiedlichem Ausmaß an dieser Hautveränderung. Meist stellt sich die Xe-rosis an den unteren Extremitäten und den Unterarmen der Patienten am ausgeprägtesten dar. Mit zunehmendem Alter nimmt unabhängig von der Beeinträchtigung der Nierenfunktion die Prävalenz der Xerosis cutis zu.

Die *Pathogenese* dieser Veränderung kann noch nicht als abschließend geklärt gelten. Neben einer möglicherweise verfahrensbedingten Dehydratation, einer veränderten Barrierefunktion der Haut sowie einer Atrophie der Talg bildenden Drüsen werden noch weitere Faktoren diskutiert (Übersicht bei Szepietowski et al. 2004).

Im Vordergrund der *Behandlung* steht die Vermeidung von häufigem Waschen mit seifenhaltigen Detergenzien. Tägliche Hautpflege mit rückfettenden, möglichst allergenarmen Hautpflegemitteln wird empfohlen. Inwiefern eine topische Behandlung mit N-Palmitoyl-ethanolamin-haltigen Cremes darüber hinaus einen therapeutischen Effekt hat, ist derzeit noch unklar.

18.4 Pruritus und Prurigo

Pruritus ist ein belastendes Symptom (siehe auch Kap. 9) unterschiedlicher Erkrankungen, das als chronisch bezeichnet wird, wenn es länger als 6 Wochen besteht. Die Lebenszeitprävalenz des chronischen Pruritus beträgt ca. 22 % in der Allgemeinbevölkerung (Matterne et al. 2009) und nimmt mit dem Alter zu. Klinisch entwickeln sich häufig sekundäre Effloreszenzen wie Exkoriationen, Erosionen, Verkrustungen und Lichenifikationen der Haut aufgrund von Kratzen, Reiben oder Scheuern. Auch chronische Kratzläsionen, insbesondere noduläre Prurigoläsionen können bei verlängertem Kratzverhalten auftreten und stellen eine therapeutische Herausforderung dar (Pereira et al. 2021b).

Nicht nur Hautkrankheiten, wie die atopische Dermatitis oder die Psoriasis, sondern auch systemische Erkrankungen können Pruritus hervorrufen (Pereira et al. 2016). Patienten mit dialysepflichtigem Nierenversagen leiden in bis zu 50 % der Fälle unter chronischem Pruritus (Weiss et al. 2015; Rayner et al. 2017). Oft ist urämischer Pruritus mit einer Xeroxis der Haut assoziiert (siehe

oben). Bei geriatrischen Patienten ist der medikamentös induzierte Pruritus von großer Bedeutung, da Polypharmazie in dieser Patientengruppe häufig vorhanden ist. Eine detaillierte
Medikamentenanamnese und ein möglicher Zusammenhang zwischen der Einleitung einer medikamentösen Behandlung und dem Auftreten
des Pruritus sollten genau eruiert werden.

Zu den allgemeinen Maßnahmen zur symptomatischen Behandlung des Pruritus zählt die
Pflege der Haut in Abhängigkeit des individuellen Hautzustandes (Staubach und Weisshaar
2016). Dabei steht die pflegend-hydratisierende
Rückfettung im Vordergrund, z. B. Cremes, die
Ceramid, Harnstoff oder Glycerin enthalten, insbesondere bei trockener Haut, die gerade im höheren Alter häufig ist. Darüber hinaus sollte eine
zusätzliche Austrocknung der Haut beim Waschen oder Baden durch Verwendung von Dusch-
und Badeölen vermieden werden.

Die bisherigen Leitlinien zur Diagnose und
Therapie des chronischen Pruritus hatten bei
nephrogenem Pruritus Gabapentinoide als Therapie der ersten Wahl empfohlen (Ständer et al.
2017; Weisshaar et al. 2019). Die gerade akuali-
sierte S2K-Leitlinie zum chronischen Pruritus
spricht nun allerdings eine starke Empfehlung für
den κ - Agonisten Difelikefalin aus (s.u.). Die Dosierung von Gabapentinoiden sollte an die Nierenfunktion angepasst werden und es empfiehlt sich
eine langsame Aufdosierung des Medikaments,
um das Auftreten von Nebenwirkungen zu verhindern. Bei dialysepflichtigen Patienten sollte
Gabapentin in einer täglichen Maximaldosis von
100 mg verabreicht werden. Patienten sollten
gründlich über potenzielle Nebenwirkungen aufgeklärt werden, insbesondere Müdigkeit, Benommenheit, Schwindel, eingeschränkte Verkehrs-
tüchtigkeit und Gewichtszunahme. Pregabalin
stellt eine Alternative zu Gabapentin dar (Weisshaar et al. 2019). Darüber hinaus wird auch eine
Fototherapie (z. B. UVB) für die Behandlung von
urämischen Pruritus empfohlen sowie die topische
Anwendung von Capsaicin für lokalisierte Befunde (Weisshaar et al. 2019). Vielversprechend
sind Medikamente, die an Opioidrezeptoren wirken. Für den κ-Opioidrezeptor-Agonist Difelikefalin konnte ein signifikanter antipruritischer Ef-

Tab. 18.1 Therapeutische Empfehlungen bei nephrogenem Pruritus. Modifiziert nach (Ständer et al. 2017 und
Ständer et al. 2022)

	Substanz	
1. Wahl	Difelikefalin (i.v.)	50 μg i.v. am Ende jeder Hämodialyse (max. 4 × pro Woche)
2. Wahl	Gabapentin (p.o.)	- Anpassung der Dosis an die Nierenfunktion erforderlich
3. Wahl	Pregabalin (p.o.)	Anpassung der Dosis an der Nierenfunktion erforderlich
4. Wahl	UVB-Phototherapie	Widersprüchlicher Effekt in klinischen Studien
5. Wahl	Capsaicin (topisch)	3–5× täglich bei lokalisiertem Pruritus
Andere Optionen	Naltrexon (p.o.)	Widersprüchlicher Effekt in klinischen Studien
	Naloxon (i.v.)	- Dosierung: 0.02–0.2 μg/ kg KG/min über 8 Stunden/Tag - Guter antipruritischer Effekt in einem Fallbericht mit vier Hämodialysepatienten

fekt in einer klinischen Phase III Studie gezeigt
werden (Fishbane et al. 2020). In Europa ist Difelikefalin seit April 2022 als intravenöse Therapie
des mäßigen bis schweren Pruritus bei erwachsenen Hämodialysepatienten zugelassen und
wird in der aktuellen S2k-Leitlinie zur Pruritus-
behandlung in dieser Indikation empfohlen (Ständer et al. 2022). In einer Fallserie zeigte der intravenöse μ-Opioidrezeptor Antagonist Naloxon eine
schnelle und substanzielle Besserung des Pruritus
bei dialysepflichtigen Patienten (Pereira et al.
2021a). Auch Nalfurafine (κ-Opioidrezeptor-
Agonist), derzeit nur in Japan zugelassen, und
Nalbuphine (κ-Opioidrezeptor-Agonist und
μ-Opioidrezeptor Antagonist) stellen mögliche zukünftige Therapieoptionen dar. Bei Dialysepatienten führt die Nierentransplantation in der
Regel zu einer Verbesserung des Pruritus, allerdings persistiert dieses Symptom bei einem Teil
der Patienten (Schricker et al. 2020) (Tab. 18.1).

▶ Fast ein Drittel aller Dialysepatienten leidet
  unter bisweilen starkem Pruritus mit erheblicher Beeinträchtigung der Lebensqualität.

18.5 Steroidhaut

Die langfristige Anwendung von topischen (und in geringem Umfang auch systemisch verabreichten) Kortikosteroiden kann zu einer irreversiblen Atrophie der Haut führen. Von dieser Begleitwirkung ist die Altershaut besonders betroffen. Dabei klagen Patienten oft über eine „dünne Haut". Typisch ist eine Pigmentverschiebung der Haut mit Hyper- und Hypopigmentierungen, Teleangiektasien, Neigung zu Blutungen und eine diffuse livid-rote Verfärbung der Haut. Wenn immer möglich sollten topische Steroide nicht längerfristig zum Einsatz kommen und durch blande Emollienzien ersetzt werden.

18.6 Melanose

Abnorm bräunlich-gelbe Pigmentierung, vor allem an lichtexponierten Stellen der Haut, ist bei urämischen Patienten wahrscheinlich auf die Retention von Urochromen oder die Erhöhung des Plasmacarotinspiegels zurückzuführen. Auch eine vermehrte Melaninbildung wird diskutiert.

18.7 Nephrogene Fibrose

Die nephrogene Fibrose ist eine schwere, invalidisierende Erkrankung mit progredienter Vermehrung des Bindegewebes, in Zusammenhang mit nicht-cyclischen Gadolinium-haltigen Kontrastmitteln bei Patienten mit chronischer Nierenkrankheit. Erste Symptome sind Schmerzen, Pruritus, Schwellung der Haut, Erythema meist an den Beinen beginnend. Später treten weitere Symptome wie verdickte Haut und verdicktes subkutanes Gewebe, teils mit „hölzerner" Maserung und harte Plaques auf. Die nephrogene Fibrose beschränkt sich allerdings nicht auf die Haut. So kann es im weiteren Verlauf zu Fibrosierung innerer Organe, z. B. Muskulatur, Zwerchfell, Herz, Leber, Lungen kommen. In späten Stadien weisen die betroffenen Patienten u. a. Kontrakturen auf und einige entwickeln eine Kachexie. Eine Alters- oder Geschlechtsprävalenz findet sich nicht.

Eine Übersicht über den Verlauf von mehr als 600 betroffenen Patienten findet sich bei Attari et al. (2019).

18.8 Nicht-melanozytäre Hauttumore bei nierentransplantierten Patienten

Nicht-melanozytäre Hauttumore (NMSC), insbesondere aktinische Keratosen, Plattenepithelkarzinome und Basalzellkarzinome treten vermehrt bei Patienten unter Immunsuppression, wie z. B. nach Nierentransplantation auf. Dabei ist die Dauer der Immunsuppression für das Tumorrisiko entscheidend. Die Inzidenz invasiver NMSC ist nach zwei Jahren Immunsuppression um 5 % und nach 20 Jahren um ca. 40–60 % erhöht (Schmitz et al. 2018).

Aktinische Keratosen sind in-situ Karzinome der Haut, die insbesondere bei hellhäutigen Menschen auftreten. Sie können solitär oder flächenhaft (Feldkanzerisierung) erscheinen. Die kumulative Sonnenexposition (insbesondere UVB-Strahlung) stellt einen maßgeblichen Risikofaktor dar. Die Progression zu einem invasiven *Plattenepithelkarzinom* tritt vermehrt (bis zu 30 %) bei immunsupprimierten Patienten auf. In seltenen Fällen können aktinische Keratosen und Plattenepithelkarzinome unter dem Bild eines *Cornu cutaneum* auftreten (Abb. 18.2). Während lokale Maßnahmen (medikamentös oder physikalisch) für die Behandlung der aktinischen Keratosen ausreichend sind, sollen Plattenepithelkarzinome komplett exzidiert werden. Auch zu beachten ist, dass die Metastasierungsrate von Plattenepithelkarzinomen bei immunsupprimierten Patienten deutlich erhöht ist. Da eine Früherkennung dieser Tumoren für die Prognose entscheidend ist (Schmitz et al. 2018), sollten nierentransplantierte Patienten mindestens jährlich ein Hautkrebsscreening durchführen lassen.

Basalzellkarzinome sind die häufigsten malignen Tumoren der Haut mit steigender Inzidenz in der Allgemeinbevölkerung. Sie metastasieren

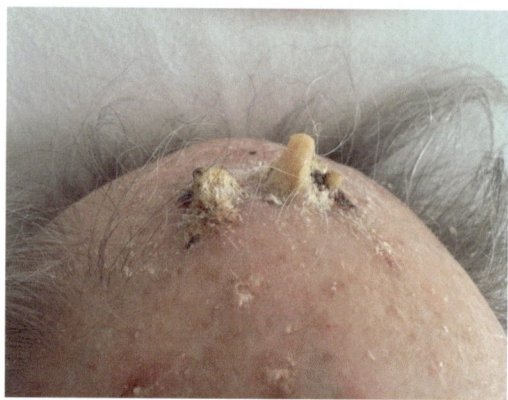

Abb. 18.2 Cornu cutaneum. Aktinische Keratosen und Plattenepithelkarzinome können unter dem Bild eines Cornu cutaneum auftreten. Aktinisch geschädigte Haut ist sichtbar am Capillitium © Mettang, 2022. All Rights Reserved

sehr selten, sind aber lokal destruktiv und sollten daher möglichst schnell exzidiert werden. Auch bei diesen Hauttumoren ist neben der Immunsuppression eine langjährige UV-Exposition pathogenetisch von Bedeutung. Physikalische Noxen sowie genetische Syndrome stellen weitere Risikofaktoren dar. Bei immunsupprimierten Patienten sind Basalzellkarzinome besonders aggressiv (Seidl-Philipp et al. 2021). Interessanterweise ist die Inzidenzratio zwischen Plattenepithelkarzinomen und Basalkarzinomen unter Immunsupprimierten 4:1, obwohl letztere deutlich häufiger in der Allgemeinbevölkerung vorkommen (Schmitz et al. 2018).

▶ Bei Patienten nach Nierentransplantation treten vermehrt nicht-melanozytäre Tumoren der Haut auf, weswegen regelmäßige Vorsorgeuntersuchungen erforderlich sind.

Das viel seltener auftretende Merkelzellkarzinom kommt vorwiegend ab dem 70. Lebensjahr vor. Es handelt sich um einen neuroendokrinen Tumor, allerdings ist die Ausgangszelle unklar. Meistens treten diese Tumore im Gesicht oder am Hals auf. Sie sind rasch wachsend und metastasieren schnell, sodass bei Erstdiagnose bereits ca. 30 % der Tumore metastasiert sind. Auch bei Merkelzellkarzinomen ist die Inzidenz unter immunsupprimierten Patienten erhöht. Zu beachten ist, dass in dieser Patientengruppe Merkelzellkarzinome in deutlich jüngeren Altersgruppen auftreten können. Aufgrund der Aggressivität des Merkelzellkarzinoms ist eine umgehende Stagingdiagnostik essenziell sowie eine Exzision mit bis zu 3 cm Sicherheitsabstand.

18.9 Hautinfektionen

Aufgrund struktureller und immunologischer Veränderungen der Altershaut sind geriatrische Patienten für Hautinfektionen durch Bakterien, Viren, Pilze und Parasiten besonders gefährdet (Chambers und Vukmanovic-Stejic 2020). Bakterielle Infektionen, z. B. Erysipel, Zellulitis, Follikulitis u. a., treten bei geriatrischen Patienten gehäuft auf. Staphylococcus aureus und β-hämolysierende Streptokokken stellen die häufigsten bakteriellen Krankheitserreger dar, aber andere Pathogene wie Pseudomonas spp. und Klebsiella spp. zeigen auch bei älteren Patienten eine erhöhte Prävalenz.

Bei viralen Infektionen spielt der Herpes Zoster eine wichtige Rolle, insbesondere bei immungeschwächten Patienten. Ab einem Alter von 50 Jahren ist eine Impfung zugelassen und sollte bei Risikopatienten empfohlen werden. Auch durch Herpes-Simplex-Virus und Humane Papilomavirus verursachte Infektionen treten häufiger bei geriatrischen Patienten auf.

In den letzten Jahren zeigte sich eine deutliche Zunahme der Inzidenz von Skabies. Menschen, die in Einrichtungen wie Pflegeheimen wohnen, sind besonders gefährdet. Diese durch Sarcoptes scabies var. hominis verursachte Hautmanifestation führt zu einem starken Pruritus sowie zu ekzematösen Hautveränderungen. Sie ist besonders hartnäckig zu therapieren, da neben der anti-skabiösen Therapie auch strikte hygienische Maßnahmen beachtet werden müssen, um Rezidive zu verhindern.

Auch nach einer Nierentransplantation treten vermehrt Hautinfektionen auf. Im ersten Jahr nach der Transplantation sind besonders Impetigo, Herpes simplex und Candida-Infektionen

von Bedeutung. Darüber hinaus sind nierentrans-
plantierten Patienten öfters von Herpes Zoster,
Dermatomykosen und Follikulitiden betroffen
(Hogewoning et al. 2001).

18.10 Fazit für die Praxis

- Geriatrische Patienten mit chronischer Nierenkrankheit erleiden gehäuft Hautveränderungen,
  die lebensbedrohlich (z. B. kalzifizierende urämische Arteriolopathie, Hauttumore, nephrogene Fibrose) und/oder sehr belastend (z. B.
  chronischer Pruritus und Prurigo) sein können.
- Um diese Veränderungen rechtzeitig erkennen
  und behandeln zu können, bedarf es der steten
  Wachsamkeit der behandelnden Ärzte und
  einer engen interdisziplinären Zusammenarbeit der beteiligten Fachdisziplinen.

Literatur

An J, Devaney B, Ooi KY, Ford S, Frawley G, Menahem
S (2015) Hyperbaric oxygen in the treatment of calciphylaxis: a case series and literature review. Nephrology 20:444–450
Attari H, Cao Y, Elmholdt TR, Zhao Y, Prince MR (2019)
A systematic review of 639 patients with biopsy-
confirmed nephrogenic systemic fibrosis. Radiology
292:376–386
Chambers ES, Vukmanovic-Stejic M (2020) Skin barrier
immunity and ageing. Immunology 160:116–125
Deen J, Schaider H (2019) The use of cinacalcet for the
treatment of calciphylaxis in patients with chronic kidney disease: a comprehensive review. Aust J Dermatol
60:e186–e194
Fishbane S, Jamal A, Munera C, Wen W, Menzaghi F
(2020) A phase 3 trial of Difelikefalin in hemodialysis patients with pruritus. N Engl J Med 382:222–
232
Hogewoning AA, Goettsch W, van Loveren H, de Fijter
JW, Vermeer BJ, Bouwes Bavinck JN (2001) Skin in-
fections in renal transplant recipients. Clin Transpl
15:32–38
Matterne U, Strassner T, Apfelbacher CJ, Diepgen TL,
Weisshaar E (2009) Measuring the prevalence of chronic itch in the general population: development and
validation of a questionnaire for use in large-scale studies. Acta dermato-venereol 89:250–256
McCarthy JT, El-Azhary RA, Patzelt MT, Weaver AL, Albright RC, Bridges AD, Claus PL, Davis MDP, Dillon

JJ, El-Zoghby ZM, Hickson LJ, Kumar R, McBane
RD, McCarthy-Fruin KAM, McEvoy MT, Pittelkow
MR, Wetter DA, Williams AW (2016) Survival, risk
factors, and effect of treatment in 101 patients with
calciphylaxis. Mayo Clin Proc 91:1384–1394
Nigwekar SU, Solid CA, Ankers E, Malhotra R, Eggert
W, Turchin A, Thadhani RI, Herzog CA (2014) Quan-
tifying a rare disease in administrative data: the exam-
ple of calciphylaxis. J Gen Intern Med 29(Suppl
3):S724–S731
Peng T, Zhuo L, Wang Y, Jun M, Li G, Wang L, Hong D
(2018) Systematic review of sodium thiosulfate in
treating calciphylaxis in chronic kidney disease patients. Nephrology 23:669–675
Pereira MP, Kremer AE, Mettang T, Ständer S (2016)
Chronic pruritus in the absence of skin disease: pathophysiology, diagnosis and treatment. Am J Clin Dermatol 17:337–348
Pereira MP, Zeidler C, Ständer S (2021a) Improvement of
chronic kidney disease-associated pruritus after treatment with intravenous naloxone. JAMA Dermatol
157:1380–1381
Pereira MP, Zeidler C, Wallengren J, Halvorsen JA,
Weisshaar E, Garcovich S, Misery L, Brenaut E, Şavk
E, Potekaev N, Lvov A, Bobko S, Szepietowski JC,
Reich A, Bozek A, Legat FJ, Metz M, Streit M, Serra-
Baldrich E, Gonçalo M, Storck M, Nau T, Hoffmann
V, Steinke S, Greiwe I, Dugas M, Augustin M, Ständer
S (2021b) Chronic nodular Prurigo: a European
cross-sectional study of patient perspectives on thera-
peutic goals and satisfaction. Acta dermato-venereol
101:adv00403
Rayner HC, Larkina M, Wang M, Graham-Brown M, van
der Veer SN, Ecder T, Hasegawa T, Kleophas W, Bi-
eber BA, Tentori F, Robinson BM, Pisoni RL (2017)
International comparisons of prevalence, awareness,
and treatment of pruritus in people on hemodialysis.
Clin J Am Soc Nephrol 12:2000–2007
Rothe H, Brandenburg V, Haun M, Kollerits B, Kronenberg F, Ketteler M, Wanner C (2017) Ecto-5′-nucleo-
tidase CD73 (NT5E), vitamin D receptor and FGF23
gene polymorphisms may play a role in the development of calcific uremic arteriolopathy in dialysis patients – data from the German Calciphylaxis Registry.
PLoS One 12:e0172407
Schmitz L, Oster-Schmidt C, Stockfleth E (2018) Nicht-
melanozytäre Hauttumoren – von der aktinischen Ke-
ratose bis zum Plattenepithelkarzinom. J German Soc
Dermatol 16:1002–1014
Schricker S, Weisshaar E, Kupfer J, Mettang T (2020)
Prevalence of pruritus in a single cohort of long-term
kidney transplant recipients. Acta dermato-venereol
100:adv00066
Seidl-Philipp M, Frischhut N, Höllweger N, Schmuth M,
van Nguyen A (2021) Known and new facts on basal
cell carcinoma. J German Soc Dermatol 19:1021–
1041
Ständer S, Zeidler C, Augustin M, Darsow U, Kremer AE,
Legat FJ, Koschmieder S, Kupfer J, Mettang T, Metz
M, Nast A, Raap U, Schneider G, Ständer H, Streit M,

Schut C, Weisshaar E (2022) S2k leitlinie: diagnostik und therapie des chronischen pruritus. J Dtsch Dermatol Ges 20(10):1386–1402. https://doi.org/10.1111/ddg.14830_g. PMID: 36252075

Ständer S, Zeidler C, Augustin M, Bayer G, Kremer AE, Legat FJ, Maisel P, Mettang T, Metz M, Nast A, Niemeier V, Raap U, Schneider G, Ständer HF, Staubach P, Streit M, Weisshaar E (2017) S2k-Leitlinie zur Diagnostik und Therapie des chronischen Pruritus – Update – Kurzversion. J German Soc Dermatol 15:860–873

Staubach P, Weisshaar E (2016) Magistralrezepturen zur topischen Therapie des Pruritus: Bewährtes und Neues. Der Hautarzt; Zeitschrift fur Dermatologie, Venerologie, und verwandte Gebiete 67:635–639

Szepietowski JC, Reich A, Schwartz RA (2004) Uraemic xerosis. Nephrol Dial Transpl 19:2709–2712

Weiss M, Mettang T, Tschulena U, Passlick-Deetjen J, Weisshaar E (2015) Prevalence of chronic itch and associated factors in haemodialysis patients: a representative cross-sectional study. Acta dermato-venereol 95:816–821

Weisshaar E, Szepietowski JC, Dalgard FJ, Garcovich S, Gieler U, Giménez-Arnau AM, Lambert J, Leslie T, Mettang T, Misery L, Şavk E, Streit M, Tschachler E, Wallengren J, Ständer S (2019) European S2k guideline on chronic pruritus. Acta dermato-venereol 99:469–506

Teil III

Spezielle Erkrankungen und Therapieziele

Nierenparenchymerkrankungen – Glomerulonephritiden und tubulointerstitielle Nephritiden

Uta Kunter und Frank Strutz

Inhaltsverzeichnis

19.1 Glomerulonephritis (GN)

Im Vergleich zu jüngeren Patienten lassen sich bei über 65-Jährigen häufiger sekundäre Ursachen für eine GN nachweisen. Bioptisch finden sich häufig die membranöse GN, membranoproliferative GN (MPGN), die rasch progressive GN (RPGN) und die postinfektiöse GN (Rosner et al. 2014). Die Grundprinzipien der Therapie sind eine optimale supportive Behandlung mit oder ohne Immunsuppression.

U. Kunter (✉)
Klinik für Nieren- und Hochdruckkrankheiten, rheumatologische und immunologische Erkrankungen, Uniklinik RWTH Aachen, Aachen, Deutschland
e-mail: ukunter@ukaachen.de

F. Strutz
Abteilung Nephrologie, DKD Helios Klinik und Nierenzentrum Wiesbaden, Wiesbaden, Deutschland
e-mail: fstrutz@gwdg.de

19.1.1 Diagnostik

Diagnostisch hinweisend sind Proteinurie und Hämaturie mit Nachweis von Akanthozyten und Erythrozytenzylindern im Urinsediment (siehe auch Kap. 5). Zur Einschätzung der Nierenfunktion in höherem Lebensalter ist eine geeignete Formel zu verwenden (siehe auch Kap. 2). Die Nierenbiopsie sichert die Diagnose und ist zur prognostischen Abschätzung wichtig (siehe auch Kap. 7)

19.1.2 Allgemeine Behandlung der GN

Vor Biopsie und Therapieeinleitung sollte die Differenzialdiagnostik der Hämaturie bedacht werden (Antikoagulation, Stein, Malignom etc.) (Mainz 2019). Das Verständnis des Patienten für die Erkrankung, die Prognose und die möglichen Nebenwirkungen der angebotenen Therapie

© Der/die Autor(en), exklusiv lizenziert an Springer-Verlag GmbH, DE, ein Teil von Springer Nature 2023
U. Hoffmann, W. Pommer (Hrsg.), *Geriatrische Nephrologie*,
https://doi.org/10.1007/978-3-662-65648-8_19

sowie seine (dauerhafte) Absprachefähigkeit und allgemeine Lebenserwartung müssen reflektiert werden. Bei geplanter Immunsuppression sollten alle indizierten Impfungen durchgeführt werden (Wagner et al. 2019). Die vollständige Komedikation inkl. Bedarfsmedikation sollte auf Interaktionen mit der geplanten GN-Therapie geprüft werden (Beispiel: Cyclophosphamid oder Azathioprin bei vorbestehender Einnahme von Allopurinol und Hydrochlorothiazid mit der Gefahr der Myelosuppression).

19.1.3 Spezielle Therapieüberlegungen

Bei nephrotischem Syndrom (NS; Proteinurie ≥3,5 g/Tag, Hypalbuminämie, Hyperlipidämie, Ödeme) sollten primär Schleifendiuretika eingesetzt werden. Die Kombination mit Thiaziden und/oder Aldosteronantagonisten („sequentielle Nephronblockade") ist wegen Volumendepletion und Elektrolytstörungen eher kritisch. Der Einsatz von Renin-Angiotensin-Hemmern (RAS-Hemmung) unter regelmäßigen Laborkontrollen (Titration bis zur maximal tolerierten bzw. erlaubten Dosis) ist auch bei Älteren mit nephrotischer Proteinurie unverzichtbar. Die RAS-Hemmung sollte bis zu einem Anstieg des Serum-Kreatinins von 30 % des Ausgangswertes toleriert werden. Salz- und Flüssigkeitszufuhr sollten eingeschränkt werden.

Bei NS mit thromboembolischem Ereignis (cave! membranöse GN) besteht die Indikation zur therapeutischen Antikoagulation für 6–12 Monate, mindestens aber für die Zeitdauer des NS. Faktoren wie Immobilität, Bettlägerigkeit, Malignome und Venenleiden steigern bei Älteren das Risiko.

Wegen des sekundären Immunglobulinmangels bei NS sollten die Patienten altersentsprechend geimpft sein. Vor Immunsuppression sollte eine Testung auf Tuberkulose und Hepatitis B erfolgen (bei Aufenthalt in tropischen Endemiegebieten *Strongyloides* bedenken). Bei Rituximab- und Cyclophosphamidbehandlung sowie Cortisonhochdosistherapie ist eine Chemopro-phylaxe gegen *Pneumocystis jirovecii* empfohlen.

Im Falle einer immunsuppressiven Therapie muss die Immunseneszenz bedacht werden. Meistens resultiert neben einer Anfälligkeit für Infektionen, Tumore und Autoimmunerkrankungen ein unterschwelliger Zustand chronischer Inflammation. Schwere Infektionen zeigen oft wenig Symptome und in 20–30 % kein Fieber (Norman 2003) wie beispielsweise auch bei Covid-19 (Sachar et al. 2022). Das relative Risiko für eine Sepsis ist auch ohne immunsuppressive Therapie bei über 65-Jährigen ca. 13-mal höher als bei Jüngeren (Martin et al. 2006).

Medikamentendosierungen müssen ggf. an die abnehmende Leberfunktion und die geringere Knochenmarksreserve angepasst werden. Bei fehlender Dosisanpassung kann es zur erhöhten Toxizität durch Medikamentenakkumulation kommen.

Typische Steroidnebenwirkungen bei Älteren (Glassock 2013) sind neben der häufigeren Todesursache Pneumonie auch Harnwegsinfektionen, Osteoporose, Magen- und Darmbeschwerden, mangelhafte Blutdruckkontrolle und Hyperglykämie, Hämatomneigung, Hautatrophie sowie Myalgien und Fatiguesymptomatik. Glukokortikoide können eine Frailty verstärken. Ältere sprechen oft weniger gut auf Steroide an.

19.1.4 Differenzialtherapie

19.1.4.1 IgA-Nephropathie
Sie ist weltweit die häufigste idiopathische und chronische Form der GN. Bei ca. 80 % der Fälle besteht eine günstige Prognose. Primäres Ziel ist die bestmögliche supportive Therapie. Bei Proteinurie über 0,5 g/Tag sollten RAS-Hemmer eingesetzt werden. Liegt die Proteinurie auch nach mehr als drei Monaten optimaler Supportivtherapie über einem Gramm pro Tag, ist im Einzelfall eine 6-monatige Immunsuppression mit Glukokortikoiden zu erwägen. Glukokortikoide zeigen in vielen Situationen keinen Benefit, sondern verstärken alterstypische Erkrankungen (Osteoporose, Diabetes, Adipositas, Magengeschwüre etc.).

▶ Bei Älteren sollte immer an eine sekundäre Form (IgA-Vaskulitis, ehemals Purpura Schönlein-Henoch; HIV, Leberzirrhose etc.) gedacht werden. Episoden einer Makrohämaturie, die erstmals im höheren Lebensalter auftreten, können ein Malignom anzeigen und müssen urologisch abgeklärt werden.

19.1.4.2 Membranöse GN (MN)

Klinisch besteht eine Proteinurie +/- NS. Die differenzialdiagnostische Abklärung hinsichtlich einer primären oder sekundären Ursache ist zwingend. Die Abschätzung des Progressionsrisikos erfolgt auf Basis der Nierenfunktion und quantitativen Proteinurie sowie dem klinischen Verlauf nach sechsmonatiger supportiver Therapie. Bei primärer MN mit niedrigem Risiko wird abgewartet, ab einem hohen Risiko ist eine Immunsuppression indiziert (optional: Rituximab, Cyclophosphamid + Steroide oder Rituximab + Calcineurininhibitoren). Nach sechs Monaten wird erneut das Ansprechen evaluiert und die weitere Therapie festgelegt. Wichtig ist die Prophylaxe thromboembolischer Ereignisse, die grob ab einem Serumalbumin <20 g/l und einem weiteren Risikofaktor indiziert ist.

Diagnostische Abklärung bei membranöser GN (KDIGO 2021)
• Röntgen-Thorax (Malignom, Sarkoidose)
• Tumorsuche entsprechend Alter und Bevölkerungsrisiko (z. B. Eisenstatus/Hämoccult, PSA, Teilnahme an Krebsvorsorgeprogrammen)
• Ultraschall der Nieren/des Abdomens
• Medikamentenanamnese: z. B. NSAR, Penicillamin, Goldpräparate
• ANA
• HBV, HCV, HIV, ggf. TPHA
• Anamnese: Systemerkrankungen, Schilddrüsenerkrankungen
• Klinische Untersuchung: Haut und Gelenke

▶ Die membranöse GN ist typisch für ältere Patienten und führt häufig zu thromboembolischen Ereignissen. Es muss stets eine erweiterte Diagnostik zur Tumorsuche erfolgen.

19.1.4.3 Minimal Change Disease (MCD; *Minimal change Glomerulopathie*)

Klinisch besteht gehäuft eine Mikrohämaturie, akute Nierenfunktionsverschlechterung und Hypertonie. Ein gutes Ansprechen auf die initiale, hoch dosierte Glukokortikoidtherapie (max. 16 Wochen) korreliert mit einem Langzeitüberleben der Nieren. Ältere Patienten sprechen schlechter auf Steroide an als Jüngere. Bei Kontraindikationen gegen eine hochdosierte Steroidtherapie gibt es Alternativen wie Cyclophosphamid, Calcineurininhibitoren (CNI), Mycophenolat-Mofetil plus Cortison in reduzierter Dosis. Die Quantifizierung der Proteinurie dient der Kontrolle des Therapieerfolges. Es kann zu häufig rezidivierenden Verläufen kommen oder zur Steroidabhängigkeit (Rezidiv innerhalb zweier Wochen nach Absetzen des Steroids). Sekundäre MCD können bei hämatologischen Neoplasien, Medikamenten (nicht-steroidale Antiphlogistika, Ampicillin, Lithium etc.) und Impfungen auftreten.

19.1.4.4 Fokal segmentale Glomerulosklerose (FSGS)

Hier muss zwischen primärer und sekundärer Form unterschieden werden. Bei älteren Patienten ist die sekundäre Form wahrscheinlicher, klinisch auch ohne Vollbild eines NS. Es erfolgt eine Ursachensuche (Virusinfekte, Medikamente, Hyperfiltrationsursache, ggf. Genetik) und die bestmögliche supportive Therapie.

19.1.4.5 Glomerulonephritiden bei Infektionen

Klinisch besteht meist ein akutes nephritisches Syndrom (Hämaturie, Proteinurie, Abfall der GFR, Oligurie und Blutdruckerhöhung). Diese bei Älteren vergleichsweise häufige Erkrankung kann grob unterteilt werden in postinfektiöse GN (im Alter insb. bei Haut- und Weichgewebeinfektionen durch Staphylokokken, sehr viel weniger bei „klassischer" Tonsillitis mit Streptokokken), Shunt-Nephritis (am häufigsten bei ventrikulo-atrialem Shunt), GN bei Endokarditis und infektions-assoziierter GN mit überwiegend glomerulärer IgA-Ablagerung (insbesondere Staphylokokkeninfektion bei Diabetikern und Hypertonikern, Herzerkrankung,

Krebs, Alkoholmissbrauch). Typisch ist die Verminderung der Komplementfaktoren C3 und/oder C4 (zusätzlich differenzialdiagnostisch: Rheumafaktor, Kryoglobuline, ANA, ANCA, anti-GBM-Ak). Randomisierte Therapiestudien fehlen. Der Infektherd sollte gesucht und saniert werden. Selbst bei rasch progressiver GN ist der Nutzen der Immunsuppression nicht belegt. Bei der postinfektiösen GN haben ältere Patienten eine deutlich schlechtere Prognose, die Sterblichkeit liegt bei 20 %.

▶ Postinfektiöse Glomerulonephritiden treten bei älteren Patienten insbesondere nach Staphylokokkeninfektionen der Haut und Weichteilgewebe auf.

19.1.4.6 Immunglobulin- und Komplement-vermittelte glomeruläre Erkrankungen

Diese Erkrankungen sind ausschließlich histologisch klassifizierbar und haben vielfältige Ursachen (Tab. 19.1). Bei über Fünfzigjährigen mit Erstdiagnose einer C3-GN muss eine monoklonale Gammopathie und bei GN mit Ablagerung monoklonaler Immunglobuline stets eine hämatologische Erkrankung ausgeschlossen werden.

19.1.4.7 Anti-GBM (glomeruläre Basalmembran) Nephritis

Diagnostik und Therapieeinleitung sollten ohne Zeitverzug erfolgen. Bei nachgewiesener Lungenblutung wird neben dem anti-GBM-Ak auch der ANCA bestimmt sowie eine floride Infektion weitestgehend ausgeschlossen. Die Therapie mit Glukokortikoiden und Plasmaseparation wird nach Bestätigung der Diagnose um Cyclophosphamid ergänzt. Bei reiner Nierenbeteiligung mit fulminantem Verlauf (Oligurie, Dialyse) sowie einer sehr hohen Krankheitsaktivität (100 % glomeruläre Halbmonde) oder über 50 %iger Glomerulosklerose kann ein medikamentöser Therapieverzicht wegen schlechter Prognose erfolgen. Die immunsuppressive Therapie kann meist nach sechs Monaten beendet werden. Eine Transplantation bei negativem anti-GBM-Ak nach Ablauf von sechs Monaten ist möglich.

19.2 Tubulointerstitielle Nephritiden

Die tubulointerstitielle Nephritis ist eine Entzündungsreaktion des Tubulointerstitiums der Nieren, die akut oder chronisch auftreten kann.

Tab. 19.1 Ursachen einer GN mit membranoproliferativem Muster (KDIGO 2021)

Histologie	Ursache (Beispiele)
Immunglobuline, Immunkomplexe	*Infektionen*: Virusinfektion (Hep. C, Hep. B), bakterielle Infektion (Endokarditis, Meningitis, abdomineller Abszess) Protozoen und andere (Malaria, Mykoplasmen hinter Mykoplasmen bitte ein Komma setzen Schistosomiasis etc.) *Autoimmunerkrankungen*: SLE, Sjögren-Syndrom, rheumatoide Arthritis, mixed connective tissue disease (MCTD) *Plasmazellerkrankungen / monoklonale Gammopathie* *Fibrilläre GN* *Idiopathisch*
Komplement-vermittelt	*C3 Glomerulonephritis, C3 dense deposit disease (DDD)* Mehrere bekannte Mutationen *C4 GN und C4 DDD*
Membranoproliferatives Muster *ohne* Immunkomplexe oder Komplementablagerungen	*Strahlen-Nephritis* *Dysfibrinogenämie* *Polyzythämie* *Nephropathie bei Knochenmarktransplantation* *HUS/TTP in Ausheilung* *Antiphospholipidantikörpersyndrom*

Die häufigste akute Form ist eine allergische Reaktion auf Medikamente. Die definitive Diagnose kann nur bioptisch gestellt werden, neuere Untersuchungen weisen auf eine mögliche Rolle des Nachweises von TNF-α und Interleukin-9 im Urin als Diskriminatoren gegenüber anderen Ursachen einer akuten Nierenfunktionseinschränkung. Therapeutisch steht das Absetzen des auslösenden Agens im Vordergrund, bei fehlender Besserung nach 3–5 Tagen kann auch eine Steroidtherapie erwogen werden. Bei den infektiösen Ursachen sind Hantavirusinfektionen am häufigsten. Etwa 30–40 Prozent der akuten interstitiellen Nephritiden gehen in eine chronische Form über.

19.2.1   Akute tubulointerstitielle Nephritis

Darunter versteht man eine Entzündung im Interstitium mit tubulärer Schädigung (Muriithi et al. 2015). Klinisch manifestiert sich dies immer als akute Nierenfunktionsverschlechterung, bei ca. 40 Prozent der Patienten kommt es zu einem dialysepflichtigen Nierenversagen. Daneben besteht variabel eine tubuläre Proteinurie, sterile Leukozyturie (ca. 80 %), Mikrohämaturie (ca. 65 %) sowie eine Eosinophilie (ca. 25 %). Letztere ist relativ spezifisch. Klinisch finden sich häufig Arthralgien (45 %), Fieber (35 %) und ein Exanthem (ca. 22 %). Bei geriatrischen Patienten tritt Fieber seltener auf. Insgesamt ist keines dieser Kriterien spezifisch. Die klassische Trias aus Exanthem, Fieber und Eosinophilie findet sich nur bei ca. 10 Prozent der Patienten (Baker und Pusey 2004). Auslösend ist meist eine allergische Medikamentenreaktion, häufig ein Antibiotikum. Prinzipiell kommt aber jedes Medikament als Auslöser in Frage. Abb. 19.1 fasst die häufigsten Ursachen der akuten interstitiellen Nephritis zusammen.

Die häufigsten induzierenden Medikamente der akuten tubulointerstitiellen Nephrits
- Penizilline
- Rifampicin
- Sulfonamide, Trimethoprim/Sulfamethoxazol (Cotrimoxazol)
- Cephalosporine
- NSAR
- Allopurinol
- Protonenpumpenblocker
- Cimetidin
- Checkpointinhibitoren

Goldstandard in der Diagnosesicherung ist die Nierenbiopsie. In mehreren Studien konnte Interleukin-9 und TNF-α im Urin als differenzialdiagnostischer Marker nachgewiesen werden (Moledina und Parikh 2019; Moledina et al. 2021).

Nach Absetzen eines verdächtigen Medikamentes kommt es in 70 % der Fälle zu einer Spontanremission. Sollte nach 3–5 Tagen keine

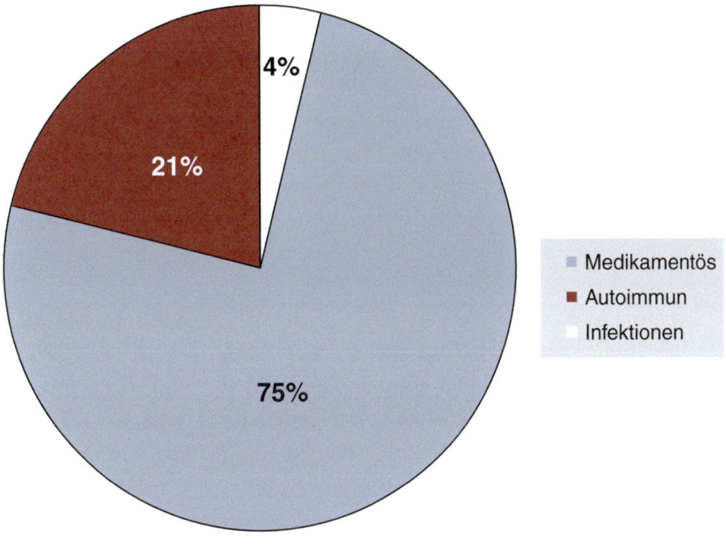

Abb. 19.1 Die häufigsten Ursachen einer akuten tubulointerstitiellen Nephritis nach Murithii (2015)

Besserung der Nierenfunktion bestehen, sollte eine Steroidtherapie erfolgen, auch wenn deren Nutzen nicht definitiv geklärt ist (Gonzalez et al. 2008). Die Dosierung liegt standardmäßig bei einer Dosis von 1 mg/kg Körpergewicht Prednison p.o. pro Tag. Die von manchen Autoren empfohlene Hochdosistherapie von 250–500 mg i. v. über 3 Tage sollte gerade bei geriatrischen Patienten vermieden werden. Interessant ist der kürzlich publizierte Ansatz einer Steroidtherapie nur bei solchen Patienten, die im Urin deutlich erhöhte Interleukin-9 Spiegel aufweisen (Moledina et al. 2021).

► Eine akute interstitielle Nephritis ist gerade bei älteren Patienten bedingt durch die Polypharmazie häufig. Aktuell kann die Diagnose sicher nur nierenbioptisch gestellt werden. Ein mögliches induzierendes Medikament sollte immer sofort pausiert werden.

Die *infektiöse akute interstitielle Nephritis* wird meist durch Hantaviren verursacht. Die betroffenen Patienten haben oft hohe Temperaturen, Bauch- und Rückenschmerzen. Auffällig ist laborchemisch eine recht hohe Proteinurie. Die Prognose ist gut, die Therapie rein supportiv. Andere (seltene) mögliche Erreger sind Legionellen, CMV, EBV, HIV, Yersinien, BK-Viren und Streptokokken.

Eine akute tubulointerstitielle Nephritis kann auch bei Systemerkrankungen wie systemischem Lupus erythematodes (SLE) und Granulomatose mit Polyangiitis auftreten (Oliva-Damaso et al. 2018). Eine häufige Nierenbeteiligung besteht bei der Sarkoidose, dem Sjögren-Syndrom, dem TINU-Syndrom (Kombination von akuter tubulointerstitieller Nephritis und Uveitis) sowie der IgG4 assoziierten systemischen Autoimmunerkrankung (häufig bei Männern im höheren Lebensalter). Die meisten interstitiellen Nephritiden im Rahmen von Systemerkrankungen sprechen recht gut auf Steroide an, wobei allerdings oft langfristige Therapien erforderlich sind (Raissian et al. 2011).

► Letztlich können Therapieversuche mit Steroiden bei fast allen Formen der akuten tubulointerstitiellen Nephritis bei fehlender Spontanbesserung probiert werden mit Ausnahme der infektiösen Formen.

19.2.2 Chronische interstitielle Nephritis

Bis zu 30–40 Prozent der akuten interstitiellen Nephritiden gehen in eine chronische Form über (Praga et al. 2014). Die wichtigsten Ursachen sind in Tab. 19.2 aufgelistet. Klinisch findet sich häufig eine progrediente Nierenfunktionseinschränkung mit Proteinurie von meist unter 1 g/24 h. Therapeutisch sollte auch bei der chronischen Form der interstitiellen Nephritis die Ursache behoben werden. Sollte es zu rezidivierenden akuten Verläufen unter notwendiger Medikamenteneinnahme wie Checkpointinhibitoren kommen, kann auch ein Therapiewechsel auf TNFα-Inhibitoren erfolgreich sein (Lin et al. 2021). Bei der IgG4 assoziierten Form kann auch eine Behandlung mit Glukokortikoiden erwogen werden.

19.2.3 Sonderformen

Analgetikanephropathie

Die Analgetikanephropathie (pathognomonisch in Kombination mit Papillennekrose) wird durch die Langzeiteinnahme von NSAR bzw. Mischanalgetika (mit Phenacetin oder Paracetamol) verursacht. Heute ist die Erkrankung sehr selten. Bei rechtzeitiger Beendigung der Einnahme ist die Prognose gut.

Lithiumnephropathie

Neben dem Diabetes insipidus, bedingt durch Minderansprechen auf das antidiuretische Hormon, ist die chronische interstitielle Nephritis die zweithäufigste renale Nebenwirkungsmanifestation einer chronischen Lithiumeinnahme (ca. 15 bis 20 %). Eine Dialysepflicht tritt praktisch nur dann auf, wenn die Therapie trotz Auftreten einer höhergradigen Nierenfunktionseinschränkung fortgeführt wird.

Aristolochiasäure-Nephropathie

Zu dieser Form zählen die Balkannephropathie und die „Chinese herbs"-Nephropathie. Erstere wird vermutlich durch eine langjährige Exposition gegenüber niedrigen Konzentrationen von Aristolochiasäuren aus *Aristolochia clemati-*

Tab. 19.2 Die wichtigsten Ursachen der chronischen tubulointerstitiellen Nephritis

Medikamente	Lithium Calcineurininhibitoren Analgetika
Erbliche Erkrankungen	autosomal dominante tubulointerstitielle Nierenerkrankung (ADTKD) Cystinose Primäre Hyperoxalurie
Autoimmunerkrankungen	Sarkoidose Systemischer Lupus erythematodes (SLE) Sjögren-Syndrom
Tumorerkrankungen	Multiples Myelom Lymphoproliferative Erkrankungen
Metabolische Erkrankungen	Hyperkalzämie Hypokaliämie Uratnephropathie
Seltene Formen	Balkannephropathie Chinesische Kräuter Strahlennephritis

tis, die Getreide kontaminieren können, hervorgerufen. Letztere führt durch die Kontamination von Schlankheitstees zu einem progredienten Nierenversagen.

Calcineurininhibitor (CNI)-Nephropathie

Die vasokonstriktorischen Eigenschaften von CNI führen insbesondere bei langjähriger Therapie zu einer chronischen interstitiellen Schädigung. Morphologisch findet sich dabei häufig eine Vaskulopathie mit streifenförmiger interstitieller Fibrosierung (Perazella und Markowitz 2010). Sollte sich bioptisch ein solcher Nachweis ergeben, empfiehlt sich eine Umstellung auf ein CNI-freies Regime. Möglicherweise ist das nephrotoxische Potenzial neuerer CNIs wie Voclosporin geringer.

Autosomal-dominante tubulointerstitielle Nierenerkrankungen

Die Erkrankungen treten bereits im Kindes- und Jugendalter auf und zeichnen sich durch einen autosomal dominanten Vererbungsgang aus. Sie verlaufen meist langsam progredient. Der früher verwendete Terminus einer medullär-zystischen Nierenerkrankung ist weiterhin geläufig. Die betroffenen Patienten erreichen meist zwischen dem 20. und 70. Lebensjahr das Stadium der Dialysepflicht.

19.3 Fazit für die Praxis

1. Parenchymatöse Nierenerkrankungen treten in unterschiedlicher Häufigkeit im höheren Lebensalter auf.
2. Die definitive Diagnose wird durch die Nierenbiopsie gestellt.
3. Zu den therapeutischen Optionen einer glomerulären Nierenerkrankung gehört neben einer supportiven Therapie mit RAS-Hemmern die Immunsuppression. Benefit und Nebenwirkungen sind bei geriatrischen Patienten besonders sorgsam abzuwägen.
4. Medikamentenkomplikationen als Ursache von tubulointerstiellen Nephritiden sind im Alter nicht selten. Die Therapie besteht im Absetzen der fraglichen Substanz. Eine Steroidtherapie bei der akuten allergisch-interstitiellen Nephritis kann bei fehlender Nierenfunktionsverbesserung erwogen werden.

Literatur

Baker RJ, Pusey CD (2004) The changing profile of acute tubulointerstitial nephritis. Nephrol Dial Transplant 19(1):8–11
Glassock RJ (2013) An update on glomerular disease in the elderly. Clin Geriatr Med 29:579–591

Gonzalez E, Gutierrez E, Galeano C, Chevia C, de Sequera P, Bernis C, Parra EG, Delgado R, Sanz M, Ortiz M et al (2008) Early steroid treatment improves the recovery of renal function in patients with drug-induced acute interstitial nephritis. Kidney Int 73(8):940–946

KDIGO: Kidney Disease: Improving Global Outcomes (KDIGO) Glomerular Diseases Work Group (2021) KDIGO 2021 clinical practice guideline for the management of glomerular diseases. Kidney Int 100(4S):S1–S276

Lin JS, Mamlouk O, Selamet U, Tchakarov A, Glass WF, Sheth RA, Layman RM, Dadu R, Abdelwahab N, Abdelrahim M et al (2021) Infliximab for the treatment of patients with checkpoint inhibitor-associated acute tubular interstitial nephritis. Oncoimmunology 10(1):1877415

Mainz A (2019) Nicht sichtbare Hämaturie (NSH). DEGAM S1-Handlungsempfehlung, AWMF-Register-Nr. 053-028

Martin GS, Mannino DM, Moss M (2006) The effect of age on the development and outcome of adult sepsis. Crit Care Med 34:15–21

Moledina DG, Parikh CR (2019) Differentiating acute interstitial nephritis from acute tubular injury: a challenge for clinicians. Nephron 143(3):211–216

Moledina DG, Wilson FP, Kukova L, Obeid W, Luciano R, Kuperman M, Moeckel GW, Kashgarian M, Perazella MA, Cantley LG et al (2021) Urine interleukin-9 and tumor necrosis factor-alpha for prognosis of human acute interstitial nephritis. Nephrol Dial Transplant 36(10):1851–1858

Muriithi AK, Leung N, Valeri AM, Cornell LD, Sethi S, Fidler ME, Nasr SH (2015) Clinical characteristics, causes and outcomes of acute interstitial nephritis in the elderly. Kidney Int 87(2):458–464

Norman DC (2003) Fever in the elderly. Clin Infect Dis 31:148–151

Oliva-Damaso N, Oliva-Damaso E, Payan J (2018) Acute and chronic tubulointerstitial nephritis of rheumatic causes. Rheum Dis Clin North Am 44(4):619–633

Perazella MA, Markowitz GS (2010) Drug-induced acute interstitial nephritis. Nat Rev Nephrol 6(8):461–470

Praga M, Sevillano A, Aunon P, Gonzalez E (2014) Changes in the aetiology, clinical presentation and management of acute interstitial nephritis, an increasingly common cause of acute kidney injury. Nephrol Dial Transplant 30:1472

Raissian Y, Nasr SH, Larsen CP, Colvin RB, Smyrk TC, Takahashi N, Bhalodia A, Sohani AR, Zhang L, Chari S et al (2011) Diagnosis of IgG4-related tubulointerstitial nephritis. J Am Soc Nephrol 22(7):1343–1352

Rosner M, Lerma EV, Swaminathan S (2014) Geriatric nephrology, chapter 67. In: Comprehensive clinical nephrology, 5. Aufl. Elsevier Saunders, Philadelphia. ISBN 978-1-4557-5838-8

Sachar M, Bayer T, DeVone F et al (2022) The effect of age on fever response among nursing home residents with SARS-COV-2 infection. Aging Clin Exp Res 34:691–693

Wagner N, Assmus F, Arendt G et al (2019) Impfen bei Immundefizienz: Anwendungshinweise zu den von der Ständigen Impfkommission empfohlenen Impfungen. (IV) Impfen bei Autoimmunkrankheiten, bei anderen chronisch-entzündlichen Erkrankungen und unter immunmodulatorischer Therapie. Bundesgesundheitsblatt Gesundheitsforschung Gesundheitsschutz 62(4):494–515

Nierenbeteiligung bei Systemerkrankungen

20

Ralph Kettritz

Inhaltsverzeichnis

Systemerkrankungen mit teilweise facettenreichem Krankheitsbild sind im höheren Lebensalter häufiger. Eine bioptische Klärung liefert häufig den Schlüssel zum Krankheitsbild (Tab. 20.1).

Tab. 20.1 Häufige Systemerkrankungen mit Nierenbeteiligung im Alter

Krankheitsgruppe	Klinische Entität	Renale Klinik	Charakteristika
ANCA Vaskulitiden	Granulomatose mit Polyangiitis, Mikroskopische Polyangiitis	Nephritisches Syndrom mit rapid-progressiver GN	Extrakapillär-proliferative GN mit PR3- oder MPO-ANCA Nachweis
Amyloidosen	AA- oder AL Amyloidose	Nephrotisches Syndrom	Amyloidablagerung in Gefäßen und Glomeruli
Monoklonale Gammopathie	Monoklonale Gammopathie mit renaler Signifikanz	Nephritisches oder nephrotisches Syndrom	Monoklonale Immunglobuline mit direkten oder indirekten Nierenschädigungsmechanismen

ANCA = Anti-Neutrophil Cytoplasmic Autoantibodies, PR3 = Proteinase 3, MPO = Myeloperoxidase, GN = Glomerulonephritis, AA = Amyloid mit Serum Amyloid P als Präkursor, AL = Amyloid mit Leichtkette als Präkursor

R. Kettritz (✉)
Medizinische Klinik mit Schwerpunkt Nephrologie
und Internistische Intensivmedizin,
Charité – Universitätsmedizin Berlin,
Berlin, Deutschland
e-mail: ralph.kettritz@charite.de

© Der/die Autor(en), exklusiv lizenziert an Springer-Verlag GmbH, DE, ein Teil von Springer Nature 2023
U. Hoffmann, W. Pommer (Hrsg.), *Geriatrische Nephrologie*,
https://doi.org/10.1007/978-3-662-65648-8_20

▶ Systemerkrankungen mit teilweise facettenreichem Krankheitsbild sind im höheren
  Lebensalter häufiger.

20.1 Nierenbeteiligung bei ANCA-assoziierten Vaskulitiden

20.1.1 Einleitung

Vaskulitiden treten primär auf oder sekundär im
Rahmen anderer Erkrankungen (z. B. Infektionen).
Primäre Vaskulitiden werden nach Größe des betroffenen Gefäßbettes unterteilt. Vaskulitiden der
großen (Riesenzellarteriitis und Takayasu Erkrankung) und mittleren Gefäße (Polyarteriitis no-
dosa und Kawasaki Erkrankung) manifestieren
sich mit renovaskulärem Hochdruck und ischämischen Nierenschäden – nicht aber durch eine Glomerulonephritis (GN). Kleingefäßvaskulitiden
haben vielfältige Ursachen, wobei die ANCA (Anti-Neutrophil Cytoplasmic Autoantibodies)-asso-
ziierte Vaskulitis (AAV) die häufigste Vaskulitis-
form im höheren Lebensalter darstellt.

20.1.2 Definition der AAV

AAV sind entzündliche Kleingefäßerkrankungen
mit Leukozyteninfiltrationen, Gefäßwandnekrosen
und selten granulomatösen Gefäßwandver-
änderungen. Immunhistologisch lassen sich nur
spärliche Ablagerungen von Immunglobulinen und
Komplement nachweisen (deshalb *pauci-immune*).
Im Plasma der Patienten zirkulieren ANCA.

20.1.3 Einteilung der AAV

AAV können entsprechend der klinischen Entität
und der ANCA-Spezifität unterschieden werden.
Die häufigsten klinischen Entitäten sind:

- Granulomatose mit Polyangitis (GPA) und
- Mikroskopische Polyangitis (MPA)

Die Autoantikörper teilt man entsprechend der
Antigenspezifität ein:

- Proteinase 3 (PR3)-ANCA oder
- Myeloperoxidase (MPO)-ANCA

Sowohl klinische Entität als auch ANCA
Spezifität sollten in der Diagnose erscheinen
(z. B. GPA mit PR3-ANCA).

20.1.4 Klinik und Diagnostik

Jedes Organ kann von der AAV betroffen werden.
Im Initialstadium findet sich häufig eine „Kopfklinik" mit HNO- und/oder Augensymptomen,
während im Generalisationsstadium zusätzlich
Allgemeinsymptome (subfebrile Temperaturen,
Gewichtsabnahme, Nachtschweiß) und vitale
Organmanifestationen hinzutreten (Kitching
et al. 2020). Neben Einzelsymptomen sind es oft
deren Kombinationen, die an eine AAV denken
lassen. Beispiele sind:

- Springende Arthralgien
- HNO-Bereich (blutig-borkige Rhinitis, chro-
  nische Sinusitis/Otitis)
- Lunge (Hämoptysen, Infiltrate oder Rund-
  herde im Rö-Thorax oder CT)
- Subglottische Trachealstenose
- Episkleritis („rotes Auge") oder retroorbitale
  Tumoren
- Pulmorenales Syndrom
- Schneller Kreatininanstieg mit Erythrozyturie
  und Proteinurie im Urinstix
- Hautvaskulitis
- Mononeuritis multiplex
- Kombinationen mit hohem klinischen Ver-
  dacht (z. B. anhaltender, teils blutiger Schnup-
  fen mit Erythrozyturie und Proteinurie)

GPA und MPA sind klinisch nicht sicher zu
unterscheiden, obwohl GPA-Patienten mehr
„Kopfklinik" aufweisen.

Ergibt sich nach sorgfältiger Anamnese und
klinischer Untersuchung der Verdacht auf eine
systemische Vaskulitis, wird ein ANCA-Test wie
folgt veranlasst:

- die Immunfluoreszenz mit Nachweis eines
  zytoplasmatischen (c-ANCA) oder peri-
  nukleären (p-ANCA) ANCA-Musters

- ein ELISA für den Nachweis der ANCA-Spezifität gegen PR3 (PR3-ANCA) oder MPO (MPO-ANCA)

Zusätzliche Diagnostik bei renaler Manifestation:

- Urinstix; bei Erythrozyturie Mikroskopie des Urinsediments mit Frage nach dysmorphen Erythrozyten (Akanthozyten)
- Quantitative Protein- und Albuminurie (z. B. Albumin/Kreatinin-Ratio, ACR)
- Serum-Kreatinin, eGFR
- Nierensonografie
- Ggf. Nierenbiopsie zum Nachweis einer nekrotisierenden extrakapillär-proliferativen GN vom pauci-immune Typ

20.1.5 Therapieoptionen

Sie muss effektiv sein, um das Versagen vitaler, prognosebestimmender Organe zu verhindern. Eine Überimmunosuppression ist wegen hoher Komplikationsrate gerade bei älteren Patienten jedoch zu vermeiden.

▶ Die Auswahl der immunosuppressiven Therapie ist im Alter von besonderer Bedeutung.

Sind vitale Organe, wie z. B. die Nieren betroffen, handelt es sich um ein generalisiertes Krankheitsstadium. Einer aggressiveren Induktionstherapie zur Erzielung einer Remission folgt eine deeskalierte remissionserhaltende Therapie.

20.1.5.1 Induktionstherapie
Die Induktion erfolgt mit Steroiden in Kombination mit Cyclophosphamid oder Rituximab (Tab. 20.2).

- Steroide: Beginn mit z. B. 250–500 mg Methylprednisolon i. v. für 3 Tage, danach Reduktion entsprechend Schema (siehe Tab. 20.2)

Die Steroide werden entweder mit Cyclophosphamid - (i.v.-Boli) oder Rituximab (CD20 Antikörper) kombiniert (Tab. 20.3).

Tab. 20.2 Induktion/Reduktion mit Steroiden (mg) in Kombination mit Cyclophosphamid oder Rituximab

Woche	<50 kg KG	50–75 kg KG	>75 kg KG
	Puls	Puls	Puls
1	50	60	75
2	25	30	40
3–4	20	25	30
5–6	15	20	25
7–8	12,5	15	20
9–10	10	12,5	15
11–12	7,5	10	12,5
13–14	6	7,5	10
15–16	5	5	7,5
17–18	5	5	7,5
19–20	5	5	5
21–22	5	5	5
23–52	5	5	5

Tab. 20.3 Steroide werden entweder mit Cyclophosphamid i. v.-Boli oder Rituximab (CD20 Antikörper) kombiniert

Alter in Jahren	Cyclophosphamid-Dosis (pro Puls, mg/kg KG)	
	Kreatinin <300 µmol/l (3,4 mg/dl) oder GFR >30 ml/min	Kreatinin >300 µmol/l (3,4 mg/dl) oder GFR <30 ml/min
<60	15	12,5
60–70	12,5	10
>70	10	7,5

- Cyclophosphamid i.v.-Gaben erfolgen an Tag 0, 14, 28, dann alle 3 Wochen bis 3 Monate nach Erreichen der Remission. Die maximale Einzelbolusdosis ist 1200 mg.

- Rituximab:
  - Zulassungskonform sind vier i. v. - Gaben im Abstand von 1 Woche mit jeweils 375 mg/m² Körperoberfläche.
  - Alternativ: 2 × 1 g Rituximab im Abstand von 14 Tagen
  - Kombination von Rituximab mit zwei Boli Cyclophosphamid möglich (z. B. zum Zeitpunkt der 1. und 3. Rituximabgabe)

Der generelle Einsatz von Plasmaaustausch wird nicht empfohlen (Walsh et al. 2020). Eine Empfehlung zum Plasmaaustausch gibt es jedoch bei einem Kreatinin >300 µmol/l (Zeng et al. 2022; Walsh et al. 2022). Eine steroid-sparende Therapie die den Komplementrezeptor C5a blockiert, wurde kürzlich vorgeschlagen (Jayne et al. 2021).

20.1.5.2 Erhaltungstherapie

Die Remissionserhaltung erfolgt mit reduzierten Steroiden und entweder Rituximab oder Azathioprin (Guillevin et al. 2014).

- Rituximab
  - Nach Cyclophosphamidinduktion: Beginn mit 500 mg Rituximab i. v. 3 Wochen nach letztem Cyclophosphamidbolus der Induktion, dann nach 2 Wochen 6, 12 und 18 Monaten.
  - Nach Induktion mit Rituximab: Beginn mit 500 mg Rituximab 6 Monate nach letzter Rituximabgabe der Induktion, dann weiter nach 6, 12 und 18 Monaten.
- Azathioprin
  - Nach Induktion mit Cyclophosphamid: Beginn mit Azathioprin (2 mg/kg/d p.o.) 2–3 Wochen nach dem letzten Cyclophosphamidbolus der Induktion (maximale Tagesdosis 200 mg/d). Therapiedauer 2–4 Jahre. Cave: Keine gleichzeitige Gabe von Allopurinol!
  - Nach Induktion mit Rituximab: Beginn mit Azathioprin (2 mg/kg/d p.o.) etwa 4–6 Monate nach der letzten Rituximab-Gabe aus der Induktionsbehandlung (Dosis und Dauer s.o.)

20.2 Nierenbeteiligung bei Amyloidosen

20.2.1 Einleitung

Amyloidosen entstehen durch Ablagerung falsch gefalteter, aggregierter Proteine. Die häufigsten Ursachen renaler Amyloidosen sind Plasmazellerkrankungen (AL-Amyloidosen) und chronisch inflammatorische Erkrankungen (AA-Amyloidosen). Die Etablierung des Amyloid-Vorläuferproteins und der Grunderkrankung sind entscheidend für die Therapiestrategie.

20.2.2 Definition

Amyloidosen sind durch extrazelluläre Ablagerungen von schwer-löslichem proteinhaltigen kongophilen Material gekennzeichnet, das sich durch seine unterschiedlichen Präkursorproteine definiert.

20.2.3 Einteilung

Die Einteilung der Amyloidosen basiert auf dem Amyloidvorläuferprotein, das sich gemeinsam mit Glykosaminoglykanen um einen Serumamyloid P (SAP) Kern ablagert. Mehr als 30 Vorläuferproteine wurden bisher identifiziert (Wechalekar et al. 2016).

Renale Amyloidosen treten am häufigsten auf bei:

- Leichtkettenerkrankungen werden als AL Amyloidose klassifiziert (L für *light chain* als Präkursor) (Merlini et al. 2018).
- chronischen Entzündungen, bei denen vermehrt Serum-Amyloid A (SAA) als Präkursor produziert wird – deshalb AA Amyloidose.

Seltene Vorläuferproteine renaler Amyloidosen sind Fibrinogen (AFib), leucocyte cell–derived chemotaxin 2 (ALect2) und Apolipoprotein A1 (AApoA1).

20.2.4 Klinik und Diagnostik

Die Klinik wird durch die Symptome der Systemerkrankung, die das Amyloidvorläuferprotein produziert sowie durch die renale Manifestation, die durch die Amyloidablagerung in den Nieren entsteht, bestimmt.

Renale Manifestationen und Diagnostik

- Große Proteinurie (z. B. Proteinurie >5 g/24 h oder Albumin-Kreatinin-Ratio >3,5 g/g)
- Niedriges Serum-Albumin
- Keine oder geringe Erythrozyturie (aber keine Akanthozyten in der Urinmikroskopie)
- Häufig normale Nierenfunktion bei Diagnosestellung, langsamer eGFR Abfall über mehrere Jahre

Die Diagnosesicherung erfolgt durch die Nierenbiopsie mit folgenden histologischen Befunden:

- In der Lichtmikroskopie: extrazelluläre Ablagerungen im Mesangium, entlang der glomerulären Basalmembran sowie an den glomerulären und extraglomerulären Gefäßen. Diese Ablagerungen sind kongophil und geben die apfelgrüne Farbe im doppelbrechenden (polarisierten) Licht.
- In der Immunhistologie: Charakterisierung des Amyloidvorläuferproteins mittels spezifischer Antikörper (z. B. anti-κ oder λ ΛK oder anti-AA). Bei AL Amyloidosen findet sich eine Dominanz von λ LK-Ablagerungen.
- In der Elektronenmikroskopie: ungeordnete nichtverzweigende Fibrillen mit 8–10 nm Breite.

20.2.4.1 Systemische Manifestationen und Diagnostik

Die Diagnostik der Systemerkrankung, die der Amyloidose zugrunde liegt, richtet sich nach dem Amyloidtyp.

AL Amyloidosen

Bei der häufigen AL Amyloidose liegt ein pathologischer B- oder Plasmazellklon vor. Das klinische Spektrum reicht von monoklonaler Gammopathie mit renaler Signifikanz (MGRS) bis zum Multiplen Myelom oder systemischem Lymphom. Diagnostische Basismaßnahmen umfassen:

- Serumimmunelektrophorese, freier Leichtkettentest und Immunfixation im Serum, bei negativem Serumbefund auch Immunfixation im Urin
- Urinstix, quantitative Proteinurie, Albuminurie (z. B. Albumin-Kreatinin-Ratio)
- Knochenmarkuntersuchung in Absprache mit Hämatologie
- Häufig klinisch symptomatische pathologische Orthostasereaktion durch vaskuläre Amyloidablagerungen (Schwindel und Synkopen)
- Organomegalie (Niere, Zunge)
- Ekchymosen der Haut (periorbital)
- Renale tubuläre Azidose oder komplettes Fanconi-Syndrom

- Periphere Polyneuropathie
- Echokardiografie und kardiale Enzyme (NT-proBNP, Troponin) zur Suche nach einer prognostisch relevanten kardialen Beteiligung (50 % der Patienten)
- Knochenbildgebung

AA Amyloidosen

Bei der AA Amyloidose liegt eine inflammatorische Grunderkrankung vor. Die Etablierung der Grunderkrankung (z. B. Rheumatoide Arthritis, auto-inflammatorische Syndrome, familiäres Mittelmeerfieber etc.) hat entscheidende therapeutische Konsequenzen.

Diagnostische Basismaßnahmen umfassen:

- Anamnestische Exploration bezüglich langandauernder entzündlicher Erkrankungen
- Häufig gastrointestinaler Befall (Diarrhoe, Malabsorption), selten Manifestation an Herz oder peripheren Nerven
- Biopsie von befallenen Organen (Niere, abdominales Fett, tiefe Rektumbiopsie)
- Bestimmung von CRP und Serum-Amyloid A im Serum (auch zur Verlaufskontrolle geeignet)

Ist die Charakterisierung des Vorläuferproteins mittels Immunhistochemie nicht möglich, hilft ggf. eine Massenspektrometrie-Untersuchung des Biopsiematerials. Die Zusammenarbeit mit entsprechenden Zentren ist für beide Spezialuntersuchungen notwendig.

20.2.5 Therapieoptionen

AL Amyloidosen

Die Therapie bei AL Amyloidose im Rahmen einer klonalen B- oder Plasmazellerkrankung muss interdisziplinär mit der Hämatologie/Onkologie festgelegt werden. Myeloablative Chemotherapien mit Stammzelltransplantation kommen für geriatrische Patienten häufig nicht in Frage. Medikamentöse Strategien mit Dexamethason, Cyclophosphamid, Proteasominhibitoren und CD38-gerichtete Antikörpern stehen zur Verfügung.

AA Amyloidosen

Die Therapie der AA Amyloidosen richtet sich gegen die inflammatorische Grunderkrankung – entweder als antiinfektive Behandlung (Bronchiektasen, Osteomyelitis, Tbc), Colchizin (Familiäres Mittelmehrfieber), Biologika (Rheumatoide Arthritis) oder Interleukin-1 Blockaden (auto-inflammatorische Syndrome).

Die Hemmung der Interaktion von Glukosaminoglykanen mit den Präkursorproteinen der Amyloidfibrillen (z. B. Eprodisate) ist ein weiteres therapeutisches Prinzip (Dember et al. 2007).

20.3 Nierenbeteiligung bei monoklonalen Gammopathien

20.3.1 Einleitung

Klonale B- oder Plasmazellerkrankungen produzieren monoklonale Immunglobuline (Ig), die zur Nierenschädigung führen können. Das klinische und histologische Erscheinungsbild ist vielfältig und reicht von einer geringen Proteinurie über ein nephrotisches Syndrom bis zur akuten Nierenfunktionsverschlechterung (AKI). Die Identifizierung der zugrunde liegenden klonalen B- oder Plasmazellpopulation ist entscheidend für die Auswahl der Therapiestrategie.

20.3.2 Definition

Eine monoklonale Gammopathie (MG) beschreibt das Vorhandensein eines pathologischen B- oder Plasmazellklones, der intakte Ig oder Teile davon (Leicht- oder Schwerketten) produziert. Für die Nephrotoxizität spielen neben der Menge, physikochemische Eigenschaften der monoklonalen Ig eine entscheidende Rolle (Hogan et al. 2019). Nicht immer muss ein multiples Myelom (MM) oder ein Lymphom vorliegen, das *per se* bereits eine Therapieindikation darstellt. Eine besondere klinische Herausforderung ist eine MG mit renaler Signifikanz (MGRS), bei der die renale Manifestation und nicht die klonale Zelllast die Entscheidung zur Therapie bestimmt (Leung et al. 2021). Das

MGRS grenzt sich damit klar von einer MG *unklarer* Signifikanz (MGUS) ab.

20.3.3 Einteilung und Klinik

Die Einteilung der renalen MG Manifestationen kann nach histologischen Charakteristika erfolgen, die mit verschiedensten renalen Erscheinungsbildern einhergehen (Sethi et al. 2018). Häufige renale Manifestationen sind:

- Leichtketten (LK) Cast Nephropathie (ca. 30–50 %)
  - AKI durch Tubulusausgüsse (casts). Ausgüsse bestehen aus Komplexen von filtrierten monoklonalen Leichtketten (LK) und Tamm-Horsfall Protein (Uromodulin) im distalen Nephron. Achtung! Die Proteinurie kann dabei gänzlich durch die LK hervorgerufen werden, ohne dass eine Albuminurie vorliegt. Diuretika können die Komplexbildung begünstigen.
- Monoklonale Ig Amyloidose (ca. 10–30 %)
  - Monoklonale Ig Ablagerungserkrankung häufig durch Leicht- oder seltener durch Schwerketten oder Kombinationen (ca. 20 %)
  - Langsam abnehmende eGFR mit Proteinurie und Albuminurie. Glomeruläre und tubuläre Ablagerung der LK bzw. der (trunkierten) Schwerketten. Häufig als zellarme glomeruläre Noduli erscheinend, die differenzialdiagnostisch an diabetischen Glomerulosklerose denken lassen.

Seltenere renale Manifestationen sind:

- *Proximale Tubulopathie* durch monoklonale LK (häufig Typ κ)
  - Schädigung proximaler Tubuluszellen mit nachfolgenden renalen Aminosären- und Phosphatverlusten, Glukosurie bei normalem Blutzucker und renaler tubulärer Azidose – sog. Fanconi Syndrom.
- Verschiedene *GN-Formen mit glomerulärer Ablagerung monoklonaler Ig*
  - Kryoglobulinämische GN. Entweder Typ I (ausschließlich monoklonales Ig) oder Typ

II (gemischt mono- und polyklonale Ig) Kryoglobuline nachweisbar. Klinische Manifestation als nephritisches Syndrom mit dysmorphen Erythrozyten im Urin, eher geringe Albuminurie und oft rapid-progressivem Kreatininanstieg.

– Proliferative GN mit nephritischem Syndrom
– Fibrilläre oder immunotaktoide GN, meist mit signifikanter Proteinurie und langsamen eGFR Abfall.

• Renale Manifestationen ohne Ablagerung monoklonaler Ig
– Thrombotische Mikroangiopathie
– MG-assoziierte C3 Glomerulopathie durch Aktivierung des alternativen Komplementweges durch das monoklonale Ig.

20.3.4 Diagnostik

Ziel ist die Charakterisierung und Quantifizierung des intakten monoklonalen Ig bzw. der LK oder seltener der schweren Ketten:

• Serumelektrophorese mit Nachweis und Quantifizierung des monoklonalen Spikes.
• Immunfixation in Serum zur Typisierung des monoklonalen Ig (z. B. κ-LK). Bei negativem Befund im Serum: Immunfixation im Urin veranlassen.
• Freier Leichtketten-Test im Serum. Achtung: Die Serum-Konzentration der freien LK steigt bei abnehmender eGFR auch bei physiologischer LK-Produktion an und die κ zu λ Ratio verändert sich zu Gunsten der κ-FLC (von 0,26–1,65 auf 0,37–3,1).

Die hämatologische Grunderkrankung wird mittels Knochenmark- und Blutuntersuchungen, Zytogenetik, Lymphomsuche (klinische Untersuchung und Bildgebung) und Knochenbildgebung in enger Zusammenarbeit mit der Hämatologie aufgearbeitet.

Diagnostik der renalen Manifestationen der MG:

• Urinstix; bei Nachweis einer Erythrozyturie erfolgt eine Mikroskopie des Urinsediments
• quantitative Proteinurie und Albuminurie (ACR) Bestimmung. Achtung: Es ist möglich, dass eine große Proteinurie durch das Paraprotein vorliegt, ohne dass sich eine Albuminurie diagnostizieren lässt!
• Serum-Kreatinin, Blutgasanalyse, Blutzucker, Serum-Phosphat
• Nierensonografie
• Bei Verdacht auf eine renale Beteiligung der MG ist eine Nierenbiopsie notwendig.

20.3.5 Therapieoptionen

Die Behandlung einer MG mit Nierenbeteiligung ist immer auf den zugrunde liegenden B- oder Plasmazellklon gerichtet. Kommt es zu einer hämatologischen Antwort und somit zu einer Verminderung der klonalen Zelllast, sinkt das monoklonale Ig bzw die leichte oder schwere Kette. Dies ist die Voraussetzung für ein verbessertes Patientenüberleben, aber auch für die Verbesserung des Nierenüberlebens. Die Indikation und die Auswahl der optimalen Strategien zur Stammzelltransplantation und/oder medikamentösen Behandlung erfolgt in Absprache mit der Hämatologie. Medikamentöse Strategien mit Dexamethason, Cyclophosphamid, Proteasominhibitoren und CD38-gerichtete Antikörper stehen zur Verfügung.

Zusätzliche symptomatische Therapien:

• Diuretika bei Volumenexpansion (Cave: Schleifendiuretika fördern die Komplexbildung von LK und Uromodulin)
• Senkung des Serum-Kalziums bei Hyperkalziämie
• ACE-Hemmer und Angiotensinrezeptor-Blocker zur Behandlung der Hypertonie und Verminderung des CKD Progress
• Die zusätzliche Anwendung von high cutoff Hämodialysen oder Plasmaaustausch zur Entfernung monoklonaler LK ist nicht routinemäßig empfohlen.

20.4   Fazit für die Praxis

1. ANCA-assoziierte Vaskuliten sind Systemerkrankungen deren vielfältige Manifestationen aktiv gesucht werden müssen. Steigendes Kreatinin sowie ein auffälliger Urinstix weisen auf eine renale Beteiligung hin, die durch eine Nierenbiopsie gesichert werden sollte. Einer Induktionstherapie mit Steroiden in Kombination mit Rituximab oder Cyclophosphamid folgt die remissionserhaltene Therapie mit Rituximab oder Azathioprin. Die Betreuung von AAV Patienten sollte gemeinsam mit einem Vaskulitis-Zentrum erfolgen.

2. Renale Amyloidosen kommen vorwiegend als AL oder AA Amyloidosen vor. Die typische renale Manifestation ist das nephrotische Syndrom. Die Nierenbiopsie sichert die Diagnose und charakterisiert das Amyloid-Vorläuferprotein. Die Identifizierung des proliferierenden B- oder Plasmazellklones, der zur AL Amyloidose führt, kann sich schwierig gestalten und erfordert gemeinsame Anstrengungen mit der Hämatologie.

3. Die Monoklonale Gammopathie ist eine Erkrankung des höheren Alters und führt häufig zu einer Nierenschädigung. Vielfältige renale MG-Manifestationsmuster führen zu den unterschiedlichen klinischen Erscheinungsbildern, die von nephrotisch zu nephritisch reichen. Der Nierenbiopsie kommt eine besondere Bedeutung in der Diagnostik zu. Eine Herausforderung stellt die MGRS dar, da hierbei nicht die klonale Zelllast, sondern die Nierenschädigung entscheidend für die Therapieindikation ist. Die Behandlung der MG mit renalen Manifestationen richtet sich auf die klonal proliferierenden B- oder Plasmazellen.

Literatur

Dember LM, Hawkins PN, Hazenberg BP, Gorevic PD, Merlini G, Butrimiene I, Livneh A, Lesnyak O, Puechal X, Lachmann HJ, Obici L, Balshaw R, Garceau D, Hauck W, Skinner M, Eprodisate for AAATG (2007) Eprodisate for the treatment of renal disease in AA amyloidosis. N Engl J Med 356(23):2349–2360. https://doi.org/10.1056/NEJMoa065644

Guillevin L, Pagnoux C, Karras A, Khouatra C, Aumaitre O, Cohen P, Maurier F, Decaux O, Ninet J, Gobert P, Quemeneur T, Blanchard-Delaunay C, Godmer P, Puechal X, Carron PL, Hatron PY, Limal N, Hamidou M, Ducret M, Daugas E, Papo T, Bonnotte B, Mahr A, Ravaud P, Mouthon L, French Vasculitis Study G (2014) Rituximab versus azathioprine for maintenance in ANCA-associated vasculitis. N Engl J Med 371(19):1771–1780. https://doi.org/10.1056/NEJMoa1404231

Hogan JJ, Alexander MP, Leung N (2019) Dysproteinemia and the kidney: core curriculum 2019. Am J Kidney Dis 74(6):822–836. https://doi.org/10.1053/j.ajkd.2019.04.029

Jayne DRW, Merkel PA, Schall TJ, Bekker P, Group AS (2021) Avacopan for the treatment of ANCA-associated vasculitis. N Engl J Med 384(7):599–609. https://doi.org/10.1056/NEJMoa2023386

Kitching AR, Anders H-J, Basu N, Brouwer E, Gordon J, Jayne DR, Kullman J, Lyons PA, Merkel PA, Savage COS, Specks U, Kain R (2020) ANCA-associated vasculitis. Nat Rev Dis Primers 6(1):71. https://doi.org/10.1038/s41572-020-0204-y

Leung N, Bridoux F, Nasr SH (2021) Monoclonal gammopathy of renal significance. N Engl J Med 384(20):1931–1941. https://doi.org/10.1056/NEJMra1810907

Merlini G, Dispenzieri A, Sanchorawala V, Schonland SO, Palladini G, Hawkins PN, Gertz MA (2018) Systemic immunoglobulin light chain amyloidosis. Nat Rev Dis Primers 4(1):38. https://doi.org/10.1038/s41572-018-0034-3

Sethi S, Rajkumar SV, D'Agati VD (2018) The complexity and heterogeneity of monoclonal immunoglobulin-associated renal diseases. J Am Soc Nephrol 29(7):1810–1823. https://doi.org/10.1681/asn.2017121319

Walsh M, Merkel PA, Peh CA, Szpirt WM, Puechal X, Fujimoto S, Hawley CM, Khalidi N, Floßmann O, Wald R, Girard LP, Levin A, Gregorini G, Harper L, Clark WF, Pagnoux C, Specks U, Smyth L, Tesar V, Ito-Ihara T, de Zoysa JR, Szczeklik W, Flores-Suárez

LF, Carette S, Guillevin L, Pusey CD, Casian AL, Brezina B, Mazzetti A, McAlear CA, Broadhurst E, Reidlinger D, Mehta S, Ives N, Jayne DRW (2020) Plasma exchange and glucocorticoids in severe ANCA-associated vasculitis. N Engl J Med 382(7):622–631. https://doi.org/10.1056/NEJMoa1803537

Walsh M, Collister D, Zeng L, Merkel PA, Pusey CD, Guyatt G, Peh CA, Szpirt W, Ito-Hara T, Jayne DRW (2022) The effects of plasma exchange in patients with ANCA-associated vasculitis: an updated systematic review and meta-analysis. BMJ 376, e064604. https://doi.org/10.1136/bmj-2021-064604

Wechalekar AD, Gillmore JD, Hawkins PN (2016) Systemic amyloidosis. Lancet 387(10038):2641–2654. https://doi.org/10.1016/S0140-6736(15)01274-X

Zeng L, Walsh M, Guyatt GH, Siemieniuk RAC, Collister D, Booth M, Brown P, Farrar L, Farrar M, Firth T, Fussner LA, Kilian K, Little MA, Mavrakanas TA, Mustafa RA, Piram M, Stamp LK, Xiao Y, Lytvyn L, Agoritsas T, Vandvik PO, Mahr M (2022) Plasma exchange and glucocorticoid dosing for patients with ANCAassociated vasculitis: a clinical practice guideline. BMJ 376, e064597. https://doi.org/10.1136/bmj-2021-064597

Stephanie Naas, Frank Kunath
und Johannes Schödel

Inhaltsverzeichnis

21.1 Einleitung

Nierenzellkarzinome und besonders Harnblasenkarzinome sind Erkrankungen des älteren Menschen (Abb. 21.1). Die chirurgische Therapie ist in lokal begrenzten Frühstadien der Erkrankungen Therapie der Wahl. Zur Identifizierung der Patienten, die von einer operativen Therapie mit kurativer Intention profitieren, ist ein sorgfältiges Assessment notwendig. Die Auswahl von Patienten kann durch Anwendung etablierter Scores unterstützt werden. Diese Scores umfassen die Abschätzung der Komorbidität (Charlson Comorbidity Index CCI) und damit des allgemeinen Sterblichkeitsrisikos, der vorliegenden Einschränkungen (Karnofsky-Index), der zu erwartenden postoperativen Komplikationen (American Society of Anesthesiologists Physical Status ASA-Score) sowie des Risikos eines möglicherweise auftretenden postoperativen Delirs (Comprehensive Geriatric Assessment CGA) (Casuscelli und Stief 2021; Kahlmeyer et al. 2021).

▶ Vor Therapieeinleitung sollte eine Prognoseabschätzung erfolgen.

Bei Tumoren im Urogenitaltrakt muss zudem eine vorliegende oder eine durch die Therapie zu erwartende Nierenfunktionseinschränkung bis hin zur Dialysepflichtigkeit berücksichtigt und mit

S. Naas
Medizinische Klinik 4, Uniklinikum Erlangen,
Erlangen, Deutschland
e-mail: stephanie.naas@uk-erlangen.de

F. Kunath
Urologische und Kinderurologische Klinik,
Uniklinikum Erlangen, Erlangen, Deutschland
e-mail: frank.kunath@uk-erlangen.de

J. Schödel (✉)
Klinik für Innere Medizin 4 - Nephrologie und
Hypertensiologie, Universitätsklinikum Erlangen,
Erlangen, Deutschland
e-mail: johannes.schoedel@uk-erlangen.de

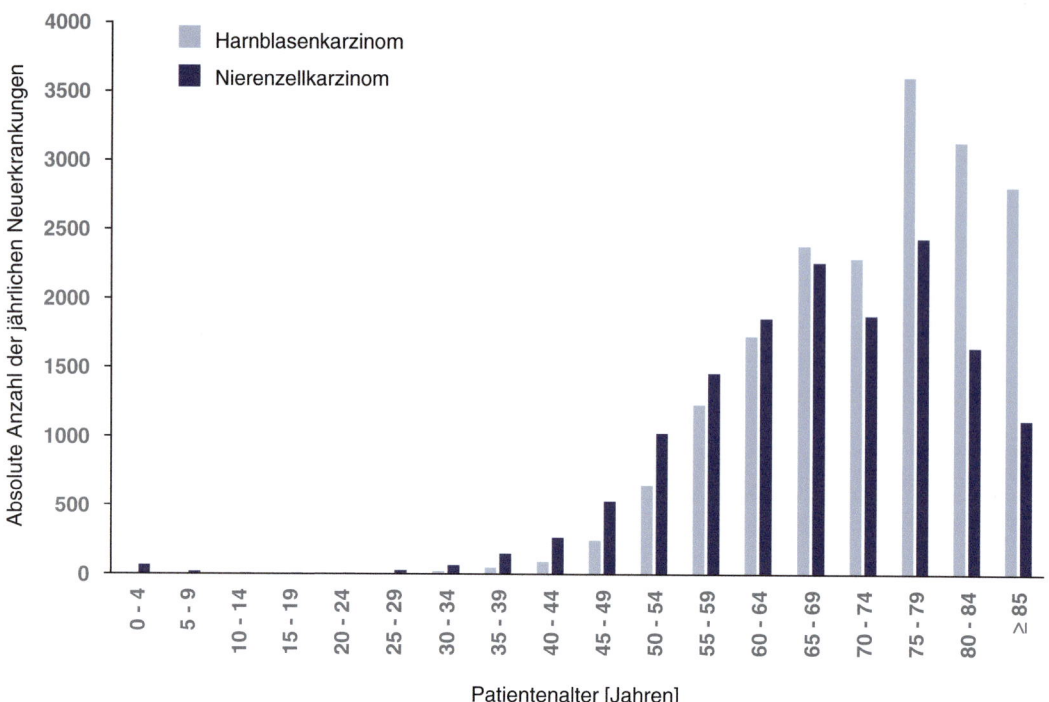

Abb. 21.1 Inzidenz des Harnblasen- und Nierenzell-karzinoms in Deutschland. Absolute Anzahl der jähr-lichen Neuerkrankungen pro Altersklasse für das Harn-blasenkarzinom (C67) und das Nierenzellkarzinom (C64) in Deutschland 2018 (Datenbankabfrage im Zentrum für Krebsregisterdaten, Zugriff 10.01.2022)

den Patienten thematisiert werden. Hier stellen ge-riatrische Patienten eine Risikogruppe dar, die ein sorgfältiges interdisziplinäres Vorgehen zwischen Geriatern, Urologen, Onkologen, Nephrologen und ggf. Strahlentherapeuten notwendig macht.

Vor Therapieeinleitung sollte eine Prognose-abschätzung erfolgen. Die therapeutischen Optio-nen für die fortgeschrittenen Stadien sind aus unter-schiedlichen Gründen begrenzt: Zur Behandlung des metastasierten Stadiums des Harnblasen-karzinoms erfolgt eine platinbasierte Chemo-therapie, die aufgrund der Kontraindikationen für einen großen Anteil der geriatrischen Patienten nicht anwendbar ist. Klassische Chemotherapeutika sind im Fall des Nierenzellkarzinoms unwirksam. Alternative zielgerichtete Therapien (z. B. Multi-kinaseinhibitoren) zeigen ein relevantes Neben-wirkungsprofil. Für beide Tumorentitäten haben sich jedoch in den vergangenen Jahren durch die Zu-lassung der Checkpointinhibitoren neue, wirksame Therapieoptionen ergeben, die zu einer relevanten Lebensverlängerung führen und einen positiven Ein-fluss auf die Lebensqualität haben können.

Die folgenden Informationen und Empfeh-lungen basieren auf den aktuellen S3-Leitlinien „Diagnostik, Therapie und Nachsorge des Nierenzellkarzinoms" und „Früherkennung, Diagnose, Therapie und Nachsorge des Harn-blasenkarzinoms". Hilfreiche Übersichten zum praktischen diagnostischen sowie therapeuti-schen Vorgehen können zusätzlich in den Onko-pedia Leitlinien „Nierenzellkarzinom" und „Blasenkarzinom" gefunden werden (https://www.onkopedia.com).

21.2 Nierenzellkarzinom

Epidemiologie

In Deutschland erkranken ca. 15.000 Menschen jährlich an einem Nierenzellkarzinom (Abb. 21.1, RKI). Die Inzidenz ist bei Männern etwa doppelt so hoch wie bei Frauen. Das mediane Er-krankungsalter liegt für Männer bei etwa 68 und für Frauen bei 72 Jahren. Risikofaktoren für die Entstehung von Nierenzellkarzinomen sind neben Tabakkonsum und Adipositas auch die chronische Niereninsuffizienz, Bluthochdruck, die Einnahme von phenacetinhaltigen Schmerzmitteln sowie die Exposition gegenüber toxischen Substanzen wie Cadmium oder Asbest. Nierenzellkarzinome können auch im Rahmen von monogenetischen Erkrankungen wie dem von Hippel-Lindau-Syndrom oder der Tuberösen Sklerose auftreten. Die Tumoren treten dann allerdings typischerweise bereits im mittleren Lebensalter oder früher auf. Die relative 5-Jahres-Überlebensrate wird bei sporadischen Fällen mit 76 % (Männer) bzw. 78 % (Frauen) angegeben.

Klinik und Diagnostik
Generell präsentieren sich Patienten mit Nierenzellkarzinomen häufig symptomarm. In einem erheblichen Teil der Patienten erfolgt die Diagnose inzidentell und daher in frühen Stadien im Rahmen von sonografischen oder CT-grafischen Untersuchungen. Eine abdominelle Schnittbildgebung mittels Kontrastmittel-CT oder MRT sowie die Durchführung einer Thorax-CT vervollständigen die Diagnostik. Nur ein geringer Anteil der Patienten präsentiert sich noch mit dem Leitsymptom Hämaturie, das auf ein lokal fortgeschrittenes Tumorstadium hindeutet. Symptome wie z. B. Flankenschmerzen, eine B-Symptomatik sowie paraneoplastische Symptome wie Neuropathie, Polyzythämie oder Hyperkalzämie treten überwiegend in fortgeschrittenen Tumorstadien auf. Bei klinischem Verdacht auf ossäre oder zerebrale Metastasen wird das Staging um eine Skelettszintigraphie bzw. eine CT oder eine MRT des Schädels erweitert. Besonders bei älteren Patienten sollte die radiologische Diagnostik mit Anwendung von Kontrastmitteln unter Würdigung der Komorbiditäten (z. B. Niereninsuffizienz) sowie der Begleitmedikation erfolgen. Eine Biopsie ist indiziert, wenn primär keine kurative Nierentumoroperation vorgesehen ist. Dies ist der Fall, wenn alternative Therapiekonzepte wie lokal ablative Verfahren oder Active Surveillance erwogen werden oder eine systemische Therapie bei primär metastasierter Erkrankung angestrebt wird.

Einteilung
Die Einteilung der Nierenzellkarzinome erfolgt vor allem nach histopathologischen Gesichtspunkten. Die dominierende Entität (75–80 %) stellt das klarzellige Nierenzellkarzinom dar, das in den meisten Fällen auf erworbene Mutationen im von Hippel-Lindau Gen zurückgeht. Weitere wichtige Entitäten sind das papilläre Nierenzellkarzinom (ca. 15 %), das eine erhöhte Inzidenz bei chronisch nierenkranken Patienten aufweist, sowie das chromophobe Nierenzellkarzinom (ca. 5 %).

Therapieentscheidung und Prognose
Die operative Resektion ist die einzige kurative Therapieoption und stellt beim lokal begrenzten Nierenzellkarzinom die Therapie der Wahl dar. Wenn vertretbar, sollte zur Bewahrung der Nierenfunktion mit hieraus resultierenden Vorteilen hinsichtlich der kardiovaskulären Morbidität und Mortalität vorzugsweise eine partielle Nephrektomie erfolgen. Insbesondere im älteren Patientenkollektiv mit ausgeprägten Komorbiditäten können nach Abwägung des perioperativen Risikos bei kleinen Nierentumoren ablative Verfahren wie die Radiofrequenzablation und die Kryoablation valide Alternativen darstellen. Erscheinen invasive Verfahren unter Berücksichtigung des Allgemeinzustandes des Patienten sowie der Lebenserwartung unangemessen, sollte insbesondere bei kleinen Tumoren (T1a) das Konzept der aktiven Überwachung mit klinischen und bildgebenden Kontrollen (alle 3 Monate) erwogen werden, um eine Übertherapie mit konsekutiver Kompromittierung der Lebensqualität zu vermeiden.

Nach operativer oder lokal ablativer Therapie gibt es derzeit keine Indikation für eine adjuvante Therapie.

Beim metastasierten Nierenzellkarzinom steht die medikamentöse Systemtherapie im Vordergrund. Zytoreduktive Nephrektomien sind entsprechend multidisziplinären Tumorboardentscheidungen einem selektionierten Patientenkollektiv vorbehalten. Die Therapie des metastasierten Nierenzellkarzinoms ist fast immer palliativ und richtet sich nach dem Progressionsrisiko entsprechend dem IMDC-Score (International Metastatic Renal-Cell Carcinoma Database Consortium

Score), der neben dem Karnofsky-Index und dem Zeitpunkt der Erstdiagnose auch Parameter wie u. a. Serumcalcium und Hämoglobin berücksichtigt (https://www.mdcalc.com, Heng et al. 2009). Vor Einleitung einer Systemtherapie sollte bei Patienten mit niedrigem Risiko und Symptomfreiheit die Option einer aktiven Überwachung mit Kontrolle der Progression mittels Bildgebung überprüft werden. Aktueller Standard in der Erstlinientherapie ist die Kombination aus einem Tyrosinkinase-Inhibitor und einem Checkpointinhibitor (z. B. Axitinib mit Pembrolizumab, Axitinib mit Avelumab, Cabozantinib mit Nivolumab) oder die Kombination von zwei Checkpointinhibitoren (Nivolumab mit Ipilimumab). Abhängig vom Progressionsrisiko sowie von den vorliegenden Komorbiditäten sind alternative Monotherapien mit angiogenesehemmenden Multikinaseinhibitoren, mTOR-Inhibitoren sowie der VEGF-Antikörper Bevacizumab in Kombination mit Interferon α für die Erstlinientherapie zugelassen.

Für die Zweitlinientherapie können nicht in der Primärtherapie eingesetzte Substanzen angewendet werden.

Die Mehrheit der Studien wurde an Patienten mit klarzelligem Nierenzellkarzinom durchgeführt. Aufgrund der unzureichenden Datenlage für die anderen Nierenzellkarzinomsubtypen wird empfohlen, diese Entitäten analog des o. g. Algorithmus zu behandeln und wenn möglich, in klinische Studien einzuschließen.

Für die Subgruppe der geriatrischen Patienten ist die Datenlage zur optimalen medikamentösen Therapiestrategie limitiert, da dieses Patientenkollektiv in klinischen Studien unterrepräsentiert ist. Generell scheint sich eine gute Wirksamkeit sowie Verträglichkeit der Checkpointinhibitoren auch bei geriatrischen Patienten zu zeigen (Ikeda und Togashi 2021). Unter Therapie mit dieser Wirkstoffklasse kommt es häufig zu Autoimmunphänomenen wie z. B. Kolitiden mit konsekutiven Diarrhoen oder Nephritiden (Tab. 21.1). Folglich sind insbesondere ältere Patienten einem höheren Risiko für eine Dehydratation und ein akutes Nierenversagen ausgesetzt. Bei Auftreten von Checkpointinhibitor-assoziierten Nebenwirkungen empfiehlt sich die Konsultierung der jeweiligen Fachdisziplin und die Therapieanpassung nach Vorgaben der primären Behandler.

▶ Für geriatrische Patienten ist die Datenlage zur optimalen Therapie des Nierenzellkarzinoms und deren Verträglichkeit limitiert.

Mit Beginn einer Systemtherapie sollten alle 6 bis 12 Wochen Kontrollen mittels Schnittbildgebung durchgeführt werden.

Die palliative Therapie ist eine multidisziplinäre Aufgabe und sollte frühzeitig mit dem Patienten und den Angehörigen besprochen werden. Neben einer psychoonkologischen Mitbetreuung muss eine suffiziente Schmerz-

Tab. 21.1 Einsatz von Checkpointinhibitoren bei Nierenzellkarzinomen und Harnblasenkarzinomen (adaptiert nach (Heinzerling et al. 2019))

Wirkstoff	Zielstruktur	Indikation Nierenzellkarzinom (Teilweise in Kombination)	Indikation Harnblasenkarzinom (Teilweise in Kombination)
Atezolizumab	PD-L1		Erstlinie, Zweitlinie
Pembrolizumab	PD-1	Erstlinie	Erstlinie, Zweitlinie
Nivolumab	PD-1	Erstlinie, Zweitlinie	Zweitlinie
Avelumab	PD-L1	Erstlinie	
Ipililumab	CTLA-4	Erstlinie	
Mögliche Nebenwirkungen		Hautnebenwirkungen (46–62 %) Autoimmunkolitis (22–48 %) Autoimmunhepatitis (7–33 %) Endokrinopathien (12–34 %) Pneumonitis (3–8 %) Nephritis (1–7 %) Kardiomyositis (5 %) Neurologische Nebenwirkungen (5 %)	

kontrolle sichergestellt werden. Zur Kontrolle Metastasen-bedingter Symptome sollten chirurgische und strahlenmedizinische Optionen diskutiert werden.

21.3 Harnblasenkarzinom

Epidemiologie

In Deutschland erkrankten 2018 18.270 Menschen an einem Harnblasenkarzinom (Abb. 21.1, RKI). Die Inzidenz des Harnblasenkarzinoms, das in >90 % der Fälle vom Urothel ausgeht (Urothelkarzinom), steigt mit dem Alter stetig an. Der Erkrankungsgipfel liegt bei deutlich über 80 Jahren, wobei Männer ca. dreimal häufiger betroffen sind als Frauen. Risikofaktoren stellen neben dem Alter auch Tabakkonsum, chronische Blasenentzündungen, Bestrahlungen im Beckenbereich und stattgehabte Therapien mit Cyclophosphamid dar. Das Blasenkarzinom infolge von Exposition gegenüber aromatischen Aminen ist als Berufskrankheit anerkannt, sodass unter Berücksichtigung der langen Latenzzeit von 30 Jahren auch bei geriatrischen Patienten eine sorgfältige Berufsanamnese erfolgen sollte.

Klinik und Diagnostik

Hämaturie und mögliche dysurische Beschwerden stellen die Hauptsymptomatik der Harnblasenkarzinome dar. Die Zystoskopie mit transurethraler Resektion (TUR) des Tumors und anschließender histopathologischer Begutachtung ist der diagnostische Goldstandard. Beim nicht-muskelinvasivem Karzinom erfolgt je nach Tumorlokalisation oder -aggressivität eine Oberbauchsonografie und/oder eine CT-Bildgebung des Abdomens und Beckens inklusive Urographie. Beim invasiv wachsenden Karzinom ist zusätzlich eine CT-Thorax notwendig. Weiterführende Diagnostik sollte nach vorliegender Klinik veranlasst werden.

Einteilung

Der Großteil (75 %) aller Harnblasenkarzinome ist bei Diagnosestellung als nicht-muskelinvasiver Tumor auf die Mukosa oder die Submukosa be-

schränkt. Für die Risikostratifizierung dieser nicht-muskelinvasiven Stadien wird der Score nach EORTC-Klassifikation (European Organisation for Research and Treatment of Cancer) verwendet, der die Anzahl sowie Ausbreitung der Tumoren, ihre Differenzierung und einen möglichen vorherigen Befall berücksichtigt (Sylvester et al. 2006). Muskelinvasiv wachsende Karzinome werden nach dem dreistufigen Grading der WHO klassifiziert. Harnblasenkarzinome zeichnen sich durch ihr häufig multifokales Auftreten aus.

Therapieentscheidung und Prognose

Die Therapie des nicht-muskelinvasiven Harnblasenkarzinoms umfasst die vollständige transurethrale Resektion mit intravesikaler Chemotherapiefrühinstillation, die in Abhängigkeit vom Risikoprofil um eine transurethrale Nachresektion mit intravesikaler Therapie (Mitomycin C- oder Bacillus-Calmette-Guérin-Instillation) ergänzt werden kann. In Hochrisikokonstellationen sollte eine Zystektomie erwogen werden.

Die Therapieplanung des muskelinvasiven Harnblasenkarzinoms stellt insbesondere bei geriatrischen Patienten eine multidisziplinäre Herausforderung dar. Prinzipiell ist die radikale Zystektomie inklusive bilateraler pelviner Lymphadenektomie mit Anlage einer kontinenten oder inkontinenten Harnableitung ein obligater Bestandteil des kurativen Konzeptes. Die Form der Harnableitung sollte präoperativ intensiv mit dem Patienten besprochen und entsprechend der Ressourcen zur langfristigen postoperativen Versorgung ausgewählt werden. In Einzelfällen kann eine partielle Zystektomie sinnvoll sein, die jedoch eine lebenslange Nachsorge notwendig macht. Eine zusätzliche Cisplatin-basierte neoadjuvante oder adjuvante Chemotherapie verbessert die Prognose und sollte daher mit jedem Patienten ab dem Tumorstadium ≥ T2 diskutiert werden. In deutschsprachigen Ländern wird die Kombination Cisplatin mit Gemcitabin am häufigsten verwendet (von der Maase et al. 2005).

Wird aufgrund des Patientenwunsches oder patientenspezifischer Voraussetzungen eine primär organerhaltene Therapie angestrebt, kann ein alternatives multimodales Therapiekonzept durchgeführt werden. Dieses besteht aus einer TUR mit einer 2–4 Wochen später anschließenden simultanen Radiochemotherapie. Die Chemotherapie ist entweder Cisplatin-basiert oder beinhalt 5-Fluorouracil und Mitomycin C.

Im Stadium der Metastasierung basiert die Kombinationschemotherapie ebenfalls auf Cisplatin. Da ein Karnofsky-Index ≤60, eine eingeschränkte Nierenfunktion, Hörverlust, periphere Polyneuropathie und eine Herzinsuffizienz Kontraindikationen gegen eine cisplatinhaltige Therapie darstellen, ist ein relevanter Anteil der Patienten nicht für dieses Therapieregime geeignet. Ist weder eine Cisplatin- noch eine alternativ zu erwägende Carboplatin-basierte Chemotherapie möglich, stellt die Immuntherapie mit den Checkpointinhibitoren Pembrolizumab oder Atezolizumab eine weitere Option in der Erstlinientherapie dar. Voraussetzung für die Anwendung dieser Therapien ist allerdings ein positiver PD-L1 Status.

Auch in der Zweitlinientherapie scheinen Checkpointinhibitoren für geriatrische Patienten altersabhängig einen positiven Einfluss auf die Verlängerung der Gesamtüberlebenszeit sowie die Lebensqualität zu haben (Ikeda und Togashi 2021). Alternativ kann in der Zweit- oder Drittlinie eine Chemotherapie mit z. B. Vinflunin, Paclitaxel oder Docetaxel durchgeführt werden.

Palliative Therapiekonzepte sollen neben medikamentösen Ansätzen auch strahlentherapeutische Optionen berücksichtigen.

21.4 Fazit für die Praxis

Uroonkologische Erkrankungen betreffen vorwiegend Patienten des höheren Lebensalters. Mit dem demografischen Wandel ist eine Zunahme hochbetagter Patienten, die der Therapie eines Nierenzell- oder Harnblasenkarzinoms bedürfen, anzunehmen. Dieses Patientenkollektiv ist in Hinblick auf körperliche Leistungsfähigkeit, Komorbiditäten, psychische Stabilität und Selbstständigkeit extrem heterogen und benötigt daher

eine individualisierte und intensivierte interdisziplinäre Betreuung.

1. Eine wichtige Grundlage für die Therapiesteuerung sollte eine objektivierte Evaluation des körperlichen Allgemeinzustandes entsprechend multidimensionaler Assessmentinstrumente (siehe Kapitel 8 und 9) sein. Das biografische Alter ist als alleiniges Kriterium zur Entscheidung über therapeutische Optionen ungeeignet.
2. Eine leitliniengerechte Therapie unter Berücksichtigung der o. g. Aspekte sollte immer in einem interdisziplinären Tumorboard festgelegt und entsprechend dem aufgeklärten Patientenwunsch durchgeführt werden.
3. Die Möglichkeit eines Studieneinschlusses sollte auch bei geriatrischen Patienten evaluiert werden.
4. Die Option eines palliativen Therapiekonzeptes sollte bei ausgeprägtem Tumorbefund immer diskutiert werden, um eine Übertherapie und eine damit verbundene reduzierte Lebensqualität vor allem bei älteren Patienten mit multiplen Komorbiditäten zu vermeiden.
5. Patienten sollten nach Durchführung der onkologischen Therapie einer fachspezifischen Rehabilitation zugeführt werden, die die Komorbiditäten multidisziplinär adressiert und Behandlungsstrategien an die körperliche und psychische Leistungsfähigkeit anpasst. Insbesondere bei Patienten mit Zystektomie sollten Schulungen zum selbstständigen Umgang mit der gewählten Form der Harnableitung durchgeführt werden, die auch Empfehlungen zum Umgang mit Harnwegsinfektionen und Trinkmenge beinhalten.
6. Die Wirkstoffklasse der Checkpointinhibitoren bietet neue Behandlungsmöglichkeiten, von denen geriatrische Patienten profitieren können. Gleichzeitig ist für diese Patientengruppe die Datenlage aus Studien limitiert. Wir empfehlen daher ein kritisches Monitoring der Patienten in Hinblick auf mögliche Nebenwirkungen, insbesondere aus dem autoimmunen Formenkreis. Besteht der Ver-

dacht auf Checkpointinhibitor-induzierte Nebenwirkungen sollten die entsprechenden Fachdisziplinen zur weiteren Abklärung hinzugezogen werden.

Literatur

Casuscelli J, Stief CG (2021) Was gibt es zu beachten? Onkologische Strategien bei Älteren. Uro-News 25(5). https://doi.org/10.1007/s00092-021-4582-6

Heinzerling L, de Toni E, Schett G, Hundorfean G, Zimmer L (2019) Checkpoint inhibitors. Dtsch Arztebl Int 116:119–126. https://doi.org/10.3238/arztebl.2019.0119

Heng DY, Xie W, Regan MM, Warren MA, Golshayan AR, Sahi C, Eigl BJ, Ruether JD, Cheng T, North S, Venner P, Knox JJ, Chi KN, Kollmannsberger C, McDermott DF, Oh WK, Atkins MB, Bukowski RM, Rini BI, Choueiri TK (2009) Prognostic factors for overall survival in patients with metastatic renal cell carcinoma treated with vascular endothelial growth factor-targeted agents: results from a large, multicenter study. J Clin Oncol 27(34):5794–5799. https://doi.org/10.1200/JCO.2008.21.4809

Ikeda H, Togashi Y (2021) Aging, cancer, and antitumor immunity. Int J Clin Oncol. https://doi.org/10.1007/s10147-021-01913-z

Kahlmeyer A, Fiebig C, Mueller M, Kraulich M, Brendel-Suchanek J, Kunath F, Wach S, Goebell PJ, Ritt M, Gassmann KG, Wullich B (2021) Geriatric assessments can predict functional outcome and mortality after urological tumor surgery. Urol Int 1–10. https://doi.org/10.1159/000518978

Leitlinienprogramm Onkologie (Deutsche Krebsgesellschaft, Deutsche Krebshilfe, AWMF): S3-Leitlinie Früherkennung, Diagnose, Therapie und Nachsorge des Harnblasenkarzinoms, Langversion 2.0, 2020, AWMF-Registrierungsnummer 032/038OL. https://www.leitlinienprogramm-onkologie.de/leitlinien/harnblasenkarzinom/. Zugegriffen am 13.12.2021

Leitlinienprogramm Onkologie (Deutsche Krebsgesellschaft, Deutsche Krebshilfe, AWMF): Diagnostik, Therapie und Nachsorge des Nierenzellkarzinoms, Langversion 3.0, 2021, AWMF-Registernummer: 043/017OL, https://www.leitlinienprogramm-onkologie.de/leitlinien/nierenzellkarzinom/. Zugegriffen am 13.12.2021

von der Maase H, Sengelov L, Roberts JT, Ricci S, Dogliotti L, Oliver T, Moore MJ, Zimmermann A, Arning M (2005) Long-term survival results of a randomized trial comparing gemcitabine plus cisplatin, with methotrexate, vinblastine, doxorubicin, plus cisplatin in patients with bladder cancer. J Clin Oncol 23(21):4602–4608. https://doi.org/10.1200/JCO.2005.07.757

Onkopedia Leitlinie „Blasenkarzinom (Urothelkarzinom)". https://www.onkopedia.com/de/onkopedia/guidelines/blasenkarzinom-urothelkarzinom/@@guideline/html/index.html. Zugegriffen am 30.12.2021

Onkopedia Leitlinie „Nierenzellkarzinom (Hypernephrom)". https://www.onkopedia.com/de/onkopedia/guidelines/nierenzellkarzinom-hypernephrom/@@guideline/html/index.html. Zugegriffen am 30.12.2021

Robert Koch-Institut und die Gesellschaft der epidemiologischen Krebsregister in Deutschland e.V. (2021) Krebs in Deutschland für 2017/2018. Berlin, 13. Ausgabe. https://doi.org/10.25646/8353

Sylvester RJ, van der Meijden AP, Oosterlinck W, Witjes JA, Bouffioux C, Denis L, Newling DW, Kurth K (2006) Predicting recurrence and progression in individual patients with stage Ta T1 bladder cancer using EORTC risk tables: a combined analysis of 2596 patients from seven EORTC trials. Eur Urol 49(3):466–465

Zentrum für Krebsregisterdaten im Robert Koch-Institut: Datenbankabfrage mit Schätzung der Inzidenz, Prävalenz und des Überlebens von Krebs in Deutschland auf Basis der epidemiologischen Landeskrebsregisterdaten (https://doi.org/10.18444/5.03.01.0005.0016.0001). Mortalitätsdaten bereitgestellt vom Statistischen Bundesamt. http://www.krebsdaten.de/abfrage, Letzte Aktualisierung: 21.12.2021, Zugegriffen am 10.01.2022

Akute Nierenschädigung/Akute Nierenfunktionseinschränkung

Moritz Schanz und Martin Kimmel

Inhaltsverzeichnis

22.1 Einleitung

Die akute Nierenschädigung/akute Nierenfunktionseinschränkung (acute kidney injury; AKI) ist in allen Bereichen der Medizin von Relevanz und bei älteren Menschen mit einer hohen Mortalität sowie einem höheren Risiko einer dauerhaften Nierenfunktionseinschränkung assoziiert.

Mit einem medianen Alter von ca. 67 Jahren ist die AKI vor allem eine Erkrankung der älteren Menschen (Uchino et al. 2005). Perspektivisch ist bei einer alternden Bevölkerung mit einer weiteren Inzidenzsteigerung zu rechnen: In Europa wird für das Jahr 2060 der Anteil von Menschen

M. Schanz (✉)
Klinik für Allemeine Innere Medizin und Nephrologie, Robert-Bosch-Krankenhaus, Stuttgart, Deutschland
e-mail: moritz.schanz@rbk.de

M. Kimmel
Klinik für Nieren-, Hochdruck- und Autoimmunerkrankungen, ALB FILS KLINIKEN GmbH, Göppingen, Deutschland
e-mail: martin.kimmel@af-k.de

>65 Jahre auf ungefähr 28 % geschätzt, sodass dieses Thema zukünftig weiter an Relevanz gewinnen wird (Rosner et al. 2018).

22.2 Epidemiologische Aspekte

Allgemein ist die Inzidenz der AKI bei hospitalisierten Patienten hoch und liegt unabhängig von Alter und Fachabteilung bei ungefähr 21 %. Mindestens ein Drittel kritisch kranker Patienten entwickelt im Verlauf eine AKI, in Hochrisiko-Kollektiven (z. B. Patienten mit Sepsis) liegt sie beträchtlich höher (Srisawat et al. 2015).

Prinzipiell zeigt sich, dass ältere Menschen ein deutlich höheres Risiko für die Entwicklung einer AKI aufweisen als jüngere: Neuere Daten belegen ein ca. 45-fach höheres Risiko bei Menschen >80 Jahre im Vergleich zu Menschen <50 Jahre. Der Anteil von Patienten älter als 75 Jahre mit AKI auf Intensivstation ist sehr hoch und liegt bei gut 25 % (Rosner et al. 2018).

22.3 Ätiologische Einteilung

Generell weisen ältere Patienten ein ähnliches Spektrum an AKI-Ursachen auf wie jüngere Menschen, allerdings mit unterschiedlichen

Häufigkeiten und je nach Setting. Eine Übersicht gibt Tab. 22.1

Die prärenale Schädigung ist bei älteren Menschen häufiger zu verzeichnen: Dehydratation und Volumendepletion, insbesondere bei geschwächten und bettlägerigen Patienten mit eingeschränkter oraler Flüssigkeits- und Nahrungsaufnahme (siehe auch Kap. 6), sind häufige Befunde des älteren Menschen und machen ungefähr 1 % aller Krankenhausaufnahmen aus (Rosner et al. 2018).

Die akute Tubulusnekrose (ATN) stellt bei der intrarenalen AKI die häufigste renale Schädigung älterer Patienten dar. Höhere Inzidenzen von schweren Septikämien (und damit ischämischer Schädigung) bei älteren Menschen bedingen unter anderem den hohen ATN-Anteil.

Autoimmunerkrankungen sollten bei Vorliegen einer intrarenalen AKI auch bei älteren Menschen als Differenzialdiagnose in Betracht gezogen werden (Rosner et al. 2018)(siehe auch Kap. 19 und 20).

22.3.1 Akuterkrankungen

Akuterkrankungen im stationären Umfeld sind oft mit einer AKI assoziiert bzw. bedingen diese. Oftmals handelt es sich um schwere, intensiv-

Tab. 22.1 Ätiologische Einteilung der akuten Nierenschädigung nach Coca 2010 und Rosner et al. 2018

Ätiologie	Häufigkeit bei älteren Menschen*	Mögliche Ursachen
Prärenal	Ca. 33 %	Renale Hypoperfusion durch: - Reduzierte kardiale Auswurfleistung, Umverteilung des Volumens in den dritten Raum (z. B. Leberzirrhose, Nephrotisches Syndrom, Sepsis, schwere Malnutrition) - Volumenverlust mit ungenügendem Ersatz (Erbrechen, Diarrhoen, Blutung, Transpiration)
Intrarenal	Ca. 40 %	Akute Tubulusnekrose (Sepsis, kardiogen, toxisch, anhaltender Schock), akute interstitielle Nephritis, (rapid-progressive) Glomerulonephritis, thrombotische Mikroangiopathie, Hantavirus, Cholesterolembolien etc.
Postrenal	Ca. 25 %	Prostatahyperplasie oder – karzinom (♂), urethrale Strikturen nach Trauma; Malignome des Beckens (Cervix/Ovar (♀), Harnblase oder Rektum); Urolithiasis; Retroperitonealfibrose; inflammatorisches Aortenaneuryma

*breite Schwankungen je nach Setting (stationär vs. ambulant).

medizinische Krankheitsbilder mit Schock-geschehen, z. B. eine Sepsis, eine kardiogene Problematik (auch Schock-unabhängig im Rahmen eines kardio-renalen Syndroms), Verbrennungen oder Traumata, die meist eine ATN als zentrales renales Schädigungskorrelat bedingen. Tiermodelle deuten darauf hin, dass die ATN kein passiver Prozess ist, sondern verschiedene Formen der regulierten Nekrose wie Nekroptose und Ferroptose umfasst, die den Tubuluszelltod entlang ganzer Tubulussegmente synchronisieren und Glomeruli verschonen können (Kellum et al. 2021). Bei hospitalisierten Patienten liegen oft zusätzlich komplizierende Faktoren wie eine Anämie, eine vorbestehende Nierenerkrankung oder chronische nicht-renale Begleiterkrankungen (kardial, pulmonal, hepatisch) vor, die eine AKI begünstigen (Kidney Disease: Improving Global Outcomes (KDIGO) Acute Kidney Injury Work Group 2012; Chronopoulos et al. 2010).

22.3.2 Iatrogene Ursachen

Klassische medikamentöse Auslöser einer AKI finden sich in Tab. 22.2.

In Situationen einer reduzierten renalen Perfusion (z. B. Volumenmangel, chronische Herzinsuffizienz) kann eine Therapie mit NSARs und ACE-Hemmern zur kritischen Reduktion der Nierendurchblutung und damit einer ischämischen AKI (ATN) führen. Risikofaktoren für eine medikamenten-induzierte ATN stellen neben höherem Alter (>60 Jahre), eine vorbestehende arteriosklerotische kardiovaskuläre Erkrankung, ein Diabetes mellitus, eine CKD oder ein Hypoperfusionszustand dar.

22.3.2.1 Exposition mit jodhaltigem Kontrastmittel

Aufgrund der höheren Inzidenz von kardiovaskulären und Akuterkrankungen bei älteren Menschen erfahren sie häufiger Prozeduren (Herzkatheteruntersuchung, Angiografie, Computertomografie) mit der Notwendigkeit von jodhaltigem Kontrastmittel (KM). Das Risiko einer KM-induzierten bzw. -assoziierten AKI wird aktuell kontrovers diskutiert, da das Gesamtrisiko geringer zu sein scheint als ursprünglich angenommen. Bei Patienten mit hochgradiger Nierenfunktionseinschränkung ist das Risiko sicherlich am höchsten und KM sollte möglichst gemieden werden. Bei vitaler Bedrohung sollte diese Diagnostik jedoch nicht aus Sorge einer KM-assoziierten AKI vorenthalten werden (Mehdi et al. 2020). Eine Volumendepletion vor KM-Gabe ist zu vermeiden bzw. ein Flüssigkeitsmangel auszugleichen.

22.3.3 Relevanz von Komorbiditäten

Bei älteren Menschen sind höhere AKI-Inzidenzen auf verschiedene Faktoren zurückzuführen. Dies sind Komorbiditäten, die einerseits das Risiko einer AKI im Alter steigern, wie z. B. vaskuläre Vorerkrankungen oder eine chronische Herzinsuffizienz, oder andererseits Komorbiditäten, die medizinischer Prozeduren bedürfen, welche wiederum renalen „Stress" ausüben (z. B. chirurgische Eingriffe, Medikamente oder andere Nephrotoxine). Diese Faktoren erhöhen die aufgrund funktioneller Veränderungen ohnehin im Alter gesteigerte renale Vulnerabilität (Coca 2010).

Tab. 22.2 Häufige medikamentöse Auslöser einer akuten Nierenschädigung (Auswahl)

Substanz	Vorwiegende Schädigung
Nichtsteroidale Antiphlogistika (NSARs; z. B. Ibuprofen, Diclofenac)	- Prostaglandin-Hemmung ->Widerstandszunahme in der afferenten Arteriole - akute interstitielle Nephritis, selten Podozytopathie (nephrot. Syndrom)
ACE-Hemmer/AT-1-Rezeptor-Antagonisten	- Widerstandsverminderung in efferenten Arteriolen
Antibiotika (z. B. Penicillin, Cephalosporine, Fluorchinolone), Protonenpumeninhibitoren, Diuretika	- (akute) interstitielle Nephritis
Antibiotika (z. B. Aminoglykoside, Colistin)	- Akute Tubulusnekrose

Allgemein spielt die Gebrechlichkeit (Frailty) (siehe auch Kap. 11) eine wichtige Rolle als unabhängiger Risikofaktor für die Entwicklung einer AKI und sollte daher bei therapeutischen Überlegungen mitberücksichtigt werden. Ebenso sind umgekehrt diejenigen Patienten, welche eine AKI entwickeln gefährdet, Gebrechlichkeit zu entwickeln. Gebrechlichkeit ist sowohl bei AKI als auch CKD mit einem schlechten kurz- und langfristigem Outcome assoziiert (Vanmassenhove et al. 2020).

22.4 Klassifikation

Die aktuell gültige Klassifikation der AKI ist die von KDIGO, welche die RIFLE- und AKIN-Klassifikation ablöst. Anhand des Serum-Kreatinins und der Urinausscheidung lässt sich eine AKI bzw. das AKI-Stadium feststellen (Siehe Tab. 22.3).

▶ Ab einem Serumkreatinin-Anstieg von 0,3 mg/dl innerhalb von 48 Stunden oder auf das 1,5-fache vom Ausgangswert innerhalb

Tab. 22.3 Kriterien und Stadien-Einteilung der akuten Nierenschädigung gemäß KDIGO-Klassifikation von 2012 (nach (Kidney Disease: Improving Global Outcomes (KDIGO) Acute Kidney Injury Work Group 2012))

KDIGO-Stadium	Serumkreatinin	Urin-Ausscheidung
1	1,5–1,9-facher Ausgangswert oder ≥0,3 mg/dl Anstieg	<0,5 ml/kg/Std. für 6–12 Stunden
2	2,0–2,9-facher Ausgangswert	<0,5 ml/kg/Std. für ≥12 Stunden
3	3,0-facher Ausgangswert oder Serumkreatinin ≥4,0 mg/dl oder Beginn einer Nierenersatztherapie oder Patienten <18 Jahre mit eGFR <35 ml/min/1,73 m^2	<0,3 ml/kg/Std. für ≥24 Stunden oder Anurie für ≥12 Stunden

von 7 Tagen liegt eine akute Nierenschädigung vor.

▶ Die eGFR-Bestimmung mit den klassischen Schätzformeln (z. B. CKD-EPI) ist neben beträchtlichen Limitationen im Alter bei einer AKI unzuverlässig und nur in der Situation einer stabilen Nierenfunktion verwertbar.

22.5 Diagnostik

Eine Nierenbiopsie ist bei unklarer AKI indiziert, welche sich nach Ausschluss einer prä- und postrenalen Genese und trotz optimaler, symptomatischer Therapie nicht bessert, insbesondere mit Nachweis einer intrarenalen Schädigung (v. a. vorliegendem nephritischen Sediment/nephrotischen Syndrom). Bei plausibler Anamnese (z. B. Schockgeschehen, kardio-renales Syndrom, Nephrotoxine wie Aminoglykoside) kann allerdings meist darauf verzichtet werden. Prinzipiell stellt ein fortgeschrittenes Alter per se keine Kontraindikation für eine Nierenbiopsie dar (Moutzouris et al. 2009) (Tab. 22.4) (siehe auch Kap. 7).

▶ Eine Indikation zur Nierenbiopsie besteht bei unklarer AKI nach Ausschluss einer prä- und postrenalen Genese und mit Nachweis einer intrarenalen Schädigung. Ein fortgeschrittenes Alter per se stellt keine Kontraindikation für eine Nierenbiopsie dar.

22.5.1 Limitationen in der Diagnostik im Alter

Für die Serumkreatinin-basierte Routinediagnostik bestehen generell und insbesondere bei älteren Menschen gewisse Limitationen. Ein Anstieg des Serumkreatinins tritt erst verzögert mit einer Latenz von 1–2 Tagen nach erfolgter Schädigung auf. Bei älteren Menschen ist darüber hinaus das Serumkreatinin aufgrund einer reduzierten Muskelmasse und veränderten Körperzusammensetzung noch unzuverlässiger, sodass z. B. ein Anstieg innerhalb des Referenzbereiches leicht übersehen wird. Bei kritisch

Tab. 22.4 Basis-Labordiagnostik bei akuter Nierenschädigung

Anamnese	- (kardiovaskuläre) Risikofaktoren - Nephrotoxische Faktoren, Selbstmedikation - Vorerkrankungen (wie arterielle Hypertonie, Diabetes mellitus, chronische Herzinsuffizienz) - Vorangegangen Operationen - Ausgangs-Serumkreatinin-Werte
Klinische Untersuchung	- Volumenstatus (Zeichen Exsikkose/Volumenüberladung?)
Labordiagnostik	- Internistisches Basislabor inkl. Serumkreatinin, Serumharnstoff, venöse Blutgasanalyse und Elektrolyte
Urindiagnostik	- Urinstatus, Eiweiß/Kreatinin-Quotient - bei Vorliegen einer Hämaturie oder V. a. ATN, Durchführung einer Urinmikroskopie mit Urinsediment (Frage nach glomerulärer Hämaturie bzw. ATN)
Sonografie	- Ausschluss Harnstau; bei einliegendem Dauerkatheter Ausschluss einer Okklusion - Abschätzung Volumenstatus (u. a. Füllung/Atemvariabilität der V. cava inferior) - Nierenmorphologie: Nierenschwellung/Verwaschenes Parenchym? Zeichen einer CKD (Nierengröße, Parenchymveränderungen etc.)?
Biomarker	- Bisher nicht in Routinediagnostik etabliert

ATN: Akute Tubulusnekrose

kranken älteren Patienten können weitere Faktoren wie vermehrte Hydratation, Muskeltrauma, Immobilisation die Serumkreatinin-basierte Diagnostik zusätzlich verfälschen und eine rechtzeitige AKI-Diagnose annähernd unmöglich machen (Rosner et al. 2018; Chronopoulos et al. 2010).

▶ Ein Serumkreatinin-Anstieg tritt meist mit einer Latenz von ca. 24–48 Stunden nach erfolgter Schädigung bzw. erst ab >50 % Verlust der Nierenfunktion auf und kann bei erhöhter Flüssigkeitszufuhr falsch niedrig sein.

22.6 Klinische Befunde

Initial kann eine AKI ohne klinische Zeichen einhergehen. Laborchemisch liegen Veränderungen wie ein erhöhtes Serumkreatinin, ein erhöhter Serumharnstoff, eine metabolische Azidose mit normwertiger Anionenlücke sowie Elektrolytstörungen (insbesondere Hyperkaliämie) vor. Die Entwicklung von Beinödemen, Anasarka oder einer respiratorischen Insuffizienz wird bei Oligurie (<400–500 ml/24 Stunden) oder gar Anurie (<100 ml/24 Stunden) begünstigt.

Bei fortgeschrittener AKI kommt es zu Urämiesymptomen wie Appetitlosigkeit, Pruritus, Übelkeit/Erbrechen und Diarrhoen sowie zu neurologischen Auffälligkeiten wie Delir, Somnolenz, Vigilanzminderung oder Krampfanfällen. Zudem kann eine urämische Blutungsneigung (Thrombopathie, Gerinnungsstörung) vorliegen.

▶ Die Einschätzung einer Urämie kann bei älteren Patienten mitunter herausfordernd sein, da eine Vigilanzminderung durch viele andere Faktoren (mit-) bedingt sein kann, welche ausgeschlossen werden sollten (z. B. hypoaktives Delir, Depression, Exsikkose, Medikamentennebenwirkung).

22.7 AKI-Management/Therapie

22.7.1 Allgemeinmaßnahmen

An erster Stelle steht die Behandlung der auslösenden Ursache (z. B. Therapie der Sepsis, des Volumendefizites, der dekompensierten Herzinsuffizienz etc.) sowie weitere symptomatische Stadien-abhängige Maßnahmen (Tab. 22.5).

Tab. 22.5 Stadienabhängiges Management der AKI nach KDIGO (Kellum et al. 2012) und (Pommer 2015)

	Akute Nierenschädigung (AKI)		
AKI-Risiko	**Stadium 1**	**Stadium 2**	**Stadium 3**
Absetzen von potenziell nephrotoxischen Medikamenten			
Stabilisierung von Volumen und Blutdruck			
Überwachung der Hämodynamik			
Monitoring des Serumkreatinins und der Urinausscheidung			
Vermeidung von Hyperglykämien			
Vermeidung von Kontrastmittel			
	Nicht-invasive Differenzialdiagnostik		
	Erwäge invasive Differenzialdiagnostik		
		Anpassung der Medikation an Nierenfunktion	
		Gemeinsame Entscheidungsfindung / mutmaßlicher Patientenwille	
		Erwäge Intensivstation / Nierenersatztherapie	
		Konservative / palliative Therapie	
			Dialysezugang / Kein Subklavia-Katheter

22.7.2 Einleitung einer Nierenersatztherapie

▶ Umgehende Einleitung einer Nierenersatztherapie bei Vorliegen einer absoluten Dialyseindikation:

- schwere Hyperkaliämie (insbesondere bei EKG-Veränderungen und/oder Kalium-Werten >6,5 mmol/l)
- Volumenüberladung bei Oligurie/Anurie und Versagen konservativer Maßnahmen
- schwere, konservativ nicht kontrollierbare metabolische Azidose
- Urämiesymptomatik bzw. urämische Perikarditis (Perikarderguss)

Relative Dialyseindikationen bestehen insbesondere bei kritisch kranken Patienten z. B. in der metabolischen Kontrolle bei mutmaßlich persistierenden Urämietoxinen, der Steuerung des Volumenhaushalts bei Volumenüberladung mit Oligo-/Anurie und Diuretikaresistenz oder bei hochwahrscheinlich notwendiger Nierenersatztherapie im weiteren Verlauf. Obwohl nur wenige Daten über den geeigneten Zeitpunkt und die Intensität der Nierenersatztherapie bei älteren Menschen vorliegen, spiegeln die meisten Ergebnisse die Empfehlungen für die allgemeine Bevölkerung mit AKI wider. Im intensivmedizinischen Setting wurde gezeigt, dass allgemein eine zu frühe Einleitung einer Nierenersatztherapie prognostisch einer Einleitung bei Erreichen von absoluten Dialyseindikationen nicht überlegen ist (Li et al. 2021). Bei kritisch kranken Patienten kommen kontinuierliche (kontinuierliche veno-venöse Hämofiltration (CVVH)) oder prolongierte (prolongierte intermittierende Nierenersatztherapie (PIRRT)), bei weniger kritisch kranken Patienten intermittierende Verfahren (intermittierende Hämodialyse) zum Einsatz.

Die Entscheidung zur Einleitung einer Nierenersatztherapie bei älteren Patienten stellt für alle Beteiligten eine große Herausforderung dar und sollte nie allein auf Basis des chronologischen Alters getroffen werden. Die Entscheidung sollte individualisiert unter Berücksichtigung der aktuellen klinischen Situation, des (mutmaßlichen) Patientenwillens, der Chance auf renale Erholung und der Gesamtprognose getroffen werden und andere Faktoren wie die Gebrechlichkeit mit einbeziehen.

Prinzipiell ist es wichtig, die besonderen Bedürfnisse gebrechlicher Patienten und die Vorteile eines konservativen, multidisziplinären Ansatzes mit koordinierten Fachdiensten anzuerkennen (Vanmassenhove et al. 2020).

22.8 Prognose

Die Prognose einer AKI variiert je nach Risikofaktoren und Setting (ambulant vs. stationär). Eine ambulante AKI verläuft zwar teils schwerer, der Verlauf ist jedoch deutlich günstiger und häufig reversibel (Pommer 2015). Hingegen ist eine AKI im stationären Umfeld mit zahlreichen Folgekomplikationen (Infektionen, Elektrolytstörungen u. a.) und höherer Mortalität assoziiert (Kimmel 2017).

Eine renale Erholung scheint bei älteren Patienten >65 Jahren weniger wahrscheinlich (Rosner et al. 2018). Für die renale Prognose scheint insbesondere die Dynamik der AKI-Progression einen entscheidenden Faktor darzustellen (Pommer 2015). Zahlen zur renalen Langzeitprognose nach AKI variieren stark, die Inzidenz einen dauerhaften Dialysepflichtigkeit bewegt sich zwischen 1 und 40 % (Rosner et al. 2018).

Generell ist die Mortalität nach AKI hoch und die 1-Jahres-Mortalität nach AKI wird mit ungefähr 15 % angegeben, wobei im intensivmedizinischen Setting diese deutlich höher ausfällt. Das 1-Jahres-AKI-Rezidivrisiko liegt bei älteren Menschen bei ungefähr 25 % (Pommer 2015).

Eine engmaschige Kontrolle der Nierenfunktion – insbesondere durch Nephrologen – und die entsprechende Einleitung von präventiven Maßnahmen verbessert die renale und Gesamtprognose nach erlittener AKI (Harel et al. 2013).

22.9 Strategien zur Prävention der AKI

Der Schlüssel zu einer erfolgreichen AKI-Prävention ist die konstante Aufrechterhaltung einer adäquaten Hämodynamik und eines ausgeglichenen Volumenstatus sowie die Vermeidung nephrotoxischer Medikamente und Substanzen.

Zur AKI-Risikoevaluation und Erfassung von Risikofaktoren (z. B. Komorbiditäten, vorbestehende CKD, aktuelle, potenziell nephrotoxische Medikation und Dosis) kann auch eine strukturierte Eigenanamnese mittels standardisierter Fragebögen erfolgen. Darüber hinaus sollte bei älteren Menschen die Gebrechlichkeit und die Körperzusammensetzung (Volumenstatus, Muskelmasse, ggf. Amputationen) erfasst werden (Pommer 2015). Sofern Nephrotoxine nicht gänzlich vermieden werden können, sollten zumindest Kombinationen, welche die nephrotoxische Wirkung potenzieren, vermieden werden. Hypovolämie-induzierende Medikation (Diuretika, Laxantien) sollte in Risikokonstellationen möglichst vermieden werden (Chronopoulos et al. 2010).

22.10 Fazit für die Praxis

- Ältere Menschen weisen aufgrund struktureller und funktioneller Veränderungen ein deutlich höheres Risiko für die Entwicklung einer akuten Nierenschädigung auf. Komorbiditäten (u. a. vorbestehende CKD, kardiovaskuläre Erkrankung/Risikofaktoren, Herzinsuffizienz) steigern das Risiko zusätzlich.
- Die Nierenfunktion wird bei älteren Menschen u. a. durch die eingeschränkte Aussagekraft des Serumkreatinins für die Nierenfunktion meist überschätzt; dies führt u. a. zu Problemen bei der frühzeitigen Diagnosestellung; Biomarker könnten daher perspektivisch besonders bei älteren Menschen von Vorteil sein.
- Die Indikation zur Nierenbiopsie besteht bei unklarer AKI nach Ausschluss einer prä- und postrenalen Genese und mit Nachweis einer

intrarenalen Schädigung. Ein fortgeschrittenes Alter per se stellt keine Kontraindikation für eine Nierenbiopsie dar.

- Die Entscheidung zu einer Nierenersatztherapie sollte nicht allein auf dem chronologischen Alter basieren, sondern den (mutmaßlichen) Patientenwillen und andere Faktoren wie die Gebrechlichkeit berücksichtigen.
- Eine AKI stellt ein hohes Risiko für die Entwicklung einer CKD dar und geht mit einer hohen Mortalität und Rezidivrate einher.
- Eine regelmäßige Nachbetreuung, insbesondere nephrologisch, ist hinsichtlich renaler und Gesamtprognose von Vorteil.

Literatur

Chronopoulos A, Rosner MH, Cruz DN, Ronco C (2010) Acute kidney injury in elderly intensive care patients: a review. Intensive Care Med 36(9):1454–1464. https://doi.org/10.1007/s00134-010-1957-7

Coca SG (2010) Acute kidney injury in elderly persons. Am J Kidney Dis 56(1):122–131. https://doi.org/10.1053/j.ajkd.2009.12.034

Harel Z, Harel S, Shah PS, Wald R, Perl J, Bell CM (2013) Gastrointestinal adverse events with sodium polystyrene sulfonate (Kayexalate) use: a systematic review. Am J Med 126(3):264.e269–224. https://doi.org/10.1016/j.amjmed.2012.08.016

Kellum JA, Lameire NH, Aspelin P, Barsoum RS, Burdmann EA, Goldstein SL, Kidney Disease: Improving Global Outcomes (KDIGO) Acute Kidney Injury Work Group (2012) KDIGO clinical practice guideline for acute kidney injury. Kidney Int Suppl 1(2):1–138. https://doi.org/10.1038/kisup.2012.1

Kellum JA, Romagnani P, Ashuntantang G, Ronco C, Zarbock A, Anders HJ (2021) Acute kidney injury. Nat Rev Dis Primers 7(1):52. https://doi.org/10.1038/s41572-021-00284-z

Kidney Disease: Improving Global Outcomes (KDIGO) Acute Kidney Injury Work Group (2012) KDIGO clinical practice guideline for acute kidney injury. Kidney Int Suppl 2:1–138

Kimmel M (2017) Acute kidney injury in geriatric patients. Nieren- Hochdruckkrankheiten 46:513–514. https://doi.org/10.5414/NHX1893

Li X, Liu C, Mao Z, Li Q, Zhou F (2021) Timing of renal replacement therapy initiation for acute kidney injury in critically ill patients: a systematic review of randomized clinical trials with meta-analysis and trial sequential analysis. Crit Care 25(1):15. https://doi.org/10.1186/s13054-020-03451-y

Mehdi A, Taliercio JJ, Nakhoul G (2020) Contrast media in patients with kidney disease: an update. Cleve Clin J Med 87(11):683–694. https://doi.org/10.3949/ccjm.87a.20015

Moutzouris DA, Herlitz L, Appel GB, Markowitz GS, Freudenthal B, Radhakrishnan J, D'Agati VD (2009) Renal biopsy in the very elderly. Clin J Am Soc Nephrol 4(6):1073–1082. https://doi.org/10.2215/CJN.00990209

Pommer W (2015) Is acute renal failure in elderly patients crucial for all-cause mortality? Dtsch Med Wochenschr 140(4):250–255. https://doi.org/10.1055/s-0041-100240

Rosner MH, La Manna G, Ronco C (2018) Acute kidney injury in the geriatric population. Contrib Nephrol 193:149–160. https://doi.org/10.1159/000484971

Srisawat N, Sileanu FE, Murugan R, Bellomod R, Calzavacca P, Cartin-Ceba R, Cruz D, Finn J, Hoste EE, Kashani K, Ronco C, Webb S, Kellum JA, Acute Kidney Injury-6 Study G (2015) Variation in risk and mortality of acute kidney injury in critically ill patients: a multicenter study. Am J Nephrol 41(1):81–88. https://doi.org/10.1159/000371748

Uchino S, Kellum JA, Bellomo R, Doig GS, Morimatsu H, Morgera S, Schetz M, Tan I, Bouman C, Macedo E, Gibney N, Tolwani A, Ronco C, Beginning, Ending Supportive Therapy for the Kidney I (2005) Acute renal failure in critically ill patients: a multinational, multicenter study. Jama 294(7):813–818. https://doi.org/10.1001/jama.294.7.813

Vanmassenhove J, Van Biesen W, Lameire N (2020) The interplay and interaction between frailty and acute kidney injury. Nephrol Dial Transpl 35(6):911–915. https://doi.org/10.1093/ndt/gfz275

Medikamentenkomplikationen – Dosisfindung und Interaktionen

23

Frieder Keller und Lena Schulte-Kemna

Inhaltsverzeichnis

23.1 Einleitung

Die Häufigkeit und Schwere von Nebenwirkungen sind bei älteren Menschen besonders ausgeprägt bei Antikoagulanzien und Antidiabetika. Multimorbidität, Polypharmazie sowie altersbedingte Veränderungen in Pharmakokinetik und -dynamik erhöhen das Risiko (Mangoni und Jackson 2004).

Arzneimittelbedingte Nebenwirkungen sind häufig. In Europa müssen schätzungsweise 5 % aller Krankenhausaufnahmen auf arzneimittelbedingte Nebenwirkungen zurückgeführt werden. Hierbei sind ältere Menschen deutlich häufiger betroffen (Pirmohamed et al. 2004). Zwar ist die arzneimittelbedingte Sterblichkeit mit 1,01 Ereignissen pro 100000 Patientenjahre nicht alarmierend, aber bei den über 65-Jährigen hat sie sich in den letzten 10 Jahren verdoppelt (Funahashi et al. 2021). Etwa die Hälfte aller arzneimittelbedingten Nebenwirkungen werden als vermeidbar eingestuft (Maříková et al. 2021) (Tab. 23.1).

Es lassen sich ärzteseitige von patientenseitigen Ursachen der Arzneimittelkomplikationen unterscheiden. Wichtig ist die ärztliche Erfahrung, wobei computerbasierte Warnsysteme, oder auch Indizes wie die Beers-, FORTA- und Priscus-Liste, oder STOPP/START-Kriterien eine Hilfe sind, um sich im Alltag schnell informieren zu können.

Toxizität entsteht durch Überdosierung und lässt sich mit einer Dosisanpassung vermeiden. Idiosynkrasie gibt es als angeborene oder erworbene Unverträglichkeit. Sie erfordert das Absetzen oder das Ersetzen des Medikamentes (Abb. 23.1).

F. Keller (✉)
Universitätsklinikum Ulm, Institut für Experimentelle und Klinische Pharmakologie, Toxikologie und Naturheilkunde, Ulm, Deutschland
e-mail: frieder.keller@uni-ulm.de

L. Schulte-Kemna
Nephrologie, Klinik für Innere Medizin I, Universitätsklinikum, Ulm, Deutschland
e-mail: lena.schulte-kemna@uniklinik-ulm.de

© Der/die Autor(en), exklusiv lizenziert an Springer-Verlag GmbH, DE, ein Teil von Springer Nature 2023
U. Hoffmann, W. Pommer (Hrsg.), *Geriatrische Nephrologie*,
https://doi.org/10.1007/978-3-662-65648-8_23

Tab. 23.1 Häufige Medikamentenkomplikationen bei älteren Menschen, exemplarische Verursacher und empfohlene Konsequenzen

Komplikation	Verursacher	Konsequenz
Orthostase	Thiazide	pausieren
	RAAS-Blocker	pausieren oder absetzen
	Benzodiazepine	ausschleichen
Blutung	Phenprocoumon	Dosisanpassung oder absetzen
	NSAR	PPI Prophylaxe oder Stopp
	Apixaban	Dosisanpassung oder Stopp
Nephrotoxizität	NSAR	absetzen
	Statin	Pause + Dosisreduktion
	PPI	absetzen
	Tenofovir	umsetzen auf andere DAAs
Myelotoxizität	Azathioprin	Dosisreduktion
	Metamizol	Auf Dauer absetzen
	Doxorubicin	G-CSF
Infekt	Glucocortikoide	Dosisreduktion
	Infliximab	Antiinfektive Therapie
	SGLT2-Inhibitoren	„Sick-day-rule"

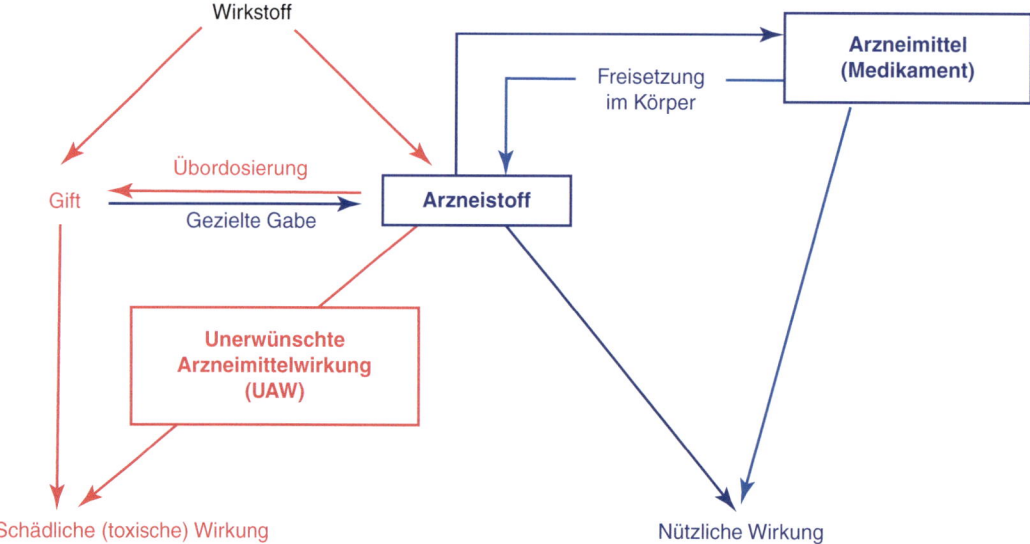

Abb. 23.1 Keine Wirkung ohne Nebenwirkung (Seifert 2021). Außer den toxischen kennt man noch die idiosynkratischen unerwünschten Arzneimittelwirkungen

23.2 Multimorbidität

Nicht immer sind Patienten, die älter werden auch kränker. Aber Patienten mit chronischer Nierenkrankheit (CKD) haben im Durchschnitt 4,2 Begleiterkrankungen mit den entsprechenden Medikamenten (Tonelli et al. 2018). Mit wenigen Ausnahmen brauchen Patienten mit Bluthochdruck eine medikamentöse Behandlung (RAAS-Blocker) und mit Knochenkrankheiten

eine Prophylaxe (Calcitriol, Sevelamer, Bisphosphonate). Nicht jede Krankheit kann geheilt werden (Parkinson) und nicht jede Behandlung macht lebenslang Sinn (Antikoagulation).

23.2.1 Polypharmazie

▶ Wenn mehr als 5 Medikamente verordnet werden, gilt das als Polypharmazie.

Die Zahl der verordneten Medikamente nimmt im Alter zu. Die meisten Medikamente bekommen 70-Jährige, im Schnitt sind dies 5 bis 7 Arzneimittel am Tag. Bei 80-Jährigen werden es dann weniger, aber selbst 100-Jährige nehmen noch 3 bis 5 Wirkstoffe am Tag. Patienten, die von Nephrologen betreut werden, bekommen im Schnitt 14 unterschiedliche Medikamente, Dialysepatienten 18 pro Tag (Tonelli et al. 2018).

Negative Auswirkungen von Polypharmazie sind:

- Zunahme der unerwünschten Arzneimittelwirkungen (UAWs)
- inadäquate Medikation
- mehr Interaktionen mit Wirk-Verstärkung oder –Abschwächung
- Assoziation mit Frailty

Frailty (siehe auch Kap. 11) ist mit einem erhöhten Risiko für arzneimittelbedingte Nebenwirkungen assoziiert (Omoto et al. 2021). Je mehr Medikamente, desto schlechter wird aber die Medikamentenadhärenz (Murray et al. 2021).

Ursache der Polypharmazie sind nicht nur Multimorbidität, sondern auch Ärztevielfalt, Selbstmedikation (Naturheilmittel) und Verschreibungskaskaden. Beispiele für Verschreibungskaskaden sind Nicht-steroidale Antirheumatika (NSAR) und Protononenpumpeninhibitoren (PPI), Calciumantagonisten und Furosemid (Morris et al. 2021), Gabapentin und Thiazide (Read et al. 2021).

Polypharmazie macht noch keine Übersterblichkeit. Die Einjahres-Mortalität beträgt 25 % bei Patienten, die < 5 Tabletten am Tag nehmen und 30 % bei Patienten mit > 10 Tabletten am Tag. Der Unterschied ist nicht signifikant (Díez-Manglano et al. 2015).

23.2.2 Leberfunktion: weniger kritisch als Nierenfunktion

Im Gegensatz zur Nierenfunktion sind Auswirkungen der Leberfunktion auf die Arzneimitteldosierung mehr kategorialer als kontinuierlicher Natur. Beispielsweise wird die antivirale Therapie der Hepatitis C keineswegs abhängig

von Leberwerten modifiziert. Relevant für die Arzneimitteltherapie wird erst das komplette Leberversagen mit Ikterus, Aszites und Enzephalopathie.

Im Alter nimmt die Leberdurchblutung und damit der First-Pass-Effekt ab. Dies kann die Bioverfügbarkeit von Medikamenten erhöhen, die einem ausgeprägten hepatischen Metabolismus unterliegen wie zum Beispiel Propranolol und Triazolam. Auf der anderen Seite kann die Konzentration von Medikamenten vermindert sein, die wie Enalapril als Prodrug auf die hepatische Metabolisierung angewiesen sind.

23.2.3 Dosisanpassung an Nierenfunktion und Allgemeinzustand

Im Alter können ein, zwei oder sogar alle drei der wesentlichen pharmakokinetischen Parameter betroffen sein: Clearance (Cl), Verteilungs-Volumen (Vd) und Halbwertszeit ($T_{1/2}$) unterliegen je spezifischen Mechanismen, stehen aber in enger Abhängigkeit zueinander. Im Durchschnitt verlängert sich im Alter die Halbwertszeit bei 127 untersuchten Medikamenten um das 1,4-fache (Aymanns et al. 2010).

$$T_{1/2} = 0,693 \cdot \frac{Vd}{Cl}$$

Die Arzneimitteldosis muss neben der Nierenfunktion auch dem Allgemeinzustand der Patienten angepasst werden. Es gilt für alle aufwändigen Therapien, aber besonders die zytostatische Chemotherapie, dass fitte ältere Menschen von einer Standarddosierung profitieren können, funktionell stark eingeschränkte Menschen aber kaum.

23.2.4 Glomeruläre Filtrationsrate <60 ml/min. kritisch für Arzneimitteldosierung

Besser als für die Arzneimittel-Clearance lässt sich aber für die Eliminations-Halbwertszeit ($T_{1/2}$) zeigen, dass eine Dosisanpassung erst notwendig wird, wenn die GFR unter 60 ml/min. abfällt. Die

Keratinin-blinder Bereich = unkritisch für Arzneimitteldosierung

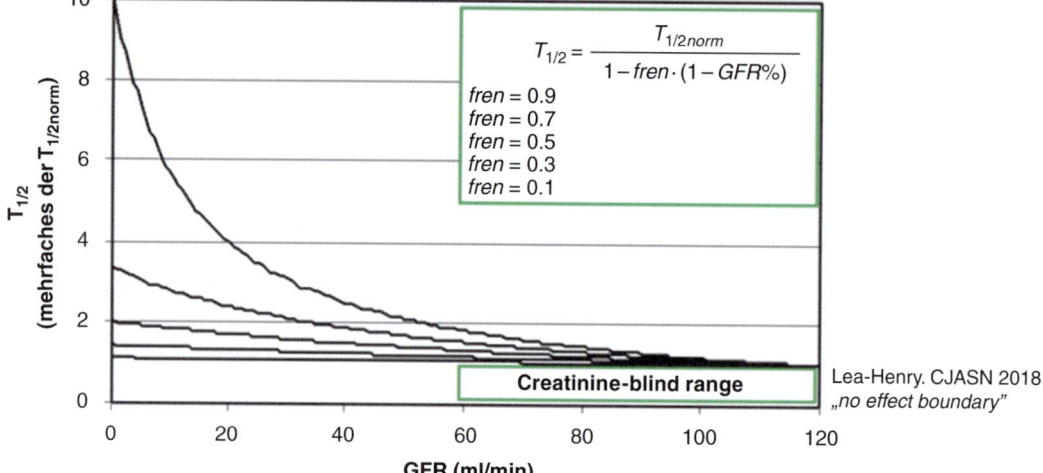

$$T_{1/2} = \frac{T_{1/2norm}}{1 - fren \cdot (1 - GFR\%)}$$

fren = 0.9
fren = 0.7
fren = 0.5
fren = 0.3
fren = 0.1

Creatinine-blind range

Lea-Henry. CJASN 2018
„no effect boundary"

Abb. 23.2 Selbst bei einem Medikament das zu 90 % über die Nieren ausgeschieden wird, kann sich die Halbwertszeit nicht mehr als verdoppeln, so lange die GFR nicht <60 ml/min abfällt

Halbwertszeit zeigt eine hyperbole Abhängigkeit (wie das Kreatinin) und wird länger, wenn die Nierenfunktion sich verschlechtert (Abb. 23.2).

Kritische Medikamente – ausreichende Wirkung und noch vertretbare Nebenwirkungen betreffend – sind Antibiotika und Zytostatika. Diese Therapie sollte mit der normalen Standarddosierung begonnen werden. Erst an den folgenden Tagen soll eine Dosisanpassung erfolgen.

Sick-day-rule

Medikamente können auch Krankheiten hervorrufen oder verschlechtern. Aus Schottland kommt die „Sick-day-rule" (Morris et al. 2016). Wenn es dem Patienten schlechter geht, sollen bestimmte Medikamente zwei Tage lang pausiert werden. Sie sollen aber danach auch wieder angesetzt werden, wenn es den Patienten besser geht. Das erspart dem informierten Patienten den Arztbesuch und sogar den Krankenhausaufenthalt. Die „Sick-day-rule" gilt beispielsweise für

- Magenbeschwerden und NSAR
- Infekte und Eisentherapie
- Schwindel und RAAS-Blocker
- Schwäche und Thiazide
- Appetitlosigkeit und SGLT2 Inhibitoren.

23.2.5 Deprescribing

▶ Es ist nicht nur eine Kunst, das richtige Medikament anzusetzen, sondern auch überflüssige Medikamente wieder abzusetzen.

Das Absetzen muss mit dem Patienten gut besprochen werden. Dialysepatienten profitieren nicht vom Neubeginn einer Statintherapie (vgl. auch Kap. 26). Männer ohne Diurese brauchen kein Tamsulosin. Protonenpumpeninhibitoren über mehr als 3 Wochen nutzen wahrscheinlich weniger als dass sie Schaden anrichten (Knochen, Infektneigung).

Medikamente zum Absetzen sind vor allem anticholinerge Spasmolytika (Skopolamin, Oxybutynin) und Antihistaminika (Diphenhydramin), Benzodiazepine (Lorazepam), Antipsychotika (Promethazin) und Opioide (Oxycodon). Bei über 80-jährigen Hochdruckpatienten ist es ratsam eher die Betablocker, als die Calziumblocker abzusetzen (Sheppard et al. 2021). Ein gezielter Versuch, die Protonenpumpeninhibitoren, Antipsychotika oder sogar Insulin abzusetzen, war bei über 65-Jährigen zu 83 % erfolgreich (Ye et al. 2021).

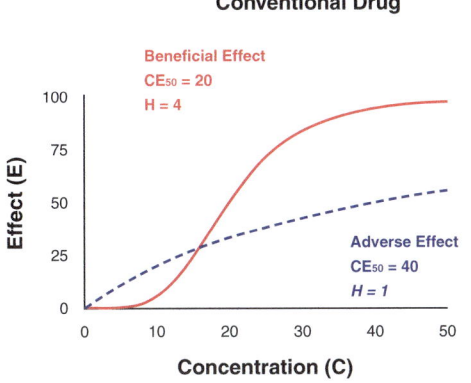

Abb. 23.3 Links: Bei konventionellen Medikamenten kann es einen niedrigdosierten Bereich geben, bei dem unerwünschte Effekte (blau), aber noch keinen erwünschten Effekt erzielt (rot). Rechts: Umgekehrt, bei einem modernen Arzneimittel mit hohen Hill-Koeffizienten (smart) kann der erwünschte Effekt schon voll erreicht werden (rot) bevor man mit unerwünschten Effekten rechnen muss (blau)

23.2.6   Smart Drug

Zur Dosisanpassung müssen pharmakokinetische Prinzipen durch pharmakodynamische Überlegungen ergänzt werden. Viele Medikamente wirken an einem Rezeptor und haben einen reversiblen Effekt (E) der abhängt von der Arzneimittelkonzentration (C), der Konzentration beim halbmaximalen Effekt (CE_{50}) und dem Hill-Koeffizienten (H). Der Maximaleffekt kann nicht überschritten werden (E_{max}). Je höher der Hill-Koeffizient, desto gekrümmter, sigmoid, verläuft die Effekt-Konzentrations-Beziehung mit der Konsequenz einer hohen Schwellenkonzentration aber einer relativ niedrigen Deckenkonzentration (Aymanns et al. 2010).

$$E = \frac{E_{max}}{1 + \left(\dfrac{CE_{50}}{C}\right)^{H}}$$

Medikamente, die unter einem Schwellenwert nicht mehr wirksam sind (Opiate, Antiepileptika, HIV-Medikamente), sind zeitabhängig und gekennzeichnet durch einen hohen Hill-Koeffizienten (> 2,0). Neuere Medikamente wie Rivaroxaban, Dapagliflozin oder Voclosporin haben nicht immer ihren therapeutischen Zusatznutzen auf Grund besserer Wirksamkeit, sondern wegen weniger und geringerer unerwünschter Nebenwirkungen. Die günstigen Effekte können sich von den ungünstigen möglicherweise nur im Hill-Koeffizienten unterscheiden (Abb. 23.3).

23.2.7   Die 4 × 50 Regel

Gerontopharmakologie ist ein eigenes Fach. Als allgemeine Hilfe empfehlen wir die 4 × 50 Regel:

- 50 % der Medikamente werden über die Nieren ausgeschieden
- 50 % der Älteren haben eine eingeschränkte Nierenfunktion und zwar auf
- 50 % der normalen GFR, sodass im Zweifel nicht mehr als
- 50 % der Maximaldosis gegeben werden sollte

Diese Regel gilt für die ambulante Erhaltungstherapie, beispielsweise mit Analgetika, Antikoagulanzien, Antidiabetika, Antipsychotika, Antidepressiva, Antikonvulsiva, Antidementiva, ACE-Hemmer und Angiotensinrezeptorblocker. Ausnahmen sind Furosemid, Empagliflozin und Ticagrelor bei denen eine GFR < 60 ml/min. die höhere Dosierungsoption oder häufigere Gaben erforderlich machen kann.

▶ 50 % der Medikamente werden über die Nieren ausgeschieden.

23.3 Spezielle Arzneimitteltherapie

Anhand spezieller Beispiele lassen sich allgemeine Regeln aufzeigen. Von zunehmender Bedeutung ist die Kombination geeigneter Arzneimittel in einer „Polypill", um die Wirkungen zu addieren und die Nebenwirkung zu distribuieren. Beispiele sind Amlodipin plus Thiazid (Ödem), Spironolacton plus Furosemid (Kalium), Metformin plus Sitagliptin (Dysgeusie).

23.3.1 Antidiabetika und Insulintherapie

Neue Antidiabetika wie DPP4-Inhibitoren (z. B. Sitagliptin), GLP-1-Rezeptor-Agonisten (z. B. orales Semaglutid) und SGLT2-Inhibitoren (z. B. Dapagliflozin) haben die Therapie des Typ 2-Diabetes erheblich vereinfacht und verbessert. Bei fitten > 75-Jährigen konnte der Einsatz von Insulin von 18,9 % auf 12,5 % gesenkt und durch Metformin + Inkretin Mimetikum (Sitagliptin oder Exenatide) + SGLT2 Inhibitor (Dapagliflozin) ersetzt werden (Weiner et al. 2019). Eine gut eingestellte Insulintherapie sollte man allerdings nicht ändern. Die Dosisanpassung von Metformin und Sitagliptin darf bei eGFR <60 ml/min nicht vergessen werden.

Für Diabetiker, die versorgt werden müssen, kann es auch praktikabler sein, statt Insulin 2 × täglich einen GLP-1 Rezeptorantagonisten einmal die Woche subkutan zu verabreichen (z. B. Liragutide). Antidiabetika ohne Hypoglykämierisiko wie Gliptine und Gliflozine sollten bei Älteren bevorzugt werden (Scheen 2021).

23.3.2 Schmerzmittel, Antikonvulsiva und ZNS-Medikamente

Opioide gegen Rückenbeschwerden erhöhen im Vergleich zu konservativen Maßnahmen um 43 % das Risiko für Nebenwirkungen (Whedon et al. 2021). Bei Gelenkbeschwerden scheint Diclofenac 150 mg am Tag ausreichend wirksam. Bei längerem Gebrauch und Komorbidität überwiegen allerdings die Nebenwirkungen. Opioide haben bei Gelenkbeschwerden kein überzeugendes Nutzen-Risiko-Verhältnis (da Costa et al. 2021). Als Nebenwirkungen von Opioiden kennt man die Atemdepression. Besonders bei Älteren weist eine Sitzunruhe (= Akathisie) auf Opioid-Toxizität hin (Omoto et al. 2021).

Die Gefahr der Abhängigkeit verbunden mit Sturzneigung und Erhöhung des Delirrisikos lässt vor den Benzodiazepinen und den Z-Medikamenten (z. B. Zopiclon) warnen. Auch die Aspirationsgefahr korreliert mit dem Benzodiazepingebrauch (Pu et al. 2021). Die Z-Medikamente werden in Frankreich überhäufig verordnet, in Israel bekommen 44 % der über 80-Jährigen solche Medikamente, in Deutschland sind dies nur 15 % (Lukačišinová et al. 2021). Die extrem unterschiedliche Verschreibungspraxis weist darauf hin, dass solche Medikamente oft nicht indikationsgerecht eingesetzt werden.

23.3.3 Knochen und Bisphosphonate

Colecalciferol 1000 IE und Calcium 1000 mg zur Therapie der Osteoporose gehen mit einem Hyperkalzämierisiko einher. Die Therapie mit 2000 IE/Tag Vitamin D3 hat keinen Vorteil bei > 70 Jährigen (Bischoff-Ferrari et al. 2020). Als wirksamer für den Knochen hat sich bei Älteren das aktive Vitamin D Calcitriol 0,5 μg ohne Calciumsubstitution erwiesen (Feng et al. 2021). Da es weniger Hyperkalzämien verursacht, ist es wahrscheinlich auch kosteneffektiver. Bei Knochenschmerzen eignen sich Bisphosphonate (Dosisanpassungen und Kontraindikationen bei zunehmendem GFR-Verlust sind zu beachten), die man aber wegen Osteonekrosen nicht länger als 3 Monate geben sollte.

23.4 Fazit für die Praxis

- Medikamente, die wirken, haben auch Nebenwirkungen.
- Die Liste der Arzneimittel soll bei jeder Visite kritisch überprüft werden.
- Perfekt ist die Liste der Arzneimittel nicht, wenn keins mehr hinzugefügt werden kann, sondern erst, wenn man keins mehr weglassen kann (frei nach: Antoine de Saint-Exupéry).

Literatur

Aymanns C, Keller F, Maus S, Hartmann B, Czock D (2010) Review on pharmacokinetics and pharmacodynamics and the aging kidney. Clin J Am Soc Nephrol 5(2):314–327. https://doi.org/10.2215/CJN.03960609. Epub 2010 Jan 7. PMID: 20056753

Bischoff-Ferrari HA, Vellas B, Rizzoli R, Kressig RW, da Silva JAP, Blauth M, Felson DT, McCloskey EV, Watzl B, Hofbauer LC, Felsenberg D, Willett WC, Dawson-Hughes B, Manson JE, Siebert U, Theiler R, Staehelin HB, de Godoi Rezende Costa Molino C, Chocano-Bedoya PO, Abderhalden LA, Egli A, Kanis JA, Orav EJ; DO-HEALTH Research Group (2020) Effect of vitamin D supplementation, omega-3 fatty acid supplementation, or a strength-training exercise program on clinical outcomes in older adults: the DO-HEALTH randomized clinical trial. JAMA 324(18):1855–1868. https://doi.org/10.1001/jama.2020.16909. PMID: 33170239; PMCID: PMC7656284

da Costa BR, Pereira TV, Saadat P, Rudnicki M, Iskander SM, Bodmer NS et al (2021) Effectiveness and safety of non-steroidal anti-inflammatory drugs and opioid treatment for knee and hip osteoarthritis: network meta-analysis. BMJ 375:n2321

Díez-Manglano J, Giménez-López M, Garcés-Horna V, Sevil-Puras M, Castellar-Otín E, González-García P, Fiteni-Mera I, Morlancs-Navarro T, PLUPAR Study Researchers (2015) Excessive polypharmacy and survival in polypathological patients. Eur J Clin Pharmacol 71(6):733–739. https://doi.org/10.1007/s00228-015-1837-8. Epub 2015 Apr 26. PMID: 25911439

Feng F, Shi G, Chen H, Jia P, Bao L, Xu F, Sun QC, Tang H (2021) Comprehensive interventions including vitamin D effectively reduce the risk of falls in elderly osteoporotic patients. Orthop Surg 13(4):1262–1268. https://doi.org/10.1111/os.13009. Epub 2021 May 5. PMID: 33951328

Funahashi T, Koyama T, Hagiya H, Harada K, Iinuma S, Ushio S, Zamami Y, Niimura T, Shinomiya K, Ishizawa K, Sendo T, Hinotsu S, Kano MR (2021) Population-based observational study of adverse drug event-related mortality in the super-aged society of Japan. Drug Saf 44(5):531–539. https://doi.org/10.1007/s40264-020-01037-9. Epub 2021 Apr 7. PMID: 33826081

Lukačišinová A, Fialová D, Peel NM, Hubbard RE, Brkic J, Onder G, Topinková E, Gindin J, Shochat T, Gray L, Bernabei R (2021) The prevalence and prescribing patterns of benzodiazepines and Z-drugs in older nursing home residents in different European countries and Israel: retrospective results from the EU SHELTER study. BMC Geriatr 21(1):277. https://doi.org/10.1186/s12877-021-02213-x. PMID: 33902474; PMCID: PMC8077828

Mangoni AA, Jackson SH (2004) Age-related changes in pharmacokinetics and pharmacodynamics: basic principles and practical applications. Br J Clin Pharmacol 57(1):6–14. https://doi.org/10.1046/j.1365-2125.2003.02007.x. PMID: 14678335; PMCID: PMC1884408

Maříková M, Očovská Z, Nerad V, Kuběna AA, Blaha V, Vlček J (2021) Hospital admissions to geriatric ward related to adverse drug events: a cross-sectional study from the Czech Republic. Int J Clin Pharm. https://doi.org/10.1007/s11096-021-01237-y. Epub ahead of print. PMID: 33763812

Morris EJ, Brown JD, Manini TM, Vouri SM (2021) Differences in health-related quality of life among adults with a potential dihydropyridine calcium channel blocker-loop diuretic prescribing cascade. Drugs Aging 38(7):625–632. https://doi.org/10.1007/s40266-021-00868-0. Epub 2021 Jun 7. PMID: 34095980

Morris RL, Ashcroft D, Phipps D, Bower P, O'Donoghue D, Roderick P, Harding S, Lewington A, Blakeman T (2016) Preventing Acute Kidney Injury: a qualitative study exploring ,sick day rules' implementation in primary care. BMC Fam Pract 17:91. https://doi.org/10.1186/s12875-016-0480-5. PMID: 27449672; PMCID: PMC4957384

Murray MM, Lin J, Buros Stein A, Wilcox ML, Cottreau J, Postelnick M, Palella FJ (2021) Relationship of polypharmacy to HIV RNA suppression in people aged ≥ 50 years living with HIV. HIV Med. https://doi.org/10.1111/hiv.13122. Epub ahead of print. PMID: 34077632

Omoto T, Asaka J, Sakai T, Sato F, Goto N, Kudo K (2021) Disproportionality analysis of safety signals for a wide variety of opioid-related adverse events in elderly patients using the Japanese Adverse Drug Event Report (JADER) Database. Biol Pharm Bull 44(5):627–634. https://doi.org/10.1248/bpb.b20-00904. PMID: 33952819

Pirmohamed M, James S, Meakin S, Green C, Scott AK, Walley TJ, Farrar K, Park BK, Breckenridge AM (2004) Adverse drug reactions as cause of admission to hospital: prospective analysis of 18 820 patients. BMJ 329(7456):15–19. https://doi.org/10.1136/bmj.329.7456.15. PMID: 15231615; PMCID: PMC443443

Pu D, Wong MCH, Yiu EML, Chan KMK (2021) Profiles of polypharmacy in older adults and medication associations with signs of aspiration. Expert Rev Clin Pharmacol 14(5):643–649. https://doi.org/10.1080/17512433.2021.1909474. Epub 2021 Mar 30. PMID: 33764819

Read SH, Giannakeas V, Pop P, Bronskill SE, Herrmann N, Chen S, Luke MJ, Wu W, McCarthy LM, Austin PC, Normand SL, Gurwitz JH, Stall NM, Savage RD, Rochon P (2021) Evidence of a gabapentinoid and diuretic prescribing cascade among older adults with lower back pain. J Am Geriatr Soc. https://doi.org/10.1111/jgs.17312. Epub ahead of print. PMID: 34118076

Scheen AJ (2021) Careful use to minimize adverse events of oral antidiabetic medications in the elderly. Expert Opin Pharmacother 13:1–17. https://doi.org/10.1080/14656566.2021.1912735. Epub ahead of print. PMID: 33823723

Seifert R (2021) Medikamente leicht erklärt. Springer, Berlin, S 3

Sheppard JP, Lown M, Burt J, Ford GA, Hobbs FDR, Little P, Mant J, Payne RA, McManus RJ, OPTiMISE Investigators (2021) Blood pressure changes following antihypertensive medication reduction, by drug class and dose chosen for withdrawal: exploratory analysis of data from the OPTiMISE trial. Front Pharmacol 12:619088. https://doi.org/10.3389/fphar.2021.619088. PMID: 33959004; PMCID: PMC8093867

Tonelli M, Wiebe N, Manns BJ, Klarenbach SW, James MT, Ravani P, Pannu N, Himmelfarb J, Hemmelgarn BR (2018) Comparison of the complexity of patients seen by different medical subspecialists in a universal health care system. JAMA Netw Open 1(7):e184852. https://doi.org/10.1001/jamanetworkopen.2018.4852. Erratum in: JAMA Netw Open. 2019 Mar 1;2(3):e190147. PMID: 30646392; PMCID: PMC6324421.

Weiner JZ, Gopalan A, Mishra P, Lipska KJ, Huang ES, Laiteerapong N, Karter AJ, Grant RW (2019) Use and discontinuation of insulin treatment among adults aged 75 to 79 years with type 2 diabetes. JAMA Intern Med 179(12):1633–1641. https://doi.org/10.1001/jamainternmed.2019.3759. PMID: 31545376; PMCID: PMC6763990

Whedon JM, Kizhakkeveettil A, Toler AW, MacKenzie TA, Lurie JD, Hurwitz EL, Bezdjian S, Bangash M, Uptmor S, Rossi D, Haldeman S (2021) Initial choice of spinal manipulative therapy for treatment of chronic low back pain leads to reduced long-term risk of adverse drug events among older medicare beneficiaries. Spine (Phila Pa 1976). https://doi.org/10.1097/BRS.0000000000004078. Epub ahead of print. PMID: 33882542

Ye S, Boyko S, Patel M, Shah K, Turbow S, Ohuabunwa U (2021) Deprescribing medications among older people to reduce polypharmacy at a comprehensive academic medical center. Sr Care Pharm 36(4):208–216. https://doi.org/10.4140/TCP.n.2021.208. PMID: 33766193

Markus Schneider

Inhaltsverzeichnis

24.1 Einleitung

Im Laufe des Lebens nimmt der systolische Blutdruck stetig zu, während der diastolische Blutdruck bis zum 50.-60. Lebensjahr zu- und anschließend wieder abnimmt. Bei Menschen über 60 Jahre wird daher häufiger der systolische Grenzwert von 140 mmHg als der diastolische von 90 mmHg überschritten. Zurückzuführen ist diese isolierte systolische Hypertonie (ISH) auf eine im Alter abnehmende Elastizität und Windkesselfunktion der großen Gefäße. Inwiefern höhere systolische Werte als „normal" gelten können, wurde lange Zeit kritisch diskutiert. Mit Beginn der 90er-Jahre konnten dann jedoch große Interventionsstudien, wie z. B. das „Systolic Hypertension in the Elderly Program" (SHEP), den Nutzen einer moderaten Blutdrucksenkung um 10–20 mmHg bei Ausgangswerten von systolisch >160 mmHg klar zeigen. Auf dem Boden dieser Studien wurde für ältere Patienten eine moderate Blutdrucksenkung in Bereiche <150 mmHg systolisch empfohlen. Neuere Studien der letzten Jahre konnten nun jedoch für ältere wie für jüngere Patienten zeigen, dass eine noch tiefere Blutdrucksenkung zu einer weiteren Reduktion kardiovaskulärer Komplikationen führen kann.

M. Schneider (✉)
Klinik für Innere Medizin 4, Klinikum Nürnberg Süd,
Nürnberg, Deutschland
e-mail: markus.schneider@klinikum-nuernberg.de

24.2 Empfehlungen zur Blutdruckmessung

Die Blutdruckmessung sollte – wie bei jüngeren Patienten – standardisiert im Sitzen nach mindestens 5 Minuten in Ruhe erfolgen. Es werden üblicherweise 3 Messungen im Abstand von jeweils 1–2 Minuten durchgeführt, wobei der Mittelwert der letzten beiden Messungen errechnet und verwendet werden sollte. Zu beachten ist, dass automatisierte Messungen basierend auf der oszillometrischen Methode bei Vorhofflimmern, einer häufigen Komorbidität im Alter, keine oder falsche Werte liefern können und hier eine manuelle, auskultatorische Messung zu bevorzugen ist. Die ersten Blutdruckmessungen sollten an beiden Armen durchgeführt, und in der Folge der Arm mit den höheren Blutdruckwerten verwendet werden. Größere Differenzen (>20 mmHg) zwischen den Armen sind bei älteren Patienten häufiger als bei jüngeren.

▶ Der wesentliche Unterschied zur Blutdruckmessung bei jüngeren Patienten besteht darin, dass bei älteren Patienten eine zusätzliche Messung 1–3 Minuten nach dem Aufstehen durchzuführen ist.

Nur so kann eine orthostatische Hypotonie erfasst werden, meist definiert als ein Abfall des Blutdruckes >20 mmHg systolisch oder >10 mmHg diastolisch. Mit dem Alter nimmt die Häufigkeit einer orthostastischen Blutdruckregulation deutlich zu und stellt einen wichtigen begrenzenden Faktor in der antihypertensiven Therapie dar.

Die aktuellen Guidelines der European Society of Cardiology/European Society of Hypertension (ESC/ESH) haben die Rolle der automatisierten, ambulanten Blutdruckmessung für die Diagnose und Therapie deutlich in den Vordergrund gerückt (Williams et al. 2018). Die Messung des Blutdrucks in der Praxis oder Klinik, oft als „Gelegenheitsblutdruck"-Messung bezeichnet, ist verglichen mit dem „Goldstandard" der ambulanten Blutdruckmessung mit einer hohen Rate der Missklassifikation verbunden.

Dabei ist die „Weißkittelhypertonie", also ein erhöhter Blutdruck in der Gelegenheits-Messung bei normalem ambulanten Blutdruck mit einer Prävalenz von 15–25 % bei älteren sogar häufiger als bei jüngeren Patienten (Tanner et al. 2016). Bei ausschließlicher Blutdruckmessung in der Praxis kann dies eine „Übertherapie" des Patienten zur Folge haben.

Zudem wurde in den letzten Jahren die zweite Form der Blutdruck-Missklassifikation, nämlich die der „maskierten Hypertonie", einem normalen Gelegenheits-Blutdruck bei erhöhtem ambulanten oder häuslichen Blutdruck besser erforscht. Es wurde gezeigt, dass die maskierte Hypertonie mit einer erhöhten Prävalenz und Schwere Hypertonie-vermittelter Organschäden (z. B. der linksventrikulären Hypertrophie) und einer erhöhten Inzidenz kardiovaskulärer Ereignisse im Vergleich zu einem in beiden Messverfahren normalen Blutdruck assoziiert ist. Die Ursache für eine maskierte Hypertonie liegt wahrscheinlich darin begründet, dass es durch die „natürlichen" Schwankungen des Blutdruckes im Verlauf eines Tages bei Gelegenheitsmessungen nicht nur zur Überschätzung sondern auch zur Unterschätzung des tatsächlichen Blutdruckniveaus kommen kann. Insbesondere wenn sich der Blutdruck in der Gelegenheits-Messung im hochnormalen Bereich befindet (130–139/85–89 mmHg) wird die Durchführung einer ambulanten 24h-Messung oder von häuslichen Messungen empfohlen (Williams et al. 2018).

▶ Eine durch den Patienten selbst durchgeführte, häusliche Blutdruckmessung ist eine gute Alternative zur automatisierten ambulanten Blutdruckmessung.

Wie die ambulante Messung korreliert die häusliche Messung besser mit Hypertonie-vermittelten Organschäden als die Werte der Gelegenheits-Messung. Die häusliche Messung ist einfach zu erlernen und kann bei älteren Patienten, die diese nicht mehr selbst durchführen können, auch durch geschulte Angehörige erfolgen. Empfehlenswert sind hier automatisierte Geräte für die Messung am Oberarm, wie sie z. B. durch die Deutsche Hochdruckliga e.V.

empfohlen werden. Bei der Verwendung von Messgeräten für das Handgelenk ist darauf zu achten, dass keine Hinweise auf eine periphere Gefäßerkrankung bestehen (Knöchel/Oberarm-Index des systolischen Blutdruckes ≥ 0.9), da sonst der Blutdruck am Handgelenk zu niedrig gemessen werden könnte (Hoffmann et al. 2019).

24.3   Die SPRINT Studie

Gemäß der vorangegangenen ESC/ESH Leitlinien galt für die meisten Patienten ein Zielblutdruck von <140/90 mmHg, für gebrechliche Patienten und Patienten über 80 Jahre ein etwas höherer Zielblutdruck zwischen 140–150 mmHg. In der SPRINT Studie wurde die Hypothese überprüft, ob ein systolischer Zielblutdruck <120 mmHg einem Zielblutdruck <140 mmHg überlegen ist (Group et al. 2015). Hierzu wurden 9361 Hypertoniker mit systolischen Blutdruckwerten zwischen 130–180 mmHg und mindestens einem weiteren kardiovaskulärem Risikofaktor eingeschlossen. Bei einem tatsächlich erreichten Blutdruck von 121 mmHg im „Studienarm" und 136 mmHg im „Kontrollarm" konnten kardio- und zerebrovaskuläre Komplikationen im Studienarm um 25 % reduziert werden.

Der Nutzen der intensiveren Blutdrucksenkung wurde auch bei Patienten beobachtet, die bei Studieneinschluss schon ≥ 75 Jahre alt waren, und er erschien unabhängig vom Grad der Gebrechlichkeit und der Ganggeschwindigkeit („gait speed") (Williamson et al. 2016). Die Nebenwirkungen, inklusive Hypotonie, Synkope, Elektrolytstörung und akutem Nierenversagen waren dabei nicht erhöht. Eine andere präspezifizierte Analyse zeigte keinen Effekt der intensiven Blutdrucksenkung auf die Inzidenz von Demenzerkrankung (Group et al. 2019). Es fand sich sogar eine signifikante Reduktion im Auftreten milder kognitiver Einschränkungen („mild cognitive impairment"), die als Vorläufer der klinisch manifesten Demenz gelten. Eine Analyse der 1167 Patienten, die bei Einschluss sogar schon ≥ 80 Jahre waren, zeigte, dass auch in dieser hohen Altersgruppe die intensive Blutdrucksenkung überlegen war (Pajewski et al. 2020).

Allerdings konnte hier eine signifikante Interaktion mit den kognitiven Fähigkeiten beobachtet werden, da diejenigen, die initial schon Defizite aufwiesen, von der intensiven Blutdrucksenkung nicht profitierten (Pajewski et al. 2020).

SPRINT schloss eine große Zahl an Patienten mit – zumindest milder – chronischer Nierenerkrankung ein. In dieser Subgruppe von 2646 Patienten, die im Mittel 72 Jahre alt waren und eine eGFR von 48 ml/min hatten, wurden ebenfalls kardiovaskuläre Ereignisse und Tod durch die intensivere Blutdrucksenkung vermindert (Cheung et al. 2017). Dafür kam es etwas häufiger zu akutem Nierenversagen und zu einem etwas schnelleren Nierenfunktionsverlust. In der Abwägung kommen die Autoren trotzdem zu der Schlussfolgerung, dass auch bei Patienten mit CKD eine intensivere Blutdrucksenkung zu bevorzugen wäre.

Für eine mögliche Umsetzung in die klinische Praxis muss auf die Besonderheiten der SPRINT-Studie hingewiesen werden. Stark kritisiert wurde die verwendete Methode der Blutdruckmessung. Die automatisierte Messung erfolgte in Abwesenheit des Studienpersonals, was wahrscheinlich den „Weißkitteleffekt" minimierte und den Vergleich mit anderen großen Hypertonie-Studien deutlich erschwerte. Zudem wurden gerade bei älteren Patienten häufig vorzufindende Komorbiditäten ausgeschlossen, wie Diabetes mellitus, Z. n. Schlaganfall, Orthostase, Demenzerkrankung und Pflegebedürftigkeit, was die Generalisierbarkeit der Ergebnisse stark einschränkt. Nur wenige Patienten in SPRINT wiesen einen höheren Grad an Gebrechlichkeit auf. Eine kürzlich veröffentlichte Studie aus China an 8511, eher „fitten" Patienten im Alter von 60–80 Jahre („Strategy of Blood Pressure Intervention in the Elderly Hypertensive Patients", STEP), in den Leitlinien noch nicht berücksichtigt, kommt ebenfalls zu dem Schluss, dass eine Absenkung der Blutdruckziele bei älteren Patienten gerechtfertigt ist (Zhang et al. 2021).

Während randomisierte Studien wie SPRINT und STEP gebrechliche Patienten leider weitgehend von einer Studienteilnahme ausschlossen, ist ein „Bias" das wesentliche Problem der verfügbaren Beobachtungsstudien. Der in diesen häufiger beobachtete Zusammenhang zwischen niedrigerem Blutdruck und schlechterem Outcome liegt wohl zumindest teilweise an den zugrunde liegenden Grunderkrankungen und der Gebrechlichkeit als am niedrigerem Blutdruck per se (Muhlbauer et al. 2019). Insofern können leider keine pauschalen Empfehlungen zur Rolle der Gebrechlichkeit bei der antihypertensive Therapie gegeben werden, d. h. wie diese konkret gemessen und welche „Grenzwerte" hier beachtet werden sollten.

24.4 Empfehlungen der ESC/ESH zum Zielblutdruck

Die verfügbaren Hypertonie-Leitlinien für die Behandlung von älteren Patienten haben u. a. die Daten der SPRINT-Studie z. T. unterschiedlich interpretiert. Die Leitlinien der amerikanischen Hausärzte blieben bei einem Zielblutdruck <150 mmHg, wohingegen die amerikanischen Kardiologen auch bei Patienten ≥65 Jahre einen deutlich niedrigeren Wert von <130 mmHg empfehlen. Die europäischen Leitlinien der ESC/ESH gehen hier einen Mittelweg (Williams et al. 2018). Der Beginn einer medikamentösen antihypertensiven Therapie sollte bei noch unbehandelten Patienten mit einer Hypertonie Grad 1 (140–159/90–99 mmHg) vom kardiovaskulären Risiko und vom Alter abhängig gemacht werden. Bei Patienten >80 Jahre wird bei Hypertonie Grad 1 empfohlen, mit der Einleitung einer medikamentösen Therapie zurückhaltend zu sein. Liegen die Blutdruckwerte aber >160 mmHg systolisch (Grad II), so sollte unabhängig vom Alter (auch bei Patienten >80 Jahre) neben Veränderungen des Lebensstils direkt mit einer antihypertensiven Therapie begonnen werden. Nach Einleitung einer antihypertensiven Therapie empfiehlt die ESC/ESH altersunabhängig zunächst Werte <140/90 mmHg anzustreben.

▶ Wird die Senkung des Blutdruckes auf <140/90 mmHg gut vertragen, dann sollte der systolische Blutdruck im weiteren Verlauf bei Patienten <65 Jahre auf Werte zwischen 120–129 mmHg, bei Patienten ≥65 Jahre zwischen

Tab. 24.1 Systolische Zielblutdruckwerte der ESC/ESH Hypertonie-Leitlinien

Alter	Zielblutdruck
<65 Jahre	120–129 mmHg systolisch
≥65 Jahre	130–139 mmHg systolisch

130–139 mmHg gesenkt werden, der diastolische Blutdruck altersunabhängig auf <80 mmHg

Bei Patienten mit CKD sind die ESC/ESH Guidelines eher etwas konservativer, und empfehlen altersunabhängig – und ohne auf die oben genannten Daten der SPRINT CKD-Patienten einzugehen – einen systolischen Zielblutdruck von 130–139 mmHg anzustreben (Tab. 24.1).

24.5 Besonderheiten der antihypertensiven Therapie bei älteren Patienten

Nicht-medikamentöse Maßnahmen sollten auch bei älteren Patienten zum Einsatz kommen. Mit dem Alter nimmt die „Salz-Sensitivität" des Blutdruckes deutlich zu, sodass eine Salzrestriktion bei älteren Patienten besonders effektiv sein kann.

▶ Die Deutsche Hochdruckliga empfiehlt eine Einschränkung der Kochsalzzufuhr auf <6 g/Tag (entsprechend <2,4 g Natrium/Tag), die ESC/ESH auf <5 g/Tag.

Weitere nicht-medikamentöse Maßnahmen, die auch für ältere Patienten gelten, sind Verzicht auf Rauchen, gesunde Ernährung (mehr Gemüse, Früchte, Fisch, Nüsse, ungesättigte Fettsäuren, sowie Reduktion von rotem Fleisch und Fett), regelmäßige körperliche Betätigung und Beschränkung der Alkoholzufuhr. Für übergewichtige ältere Patienten ist eine Gewichtsreduktion – wie bei jüngeren – hinsichtlich der Blutdruckkontrolle empfehlenswert.

Hinsichtlich des Einsatzes spezieller Antihypertensiva gelten auch bei älteren Patienten die von der ESC/ESH vorgeschlagenen „zwingenden" Indikationen und Kontraindikationen ("compelling indications and contraindications")(Williams et al. 2018). Betablocker werden in den neuen ESC/ESH Leitlinien nur noch dann empfohlen, wenn für ihren Einsatz tatsächlich eine zwingende Indikation vorliegt, z. B. eine Herzinsuffizienz, koronare Herzerkrankung oder ein Vorhofflimmern, da der blutdrucksenkende Effekt meist gering ist. In Abwesenheit einer zwingenden Indikation oder Kontraindikation wird für die meisten Patienten initial die Kombination eines Angiotensin Converting Enzyme (ACE)-Hemmers oder eines Angiotensin Rezeptor Blockers (ARB) mit einem Kalziumantagonisten oder einem Diuretikum empfohlen. Für ältere Patienten >80 Jahre wird empfohlen, eine Monotherapie in Betracht zu ziehen. Entscheidet man sich jedoch für eine initiale Kombinationstherapie, dann sollten zunächst niedrige Dosierungen gewählt werden.

Bei Nicht-Erreichen der Zielblutdruckwerte können im Verlauf, wie bei jüngeren Patienten, eine 3-fach Kombination aus ACE-Hemmer/ARB + Kalziumantagonisten + Diuretikum, und anschließend der Einsatz von Spironolakton, erwogen werden. Bei Patienten mit CKD wird ebenfalls eine initiale Kombination aus ACE-Hemmer/ARB + Kalziumantagonisten oder ACE-Hemmer/ARB + Diuretikum empfohlen, mit dem Hinweis, dass bei einer eGFR <30 ml/min/1,72 m^2 Schleifendiuretika zu bevorzugen sind, da bei einer so deutlich eingeschränkten Nierenfunktion Thiazide oder Thiazid-artige Medikamente ineffektiv sind. Eine spezielle Referenz zu älteren Patienten wurde bei diesen Empfehlungen nicht gemacht. Es ist jedoch bei einer solch intensiven antihypertensiven Therapie, wie der 3-fach Kombination oder der Therapie mit Spironolakton, anzumerken, dass bei älteren Patienten häufiger eine eingeschränkte Nierenfunktion, eine Nierenarterienstenose, oder eine Orthostase vorliegt. Engmaschigere klinische und laborchemische Kontrollen erscheinen in diesen Fällen angebracht.

Schleifendiuretika sind für die "reine" Hypertoniebehandlung aufgrund des erhöhten Risikos für Exsikkose, Nierenversagen und Orthostase bei ältereren Patienten nicht empfehlenswert.

Auch Alphablocker können zu einer orthostatischen Dysregulation führen.

▶ Werden die Besonderheiten der antihypertensiven Therapie beachtet, so stellt die ESC/ESH Leitlinien klar, dass eine gut vertragene Therapie alleine aufgrund des Alters nicht abgesetzt werden sollte (auch nicht bei Patienten >80 Jahre) (Williams et al. 2018).

24.6 Reduktion der antihypertensiven Therapie

Die Erfahrung des Behandlers spielt in der Praxis eine wichtige Rolle, ob und wie eine bestehende antihypertensive Therapie bei einem gebrechlichen älteren Patienten ggf. reduziert wird. Eine Befragung aus England konnte zeigen, dass ein stattgehabter Sturz einen relativ eindeutigen Trigger zur Reduktion der antihypertensiven Therapie darstellt (Kuberska et al. 2021) (siehe auch Kap. 10). Erfahrene Behandler entwickeln über die Jahre so etwas wie interne Leitlinien ("mindlines", "guidelines in the head") (Kuberska et al. 2021).

Daten zum "wann" und "wie" einer Therapiereduktion gibt es bisher leider kaum. Eine bemerkenswerte Ausnahme ist die ebenfalls aus England stammende "Optimising Treatment for Mild Systolic Hypertension in the Elderly" (OPTIMISE)-Studie. In dieser konnte gezeigt werden, dass das Absetzen eines blutdrucksenkenden Medikaments bei >80-jährigen, die initial mit mindestens 2 behandelt wurden, nicht zu einer Verschlechterung der Blutdruckkontrolle führen muss (Sheppard et al. 2020). Insbesondere das Absetzen eines niedrig-dosierten Betablockers war bezüglich der Blutdruckkontrolle unproblematisch (Sheppard et al. 2021).

24.7 Fazit für die Praxis

Die antihypertensive Therapie ist eine wichtige Intervention, um kardio- und zerebrovaskuläre Ereignisse und nicht zuletzt auch Pflegebedürftigkeit bei älteren Patienten zu reduzieren.

1. Die automatisierte ambulante und die häusliche Blutdruckmessung sollten auch bei älteren Patienten häufiger eingesetzt werden.
2. Die auf neueren Studien basierenden aktuellen Guidelines (z. B. der ESC/ESH) empfehlen niedrigere Zielblutdruckwerte als früher.
3. Komorbiditäten, bei deren Vorliegen eine weniger starke Blutdrucksenkung erwogen werden sollte, sind insbesondere ein höherer Grad von Gebrechlichkeit, Orthostase, fortgeschrittene kognitive Einschränkungen, eine vorliegende Demenz, sowie eine kurze Lebenserwartung.

Literatur

Cheung AK, Rahman M, Reboussin DM, Craven TE, Greene T, Kimmel PL, Cushman WC, Hawfield AT, Johnson KC, Lewis CE, Oparil S, Rocco MV, Sink KM, Whelton PK, Wright JT Jr, Basile J, Beddhu S, Bhatt U, Chang TI, Chertow GM, Chonchol M, Freedman BI, Haley W, Ix JH, Katz LA, Killeen AA, Papademetriou V, Ricardo AC, Servilla K, Wall B, Wolfgram D, Yee J, Group SR (2017) Effects of intensive BP control in CKD. J Am Soc Nephrol 28(9):2812–2823. https://doi.org/10.1681/ASN.2017020148

Group SMIftSR, Williamson JD, Pajewski NM, Auchus AP, Bryan RN, Chelune G, Cheung AK, Cleveland ML, Coker LH, Crowe MG, Cushman WC, Cutler JA, Davatzikos C, Desiderio L, Erus G, Fine LJ, Gaussoin SA, Harris D, Hsieh MK, Johnson KC, Kimmel PL, Tamura MK, Launer LJ, Lerner AJ, Lewis CE, Martindale-Adams J, Moy CS, Nasrallah IM, Nichols LO, Oparil S, Ogrocki PK, Rahman M, Rapp SR, Reboussin DM, Rocco MV, Sachs BC, Sink KM, Still CH, Supiano MA, Snyder JK, Wadley VG, Walker J, Weiner DE, Whelton PK, Wilson VM, Woolard N, Wright JT Jr, Wright CB (2019) Effect of intensive vs standard blood pressure control on probable dementia: a randomized clinical trial. JAMA 321(6):553–561. https://doi.org/10.1001/jama.2018.21442

Group SR, Wright JT Jr, Williamson JD, Whelton PK, Snyder JK, Sink KM, Rocco MV, Reboussin DM, Rahman M, Oparil S, Lewis CE, Kimmel PL, Johnson KC, Goff DC Jr, Fine LJ, Cutler JA, Cushman WC, Cheung AK, Ambrosius WT (2015) A randomized trial of intensive versus standard blood-pressure control. N Engl J Med 373(22):2103–2116. https://doi.org/10.1056/NEJMoa1511939

Hoffmann U, Drey M, Thrun JM, Obermeier E, Weingart C, Hafner K, Sieber C (2019) The role of wrist monitors to measure blood pressure in older adults. Aging Clin Exp Res 31(9):1227–1231. https://doi.org/10.1007/s40520-018-1065-z

Kuberska K, Scheibl F, Sinnott C, Sheppard JP, Lown M, Williams M, Payne RA, Mant J, McManus RJ, Burt J (2021) GPs' mindlines on deprescribing antihypertensives in older patients with multimorbidity: a qualitative study in English general practice. Br J Gen Pract 71(708):e498–e507. https://doi.org/10.3399/bjgp21X714305

Muhlbauer V, Dallmeier D, Brefka S, Bollig C, Voigt-Radloff S, Denkinger M (2019) The pharmacological treatment of arterial hypertension in frail, older patients-a systematic review. Dtsch Arztebl Int 116(3):23–30. https://doi.org/10.3238/arztebl.2019.0023

Pajewski NM, Berlowitz DR, Bress AP, Callahan KE, Cheung AK, Fine LJ, Gaussoin SA, Johnson KC, King J, Kitzman DW, Kostis JB, Lerner AJ, Lewis CE, Oparil S, Rahman M, Reboussin DM, Rocco MV, Snyder JK, Still C, Supiano MA, Wadley VG, Whelton PK, Wright JT Jr, Williamson JD (2020) Intensive vs standard blood pressure control in adults 80 years or older: a secondary analysis of the systolic blood pressure intervention trial. J Am Geriatr Soc 68(3):496–504. https://doi.org/10.1111/jgs.16272

Sheppard JP, Burt J, Lown M, Temple E, Lowe R, Fraser R, Allen J, Ford GA, Heneghan C, Hobbs FDR, Jowett S, Kodabuckus S, Little P, Mant J, Mollison J, Payne RA, Williams M, Yu LM, McManus RJ, Investigators O (2020) Effect of antihypertensive medication reduction vs usual care on short-term blood pressure control in patients with hypertension aged 80 years and older: the OPTIMISE randomized clinical trial. JAMA 323(20):2039–2051. https://doi.org/10.1001/jama.2020.4871

Sheppard JP, Lown M, Burt J, Ford GA, Hobbs FDR, Little P, Mant J, Payne RA, McManus RJ, Investigators OP (2021) Blood pressure changes following antihypertensive medication reduction, by drug class and dose chosen for withdrawal: exploratory analysis of data from the OPTiMISE trial. Front Pharmacol 12:619088. https://doi.org/10.3389/fphar.2021.619088

Tanner RM, Shimbo D, Seals SR, Reynolds K, Bowling CB, Ogedegbe G, Muntner P (2016) White-coat effect among older adults: data from the jackson heart study. J Clin Hypertens (Greenwich) 18(2):139–145. https://doi.org/10.1111/jch.12644

Williams B, Mancia G, Spiering W, Agabiti Rosei E, Azizi M, Burnier M, Clement DL, Coca A, de Simone G, Dominiczak A, Kahan T, Mahfoud F, Redon J, Ruilope L, Zanchetti A, Kerins M, Kjeldsen SE, Kreutz R, Laurent S, Lip GYH, McManus R, Narkiewicz K, Ruschitzka F, Schmieder RE, Shlyakhto E, Tsioufis C, Aboyans V, Desormais I, Group ESCSD (2018) 2018 ESC/ESH guidelines for the management of arterial hypertension. Eur Heart J 39(33):3021–3104. https://doi.org/10.1093/eurheartj/ehy339

Williamson JD, Supiano MA, Applegate WB, Berlowitz DR, Campbell RC, Chertow GM, Fine LJ, Haley WE, Hawfield AT, Ix JH, Kitzman DW, Kostis JB, Krousel-Wood MA, Launer LJ, Oparil S, Rodriguez CJ, Roumie CL, Shorr RI, Sink KM, Wadley VG, Whelton PK, Whittle J, Woolard NF, Wright JT Jr, Pajewski NM, Group SR (2016) Intensive vs standard blood pressure control and cardiovascular disease outcomes in adults aged >/=75 years: a randomized clinical trial. JAMA 315(24):2673–2682. https://doi.org/10.1001/jama.2016.7050

Zhang W, Zhang S, Deng Y, Wu S, Ren J, Sun G, Yang J, Jiang Y, Xu X, Wang TD, Chen Y, Li Y, Yao L, Li D, Wang L, Shen X, Yin X, Liu W, Zhou X, Zhu B, Guo Z, Liu H, Chen X, Feng Y, Tian G, Gao X, Kario K, Cai J, Group SS (2021) Trial of intensive blood-pressure control in older patients with hypertension. N Engl J Med 385(14):1268–1279. https://doi.org/10.1056/NEJMoa2111437

Diabetes mellitus

Lorenz Sellin

Inhaltsverzeichnis

25.1 Diagnose des Diabetes im Alter

Die Diagnosekriterien für Diabetes beim älteren Patienten sind nicht anders als bei jüngeren Patienten. Es gelten also die WHO-Kriterien:

- Nüchtern-Plasma-Glukose ≥126 mg/dl (7,0 mmol/l)
- Zufalls-Plasma-Glukose ≥200 mg/dl (11,1 mmol/l) mit diabetestypischen Symptomen

- HbA1c ≥ 6,5 % (48 mmol/mol).

OGTT: 75-g-oraler-Glukosetoleranztest (OGTT) mit einer Nüchtern-Plasma-Glukose ≥126 mg/dl (7,0 mmol/l) oder einem 2-Stunden-Wert ≥200 mg/dl (11,1 mmol/l). Für die Durchführung des OGTT bei älteren Menschen wird explizit keine Empfehlung ausgesprochen, da unerwünschte Nebenwirkungen beträchtlich sind (Bahrmann et al. 2018). Es konnte durch ein Diabetes-Screening im Alter weder ein Vorteil noch ein Nachteil nachgewiesen werden. Entsprechend offen sind die Empfehlungen verschiedener Fachgesellschaften formuliert:

L. Sellin (✉)
Klinik für Nephrologie, Universitätsklinikum Düsseldorf, Medical School, Heinrich Heine Universität, Düsseldorf, Deutschland
e-mail: lorenz.sellin@med.uni-duesseldorf.de

© Der/die Autor(en), exklusiv lizenziert an Springer-Verlag GmbH, DE, ein Teil von Springer Nature 2023
U. Hoffmann, W. Pommer (Hrsg.), *Geriatrische Nephrologie*,
https://doi.org/10.1007/978-3-662-65648-8_25

- Für funktionell wenig eingeschränkte Patienten („funktionell unabhängige Patienten") wird aus pragmatischen Gründen ein Screening-Intervall von 2 Jahren (Vorsorge-Check-up 35) empfohlen.
- Für funktionell abhängige Patienten orientieren sich die Empfehlungen an den Vorgaben der International Diabetes Federation (IDF).

Alle zwei Jahre kann eine Blutglukoseuntersuchung durchgeführt werden.

Bei diabetestypischen Symptomen soll eine Untersuchung auf das Vorliegen eines Diabetes durchgeführt werden (Bahrmann et al. 2018).

Gerade bei sehr insulinempfindlichen älteren Menschen, frühem sogenannten „Sekundärversagen" und fehlender metabolischer Stigmata wie Hypertonie oder Hyperlipidämie sollte beim älteren Patienten mit neu diagnostiziertem Diabetes auch an das Vorliegen eines Typ-1-Diabetes gedacht werden. Bis zu 10 % der phänotypisch als Typ-2 betrachteten Patienten könnten einen Typ-1 (früher häufig LADA, late autoimmune diabetes in the adult genannt) aufweisen (Bahrmann et al. 2018).

25.2 Diabetes und geriatrische Assessments

Unter geriatrischem Assessment versteht man eine Auswahl von Funktionsuntersuchungen, welche als diagnostisches Instrument zur Erfassung von Ressourcen und Defiziten und deren Quantifizierung bei geriatrischen Patienten zur Verfügung stehen (vgl. Kap. 8). Eine besondere Bedeutung kommt dem Assessment für die Bereiche der Kognition, dem Affekt, der Mobilität und Sturzgefahr, der Gebrechlichkeit, dem Ernährungszustand sowie Performance-Testungen, z. B. für die Selbsthilfefähigkeit bei Blutglukosemessung oder Insulin-Injektion zu. Assessmentuntersuchungen dienen sowohl der Verbesserung der Diagnostik als auch der Therapieplanung.

Die Leitlinie der Deutschen Diabetes Gesellschaft (DDG) empfiehlt die Erfassung der medizinischen, psychosozialen und funktionellen Probleme und Ressourcen des älteren Diabetikers

mit dem Ziel, einen umfassenden Behandlungs- und Betreuungsplan zu entwickeln. Es sollte immer ein geriatrisches Assessment durchgeführt werden. Alle Dimensionen (Mobilität, Kognition, Ernährung, Einteilung in funktionelle Gruppe etc.) sollten für die Planung und Durchführung der Diabetes-Therapie berücksichtigt werden. Mit den Instrumenten des geriatrischen Assessments sollten alle diabetologisch tätigen Ärzte vertraut sein, die ältere Menschen mit Diabetes behandeln (Bahrmann et al. 2018).

▶ Ärzte, die ältere Patienten mit Diabetes betreuen, sollen mit dem geriatrischen Assessment vertraut sein.

25.3 Therapieziel

Nach der aktuellen nationalen Versorgungsleitlinie sollten folgende Therapieziele bei älteren Diabetikern Anwendung finden:

- HbA1c-Zielkorridor von 6,5–7,5 % (48–58 mmol/mol Hb)
- multimorbide ältere Menschen und/oder mit stark eingeschränkte Lebenserwartung HbA1c-Wert <8,0 % (<64 mmol/mol Hb), seltener <8,5 % (<69 mmol/mol Hb)
- bei antidiabetischen Medikationen ohne intrinsisches Hypoglykämierisiko sind auch niedrigere HbA1c-Zielwerte möglich

Menschen mit Typ-2-Diabetes und deren Arzt sollen initial und wiederholt im Erkrankungsverlauf gemeinsam individuelle Therapieziele vereinbaren und priorisieren. ((BÄK) et al. 2021) Hierbei sollen die unterschiedlichen Ziel-Kategorien einfließen (s. Tab. 25.1).

Bei Menschen mit Typ-2-Diabetes sollen individualisierte Therapieziele für HbA1c vereinbart werden. Laut der Nationalen Versorgungsleitlinie soll das individuelle HbA1c-Therapieziel innerhalb des HbA1c-Zielkorridors (HbA1c 6,5 % (48 mmol/mol) – 8,5 % (69 mmol/mol)) vereinbart werden. Es ist hierbei von zentraler Bedeutung, dass für das individuelle Therapieziel die Aspekte der Lebenserwartung, Komorbiditäten, Polymedikation, Hypo-

Tab. 25.1 Ziel-Kategorien und Beispiele aus Sicht des Typ-2 Diabetikers.

Ziel-Kategorien	beispielhaft ausgewählte Ziele*	mögliche ermutigende Fragen
Übergeordnete Lebensziele („*fundamental goals*")	• Erhalt und Wiederherstellung der Lebensqualität • Teilhabe am Leben erhalten • Unabhängigkeit erhalten • Verhinderung vorzeitiger Mortalität	„Wenn Sie an Ihren Diabetes denken, was ist Ihnen dann für Ihr Leben besonders wichtig?"
Funktionsbezogene Ziele („*functional goals*")	• Sehkraft erhalten, Auto fahren • Tätigkeiten alleine verrichten können (Gehstrecke erhalten) • Arbeitsplatz erhalten • Minimierung der Belastung und der Nebenwirkungen durch die Therapie • Sexualität erhalten	„Wenn Sie an mögliche Einschränkungen durch Ihren Diabetes denken, was möchten Sie dann erreichen?" „Welche Aktivitäten möchten Sie gern weitermachen können?"
Krankheitsbezogene Ziele („*disease specific goals*")	• Schmerzen lindern • besser schlafen • bessere Stoffwechsel-Kontrolle • kein schlechtes Gewissen beim Essen • Folgeschäden vermeiden (Nierenfunktion erhalten, Blasenfunktion erhalten, keine Vorlagen benötigen)	„Wenn Sie an Ihren Diabetes denken: Welche Beschwerden oder Aspekte Ihrer Erkrankung möchten Sie verändern?"

*Die Tabelle erhebt keinen Anspruch darauf, alle potenziellen Krankheitsziele bei einer komplexen Erkrankung wie Diabetes abzubilden. ((BÄK) et al. 2021)

glykämierisiko, Belastung durch die Therapie, Ressourcen/Möglichkeiten der Unterstützung, funktionelle und kognitive Fähigkeiten, Diabetesdauer und Patientenwunsch mit einfließen. So kann bei niedriger Lebenserwartung, vorhandener Komorbidität, Polymedikation, hohem Hypoglykämierisiko, hoher Belastung durch die Therapie, geringen Ressourcen/Möglichkeiten, eingeschränkten funktionellen und kognitiven Fähigkeiten und langer Diabetesdauer ein höherer HbA1c-Zielwert (max. 8,5 %) vereinbart werden. Bei inverser Lage der Aspekte soll ein entsprechend niedriger HbA1c-Zielkorridor angestrebt werden (minimal 6,5 %) ((BÄK) et al. 2021).

▶ Das individuelle Therapieziel soll mit dem Patienten unter Berücksichtigung der Risiken und Lebensqualität gemeinsam definiert werden.

Der Arzt soll die individuellen Therapieziele und ggf. ihr begründetes Nicht-Erreichen – nachvollziehbar für die Patientin/den Patienten und betreuende Berufsgruppen – dokumentieren und zur Verfügung stellen. Dies gilt auch für die Evaluation der Therapiezielerreichung ((BÄK) et al. 2021).

Bei der Aufklärung über Diagnose- und Behandlungsmöglichkeiten des Typ-2-Diabetes sollen die unterschiedlichen Optionen mit ihren Vor- und Nachteilen umfassend und in verständlicher Form dargestellt werden ((BÄK) et al. 2021).

Bei anstehenden gesundheitsbezogenen Entscheidungen bezüglich des Typ-2-Diabetes soll die Gesprächsführung entsprechend dem Konzept der partizipativen Entscheidungsfindung erfolgen ((BÄK) et al. 2021).

▶ Vor jeder Therapieeskalation sollen Ursachen für die Nicht-Erreichung bisher vereinbarter Therapieziele evaluiert und berücksichtigt werden.

25.4 Weitere Maßnahmen

25.4.1 Schulung

Auch ältere CKD-Patienten mit Diabetes sollen an einer strukturierten Diabetesschulung teilnehmen. Für die Gruppe der funktionell abhängigen älteren Menschen mit Diabetes steht aktuell ein spezielles, evaluiertes Schulungsprogramm zur Verfügung. Wenn möglich sollten An- und Zugehörige an einem solchen Programm (mit) teilnehmen.

25.4.2 Ernährung

Die Planung und Umsetzung krankheitsspezifischer Ernährungsweisen sollten im Bedarfsfall durch ein multiprofessionelles Team unter Einbeziehung fachspezifischer Expertise erfolgen (s. auch Kap. 17). Ein Übergewicht bis zu einem BMI < 30 kg/m^2 ist beim älteren Diabetiker von Vorteil, eine Adipositas (BMI > 30 kg/m^2) ist prognostisch nachteilhaft und sollte vermieden werden (Bahrmann et al. 2018). Bei diabetischer Nephropathie sollte die Proteinaufnahme um circa 0,8 g/kg KG pro Tag liegen. Die gegenwärtige Studienlage ist nicht eindeutig bezüglich einer Nephroprotektion durch eine proteinarme Ernährung. Umgekehrt zeigen die Studien keine Vorteile einer proteinreichen Ernährung bei eingeschränkter Nierenfunktion mit einer GFR unter 60 ml/min/1,73 m^2.

25.4.3 Körperliche Aktivität

Funktionell leicht oder stark abhängige ältere Menschen mit Diabetes, insbesondere Menschen mit Frailty und Diabetes, sollten Möglichkeiten zum Kraft- und Ausdauertraining angeboten werden.

Ältere Menschen mit Diabetes sollten zur Bewegung motiviert werden (siehe auch Kap. 37). Bei älteren Menschen mit Diabetes und erhöhtem Sturzrisiko sollte die Medikation in Hinblick auf Medikamente, die die Sturzneigung erhöhen (z. B. Neuroleptika, Hypnotika, Sedativa) überprüft werden. Bei älteren Menschen mit Diabetes sollte regelmäßig die Visusleistung überprüft werden und falls nötig und möglich das Angebot zur Korrektur unterbreitet werden.

Funktionell leicht oder stark eingeschränkte ältere Menschen mit Diabetes und deren An- und Zugehörige sollten über Möglichkeiten zur Sturzprävention und auf häusliche Sturzgefahren (mangelnde Beleuchtung, fehlende Haltegriffe in Bad und Toilette etc.) hingewiesen werden (siehe auch Kap. 10 und 36).

25.5 Therapeutische Strategie

25.5.1 Strategische Überlegungen

▶ Bei Menschen mit Typ-2-Diabetes soll eine Therapie-Deeskalation oder eine Veränderung der Therapiestrategie regelmäßig geprüft werden.

Dies gilt insbesondere:

- wenn die negativen Effekte der Therapie die Sicherheit und die Lebensqualität der/des Betroffenen beeinträchtigen;
- wenn die individuelle Situation dafürspricht, dass prognostische Aspekte eine geringere Rolle spielen als die aktuelle Lebensqualität;
- wenn das individuelle Therapieziel (metabolische Kontrolle) unterschritten wird;
- bei Multimorbidität und Polymedikation;
- bei Auftreten von akuten Erkrankungen.

Indem Therapieziele regelmäßig und insbesondere in oben genannten Situationen überprüft werden, lässt sich die Therapie an wechselnde Bedürfnisse und Kontextfaktoren anpassen. Dem Nutzen, Überversorgung und unnötige Medikation zu vermeiden, stehen keine Nachteile durch das empfohlene Vorgehen gegenüber. ((BÄK) et al. 2021)

Ziel der Therapie des Glukosestoffwechsels ist unter anderem die Verbesserung prognostisch relevanter Erkrankungen wie die Verhinderung von kardiovaskulären und renalen Ereignissen. Um diese Ziele zu erreichen, ist es von Bedeutung, auch andere prognostisch relevante Begleiterkrankungen adäquat zu behandeln (z. B. arterielle Hypertonie, kardiovaskuläre Erkrankungen) (vgl. auch Kap. 24, 26 und 29).

Ist bei Menschen mit Typ-2-Diabetes unter Berücksichtigung der individuellen Therapie-

Abb. 25.1 Medikamentöse Therapie des Diabetes mellitus im Alter

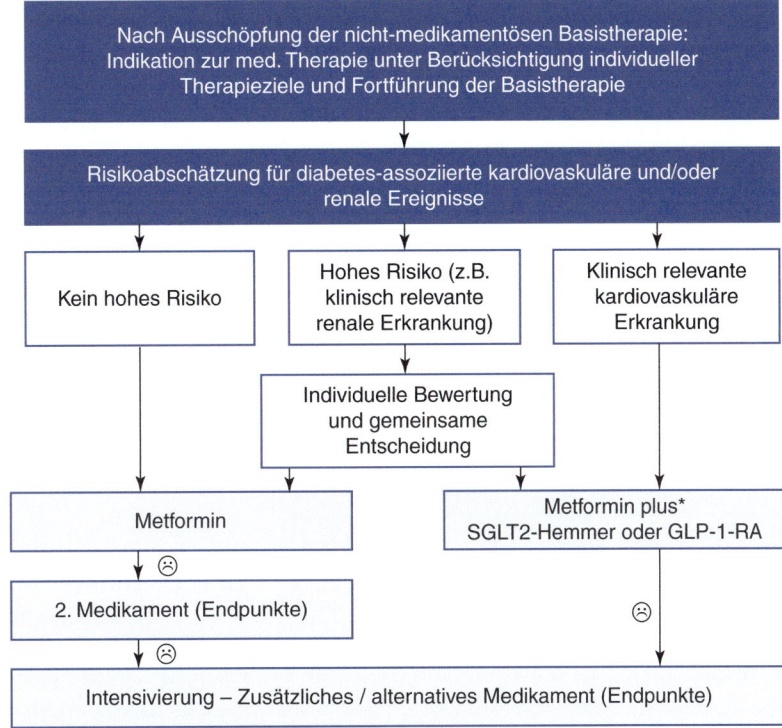

Nach Ausschöpfung der nicht-medikamentösen Basistherapie: Indikation zur med. Therapie unter Berücksichtigung individueller Therapieziele und Fortführung der Basistherapie

Risikoabschätzung für diabetes-assoziierte kardiovaskuläre und/oder renale Ereignisse

Kein hohes Risiko

Hohes Risiko (z.B. klinisch relevante renale Erkrankung)

Klinisch relevante kardiovaskuläre Erkrankung

Individuelle Bewertung und gemeinsame Entscheidung

Metformin

Metformin plus* SGLT2-Hemmer oder GLP-1-RA

2. Medikament (Endpunkte)

Intensivierung – Zusätzliches / alternatives Medikament (Endpunkte)

Anmerkung: Metformin bis GFR 30 ml/min/1.73 m²

ziele und nach Ausschöpfung der nicht-medikamentösen Basistherapie eine medikamentöse Therapie des Glukosestoffwechsels indiziert, soll der Therapie-Algorithmus (siehe Abb. 25.1)) angewendet werden.

Anmerkung: Metformin bis GFR > 30 ml/min/1,73 m²

*Bei einem HbA1c von ≤7 % liegen keine Daten für die Wirksamkeit einer Kombinationstherapie bei Menschen mit Typ-2-Diabetes ohne Herzinsuffizienz vor.

☹ = Individuelles Therapieziel nach 3–6 Monaten nicht erreicht, Überprüfung der Therapiestrategie und des Therapieziels in partizipativer Entscheidungsfindung

Die nicht-medikamentöse Basistherapie bietet auch bei älteren CKD-Patienten eine wirkungsvolle Therapieoption und ist die Grundlage der Behandlung. Erst wenn nicht-medikamentöse Maßnahmen ausgeschöpft sind, sieht die Leitliniengruppe die Indikation zur medikamentösen Therapie.

25.5.2 Priorisierung des Therapieziels auf Basis des individuellen Risikoprofils

Bestimmend für die Wahl der besten Therapiestrategie sind gemeinsam priorisierte Therapieziele sowie die Wahrscheinlichkeit, aufgrund der individuellen Krankheitsfaktoren von einer bestimmten Therapie zu profitieren. Auf Grundlage der derzeit vorliegenden Evidenz ergeben sich dabei prinzipiell zwei Wege (Tab. 25.2):

- Reduktion von Folgeerkrankungen des Diabetes primär durch die Kontrolle des HbA1c als Surrogat für die Stoffwechseleinstellung;
- primäre Reduktion der Wahrscheinlichkeit eines speziell kardiovaskulären und renalen Ereignisses durch medikamentöse Therapie.

Für einige Patientengruppen zeigte sich in Studien eine relativ kurzfristige Reduktion der

Tab. 25.2 Antidiabetika nach Wirkgruppen und Einsatz bei eingeschränkter GFR (Modifiziert nach (Pugliese et al. 2019))

eGFR ml / min / 1.73 m²	≥ 60	45-59	30-44	15-29	< 15
Sekretagoga					
Gliclazid		Dosis ⇩			
Repaglinid			Dosis ⇩		
Sensitizer & ∝-Glucosidase Inhibitoren					
Metformin		Dosis ⇩	Dosis ⇩⇩		
Pioglitazon					
Acarbose					
DPP4-Inhibitoren					
Sitagliptin			Dosis ⇩	Dosis	⇩⇩
Vildagliptin			Dosis ⇩		
Linagliptin					
GLP-1-Rezeptor Agonist					
Liraglutid					
Dulaglutid					
SGLT2-Inhibitoren					
Empagliflozin				EF ⇩	
Dapagliflozin					

Mortalität, kardiovaskulärer oder renaler Ereignisse durch bestimmte SGLT2-Inhibitoren bzw. GLP-1-RA, bei anderen sind die Ergebnisse weniger eindeutig bzw. es fehlen Daten. Einschlusskriterien und Definition kardiovaskulärer Erkrankungen bzw. des kardiovaskulären Risikos sind in den Studien zu SGLT2-Inhibitoren und den GLP-1-RA unterschiedlich. Dies erschwert die vergleichende Beurteilung ((BÄK) et al. 2021).

25.6 Spezielle Therapieziele

25.6.1 Kardiovaskuläre Erkrankung

Konsistente Ergebnisse zur Reduktion relevanter Endpunkte zeigten sich in einer Metaanalyse zu SGLT2-Inhibitoren für Patienten mit manifester kardiovaskulärer Erkrankung, wobei Ergebnisse teilweise stark durch die EMPA-REG OUTCOME-Studie beeinflusst wurden (Zinman et al. 2015). Aus den präspezifizierten Subgruppenanalysen stratifiziert nach vorbestehender kardiovaskulärer Erkrankung in den Einzelstudien zu den GLP-1-RA ergaben sich ähnliche Hinweise.

25.6.2 Nierenfunktionseinschränkung

Gleiches galt für Patienten mit eingeschränkter Nierenfunktion. Beide Wirkstoffgruppen (GLP-1-RA, Gliflozine) reduzierten zwar renale Endpunkte, welche Patientengruppen aber am ehesten profitieren, lässt sich auf Basis der Subgruppenanalysen stratifiziert nach Nierenfunktion nicht ableiten ((BÄK) et al. 2021).

Diabetiker ohne relevante kardiovaskuläre Risikofaktoren wurden in die Studien, die Wirksamkeit in Bezug auf kardiovaskuläre oder renale Endpunkte zeigten, nicht eingeschlossen. Die Leitliniengruppe geht davon aus, dass diese im Rahmen der Beobachtungszeiträume der zitierten Studien eher nicht von einer sofortigen Kombinationstherapie mit SGLT2-Inhibitoren oder GLP-1-RA profitiert hätten, weil die Wahrscheinlichkeit, zeitnah ein kardiovaskuläres oder renales Ereignis zu entwickeln, hier als geringer anzusehen ist.

25.6.3 HbA1c-Wert

Endpunktstudien zu SGLT2-Hemmern und GLP-1-RA wurden mit bereits medikamentös vorbehandelten Patienten durchgeführt. Der HbA1c-

Wert lag im Mittel in den Studien zu SGLT2-Inhibitoren jeweils bei etwa 8 % (zwischen 8,0 bis 8,3 %). Allerdings hatten z. B. in der Subgruppenanalyse bei der EMPA-REG OUTCOME-Studie vor allem Patienten mit einem niedrigeren HbA1c (<8,5 %) profitiert (Zinman et al. 2015). Ab welchem HbA1c-Schwellenwert sich eine Indikation für die sofortige Kombinationsbehandlung ergeben könnte, lässt sich aus den vorliegenden Daten nicht ableiten. Für Patienten ohne Herzinsuffizienz und mit einem HbA1c von ≤7 % liegen keine ausreichenden Daten zur Wirksamkeit vor ((BÄK) et al. 2021).

25.6.4 Insulindefizienz

Bei einem Teil der Menschen mit Typ-2-Diabetes liegt ein schweres Insulindefizit (reduzierte Insulinsekretion) vor. Nach Analyse einer schwedischen Arbeitsgruppe an einer Kohorte von 8980 Menschen mit neu diagnostiziertem Diabetes lag dieser Anteil bei ca. 17,5 %. Je nach Ausprägung der Insulinsekretionsstörung kann ein initialer oder frühzeitiger Einsatz einer Insulintherapie notwendig sein ((BÄK) et al. 2021).

25.6.5 Priorisierung der Therapieziele nach Risikoprofil

Der Algorithmus zur Therapieempfehlung sieht vor (Abb. 25.1), dass Patienten mit Diabetes und einer klinisch relevanten kardiovaskulären Erkrankung eine Kombinationstherapie aus Metformin und einem SGLT2-Inhibitor oder einem GLP-1-RA angeboten werden, wenn Patienten nach Abwägung der Wirkungen und Nebenwirkungen dazu bereit sind.

Bei Patienten mit mehreren Risikofaktoren für das Auftreten eines renalen oder kardiovaskulären Ereignisses finden sich starke Argumente für eine primär HbA1c-orientierte Strategie und auch für eine sofortige Kombinationstherapie. Wer wovon eher profitiert, ist derzeit ungeklärt, deshalb wird hier eine kritische individuelle Beurteilung und

die partizipative Entscheidung auf Basis der verfügbaren Daten empfohlen.

Beispiele kardiovaskulärer Risikofaktoren

- (biologisches) Alter
- Geschlecht (männlich > weiblich)
- Diabetesdauer
- Lebensstil/Ernährung/Bewegungsmangel
- familiäre/genetische Disposition
- Hypertonie
- Dyslipidämie
- Adipositas
- Chronische Nierenkrankheit
- Albuminurie
- Raucherstatus
- starke Stoffwechselinstabilität und schwere Hypoglykämien
- linksventrikuläre Hypertrophie
- subklinische Arteriosklerose bzw. subklinische kardiovaskuläre Erkrankung

Für Betroffene, bei denen die Kontrolle des Glukosestoffwechsels im Vordergrund steht, empfiehlt der Algorithmus wie bisher zunächst eine Monotherapie mit Metformin ((BÄK) et al. 2021).

25.7 Wirkstoffauswahl

Leitend bei der Wirkstoffwahl sind die Effekte auf priorisierte klinische Outcomes in Verbindung mit der der Zugehörigkeit zur funktionellen Altersgruppe: Funktionell selbstständige Patienten sollten eine leitlinien konforme Diabetestherapie erhalten (Abb. 25.1), funktionell leicht- bis mittelgradig eingeschränkte Patienten sollten eine individualisierte Anpassung der Leitlinienempfehlung in ihrer Diabetestherapie erfahren, die das individuell vereinbarte Therapieziel, die kardiovaskulären Risikofaktoren und die Nierenfunktion berücksichtigt. Funktionell stark eingeschränkte Patienten sind in der kognitiven oder/und körperlichen Funktionalität derart eingeschränkt, dass die Lebenserwartung reduziert ist und eine dementsprechend angepasste antidiabetische Medikation mit einem HbA1c Zielwert von < 8,5 % (Blutglukose vor den Mahlzeiten 110–180 mg/dl) zu empfehlen ist. In „End-of -life" Situationen ist das alleinige Therapieziel die Symptomfreiheit (Bahrmann et al. 2018).

Nach Einschätzung der Leitliniengruppe liegen die belastbarsten Daten sowie Hinweise auf die Beeinflussung der Gesamtsterblichkeit in der Gruppe SGLT2-Inhibitoren für Empagliflozin vor und in der Gruppe der GLP-1-RA für Liraglutid. Beide Substanzen werden inzwischen auch vom Gemeinsamen Bundeszuschuss (G-BA) als zweckmäßige Alternativ in der Kombinations-therapie anerkannt. Die Entscheidung, diese bei-den Substanzen nicht explizit im Algorithmus zu nennen, ist der derzeitigen Dynamik geschuldet, mit der neue Ergebnisse für bestimmte Wirkstoffe zu erwarten sind, die eine Einschätzung mög-licherweise revidieren könnten ((BÄK) et al. 2021)

25.7.1 Therapiemöglichkeiten bei höhergradiger Niereninsuffizienz (eGFR < 30 ml/min)

Bei Diabetikern mit einer eGFR < 30 ml/min ist eine Therapie mit Metformin kontraindiziert. In Ab-hängigkeit der metabolischen Situation ist bei die-ser Patientengruppe initial häufig eine Insulin-therapie indiziert. Dies kann auch nur vorübergehend sein. Es ist wichtig, regelmäßig zu prüfen, ob die Therapie an die Nierenfunktion angepasst ist.

Es wird empfohlen Diabetiker mit höhergradig eingeschränkter Nierenfunktion unter Berück-sichtigung des jeweiligen Zulassungsstatus und der Fachinformation mit einem der folgenden Wirkstoffe zu behandeln (alphabetische Reihen-folge):

- DPP-4-Inhibitoren oder
- Glinide oder
- GLP-1-RA oder
- Insulin.

Werden die individuellen Therapieziele nicht erreicht, schließt sich eine Kombination aus Basalinsulin mit einem der oben genannten Wirk-stoffe an (immer unter Berücksichtigung der Nierenfunktion). Die nächste Eskalationsstufe sieht eine Kombination von Basalinsulin mit kurzwirksamem Insulin bzw. eine Intensivierung der Insulintherapie vor.

Die Auswahl der Medikamente erfolgt im Sinne der partizipativen Entscheidungsfindung unter Berücksichtigung der individuellen Therapieziele, Kontextfaktoren, sowie Vor- und Nachteile der Wirkstoffe. Bei dialysepflichtigen Patienten kann eine Anpassung des Insulin-schemas an die Behandlungstage mit und ohne Nierenersatztherapie erforderlich sein.

25.7.2 Besonderheiten der Insulintherapie

Bei Menschen mit Typ-2-Diabetes soll die In-dikation zur Insulintherapie in folgenden Situa-tionen geprüft werden:

- bei Nicht-Erreichen des individuellen Therapieziels trotz Ausschöpfung der nicht-medikamentösen Maßnahmen und medika-mentösen Therapie (Kombination aus oralen Antidiabetika mit/ohne s.c. zu verabreichenden GLP-1-RA);
- bei metabolischen Entgleisungen, z. B. bei Erstdiagnose (unklare diagnostische Situa-tion, Typ-1-Diabetes nicht sicher aus-geschlossen);
- bei Gabe von diabetogenen Medikamenten (z. B. Glukokortikoide), bei schweren Infek-ten, Traumata oder größeren Operationen, (eventuell nur temporär);
- bei stark eingeschränkter Nierenfunktion (in Abhängigkeit vom individuellen Therapieziel)

Die Deeskalation der Insulintherapie soll bei Menschen mit Typ-2-Diabetes in folgenden Situ-ationen geprüft werden: Wenn

- die Indikation (z. B. akute Erkrankung, meta-bolische Entgleisung, Verschlechterung der Nierenfunktion) nicht mehr besteht;
- die Zielwerte des Glukosestoffwechsels er-reicht sind oder unterschritten werden;

Tab. 25.3 Zielwerte für ältere Menschen mit Diabetes mellitus

Indikator	Individualisierung der Therapieziele
HbA1c	individualisiertes Therapieziel für HbA1c unter Berücksichtigung beeinflussender Faktoren
Lipide	zielwertorientierte Therapie gemäß individuell festgelegter LDL-Ziele und dem Grad des kardiovaskulären und renalen Risikos
Gewichtsabnahme bei Übergewicht	BMI < 30 kg/m²
Blutdruck	Orientierungswert < 140/90 mmHg Individuelle Zielvereinbarung unter Berücksichtigung von Verträglichkeit, funktionellem Status, Alter, Kognition und Komorbiditäten

- Hypoglykämien auftreten;
- sich das individuelle Therapieziel ändert (z. B. in Folge von Multimorbidität).

Für den Erfolg der therapeutischen Bemühungen beim älteren Menschen mit Diabetes ist neben der besseren Kontrolle des Glukosestoffwechsel die erfolgreiche Behandlung der Hypercholesterinämie, der eventuellen Adipositas und der Hypertonie bedeutsam. Die Zielwertempfehlungen der nationalen Versogrungsleitlinie sind in Tab. 25.3 zusammengefasst ((BÄK) et al. 2021). Vgl. hierzu auch die jeweiligen Schwerpunktkapitel.

25.8   Fazit für die Praxis

1. Ein besonderes Augenmerk beim geriatrischen Patienten mit Diabetes gilt der Lebensqualität.

2. Die Diagnostik und Therapie des geriatrischen Patienten mit Diabetes mellitus richtet sich stark nach seiner kognitiven und körperlichen Funktionalität.
3. Mit dem Patienten und seinem familiären Umfeld sollten unter der Berücksichtigung individueller Ziele Therapiestrategie und deren Umsetzung vereinbart und regelmäßig überprüft werden.

Literatur

Bahrmann A, Bahrmann P, Baumann J, Bauer J, Brückel E, Dreyer M, Freitag MF, Alexander , Gölz S, Grundke S, Hiddemann SH, Katja, Kern W, Kintscher U, Kubiak T, Kulzer B, Lee-Barkey YH, Lobmann R, Marx N, Schröder F, Tombek A, Uebel T, Wernecke JZ, Rom A (2018) S2k-Leitlinie Diagnostik, Therapie und Verlaufskontrolle des Diabetes mellitus im Alter. AWMF-Leitlinie

(BÄK) B, (KBV) KB, (AWMF) AdWMF (2021) Nationale Versorgungsleitlinie Typ-2-Diabetes. https://doi.org/10.6101/AZQ/000475

Eckardt-Felmberg R (2018) Senioren mit Diabetes. Dtsch Ärztebl 115(41). https://doi.org/10.3238/PersDia.2018.10.12.01

Pugliese G, Penno G, Natali A, Barutta F, Di Paolo S, Reboldi G, Gesualdo L, De Nicola L, Italian Diabetes S, the Italian Society of N (2019) Diabetic kidney disease: new clinical and therapeutic issues. Joint position statement of the Italian Diabetes Society and the Italian Society of Nephrology on „the natural history of diabetic kidney disease and treatment of hyperglycemia in patients with type 2 diabetes and impaired renal function". Nutr Metab Cardiovasc Dis 29(11):1127–1150. https://doi.org/10.1016/j.numecd.2019.07.017

Zinman B, Wanner C, Lachin JM, Fitchett D, Bluhmki E, Hantel S, Mattheus M, Devins T, Johansen OE, Woerle HJ, Broedl UC, Inzucchi SE, Investigators E-RO (2015) Empagliflozin, cardiovascular outcomes, and mortality in type 2 diabetes. N Engl J Med 373(22):2117–2128. https://doi.org/10.1056/NEJMoa1504720

Lipidmanagement bei älteren CKD-Patienten

Bernd Hohenstein und Volker J. J. Schettler

Inhaltsverzeichnis

26.1 Einleitung

Mit abnehmender Nierenfunktion und auch mit zunehmendem Lebensalter steigt das Risiko für Gefäßkomplikationen und damit für kardiovaskuläre Erkrankungen deutlich an. Vor diesem Hintergrund kommt der Betrachtung des Lipidmanagements bei geriatrischen CKD-Patienten eine besondere Bedeutung zu.

B. Hohenstein (✉)
Nephrologisches Zentrum Villingen-Schwenningen,
Villingen-Schwenningen, Deutschland
e-mail: b.hohenstein@nzvs.de

V. J. J. Schettler
Nephrologisches Zentrum,
Göttingen, Deutschland
e-mail: v.schettler@nz-goe.de

© Der/die Autor(en), exklusiv lizenziert an Springer-Verlag GmbH, DE, ein Teil von Springer Nature 2023
U. Hoffmann, W. Pommer (Hrsg.), *Geriatrische Nephrologie*,
https://doi.org/10.1007/978-3-662-65648-8_26

26.2 Evidenz für die lipidologische Intervention in der Allgemeinbevölkerung

Im Hinblick auf das Erkrankungsrisiko für atherosklerotische Gefäßerkrankungen spielen mehrere gut definierte Risikofaktoren eine Rolle. Hierzu gehören neben dem männlichen Geschlecht, dem hohen Lebensalter, der arteriellen Hypertonie, dem Diabetes mellitus, der Adipositas, dem inhalativen Rauchen sowie einer positiven Familienanamnese insbesondere auch Störungen des Fettstoffwechsels.

Für Fettstoffwechselstörungen existiert sowohl aus genetischer, wie aus epidemiologischer und interventioneller Sicht eine nahezu überwältigende Datenlage dafür, dass niedrigere Konzentrationen des LDL-Cholesterins (LDL-C), als Modifikatoren aber auch der Non-HDL-Cholesterine (alle Apolipoprotein B haltigen Lipide), signifikante Effekte auf die Entstehung entsprechender kardiovaskulärer Erkrankungen haben (Catapano et al. 2016). Große Metaanalysen zeigen seit Jahren immer wieder einen linearen Zusammenhang zwischen einer Reduktion des LDL-C um 1 mmol/L (38,7 mg/dL) und einer Abnahme des kardiovaskulären Risikos um weitere 23 % (Boekholdt et al. 2014).

Große Interventionsstudien haben inzwischen den zusätzlichen Nutzen einer intensiveren, zielwertorientierten und damit zugleich risikoadaptierte LDL-C-senkende Therapie zusätzlich zu einer Statintherapie klar herausgearbeitet (Cannon et al. 2015; Sabatine et al. 2017; Schwartz et al. 2018). Diese ist als Standard in den Leitlinien sämtlicher internationaler Fachgesellschaften zu finden. Für die Behandlung der Hypertriglyzeridämie existieren dagegen keine Daten, welche einen Einsatz bei atherosklerotischen Erkrankungen unterstützen. Daten bei älteren Patienten liegen hier ebenso wenig vor, wie für die vor allem in Deutschland gebräuchliche Behandlung mittels Lipoproteinapherese bei Patienten mit hohem Lipoprotein(a) (Lp(a)) (Heigl et al. 2019).

26.3 Risikofaktor LDL-C bei älteren CKD-Patienten

Das Lebensalter selbst gilt als einer der wesentlichsten Risikofaktoren für Gefäßerkrankungen. Dementsprechend verlieren in höherem Alter andere Risikofaktoren etwas an Bedeutung. Während sich das Alter sehr klar definieren lässt, stellt sich beim Ausmaß der Nierenfunktionseinschränkung, unterstützt durch eine ganze Reihe jüngerer Daten, die Frage, inwieweit die Definition der CKD aus der Durchschnittsbevölkerung in die Gruppe von Patienten mit höherem Lebensalter übertragen werden kann. Einige Daten sprechen dafür, dass in höherem Alter auch mit einer niedrigeren geschätzten glomerulären Filtrationsrate noch eine langfristig stabile Nierenfunktion vorhanden ist und sich entsprechend das kardiovaskuläre Risikoprofil dieser Patienten möglicherweise von dem jüngerer Patienten mit einer ähnlichen CKD unterscheidet (Delanaye et al. 2019; Eriksen et al. 2020).

Diese Aspekte lassen vermuten, dass entsprechende Interventionsstudien, welche Patienten in einem Lebensalter von ≥ 70 Jahren eingeschlossen haben, möglicherweise Patienten mit einem unterschiedlichen Risikoprofil erfasst bzw. nicht richtig diskriminiert haben.

Selektive Studien bei geriatrischen Patienten hinsichtlich der LDL-C Senkung sind kaum vorhanden.

26.4 Das kardiovaskuläre Risiko bei älteren CKD-Patienten

In zahlreichen Arbeiten der Allgemeinbevölkerung wurde gezeigt, dass das kardiovaskuläre Risiko bei einer eGFR <45 ml/min/1,73 m^2 deutlich ansteigt. Diese Einschätzung konnte zuletzt auch in einer großen epidemiologischen Arbeit verifiziert werden (Matsushita et al. 2020).

In der „Berliner Initiative Studie" wurden 1581 Patienten im Alter von über 70 Jahren (mittleres Alter 80 Jahre) für mehr als 8 Jahre nachbeobachtet. Dabei konnte gezeigt werden, dass bei diesen Patienten eine eGFR zwischen 45 und 59 ml/min/1,73 m^2 einen deutlichen Zusammenhang mit dem Auftreten eines Schlaganfalls (HR 2.23 (CI 1.55–3.21) hatte. Die Proteinurie war eher mit dem Auftreten von Myokardinfarkten assoziiert (Kuhn et al. 2021).

▶ Bei älteren CKD-Patienten steigt das kardiovaskuläre Risiko deutlich an.

26.5 Wissenschaftliche Evidenz für die LDL-C Senkung bei älteren Patienten

Bis heute existieren keine Studien, die spezifisch in einer älteren oder gar geriatrischen Bevölkerungsgruppe den Effekt eine LDL-C Senkung isoliert analysiert haben. Zur Betrachtung älterer Populationen dienen daher Subgruppen- und Metaanalysen.

In einer Metaanalyse aus dem Jahr 2019 (Cholesterol Treatment Trialists 2019) wurden die Effekte von Statinen an Patienten aus entsprechenden randomisiert–kontrollierten Studien mit einer Laufzeit >2 Jahren und einer Teilnehmerzahl >1000 Patienten untersucht. Hierbei waren 14.483 von 186.854 Teilnehmern >75 Jahre alt. Die mittlere Nachbeobachtungsdauer lag bei 4,9 Jahren. Der protektive Effekt von Statinen war bei Studienteilnehmern mit vorbekannter Gefäßerkrankung deutlicher ausgeprägt. Die IMROVE-IT Studie (Cannon et al. 2015) verglich Simvastatin gegenüber Simvastatin/Ezetimib und erreichte in der Gruppe mit Simvastatin ein LDL-C von 69,5 mg/dL (1,8 mmol/L) versus 53,7 mg/dL (1,4 mmol/L) in der Kombinationstherapie. Der Blick in die Subgruppenanalyse dieser Studie zeigt, dass der protektive Effekt von Simvastatin/Ezetimib auch im Alter ab 75 Jahren (n = 2798 versus n = 15.346) erhalten ist. Die Hazard Ratio betrug 0,797 (95 % CI 0,704–0,902).

In einer aktuellen Metaanalyse wurden gezielt Patienten >75 Jahre in randomisiert-kontrollierten Studien der Jahre 2015–2020 analysiert (Gencer et al. 2020). Insgesamt fanden sich dazu 24 Studien, wobei 21.492 der 244.090 Patienten über 75 Jahre alt waren. Insgesamt zeigten sich in dieser Metaanalyse protektive Effekte der LDL-C Senkung, die identisch zu jüngeren Patienten waren und es konnte kein Unterschied zwischen Studien mit reiner Statin- oder aber darüberhinausgehender Intervention mittels Ezetimib oder PCSK9-Hemmung festgestellt werden. Die Datenlage für ältere Patienten der Allgemeinbevölkerung ist damit sehr klar, ausreichende systematische Daten für eine Primärprävention liegen allerdings in dieser Altersgruppe derzeit nicht vor.

▶ In Metanalysen fanden sich bei niedrigeren LDL-C-Werten bei älteren Menschen protektive Effekte.

26.6 Wissenschaftliche Evidenz für die LDL-C Senkung bei älteren CKD-Patienten

Mit der so genannten SHARP-Studie (Sharp Collaborative 2010) liegt derzeit eine einzige (allerdings primärpräventive) Interventionsstudie bei Patienten mit CKD vor, bei der Patienten mit einem Ausgangs-LDL-C von 107,5 mg/dL (2,78 mmol/L) eingeschlossen wurden. Die erreichte LDL-C Reduktion lag unter Simvastatin/Ezetimib versus Placebo zwischen −1,08 mmol/L nach 12 Monaten und bei −0,84 mmol/L nach 46 Monaten. Damit lagen die erreichten LDL-C Werte bei rund 66 mg/dL (1,7 mmol/L) bzw. 75 mg/dL (1,9 mmol/L). Patienten mit einem Alter von über 70 Jahren (n = 222 versus n = 279 Plazebo) hatten ein relatives Ereignisrisiko von 0,78 (95 % CI 0,65–0,93).

Als weitere Studie mit gezielter Betrachtung von Patienten mit CKD kann die FOURIER-Studie erwähnt werden (Sabatine et al. 2017). In dieser Studie mit dem PCSK9-Hemmer Evolocumab waren 4443 Patienten mit einer CKD Stadium G3-5 eingeschlossen worden (Charytan et al. 2019). Das Ausgangs-LDL-C lag bei 91 mg/dL (2,35 mmol/L) und wurde konsistent um 58 % auf Werte von 38 mg/dL (0,98 mmol/L) reduziert. Die mittlere eGFR lag bei 51,1 (Bereich 43,6–56,2) ml/min/1,73 qm, das relative Risiko für große Gefäßereignisse (sekundärer End-

Tab. 26.1 Studien zum Lipidmanagement bei älteren CKD-Patienten

Studien-akronym	Studien-typ	Kohorte	Intervention	Resultate
SHARP	RCT	CKD und Dialysepatienten ohne vorausgehendes Gefäßereignis, Subgruppe mit Alter über 70 Jahre	Simvastatin/Ezetimib (n = 222) versus Plazebo (n = 279)	RR 0,78 (95 % CI 0,65–0,93), AR −1,7 %. Erreichtes LDL-C ca. 70 mg/dL (1,8 mmol/l)
FOURIER	RCT	Kardiovaskuläre Hochrisikopatienten, Subgruppe mit CKD Stadium 3 mittleres Alter 68,7 ± 7,8 Jahre.	Evolocumab (n = 4443) versus Plazebo	RR 0,79 (95 % CI 0,65–0,95), Erreichtes LDL-C ca. 38 mg/dL (0,98 mmol/L)
ODYSSEY-OUTCOMES	RCT	Kardiovaskuläre Hochrisikopatienten, Subgruppe mit CKD Stadium 3 mittleres Alter 67,1 ± 8,87 Jahre	Alirocumab versus Plazebo (n = 2122)	RR 0,974 (95 % CI 0,805–1,178),

RR: Relatives Risiko versus Plazebo; RCT: randomisiert-kontrollierte Studie, AR. Absolutes Risiko, CI: Confidenzintervall

punkt) lag bei 0,79 (95 % CI 0,65–0,95). Leider gibt es hierzu keine altersabhängig Subgruppenanalyse, die Ereignisrate bei CKD lag jedoch in den Plazebogruppen mit 12,8 % gegenüber 7,1 % in der Gruppe ohne CKD deutlich höher. Das mittlere Lebensalter in der Gruppe der Patienten mit CKD lag mit 68,7 ± 7,8 Jahren näherungsweise in einem Bereich älterer Patienten anderer Studien und lag deutlich oberhalb des Alters von Patienten ohne CKD (56,3 ± 7,4 Jahre).

Zu weniger klaren Ergebnissen kommt die ODYSSEY OUTCOMES-Studie (Schwartz et al. 2018), bei der durch die lipidsenkende Therapie erzielte, signifikante Effekt auf eine Reduktion weiterer kardiovaskulärer Ereignisse nur bei Patienten mit einer GFR ≥ 60 ml/min/1,73 qm beobachtet werden konnte (Tunon et al. 2020). Keinen Unterschied auf die Reduktion von kardiovaskulären Ereignissen konnte bei Patienten mit einer GFR < 60/min/1,73 qm gesehen werden. Dieses Patientenkollektiv war im Vergleich zu den anderen Kollektiven signifikant älter: 67,1 ± 8,8 Jahre, sodass aus unserer Sicht Rückschlüsse auf einen zusätzlichen therapeutischen Nutzen der PCSK9-Inhibition bei älteren Patienten mit einer GFR < 60/min/1,73 qm mit akutem Koronarsyndrom aus dieser Studie nicht möglich sind (Tunon et al. 2020).

Damit geben diese Studien (bei sicherlich begrenzter Datenlage) Hinweise auf einen anhaltend protektiven Effekt einer lipidologischen Interventionen bei CKD einerseits und bei Patienten in höherem Lebensalter von mindestens 70 Jahren andererseits. Siehe hierzu auch Tab. 26.1.

26.7 Praktisches Lipidmanagement bei älteren CKD-Patienten

Ältere Patienten profitieren also, wie oben dargestellt, in gleicher Art und Weise von einem effizienten lipidologischen Management wie jüngere Patienten. Die Datenlage zur Behandlung von CKD- Patienten widerspricht dieser Sichtweise nicht und unterstützt auch den primärpräventiven Ansatz, da die CKD eine deutliche Erhöhung des kardiovaskulären Risikos impliziert. Aus unserer Sicht ist dies in jedem Fall für Patienten im CKD-Stadium G3, also bei einer eGFR 30–59 ml/min/1,73 qm gültig.

Wie auch für die Allgemeinbevölkerung gehört zum wirksamen Management der Patienten das gezielte Screening nach entsprechenden Gefäßveränderungen, um für eine Zielwert-orientierte LDL-C-Senkung die notwendige Datenbasis zu haben. Hierzu ist als Minimalstandard eine Duplexsonografie der Hals- und Beingefäße mit der gezielten Suche nach Plaques und eine kardiologische Ischämiediagnostik zu fordern.

Entsprechend sollten Patienten mit einer eGFR ≥30 ml/min/1,73 qm eine LDL-C Senkung in den Zielbereich ihres individuellen Risikoprofils erhalten. Dies bedeutet in der maximalen Variante einen LDL-C Zielwert von unter 40 mg/dL (1 mmol/L), ggf. unter Einsatz sämtlicher zur Verfügung stehender Therapeutika (Mach et al. 2020).

Wie auch bei jüngeren CKD-Patienten ist davon auszugehen, dass mit weiter abnehmender eGFR der CKD zuzuschreibende Risikofaktoren hinzutreten, welche ebenfalls ein optimales Management benötigen. Entsprechend nimmt der mögliche Einfluss der LDL-C Senkung mit zunehmendem Stadium der CKD ab (Abb. 26.1).

Sicherlich ist im höheren Alter mit dem Patienten ein Konsens darüber herzustellen, wie die Therapie im Abgleich mit dem Risiko einer zunehmenden Polypharmazie und den individuellen Wünschen bezüglich der Lebenssituation und Lebensqualität in Einklang zu bringen ist.

▶ Die Entscheidung zur Lipidsenkung bei älteren CKD-Patienten sollte die Aspekte Lebenssituation und Lebensqualität einbeziehen.

Hierbei spielt natürlich auch die Lebenserwartung eine bedeutende Rolle, da mit dem Eintreten therapeutischer Effekte durch ein lipidlogisches Management erst nach einem Zeitraum von 6–12 Monaten zu rechnen ist.

Aufgrund der existierenden Studienlage ist die Intervention über die Gabe hochwirksamer Statine (Atorvastatin und Rosuvastatin ermöglichen eine LDL-C Senkung von mehr als 50 %) die fundamentale Basis. Diese Intervention führt zu geringen Kosten und ist eine hochgradig wirksame Intervention für den allergrößten Teil der Betroffenen. Die Hinzunahme von Ezetimib ist ebenfalls mit vertretbaren Kosten verbunden und in der haus– und fachärztlichen Praxis einfach durchzuführen, auch über gut verfügbare Kombinationspräparate mit Statinen.

Von dort ausgehend sollte besonders im höheren Alter überlegt werden, welcher Nutzen und welche Kosten durch eine Therapieeskalation erreicht beziehungsweise erzeugt werden und inwieweit beispielsweise eine LDL-C Senkung von 70 auf 55 mg/dL (1,80 auf 1,41 mmol/l) zu einer messbaren Risikoreduktion beiträgt. Schließt man für einen definierten Patienten die darüber-

Abb. 26.1 Therapieeffekt durch LDL-Reduktion nach Stadien der chronischen Nierenkrankheit (CKD)

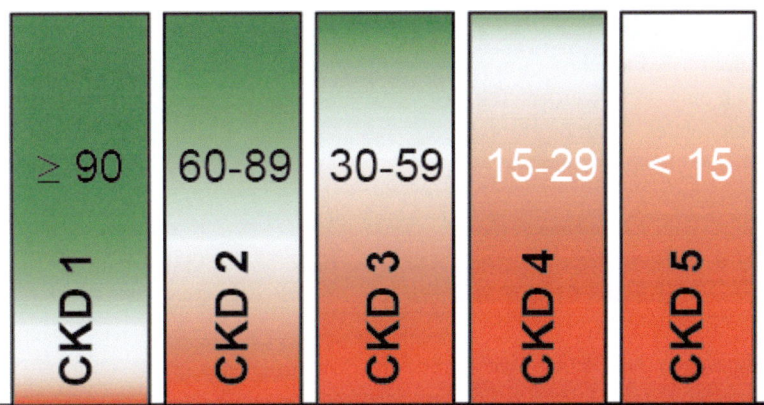

Zahlenangaben entsprechen glomerulärer Filtration (ml/min./1,73 m^2 Körperoberfläche)

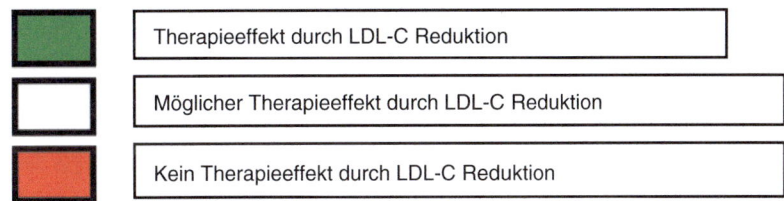

Tab. 26.2 Empfehlungen Lipidologisches Management bei CKD im Alter von über 75 Jahren

CKD-Stadium (eGFR ml/min/1,73 m²)	Risikoeinstufung	LDL-C Zielwertdefinition	Therapien mit publizierten Sicherheitsdaten
G1 und G2 (eGFR ≥60)	nach ESC/EAS Leitlinien	Identisch zur Allgemeinbevölkerung, keine Beendigung der Therapie	Statine, Ezetimib, Bempedoinsäure, PCSK9-Antikörper, PCSK9-Antisense, Lipoproteinapherese
G3a (eGFR 45–59)	Mindestens hohes Risiko gemäß ESC/EAS	≤70 mg/dL für alle Patienten ≤55 mg/dL bei manifester Gefäßerkrankung	Statine, Ezetimib, Bempedoinsäure, PCSK9-Antikörper, PCSK9-Antisense, Lipoproteinapherese
G3b (eGFR 30–44)	Mindestens hohes Risiko gemäß ESC/EAS	≤70 mg/dL für alle Patienten ≤55 mg/dL bei manifester Gefäßerkrankung	Statine*, Ezetimib, PCSK9-Antikörper, PCSK9-Antisense, Lipoproteinapherese
G4 (eGFR 15–29)	Hochrisikopatientengemäß ESC/EAS	55–70 mg/dL für alle Patienten	Statine*, Ezetimib, PCSK9-Antikörper, Lipoproteinapherese
G5 (eGFR <15)	Hochrisikopatientengemäß ESC/EAS	≤55–70 mg/dL für alle Patienten	Statine*, Ezetimib, PCSK9-Antikörper, Lipoproteinapherese[#]

*Vorsicht beim Einsatz hoher Statindosierungen, da höheres Potenzial für UAW, [#]Einzelfälle

hinausgehende Therapieeskalation (beispielsweise über eine Lipoproteinapherese) aus, so ist sicherlich auch bereits der Schritt zur Gabe eines PCSK9-Hemmers wenigstens kritisch zu hinterfragen.

Bei Vorliegen einer manifesten Gefäßerkrankung sollte die LDL-C-Senkung auch bei einer eGFR von <30 ml/min/1,73 qm unbedingt initiiert werden und gemeinsam mit sämtlichen weiteren Risikofaktoren in einem optimalen Bereich eingestellt werden. Tab. 26.2 fasst eine entsprechende Therapieempfehlung bei älteren CKD-Patienten zusammen.

26.8 Beendigung der Therapie bei älteren CKD-Patienten

Abgesehen von einer klar begrenzten Lebenserwartung oder dem expliziten, aufgeklärten Wunsch des Patienten nach Beendigung der Therapie sollte das lipidologische Management auch bei älteren CKD-Patienten nicht unbegründet beendet werden, zumal gerade im höheren Lebensalter jedes größere Gefäßereignis, wie beispielsweise Myokardinfarkt oder Apoplex nachhaltige Effekte auf die verbleibende Lebenszeit und Selbstständigkeit der Betroffenen haben kann. Bei Patienten mit einer eGFR von <30 ml/min/1,73 qm

(Stadium G4-5) sollte eine lipidsenkende Therapie ebenso wenig reduziert oder beendet werden wie bei Eintritt der Dialysepflicht.

▶ Bei älteren CKD-Patienten sollte das lipidologische Management nicht unbegründet beendet werden.

26.9 Fazit für die Praxis

- Unter Berücksichtigung des individuellen kardiovaskulären Risikos profitieren ältere Patienten mit eingeschränkter Nierenfunktion von einem guten lipidologischen Management.
- Die Entscheidung zur Lipidsenkung bei älteren CKD-Patienten sollte die Aspekte Lebenssituation und Lebensqualität einbeziehen.
- Bei CKD und eGFR ≥ 30 ml/min. wird eine Absenkung des LDL-C ≤ 70 mg/dL (1,8 mmol/L) bzw. bei manifester Gefäßerkrankung ≤ 55 mg/dL (1,4 mmol/L) empfohlen. Hierbei spielen auch moderne Therapien wie die PCSK9-Hemmung eine Rolle und bieten ein gutes Sicherheitsprofil.
- Bei eGFR < 30 ml/min. sollte auf Basis der existierenden Studienlage weiterhin konse-

quent ein LDL-C von < 70 mg/dL (1,8 mmol/L) angestrebt werden, hinsichtlich der Wahl der Medikation sollte aber auf mögliche Nebenwirkungen und teilweise fehlende Sicherheitsdaten geachtet werden.

• Die lipidsenkende Therapie sollte bei älteren CKD-Patienten nicht unbegründet beendet werden.

Literatur

Boekholdt SM, Hovingh GK, Mora S, Arsenault BJ, Amarenco P, Pedersen TR, LaRosa JC, Waters DD, DeMicco DA, Simes RJ, Keech AC, Colquhoun D, Hitman GA, Betteridge DJ, Clearfield MB, Downs JR, Colhoun HM, Gotto AM Jr, Ridker PM, Grundy SM, Kastelein JJ (2014) Very low levels of atherogenic lipoproteins and the risk for cardiovascular events: a meta-analysis of statin trials. J Am Coll Cardiol 64(5):485–494. https://doi.org/10.1016/j.jacc.2014.02.615

Cannon CP, Blazing MA, Giugliano RP, McCagg A, White JA, Theroux P, Darius H, Lewis BS, Ophuis TO, Jukema JW, De Ferrari GM, Ruzyllo W, De Lucca P, Im K, Bohula EA, Reist C, Wiviott SD, Tershakovec AM, Musliner TA, Braunwald E, Califf RM, Investigators I-I (2015) Ezetimibe added to statin therapy after acute coronary syndromes. N Engl J Med 372(25):2387–2397. https://doi.org/10.1056/NEJMoa1410489

Catapano AL, Graham I, De Backer G, Wiklund O, Chapman MJ, Drexel H, Hoes AW, Jennings CS, Landmesser U, Pedersen TR, Reiner Z, Riccardi G, Taskinen MR, Tokgozoglu L, Verschuren WMM, Vlachopoulos C, Wood DA, Zamorano JL, Cooney MT, Group ESCSD (2016) 2016 ESC/EAS guidelines for the management of dyslipidaemias. Eur Heart J 37(39):2999–3058. https://doi.org/10.1093/eurheartj/ehw272

Charytan DM, Sabatine MS, Pedersen TR, Im K, Park JG, Pineda AL, Wasserman SM, Deedwania P, Olsson AG, Sever PS, Keech AC, Giugliano RP, Committee FS, Investigators (2019) Efficacy and safety of evolocumab in chronic kidney disease in the FOURIER trial. J Am Coll Cardiol 73(23):2961–2970. https://doi.org/10.1016/j.jacc.2019.03.513

Cholesterol Treatment Trialists C (2019) Efficacy and safety of statin therapy in older people: a meta-analysis of individual participant data from 28 randomised controlled trials. Lancet 393(10170):407–415. https://doi.org/10.1016/S0140-6736(18)31942-1

Delanaye P, Jager KJ, Bokenkamp A, Christensson A, Dubourg L, Eriksen BO, Gaillard F, Gambaro G, van der Giet M, Glassock RJ, Indridason OS, van Londen M, Mariat C, Melsom T, Moranne O, Nordin G, Palsson R, Pottel H, Rule AD, Schaeffner E, Taal MW, White C, Grubb A, van den Brand J (2019) CKD: a call for an age-adapted definition. J Am Soc Nephrol 30(10):1785–1805. https://doi.org/10.1681/ASN.2019030238

Eriksen BO, Palsson R, Ebert N, Melsom T, van der Giet M, Gudnason V, Indridason OS, Inker LA, Jenssen TG, Levey AS, Solbu MD, Tighiouart H, Schaeffner E (2020) GFR in healthy aging: an individual participant data meta-analysis of iohexol clearance in European population-based cohorts. J Am Soc Nephrol 31(7):1602–1615. https://doi.org/10.1681/ASN.2020020151

Gencer B, Marston NA, Im K, Cannon CP, Sever P, Keech A, Braunwald E, Giugliano RP, Sabatine MS (2020) Efficacy and safety of lowering LDL cholesterol in older patients: a systematic review and meta-analysis of randomised controlled trials. Lancet 396(10263):1637–1643. https://doi.org/10.1016/S0140-6736(20)32332-1

Heigl F, Pflederer T, Klingel R, Hettich R, Lotz N, Reeg H, Schettler VJJ, Roeseler E, Grutzmacher P, Hohenstein B, Julius U (2019) Lipoprotein apheresis in Germany – still more commonly indicated than implemented. How can patients in need access therapy? Atheroscler Suppl 40:23–29. https://doi.org/10.1016/j.atherosclerosis-sup.2019.08.038

Kuhn A, van der Giet M, Kuhlmann MK, Martus P, Mielke N, Ebert N, Schaeffner ES (2021) Kidney function as risk factor and predictor of cardiovascular outcomes and mortality among older adults. Am J Kidney Dis 77(3):386–396 e381. https://doi.org/10.1053/j.ajkd.2020.09.015

Mach F, Baigent C, Catapano AL, Koskinas KC, Casula M, Badimon L, Chapman MJ, De Backer GG, Delgado V, Ference BA, Graham IM, Halliday A, Landmesser U, Mihaylova B, Pedersen TR, Riccardi G, Richter DJ, Sabatine MS, Taskinen MR, Tokgozoglu L, Wiklund O, Group ESCSD (2020) 2019 ESC/EAS guidelines for the management of dyslipidaemias: lipid modification to reduce cardiovascular risk. Eur Heart J 41(1):111–188. https://doi.org/10.1093/eurheartj/ehz455

Matsushita K, Jassal SK, Sang Y, Ballew SH, Grams ME, Surapaneni A, Arnlov J, Bansal N, Bozic M, Brenner H, Brunskill NJ, Chang AR, Chinnadurai R, Cirillo M, Correa A, Ebert N, Eckardt KU, Gansevoort RT, Gutierrez O, Hadaegh F, He J, Hwang SJ, Jafar TH, Kayama T, Kovesdy CP, Landman GW, Levey AS, Lloyd-Jones DM, Major RW, Miura K, Muntner P, Nadkarni GN, Naimark DM, Nowak C, Ohkubo T, Pena MJ, Polkinghorne KR, Sabanayagam C, Sairenchi T, Schneider MP, Shalev V, Shlipak M, Solbu MD, Stempniewicz N, Tollitt J, Valdivielso JM, van der Leeuw J, Wang AY, Wen CP, Woodward M, Yamagishi K, Yatsuya H, Zhang L, Schaeffner E, Coresh J (2020) Incorporating kidney disease measures into cardiovascular risk prediction: Development and validation in 9 million adults from 72 datasets. EClinicalMedicine 27:100552. https://doi.org/10.1016/j.eclinm.2020.100552

Sabatine MS, Giugliano RP, Keech AC, Honarpour N, Wiviott SD, Murphy SA, Kuder JF, Wang H, Liu T, Wasserman SM, Sever PS, Pedersen TR, Committee FS, Investigators (2017) Evolocumab and clinical outcomes in patients with cardiovascular disease. N Engl J Med 376(18):1713–1722. https://doi.org/10.1056/NEJMoa1615664

Schwartz GG, Steg PG, Szarek M, Bhatt DL, Bittner VA, Diaz R, Edelberg JM, Goodman SG, Hanotin C, Harrington RA, Jukema JW, Lecorps G, Mahaffey KW, Moryusef A, Pordy R, Quintero K, Roe MT, Sasiela WJ, Tamby JF, Tricoci P, White HD, Zeiher AM, Committees OO, Investigators (2018) Alirocumab and cardiovascular outcomes after acute coronary syndrome. N Engl J Med 379(22):2097–2107. https://doi.org/10.1056/NEJMoa1801174

Sharp Collaborative G (2010) Study of heart and renal protection (SHARP): randomized trial to assess the effects of lowering low-density lipoprotein cholesterol among 9,438 patients with chronic kidney disease. Am Heart J 160(5):785–794 e710. https://doi.org/10.1016/j.ahj.2010.08.012

Tunon J, Steg PG, Bhatt DL, Bittner VA, Diaz R, Goodman SG, Jukema JW, Kim YU, Li QH, Mueller C, Parkhomenko A, Pordy R, Sritara P, Szarek M, White HD, Zeiher AM, Schwartz GG, Investigators OO (2020) Effect of alirocumab on major adverse cardiovascular events according to renal function in patients with a recent acute coronary syndrome: prespecified analysis from the ODYSSEY OUTCOMES randomized clinical trial. Eur Heart J 41(42):4114–4123. https://doi.org/10.1093/eurheartj/ehaa498

Renale Anämie

27

Thomas Weinreich

Inhaltsverzeichnis

27.1 Renale Anämie: Häufigkeit, Ursachen

Mit abnehmender Nierenfunktion entwickeln die meisten Menschen eine renale Anämie. Die Anämie definierenden Hämoglobin-Grenzwerte orientieren sich dabei an den Kriterien der WHO: Hb <12 g/dl bei Frauen, <13 g/dl bei Männern (KDIGO Guidelines 2012), (mild: 10–12 g/dl, moderat 8–9,9 g/dl, schwer <8 g/dl). Geringfügig erniedrigte Hämoglobinwerte finden sich bereits früh im Laufe einer chronischen Nierenkrankheit (CKD) (glomeruläre Filtrationsrate (GFR)<60 ml/min bei Männern, <45 ml/min bei Frauen) (Peter et al. 2018); die Anämie nimmt aber vor allem in den späteren CKD-Stadien (GFR <30 ml/min) deutlich zu: 17,4 %, 50,3 %, and 53,4 % in Stadien G3, G4 und G5 (nicht dialysepflichtig) der CKD nach KDIGO (KDIGO Guidelines 2012). Im Stadium G5D (dialysepflichtig) findet sich eine Anämie bei über 90 % aller Patienten. Die Ursachen einer renalen Anämie liegen nicht nur in einem Erythropoetinmangel, sondern auch in Störungen des Eisenstoffwechsels, einer verkürzten Erythrozytenüberlebenszeit und einer verstärkten Neigung zu latenten intestinalen Blutverlusten (Babbitt und Lin 2012). Das Vorliegen bestimmter Begleiterkrankungen oder Komplikationen erhöhen die Prävalenz der Anämie speziell bei älteren Patienten, z. B. koronare Herzkrankheit, Herzinsuffizienz, Diabetes, häufigere Hospitalisationen (Peter et al. 2018).

27.1.1 Anämie bei älteren Menschen: Häufigkeit und Ursachen

Eine Anämie, definiert nach den Kriterien der WHO, findet sich zu ca. 10 % bei >65-Jährigen in europäischen Ländern, steigend auf 15–30 % bei

T. Weinreich (✉)
Nephrologisches Zentrum Villingen-Schwenningen, Villingen-Schwenningen, Deutschland
e-mail: weinreich@nephrologie-vs.de

Menschen >85 Jahre (Michalak et al. 2018). Überwiegend ist der Grad der Anämie mild, mit Hämoglobinwerten selten <10 g/dl.

Ursachen der Anämie bei Älteren

- Unerklärte Anämie des Älteren
- Chronisch entzündliche Erkrankungen
- Eisenmangel
- Vitamin B12- und Folsäuremangel
- Tumorerkrankungen, Chemotherapie
- Monoklonale Gammopathie
- Myelodysplasie
- Eingeschränkte Nierenfunktion
- Testosteronmangel

Gerinnungshemmende Medikamente wie Thrombozytenaggregationshemmer und orale Antikoagulantien oder die Einnahme nicht-steroidaler Antirheumatika erhöhen das Blutungsrisiko und finden sich vielfach in der Dauertherapie älterer Patienten. Eine Anämie infolge einer eingeschränkten GFR wird nach dieser Untersuchung bei nur ca. 5–8 % beobachtet. Dabei kann der Einfluss einer eingeschränkten GFR bei der Entstehung einer Anämie älterer Patienten mitunter unterschätzt werden, da die in den meisten Studien angewandte Kalkulation der GFR für ältere Patienten nicht evaluiert wurde und somit die renale Funktion überschätzt wird (Vijil 2009).

▶ Eine Besonderheit unter den Anämieursachen ist die „unerklärte Anämie des Älteren".

Die Ätiologie ist bislang nicht ausreichend verstanden, sie stellt eine Ausschlussdiagnose mit Zeichen einer hyporegeneratorischen Anämie dar. Es gibt Hinweise, dass eine verminderte Erythropoetinantwort auf Hypoxie in der Niere, ein Zustand der subklinischen Inflammation, der vielfach mit dem Alterungsprozess einhergeht, ebenso wie milde Grade einer Niereninsuffizienz, Stammzellalterung oder hormonelle Mangelzustände (niedrige Testosteron und Östrogenspiegel, Hypothyreose) zu dieser Form der Anämie beitragen. Eine Substitution mit Eisen ist trotz fehlender Zeichen eines Eisenmangels bei diesen Patienten therapeutisch vielfach ausreichend (Merchant und Roy 2012) (Abb. 27.1).

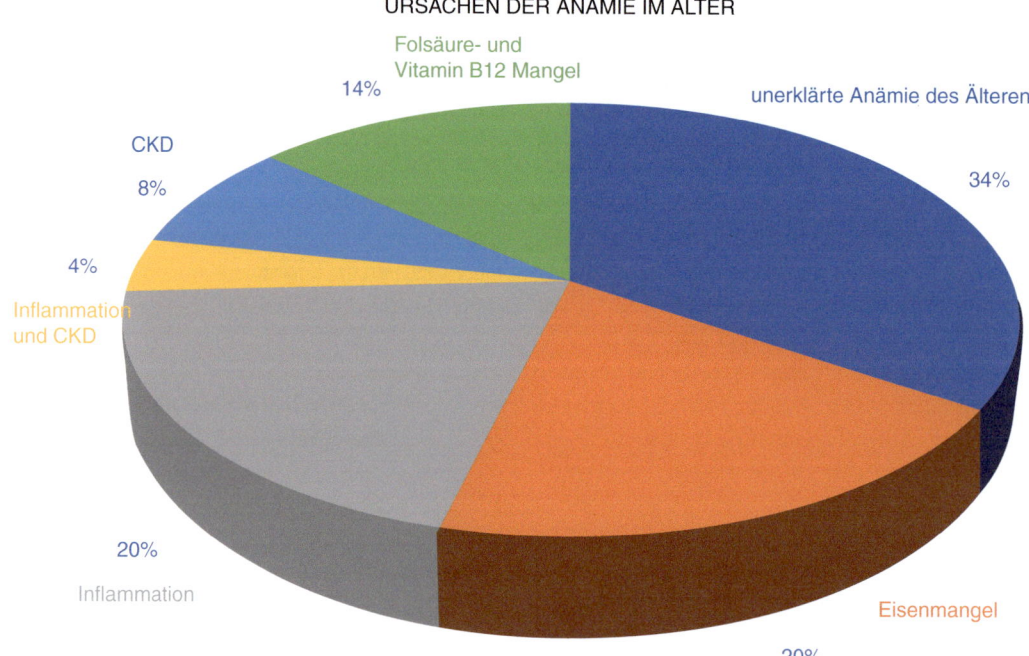

URSACHEN DER ANÄMIE IM ALTER

Folsäure- und Vitamin B12 Mangel 14%

CKD 8%

4% Inflammation und CKD

20% Inflammation

unerklärte Anämie des Älteren 34%

Eisenmangel

20%

Abb. 27.1 Anämieursachen bei Älteren; National Health and Nutrition Survey III; nach Guralnik et al. 2004

27.1.2 Klinische Manifestation und prognostische Bedeutung der Anämie bei Älteren

Wie bei Patienten mit renaler Anämie ist auch die nicht renal bedingte Anämie bei älteren Menschen prognostisch ungünstig und in einer „J-förmigen" Abhängigkeit mit einer erhöhten Mortalität assoziiert (Goodnough und Schrier 2014). Sie korreliert mit einer reduzierten physischen, funktionalen und mentalen Leistungsfähigkeit, mitunter schon bei Hämoglobinkonzentrationen an der unteren Normgrenze (Merchant und Roy 2012). Kontrollierte Studien zur gezielten Therapie, insbesondere bei einer „unerklärten Anämie des Älteren", sind selten und zeigen unterschiedliche Ergebnisse. So konnte in einer randomisiert doppelblinden, kontrollierten Studie zum Einsatz von Erythropoetin-Alpha bei Patienten >65 Jahren eine selbstberichtete Verbesserung von Müdigkeit und Lebensqualität erzielt werden (Agnihotri et al. 2007). Bei älteren Patienten mit einer Herzinsuffizienz bei erhaltener Ejektionsfraktion ist eine Anämie ein negativer prognostischer Marker, eine Therapie mit Erythropoetin-Alpha unter randomisiert kontrollierten Bedingungen verbesserte die linksventrikulären Funktionsparameter jedoch nicht (Green et al. 2013). Auch bei Patienten mit einer eingeschränkten LV-Funktion und Anämie führte die Therapie mit Erythropoetin zwar zu einer Verbesserung der Anämie, nicht jedoch zu einer verbesserten Hospitalisations- oder Überlebensrate aus kardialer Ursache (Goodnough und Schrier 2014).

▶ Bei älteren Patienten mit einer Herzinsuffizienz bei erhaltener Ejektionsfraktion ist eine Anämie ein negativer prognostischer Marker.

27.2 Besondere Aspekte der renalen Anämie bei Älteren

Mit zunehmendem Alter liegt der Anteil von Patienten mit einer renalen Anämie in den verschiedenen Stadien der Nierenfunktionseinschränkung deutlich höher als bei jüngeren: in einer amerikanischen Analyse liegt die Prävalenz einer Anämie bei Patienten >65 Jahren und einer GFR <60 ml/min bei insgesamt ca. 50,1 %, mit einer Prävalenz von 43,9 %, 64,0 %, and 72,8 % in den Stadien 3, 4, and 5 (nicht dialysepflichtig) (Peter et al. 2018). Dabei kann die Wahrscheinlichkeit, mit zunehmender Nierenfunktionseinschränkung eine Anämie zu entwickeln, in Abhängigkeit von Geschlecht und ethnischer Herkunft unterschiedlich sein: Entsprechend US-amerikanischen Daten liegt die Wahrscheinlichkeit bei kaukasischen Männern im Alter von 61–70 Jahren mit zunehmender Niereninsuffizienz eine Anämie zu entwickeln höher als bei jüngeren Patienten; bei Frauen war dieses Verhältnis jedoch umgekehrt (NHANES III; Hsu et al. 2002). In einer Metaanalyse zur prognostischen Bedeutung der renalen Anämie war das Alter nach dem Grad der Nierenfunktionseinschränkung der zweitwichtigste Risikofaktor für die Entwicklung einer Anämie (Palaka et al. 2020). Internationale Observationsstudien belegen einen Zusammenhang zwischen einer Anämie und tödlichen oder nicht tödlichen kardiovaskulären Ereignissen, Schlaganfällen und erhöhter Gesamtmortalität und Hospitalisationsrate. Die American Heart Association stuft die renale Anämie als unabhängigen, nicht traditionellen kardiovaskulären Risikofaktor ein. Der Grad der Anämie ist ein unabhängiger Prädiktor der Progression einer chronischen Nierenerkrankung. Eine Anämie geht darüber hinaus mit einer reduzierten physischen und mentalen Leistungsfähigkeit und einer verminderten Gesundheits-bedingten Lebensqualität (HrQoL) einher (Palaka et al. 2020).

▶ Die Anämie ist ein unabhängiger Prädiktor der Progression einer chronischen Nierenkrankheit.

Bei älteren Dialysepatienten liegen typische Risikofaktoren für die Entwicklung einer Anämie signifikant häufiger vor (zentralvenöse Katheter als Dialysezugang, chronische Inflammation, Malnutrition, chronische Herz- und Gefäßerkrankungen). Dennoch zeigen Daten der Dialysis Outcome and Practice Pattern Studie (DOPPS) bei Dialysepatienten in Europa unter der Therapie mit Eisen und ESA ein vergleichbar gutes Ansprechen auf die Therapie wie bei jüngeren (Canaud et al. 2011). Auch in der ELDERLY Studie zu Morbidität, Mortalität und Lebensqualität älterer Patienten an der Dialyse in Deutschland fand sich ein vergleichbar gutes Therapieansprechen bei Patienten unter oder über 75 Jahren (Hb-Wert, ESA Dosis) (Seckinger et al. 2016).

Wenige Studien haben gezielt die prognostische Bedeutung der renalen Anämie bei Älteren im Vergleich zur Gesamtheit aller Patienten mit Niereninsuffizienz untersucht. In der japanischen DOPPS Kohorte wurde der Zusammenhang zwischen Hämoglobin und Überleben bei Patienten unter und über 75 Jahren untersucht (Hanafusa et al. 2014). Ältere Patienten zeigten dabei eine vergleichsweise größere Toleranz gegenüber niedrigen Hämoglobinwerten mit einer erhöhten Mortalität erst bei einem Hb-Wert von <9 g/dl, wohingegen bei Patienten unter 75 Jahren bereits Hb Werte unter 10 g/dl mit einem höheren Mortalitätsrisiko verbunden waren. In der ELDERLY Kohorte war ein Hb Wert von >10 g/dl mit einer geringeren Mortalität sowohl bei den über wie unter 75-jährigen Patienten assoziiert (Seckinger et al. 2016).

27.2.1 Abklärung und Therapie

Entsprechend der auch bei nicht nierenkranken Patienten erhöhten Anämieprävalenz im Alter, muss die Anämie bei älteren Patienten mit Nierenfunktionseinschränkung differenzialdiagnostisch sorgfältig gegen andere mögliche Ursachen abgegrenzt werden, wobei sich manche Formen in ihrer klinischen Präsentation mitunter nur schwer voneinander abgrenzen lassen (Tab. 27.1).

Obwohl die Assoziation einer Anämie gerade bei älteren Patienten mit negativem Langzeitergebnis wie verminderter physischer und kognitiver Leistungsfähigkeit, erhöhter kardiovaskulärer Morbidität und Mortalität und einer verminderten Lebensqualität assoziiert ist, gibt es bislang kaum Studien zu einer zielgerichteten Therapie und entsprechenden Ergebnissen bei dieser Patientengruppe

Die Therapieziele und Medikation werden in den nationalen und internationalen Behandlungsleitlinien der renalen Anämie grundsätzlich für ältere Patienten nicht anders als für alle Alters-

Tab. 27.1 Diagnostische Abklärung der renalen Anämie (nach Mikhail et al. 2017)

Basisdiagnostik	
Blutbild	Differenzial-Blutbild
	Anteil hypochromer Ery. >10 % MCV, MCH, MCHC Retikulozyten, CHr
Ferritin	
Transferrin, Transferrinsättigung	
CRP	
erweiterte Abklärung	
Vitamin B12	Holotranscobalamin
Folsäure	
Hämolyseparameter	LDH, Haptoglobin, Bilirubin, Coombs-Test
Freie Leichtketten	
Immunelektrophorese	
Okkulter Blutverlust	Immunolog. Nachweis (IFOBT)

klassen über 18 Jahren empfohlen (KDIGO Guidelines 2012; Mikhail et al. 2017):

1) Therapie: Ausschluss eines Eisenmangels und anderer Mangelformen und gegebenenfalls Behandlung. In manchen Fällen kann es dabei sinnvoll sein, trotz ausreichender Ferritinspiegel einen Versuch der Eisensubstitution zu machen. Die orale Eisengabe kann ausreichen, vielfach wird eine i. v. Gabe erforderlich. Unter Hämodialysetherapie werden die meisten Patienten einer Substitution mit ESAs bedürfen. Die Wahl des eingesetzten ESA hat dabei jenseits unterschiedlicher Handhabungen und Dosierungsintervalle keinen Einfluss auf die Ergebnisse; gesonderte Daten zu älteren Patienten liegen nicht vor.

2) Therapeutische Ziele (auch bei älteren Patienten): Hämoglobinwerte in Europa 10–12 g/dl; die maximale Erythropoetindosis sollte nicht höher als 300 I.E/kg/Woche liegen (Mikhail et al. 2017; KDIGO Guidelines 2012). Ferritinwerte sollen die Obergrenze von 800 µg/L nicht überschreiten. Chronische Inflammationszustände können sowohl die Eisenverfügbarkeit, als auch das Ansprechen der Erythropoetintherapie beeinträchtigen. Ein unzureichendes Ansprechen auf

ESA-Therapie muss entsprechend abgeklärt werden (CRP, Procalcitonin, Retikulozyten, Eisenstatus; Ausschluss Infektion, Tumor) (Goodnough und Schrier 2014).

3) Wirksamkeit und Komplikationen: Die Wirksamkeit einer Substitution mit ESA bei Patienten mit renaler Anämie, auch in höherem Alter, ist hinsichtlich der Hämoglobinkorrektur gut belegt, ebenso die Verbesserung der Lebensqualität und ein Rückgang der linksventrikulären Hypertrophie (Akaishi et al. 2013; Guedes et al. 2020). Eine Verbesserung harter Endpunkte, allen voran der hohen kardiovaskulären Morbidität und Mortalität, konnte bislang nicht nachgewiesen werden. Hämoglobinwerte unter ESA-Therapie oberhalb der Zielwerte sind mit höheren kardiovaskulären, thromboembolischen oder malignen Komplikationen assoziiert (zusammenfassend bei Vijil 2009). Mit Rücksicht auf die zunehmende Prävalenz kardiovaskulärer und maligner Erkrankungen bei älteren Patienten sollten daher hohe Hb-Werte unter der ESA-Therapie vermieden werden. HIF – Prolylhydroxylase Inhibitoren stellen ein neues Therapiekonzept zur Behandlung der renalen Anämie dar. Aus den bislang vorliegenden Studien lässt sich keine Information über einen besonderen Vorteil oder explizite Risiken zu deren Einsatz bei Älteren im Vergleich zu herkömmlicher ESA ableiten (Wyatt und Drüeke 2016).

▶ Therapieziel und Medikation der renalen Anämie sind altersunabhängig.

27.3   Fazit für die Praxis

1. Eine Anämie ist mit zunehmendem Alter häufig und mit schlechten Langzeitergebnissen assoziiert. Die Ursachen sind vielfältig.
2. Die Anämie bei älteren Patienten mit eingeschränkter Nierenfunktion erfordert daher einen intensiveren diagnostischen Aufwand.
3. Die Anämie kann mit oraler oder intravenöser Eisensubstitution und ESA wirkungsvoll und zielgerichtet therapiert werden.

4. Verträglichkeit, Dosisbedarf und Zielwerte der Therapie unterscheiden sich nicht zwischen jüngeren und älteren Patientengruppen.

Literatur

Agnihotri P, Telfer M, Butt Z, Jella A, Cella D, Kozma CM, Ahuja M, Riaz S, Akamah J (2007) Chronic anemia and fatigue in elderly patients: results of a randomized, double-blind, placebo-controlled, crossover exploratory study with epoetin alfa. J Am Geriatr Soc 55:1557–1565

Akaishi M, Hiroe M, Hada Y et al (2013) Effect of anemia correction on left ventricular hypertrophy in patients with modestly high hemoglobin level and chronic kidney disease. J Cardiol 62:249–256

Babbitt JL, Lin HY (2012) Mechanisms of anemia in CKD. J Am Soc Nephrol 23(10):1631–1634

Canaud B, Tong L, Tentori F, Akiba T, Karaboyas A, Gillespie B, Akizawa T, Pisoni RL, Bommer J, Port FK (2011) Clinical practices and outcomes in elderly hemodialysis patients: results from the dialysis outcomes and practice patterns study (DOPPS). Clin J Am Soc Nephrol 6:1651–1662

Chi-Yuan H, McCulloch CE, Curham GC (2002) Epidemiology of anemia associated with chronic renal insufficiency among adults in the United States: results from the third national health and nutrition examination survey. J Am Soc Nephrol 13:504–510

Goodnough LT, Schrier SL (2014) Evaluation and management of anemia in the elderly. Am J Haematol 89:88–96

Green P, Benson A, Teruya S, Helmke S, Prince M, Maurer MS (2013) Impact of Epoetin Alfa on LV structure, function, and pressure-volume relations as assessed by cardiac magnetic resonance – the heart failure preserved ejection fraction (HFPEF) anemia trial. Congest Heart Fail 19. https://doi.org/10.1111/chf.12027

Guedes M, Guetter CR, Erbano LHO, Palone A, Zee J, Robinson BM, Pisoni R, Proença de Moraes T, Pecoits-Filho R, Baena CP (2020) Physical health-related quality of life at higher achieved hemoglobin levels among chronic kidney disease patients: a systematic review and meta-analysis. BMC Nephrol 21:259. https://doi.org/10.1186/s12882-020-01912-8

Guralnik JM, Eisenstaedt RS, Ferrucci L, Klein HG, Woodman RC (2004) Prevalence of anemia in persons 65 years and older in the United States: evidence for a high rate of unexplained anemia. Blood 104:2263–2268

Hanafusa N, Nomura T, Hasegawa T, Nangaku M (2014) Age and anemia management: relationship of hemoglobin levels with mortality might differ between elderly and nonelderly hemodialysis patients. Nephrol Dial Transplant 29:2316–2326

Hanna RM, Streja E, Kalantar-Zadeh K (2021) Burden of anemia in chronic kidney disease: beyond erythropoietin. Adv Ther 38:52–75

Kidney Disease Improving Global Outcomes (KDIGO) (2012) KDIGO clinical practice guideline for anemia in chronic kidney disease. Kidney Int Suppl 2:279–335

Merchant A, Roy CN (2012) Not so benign haematology: anaemia of the elderly. Br J Haematol 156:173–185

Michalak SS, Rupa-Matysek J, Gil L (2018) Comorbidities, repeated hospitalizations, and age ≥80 years as indicators of anemia development in the older population. Ann Hematol 97:1337–1347

Mikhail A, Brown C, Williams JA, Mathrani V, Shrivastava R, Evans J, Isaac H, Bhandari S (2017) Renal association clinical practice guideline on anaemia of chronic kidney disease. BMC Nephrol 18:345

Palaka E, Grandy S, van Halen H, McEwan P, Darlington O (2020) The impact of CKD anaemia on patients: incidence, risk factors, and clinical outcomes – a systematic literature review. Int J Nephrol. https://doi.org/10.1155/2020/7692376

Seckinger J, Dschietzig W, Leimenstoll G, Rob PM, Kuhlmann MM, Pommer W, Frass U, Ritz E, Schwenger V (2016) Morbidity, mortality and quality of life in the ageing haemodialysis population: results from the ELDERLY study. Clin Kidney J 9:839–848

St Peter WL, Guo H, Kabadi S et al (2018) Prevalence, treatment patterns, and healthcare resource utilization in medicare and commercially insured nondialysis-dependent chronic kidney disease patients with and without anemia in the United States. BMC Nephrol 19:67

Vijil Jr JC (2009) Anemia in the elderly with CKD. In: Geriatric nephrology curriculum. American Society of Nephrology

Wyatt CM, Drüeke TB (2016) HIF stabilization by prolyl hydroxylase inhibitors for the treatment of anemia in chronic kidney disease. Kidney Intern 90:923–925. https://doi.org/10.1016/j.kint.2016.08.016

Osteoporose und renale Osteopathie

28

28

Peter Michael Jehle,
Laura Muana Martins Schlindwein,
Sebastian Gysi und Stephan David

Inhaltsverzeichnis

28.1 Einleitung

Von der WHO wird die Osteoporose zu den 10 wichtigsten chronischen Erkrankungen der Menschheit gezählt (WHO Technical Report Series 2003). In Deutschland sind schätzungsweise ungefähr 10 Millionen Personen davon betroffen. Ab dem 50. Lebensjahr leidet jede dritte Frau und jeder fünfte Mann darunter. Die heute zur Verfügung stehenden Möglichkeiten zur Prävention einer Osteoporose und einer renalen Osteopathie werden immer noch ungenügend umgesetzt. In der WHO wurde deshalb eine Arbeitsgruppe zur Entwicklung einer globalen Strategie zur Prävention und Behandlung der Osteoporose gegründet (WHO Technical Report Series 2003). Es folgten nationale und internationale Leitlinien, die sich an den WHO Empfehlungen orientieren (DVO Leitline Osteoporose 2017; Montero-Odasso et al. 2021).

▶ Laut WHO gehört die Osteoporose zu den zehn wichtigsten Erkrankungen der Menschheit.

Für die Diagnostik und Behandlung der renalen Osteopathie ist die KDIGO Leitlinie an erster Stelle zu nennen (Kidney Disease: Improving Global Outcomes (KDIGO) CKDMBD Work Group 2009). In einer aktuellen Studie

P. M. Jehle (✉) · L. M. M. Schlindwein · S. Gysi
Klinik für Innere Medizin I, Evangelisches
Krankenhaus Paul Gerhardt Stift,
Lutherstadt Wittenberg, Deutschland
e-mail: peter.jehle@jsd.de; sebastian.gysi@jsd.de

S. David
Klinik für Unfallchirurgie und Orthopädie,
Evangelisches Krankenhaus Paul Gerhardt Stift,
Lutherstadt Wittenberg, Deutschland
e-mail: Stephan.David@jsd.de

© Der/die Autor(en), exklusiv lizenziert an Springer-Verlag GmbH, DE, ein Teil von Springer Nature 2023
U. Hoffmann, W. Pommer (Hrsg.), *Geriatrische Nephrologie*,
https://doi.org/10.1007/978-3-662-65648-8_28

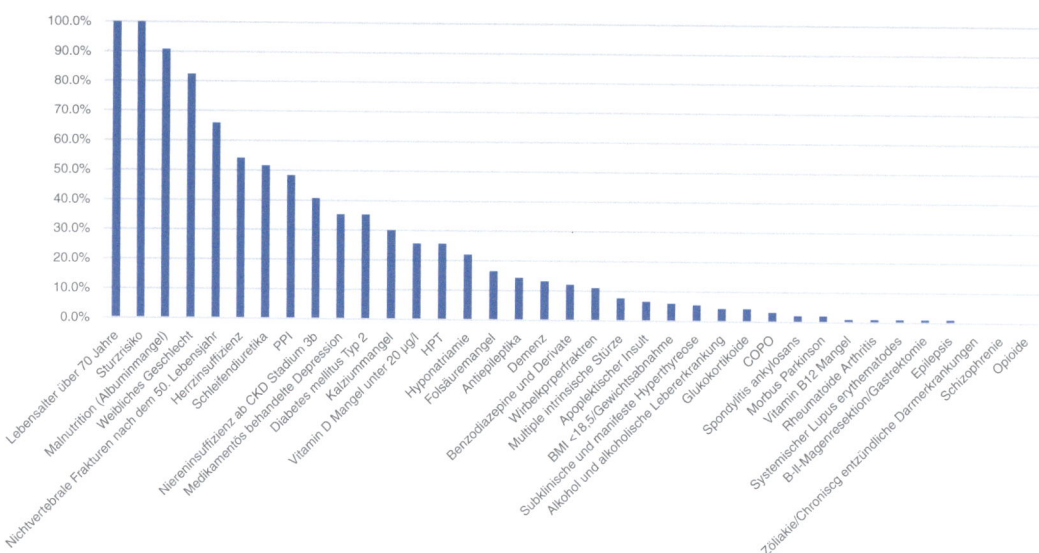

Abb. 28.1 Häufigkeit der Osteoporoserisikofakturen entsprechend der Definition der DVO Leitline bei 91 geriatrischen Patienten im Ev. Krankenhaus Paul Gerhardt Stift in Lutherstadt Wittenberg (Angaben in Prozent geordnet nach abnehmender Häufigkeit)

im Rahmen der Etablierung eines Alterstraumatologiezentrums wurde die Häufigkeit der in der aktuell gültigen DVO (Dachverband Osteologie)- Leitlinie dargestellten Risikofaktoren (DVO Leitline Osteoporose 2017) bei 91 geriatrischen Patienten untersucht (eigene Daten). Abb. 28.1 zeigt die Verteilung der Risikofaktoren. Die typische geriatrische Multimorbidität wird durch das simultane Vorliegen der Risikofaktoren Sturzgefährdung, Malnutrition, Herzinsuffizienz, Diabetes mellitus und Depression deutlich. Bei 25 % der Patienten konnte ein Vitamin D-Mangel beobachtet werden. Eine CKD im Stadium G3b findet sich an 9. Stelle.

28.2 Osteoporose und Alterstraumatologie

Im Alltag eines Akutkrankenhauses sind heute alterstraumatologische Krankheitsbilder sehr häufig vertreten. In unserer aktuellen Erhebung war die Femurfraktur mit 63 % die häufigste Ursache für eine notfallmäßige Einweisung (pertrochantäre Fraktur 31 %, mediale Schenkelhalsfraktur 23 %, subtrochantäre Fraktur 9 %). Danach folgten die Beckenfraktur (12 %), Wirbelkörperfrakturen (9 %) und Humeruskopffrakturen (7 %) (Tab. 28.1).

Vor 25 Jahren betrug die Immobilität einschließlich der Bettlägrigkeit durch eine proximale Femurfraktur bei älteren Menschen noch 40 % (Cooper 1997). Durch die multimodale frührehabilitative geriatrische Komplexbehandlung in enger Kooperation mit Unfallchirurgen und Orthopäden, z. B. im Rahmen eines Alterstraumatologiezentrums, wurde der Anteil der Menschen, die wieder in die Häuslichkeit zurück können immer größer. Andererseits behandeln wir heute immer mehr ältere Menschen, Operationen bei Hochaltrigen sind gar nicht mehr so selten.

Tab. 28.1 Verteilung der osteoporotischen Indexfrakturen (Ordnung nach Häufigkeit) im Krankengut des Ev. Krankenhauses Paul Gerhardt Stift in Lutherstadt Wittenberg (Eigene Datenerhebung von Februar 2020 bis April 2021)

Indexfraktur	n	%
Pertrochantäre Femurfraktur	28	30,8 %
Mediale Schenkelhalsfraktur	21	23,1 %
Beckenfraktur	11	12,1 %
Subtrochantäre Femurfraktur	8	8,8 %
Femurschaftfraktur	8	8,8 %
Wirbelkörperfraktur	8	8,8 %
Humeruskopffraktur	6	6,6 %
Radiusfraktur	5	5,5 %
Periprothetische Femurfraktur	4	4,4 %
Abrissfraktur des Trochanter major	2	2,2 %
Per-/subtrochantäre Femurfraktur	1	1,1 %
Distale Humerusfraktur	1	1,1 %
Fallzahl gesamt	91	

▶ Eine multimodale frührehabilitative Behandlung verbessert das funktionelle Ergebnis bei Altersfrakturen signifikant.

28.3 Prävention, Diagnostik und Therapie der Osteoporose und der renalen Osteopathie

Aufgrund der Tatsche, dass die CKD zum dominanten Risikofaktor im Alter wird, liegt bei älteren Menschen meist ein Mischbild von Osteoporose und renaler Osteopathie vor. Die typische Ausprägung der renalen Osteopathie findet sich aber meist nur bei Dialysepatienten (Jehle 2013a).

Die Empfehlungen zur Knochendichtemessung werden seit Jahren von der Osteoporose-Leitlinie des DVO umfassend dargestellt (DVO Leitline Osteoporose 2017). Ältere Menschen erfüllen nahezu immer die Indikation. Hier stellt sich in der Praxis aber häufig die Frage, ob die Information der Knochendichtemessung (Methode der Wahl: DEXA Messung) nach einer Femurfraktur, die ohnehin eine Therapieindikation darstellt, für die Therapieentscheidung und die Wahl des Medikaments noch neue Zusatzinformationen liefert.

In der Geriatrie und der Alterstraumatologie gilt es, die multiplen Risikofaktoren wie z. B. die Sturzgefährdung, die Depression und die Malnutrition, aber auch die Nieren- und Herzinsuffizienz gezielt zu behandeln. Dies gelingt am besten im geriatrisch-unfallchirurgischen Team.

Die Basistherapiemaßnahmen sind bei Osteoporose und renaler Osteopathie vergleichbar. Die einfachste und in der Praxis leider auch nicht immer realisierte Basistherapie besteht in der Vermeidung eines Vitamin D Mangels. Hierüber wurde in den letzten Jahren viel berichtet. Aus Erfahrung waren vor 20 Jahren noch über 50 % der älteren Menschen ohne Vitamin D Substitution, in unserer aktuellen Erhebung lag der Anteil immer noch bei 41 %. In 26 % konnten wir erhöhte Parathormonspiegel messen, bei 19 % war der Hyperparathyreoidismus renaler Genese. Eine Erhöhung der knochenspezifischen alkalischen Phosphatase im Sinne einer „high turnover Osteopathie" konnten wir in 9 % der Fälle beobachten.

▶ Die Basistherapie zur Prävention der Osteoporose und renalen Osteopathie beinhaltet die Vermeidung des Vitamin D-Mangels.

Bei Dialysepatienten konnte eine signifikante Korrelation zwischen dem Knochenumsatz und dem Überleben aufgezeigt werden (Beige et al. 2014). Eine Gesamt-Alkalische Phosphatase über 78 U/ml war mit einem signifikant kürzeren Überleben verbunden. Die Alkalische Phosphatase wirkt nicht nur im Knochengewebe als Induktor der Mineralisation, sondern ist auch in atherosklerotischen Plaques nachweisbar.

Bei CKD ab Stadium G3b führen Veränderungen des Calcium-Phosphat-Stoffwechsels – hier insbesondere eine verminderte Knochenmineralisation – zu einer Aggravierung der Gefäß- und Herzklappenkalzifizierung. Am stärksten ausgeprägt sind diese Zusammenhänge bei Menschen mit dialysepflichtiger Niereninsuffizienz.

In Tab. 28.2 sind die derzeit empfohlenen Maßnahmen zur Diagnostik und Therapie der Osteoporose und renale Osteopathie zusammenfassend dargestellt.

Tab. 28.2 Algorithmus zur Diagnostik und Therapie der Osteoporose und renalen Osteopathie bei älteren Menschen

	Osteoporose/renale Osteopathie
Basisdiagnostik	Klinische Untersuchung, Röntgen, CT/MRT, ggf. Knochendichtemessung
Labor	Blutbild, Kreatinin (eGFR), Elektrolyt-Säure-Basen-Status inklusive Phosphat
	ggf. Knochenmarker (BAP, TRAP-5b), 25-OH-Vitamin D3-Spiegel
	ggf. Parathormon
Anamnese	Erfassung der vorliegenden Risikofaktoren
	Erfassung früherer Frakturen
Basistherapie	Vermeiden von Vitamin D-Mangel und Malnutrition
	Minimierung des Sturzrisikos, geriatrisches Assessment
	cave: Risiko für Verkalkung bei zusätzlicher Gabe von Calcium
	Multimedikation kritisch überprüfen entsprechend der Priscus-Liste[*]
Medikation	Bisphosphonate (oral, i.v.), bei GFR > 40 ml/min
	ggf. Denosumab 60 mg s.c. alle 6 Monate
	ggf. osteoanabole Therapie mit Teriparitid
	ggf. Phosphatbinder, ggf. aktives Vitamin D3
	ggf. Calcimimetika zur Therapie des renalen HPT
Behandlungsansatz	Interdisziplinär, Alterstraumatologiezentrum,
	multimodale geriatrische frührehabilitative Komplextherapie

[*](https://www.gelbe-liste.de/arzneimitteltherapiesicherheit/priscus-liste)

Die Gabe von Calcium als Basistherapiemaßnahme wird bei gleichzeitig vorliegender CKD zunehmend kritisch gesehen (Jehle 2013b). Eine normale Ernährung, die auch Milch und Käse enthält, deckt in der Regel den Calciumbedarf. Die zusätzliche Gabe von Calcium kann die Nierenfunktion verschlechtern und kardiovaskuläre Verkalkungen begünstigen.

Mit abnehmender Nierenfunktion sollte auch der Phosphatspiegel kontrolliert werden. Eine Hyperphosphatämie sollte diätetisch und/oder durch orale Phosphatbinder vor phosphatreichen Mahlzeiten behandelt werden (siehe auch Kap. 17). Erhöhte Phosphatwerte sind entscheidend an der Entwicklung der renalen Osteopathie beteiligt und fördern ebenfalls die Verkalkung von Gefäßen und Herzklappen.

Eine medikamentöse Osteoporosetherapie mit oralen Bisphosphonaten gestaltet sich bei älteren Menschen häufig schwierig. Neben gastrointestinalen Nebenwirkungen, niedriger Therapieadhärenz (max. 50 %) und bereits vorhandener Multimedikation limitiert meist auch noch eine eingeschränkte Nierenfunktion die Gabe von Bisphosphonaten. Ab einer GFR von <40 ml/min sollte die Indikation entsprechend der Zulassung der Medikamente sowie der spärlichen Studienlage kritisch gestellt werden (DVO Leitline Osteoporose 2017; Jehle und Pfeilschifter 2009). In den letzten Jahren haben wir mit Denosumab, intravenös applizierten Bisphosphonaten und Teriparitid gute Erfahrungen gemacht (Obermayer-Pietsch et al. 2021).

▶ Bisphosphonate sollten bei einer GFR <40 ml/min. nicht mehr eingesetzt werden.

Die perioperative, interdisziplinäre, unfallchirurgisch-geriatrische Behandlung empfiehlt sich in Geriatriezentren in Akutkrankenhäusern, da hier auch die Konsultation weiterer Fachgebiete wie Nephrologie und Kardiologie möglich ist. Somit können auch Hochrisikopatienten (Fraktur und Myokardinfarkt oder Fraktur und akute Nierenschädigung) sicherer behandelt werden. Im Rahmen der heute in vielen Geriatriezentren postoperativ durchgeführten multimodalen geriatrischen Komplexbehandlung sind die mit hoher Frequenz durchgeführten therapeutischen Einheiten (Physiotherapie, Ergotherapie, Krankengymnastik, aktivierende Pflege; Training zur Sturzprävention) besonders effektiv und für die weitere Prognose entscheidend (Gleich et al. 2021).

An der Schnittstelle zum Hausarzt sollte die osteologische Therapieempfehlung, die auch kostenintensiv sein kann, kommuniziert werden. Durch eine Erweiterung des ambulanten Angebots in Form von spezialisierten Ambulanzen (Geriatrie-Osteologie-Endokrinologie-Nephrologie) wird es in Zukunft hoffentlich besser gelingen, die in den Leitlinien empfohlenen Maßnahmen zur Frakturprävention umzusetzen.

28.3.1 Kasuistiken

Im folgenden Abschnitt sollen einige Kasuistiken das klinische Bild, vorhandene osteologische Risikofaktoren und Möglichkeiten der Behandlung der Osteoporose und der renalen Osteopathie in der Geriatrie und Alterstraumatologie veranschaulichen.

28.3.1.1 Kasuistik 1

Die stationäre Aufnahme der 88-jährigen Patientin in das Geriatriezentrum erfolgte nach häuslichem Sturz aufgrund stärkster Lendenwirbelsäulenschmerzen sowie einer assoziierten hypertensiven Krise mit systolischen RR-Werten bis 240 mmHg. Im CT (Abb. 28.2) zeigten sich eine keilförmige Deformierung des 3. LWK und eine Höhenminderung des 4. LWK. Die Patientin wurde umgehend den Unfallchirurgen vorgestellt, und es erfolgte eine konservative Therapie und eine geriatrische Komplextherapie. Im Labor zeigte sich eine milde Niereninsuffizienz (GFR 68 ml/min), eine leichte Erhöhung von Parathormon (45 ng/ml [Norm: 6,7–38,8]), eine ausgeprägte Erniedrigung von 25-OH-Vitamin D3 (6 µg/l [Norm: 30–70]), eine deutliche Erhöhung der knochenspezifischen sauren Phosphatase (TRAP-5b: 11 U/l [Norm: 1.4.–6.5]) und eine normwertige knochenspezifische alkalische Phosphatase (16.1 µg/l [Norm 5.5–22.9]). Bei der Patientin war eine Osteoporose vorbekannt. Der ausgeprägte Vitamin D-Mangel, der sekundäre Hyperparathyreoidismus und der erhöhte Knochenabbau waren nicht vorbekannt. Wir führten eine Schmerztherapie mit Opiaten durch, substituierten Vitamin D3 und begannen mit einer oralen Gabe von Alendronat gefolgt von der Empfehlung, bei Unverträglichkeit auf Denosumab umzustellen. Die Patientin konnte fast schmerzfrei und gut mobilisiert am Tag 22 wieder in die Häuslichkeit entlassen werden (Abb. 28.2).

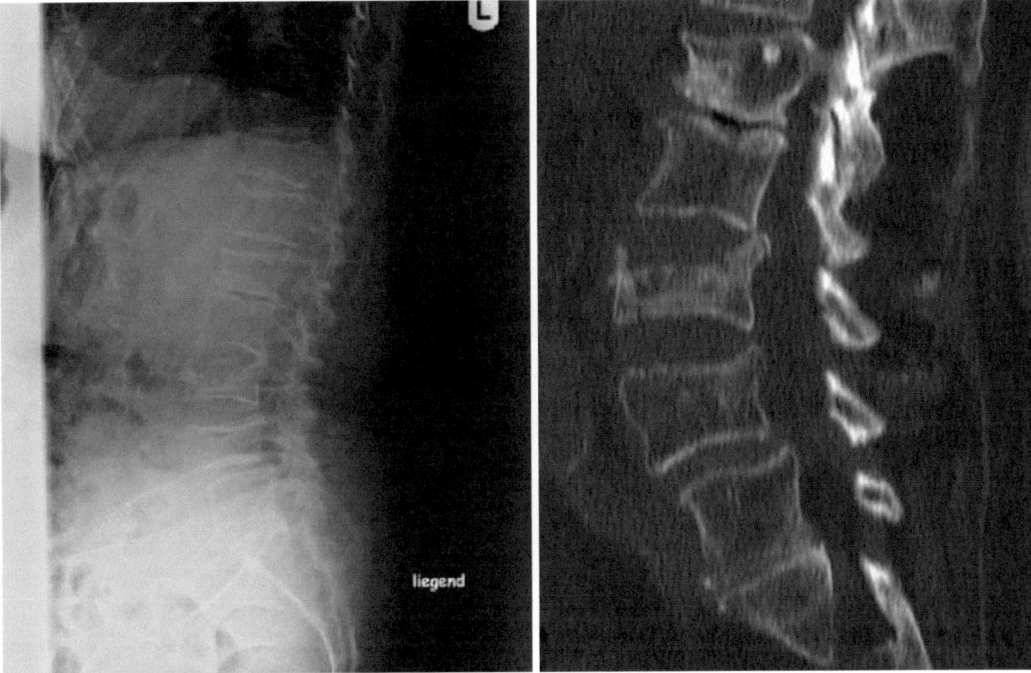

Abb. 28.2 Postmenopausale Wirbelsäulen-Osteoporose (links: Röntgen, rechts: CT) mit Vitamin D-Mangel, Hyperparathyreoidismus und erhöhtem Knochenabbau bei einer 88-jährigen Patientin

28.3.1.2 Kasuistik 2

Die stationäre Aufnahme der 81-jährigen Patientin erfolgte notfallmäßig nach häuslichem Sturz mit pertrochantärer Femurtrümmerfraktur links sowie Weichteilschaden Grad I bei geschlossener Fraktur in das Geriatriezentrum. Als Osteoporoserisikofaktoren lagen noch eine dekompensierte Herzinsuffizienz, eine CKD Stadium G4 und eine fortgeschrittene Demenz vor. Die Patientin war mit Vitamin D3 vorbehandelt und zeigte einen leicht erhöhten Spiegel von 25-OH-Vitamin D3 (74 µg/l [Norm: 30–70]) bei normalem Calcium (2,29 mmol/l). Die knochenspezifische alkalische Phosphatase war erniedrigt (3,2 µg/l [Norm 5.5–22.9]). PTH und TRAP-5b waren im Normbereich. Die Werte der Knochenmarker in Zusammenschau mit dem PTH Wert sprechen für eine low-turnover Osteopathie. Die Patientin wurde komplikationslos mit einem Gamma-Nagel links versorgt. Im Verlauf erlitt sie einen NSTEMI. Wir diagnostizierten eine hochgradige Aortenklappenstenose, eine schwerste kalzifizierende Arteriosklerose und eine dekompensierte Herzinsuffizienz und konnten unter kardiologischer Mitbetreuung die Patienten erfolgreich stabilisieren. Die Patientin wurde 24 Tage behandelt und überlebte alle Komplikationen. Aufgrund der Demenz und der schwerwiegenden kardiovaskulären Komorbidität konnte sie nicht wieder auf das Niveau vor der Krankenhauseinweisung mobilisiert werden, wurde aber in einem guten Allgemeinzustand in die Kurzzeitpflege verlegt (Abb. 28.3).

28.3.1.3 Kasuistik 3

Die stationäre Aufnahme der 80-jährigen Patientin erfolgte 2020 notfallmäßig mit einer geschlossenen dislozierten Femurschaftfraktur rechts Vancouver C nach Stolpersturz. Die Patientin hatte mehrere Voroperationen. 2005 war eine zementfreie Hüft-Totalendoprothese re. bei Coxarthrose implantiert worden. 2013 erfolgte nach periprothetischer Femurfraktur eine offene Reposition und Osteosynthese mit 3× Drahtcerclagen. 2014 wurde bei aseptischer Pfannenlockerung eine Pfannenwechsel-OP in eine zementierte Flachprofilpfanne durchgeführt.

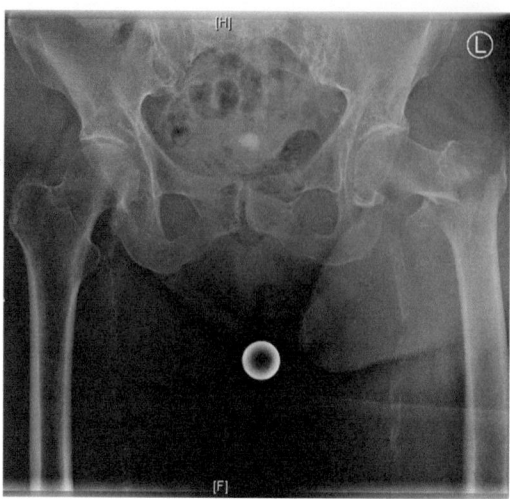

Abb. 28.3 Pertrochantäre Femurfraktur bei low-turnover Osteopathie und CKD Stadium G4 bei einer 81-jährigen Patientin

Aktuell erfolgte eine offene Reposition der Mehrfragment-Fraktur am Femurschaft durch Cerclagen und eine winkelstabile Platte rechts. Der Knochenstoffwechsel zeigte keine Auffälligkeiten. Der Vitamin D-Spiegel lag mit 33 µg/l im gewünschten Bereich. PTH, BAP und TRAP-5b lagen im mittleren Normbereich. Die Patientin wurde seit 2019 mit oralen Bisphosphonaten (Alendronat) und Vitamin D3 behandelt. Sie konnte nach Operation und fallabschließender geriatrischer Behandlung 23 Tage nach Aufnahme gut mobilisiert wieder in die Häuslichkeit entlassen werden. An Verbesserungspotenzialen wäre die erst spät begonnene medikamentöse Osteoporosetherapie zu nennen. Die osteologische Therapieempfehlung beinhaltet in diesem Fall das Tragen eines Hüftprotektors sowie eine Umstellung der medikamentösen Therapie auf Teriparitid (osteoanabole Therapie) über 24 Monate, gefolgt von einer Erhaltungstherapie mit Denosumab (Abb. 28.4).

▶ Bei hochaltrigen Patienten mit CKD und Frakturen helfen alterstraumatologische Zentren, in denen Therapieentscheidungen in Zusammenarbeit mit Chirurgen, Osteologen, Geriatern und Nephrologen getroffen werden.

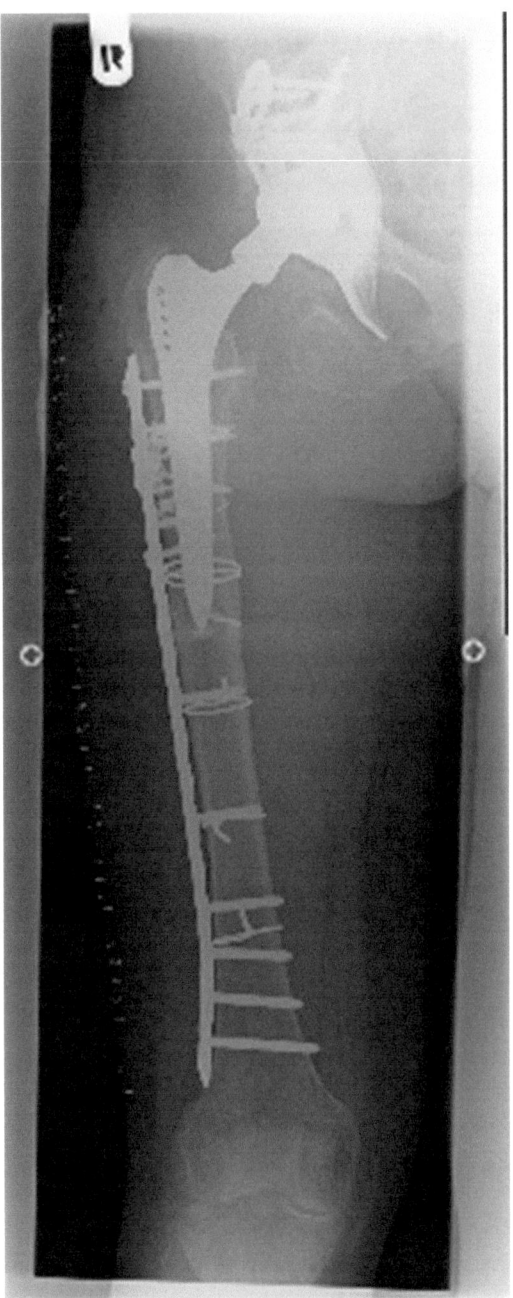

Abb. 28.4 Osteosynthetische Versorgung einer peri-prothetischen Femurfraktur re. bei einer 80 jährigen Patientin

28.4 Fazit für die Praxis

- Für die Prävention und Therapie der Osteoporose und renalen Osteopathie ist die möglichst vollständige Erfassung und Behandlung der jeweils vorliegenden Risikofaktoren essenziell (DVO Leitline Osteoporose 2017; Kidney Disease: Improving Global Outcomes (KDIGO) CKDMBD Work Group 2009).

- Die heute zur Verfügung stehenden Möglichkeiten zur Prävention einer Osteoporose und einer renalen Osteopathie werden immer noch ungenügend umgesetzt.

- Die einfachste und in der Praxis leider nicht immer realisierte Basistherapie zur Prävention und Therapie der Osteoporose und renalen Osteopathie besteht in der Vermeidung eines Vitamin D-Mangels.

- Sowohl osteologische Risikofaktoren als auch perioperative Komplikationen und vorbestehende (oftmals noch nicht behandelte) Komorbiditäten können am besten in einem interdisziplinär abgestimmten Diagnostik- und Therapiekonzept wahrgenommen und behandelt werden. Bei älteren Menschen ist häufig ein individuell angepasstes Vorgehen sinnvoll.

- Die perioperative interdisziplinäre unfallchirurgisch-geriatrische Behandlung empfiehlt sich in Geriatriezentren in Akutkrankenhäusern, da hier auch die Konsultation weiterer Fachgebiete wie Nephrologie und Kardiologie möglich ist.

- Die Konsultation eines Osteologen bzw. Endokrinologen kann helfen, evtl. vorhandene und bisher nicht bekannte Behandlungsdefizite aufzuzeigen und bei der Wahl der weiteren osteologischen Therapie zu berücksichtigen.

- Ab CKD-Stadium G3b führen Veränderungen des Calcium-Phosphat-Stoffwechsels – hier insbesondere eine verminderte Knochenmineralisation – zu einer Aggravierung der Gefäß- und Herzklappenkalzifizierung.

- Die zusätzliche Gabe von Calcium kann die Nierenfunktion verschlechtern und kardiovaskuläre Verkalkungen begünstigen.

- Eine medikamentöse Osteoporosetherapie ist unter Beachtung der Indikationen und Kontraindikationen entsprechend der Zulassungslage mit oralen und intravenösen Bisphosphonaten (bis GFR > 40 ml/min), Denosumab, Teriparitid möglich. Mit Romosozumab liegen wenige Erfahrungen vor (Reservemedikament).

Literatur

Beige J, Wendt R, Girndt M, Queck KH, Fiedler R, Jehle P (2014) Association of serum alkaline phosphatase with mortality in non-selected European patients with CKD5D: an observational, three-centre survival analysis. BMJ Open 4(2):e004275. https://doi.org/10.1136/bmjopen-2013-004275

Cooper C (1997) The crippling consequences of fractures and their impact on quality of life. Am J Med 103(2A):12S–17S; discussion 17S-19S. https://doi.org/10.1016/s0002-9343(97)90022-x

DVO Leitline Osteoporose (2017) https://dv-osteologie.org/osteoporose-leitlinien

Gleich J, Fleischhacker E, Rascher K, Friess T, Kammerlander C, Böcker W, Bücking B, Liener U, Drey M, Höfer C, Neuerburg C (2021) Increased geriatric treatment frequency improves mobility and secondary fracture prevention in older adult hip fracture patients-an observational cohort study of 23,828 patients from the registry for geriatric trauma (ATR-DGU). J Clin Med 10(23):5489. https://doi.org/10.3390/jcm10235489. PMID: 34884190

Jehle PM (2013a) High-turnover-Osteodystrophie. Nephrologe 8:21–27

Jehle PM (2013b) Does calcium intake affect cardiovascular mortality? – intake of supplemental calcium holds risks – especially for men. Dtsch Med Wochenschr 138(28–29):1448. https://doi.org/10.1055/s-0032-1329053

Jehle PM, Pfeilschifter J (2009) Osteoporosis – which therapy is confirmed? Internist (Berl) 50(12):1314–1324. https://doi.org/10.1007/s00108-009-2460-5

Kidney Disease: Improving Global Outcomes (KDIGO) CKDMBD Work Group (2009) KDIGO clinical practice guideline for the diagnosis, evaluation, prevention, and treatment of chronic kidney disease-mineral and bone disorders (CKDMBD). Kidney Int Suppl 113:S1–S130

Montero-Odasso MM, Kamkar N, Pieruccini-Faria F, Osman A, Sarquis-Adamson Y, Close J, Hogan DB, Hunter SW, Kenny RA, Lipsitz LA, Lord SR, Madden KM, Petrovic M, Ryg J, Speechley M, Sultana M, Tan MP, van der Velde N, Verghese J, Masud T (2021) Task force on global guidelines for falls in older adults. Evaluation of clinical practice guidelines on fall prevention and management for older adults: a systematic review. JAMA Netw Open 4(12):e2138911. https://doi.org/10.1001/jamanetworkopen.2021.38911. PMID: 34910151.

Obermayer-Pietsch B, Fössl I, Dimai HP (2021) Long-term treatment concepts for osteoporosis]. Internist (Berl) 62(5):474–485. https://doi.org/10.1007/s00108-021-00993-3. Epub 2021 Mar 12

WHO Technical Report Series (2003) No. 921.Prevention and management of osteoporosis. Report of a WHO Scientific Group. World Health Organization, Geneva

Antikoagulation und Thrombozytenaggregationshemmung bei chronischer Nierenkrankheit

29

Gunnar Henrik Heine

Inhaltsverzeichnis

29.1 Hämorrhagische Diathese bei chronischer Nierenkrankheit

Patienten mit chronischer Nierenkrankheit (CKD) haben im Vergleich zu nierengesunden Menschen ein erhöhtes Blutungsrisiko. Diese Blutungsneigung kann sich häufig in kutanen Blutungen ("blaue Flecken"; Ekchymosen und verlängerte Blutungen nach Nadelpunktionen oder postoperativ) und in Schleimhautblutungen (Epistaxis, gastrointestinale oder Zahnfleischblutungen) manifestieren, seltener in hämorrhagischer Perikarditis/Hämopericardium, hämorrhagischen Pleuraergüssen/Hämatothorax oder intrakraniellen respektive retroperitonealen Blutungen (Kaw und Malhotra 2006).

Laborchemisch zeigt sich trotz eines erhöhten Blutungsrisikos häufig kein pathologischer Befund bei Routine-Gerinnungstests (Prothrombinzeit/partielle Thromboplastinzeit). Auch schwere Thrombozytopenien sind bei CKD-Patienten selten. Allenfalls geringgradig verminderte Thrombozytenzahlen können resultieren. Wenn der Thrombozytenverbrauch die Neubildung von Thrombozyten deutlich übersteigt, liegt eine

G. H. Heine (✉)
Medizinische Klinik II, Agaplesion Markus Krankenhaus, Frankfurt am Main, Deutschland
e-mail: gunnar.heine@uks.eu

schwere Thrombozytopenie vor und es muss ein eigenständiges (in der Regel nicht-nephrologisches) Krankheitsbild angenommen werden (Galbusera et al. 2009).

Anstelle einer Thrombozytopenie steht häufig eine Thrombozytenfunktionsstörung im Vordergrund, für welche zahlreiche pathophysiologische Einflussfaktoren postuliert werden (Tab. 29.1).

Eine direkte Rolle von Harnstoff als Auslöser einer Thrombozytendysfunktion kann weitgehend ausgeschlossen werden, da Harnstoffkonzentrationen und Blutungszeit nicht korrelieren (Steiner et al. 1979) und Patienten mit hohem Plasmaharnstoff, aber normaler Nierenfunktion, keine Blutungsneigung aufweisen (Linthorst et al. 2010).

Innerhalb der verschiedenen extrinsischen Faktoren, die zur Plättchendysfunktion beitragen, wird insbesondere auch die Bedeutung der Anämie diskutiert. So befinden sich die Erythrozyten in der Blutzirkulation physiologischerseits insbesondere in der Lumenmitte, von wo sie Thrombozyten in Richtung Gefäßwand verdrängen. Dies bringt Thrombozyten in Kontakt mit verletzten Endothelzellen, an welche sie adhärieren, worauf die Bildung eines Thrombus initiiert wird.

Bei Patienten mit Anämie werden Thrombozyten weniger in die Nähe der Gefäßwände gedrängt, was die Adhärenz an Endothelzellen erschwert. Zudem kann eine Anämie bei CKD-Patienten die Gerinnung inhibieren, da Erythrozyten ADP freisetzen, PGI_2 inaktivieren und als Scavenger für NO fungieren; sowohl ADP, PGI_2 als auch NO sind alle zentrale Regulatoren der Thrombozytenfunktion (Galbusera et al. 2009).

▶ CKD-Patienten haben ein erhöhtes Blutungsrisiko.

29.2 Behandlung der urämischen Thrombozytendysfunktion

Trotz zahlreicher pathophysiologischer Untersuchungen zur Bedeutung der Urämie in der Thrombozytendysfunktion wurde bislang selten nachgewiesen, inwieweit die Einleitung einer Nierenersatztherapie das Blutungsrisiko von CKD-Patienten beeinflusst.

In den ersten Jahren der Hämodialysetherapie führte eine Interaktion des zirkulierenden Blutes mit den damals üblichen zellulosebasierten Dialysatoren über eine Komplementaktivierung zu einer transienten Thrombozytopenie. Mit Einsatz von biokompatibleren Dialysemembranen erscheint eine Komplement-induzierte Thrombozytopenie nicht länger als klinisch bedeutsam. Dennoch kann die Hämodialysetherapie weiterhin die Koagulation beeinflussen: Einerseits werden Urämietoxine, die potenziell zur Thrombozytendysfunktion beitragen, entfernt, andererseits ist während der Standard-Dialysebehandlung eine systemische Antikoagulation erforderlich mit dem Risiko einer Heparin-induzierten Thrombozytopenie (HIT). Weitere theoretische Gefahren der Hämodialysetherapie sind eine Beeinflussung des thrombozytären Zytoskeletons, eine Verminderung der Anzahl von RNA-reichen Thrombozyten und eine Verminderung der retikulierten Thrombozyten (Hedges et al. 2007). Weil sowohl RNA-reiche als auch retikulierte

Tab. 29.1 Mögliche Ursachen der Thrombozytendysfunktion (modifiziert nach Berns JS, Coutre S. Platelet dysfunction in uremia. UpToDate und Kaw und Malhotra 2006).

Potenzielle Ursachen der Thrombozytendysfunktion	
Intrinsische (primär thrombozytäre) Faktoren	Extrinsische Faktoren
Dysfunktion von Glykoprotein IIb/IIIa	Urämietoxine
Veränderte Expression von Glykoproteinen	Anämie
Veränderte Freisetzung von ADP und Serotonin aus alpha-Granula	Erhöhte NO und cGMP Bildung
Veränderter Arachidonsäure und Prostaglandin Metabolismus, verminderte Thromboxan A2 Bildung	Funktionelle Veränderungen des von Willebrand Faktors
Verändertes Zytoskelett	Verminderte Thrombozytenbildung
	Veränderte Interaktion zwischen Thrombozyten und Endothelzellen

Thrombozyten leichter aktivierbar sind, kann die Akkumulation von weniger RNA-reichen und weniger retikulierten Thrombozyten die Hämostase beeinträchtigen. Auch die Bedeutung einer Anämietherapie auf die Hämostase erscheint unklar: Obgleich die Therapie der Anämie einzelne Messparameter der Thrombozytendysfunktion günstig zu beeinflussen vermag (Hedges et al. 2007), bleibt die klinische Bedeutung dieser Effekte auf das Blutungsrisiko leider noch weitgehend unklar.

▶ Der Einfluss von Dialyseeinleitung und Anämietherapie auf die urämische Thrombozytendysfunktion ist nicht komplett verstanden.

29.3 Bedeutung für die Thrombozytenaggregationshemmung

Die urämische Thrombozytendysfunktion und das erhöhte Blutungsrisiko bewirken, dass bei Einsatz von Thrombozytenaggregationshemmern – insbesondere Acetylsalicylsäure, Clopidogrel, Prasugrel und Ticagrelor – die Blutungsgefahr bei CKD-Patienten größer als in der Allgemeinbevölkerung ist. Gleichzeitig haben CKD-Patienten ein erhöhtes kardiovaskuläres Risiko, und Thrombozytenaggregationshemmer vermögen das Risiko von Myokardinfarkten und Schlaganfällen zu vermeiden.

Leitlinien (KDIGO 2013) empfehlen, dass bei erwachsenen CKD-Patienten mit Risiko für atherosklerotische Ereignisse Thrombozytenaggregationshemmer eingesetzt werden sollten, sofern das Blutungsrisiko gegenüber dem möglichen kardiovaskulären Benefit für den individuellen Patienten nicht überproportional erscheint.

Aufgrund der hohen Blutungsgefahr bei Dialysepatienten (Palmer et al. 2013) sollten Thrombozytenaggregationshemmer nicht routinemäßig allen CKD-Patienten verordnet werden. Liegen jedoch prävalente atherosklerotische Erkrankungen vor, erscheint ihre Einnahme bei den meisten Dialysepatienten indiziert. Zeitlich sehr eng begrenzt werden sollte die Einnahme einer dualen Thrombozytenaggregationshemmung, welche in aller Regel auf die ersten Monate nach Koronarstentimplantation oder akutem ischämischen Ereignis begrenzt werden sollte.

▶ Thrombozytenaggregationshemmer sollten vor allem sekundärprophylaktisch, nicht generell primärprophylaktisch eingesetzt werden.

29.4 Prothrombotische Diathese

Trotz ihres erhöhten Blutungsrisikos zeigen Patienten mit fortgeschrittener CKD parallel Komponenten der Hyperkoagulation. Während unspezifische Messparameter des Gerinnungssystems – Prothrombinzeit und partielle Thromboplastinzeit – unauffällig erscheinen, treten venöse thromboembolische Erkrankungen (VTE) häufiger bei Patienten mit niedriger GFR und/oder hoher Albuminurie auf. Dies lässt sich vermutlich einerseits auf eine Erhöhung etwa von Faktor VIII und von-Willebrand-Faktor zurückführen, andererseits aber auch auf die höhere Prävalenz von Begleiterkrankungen wie Immobilisation, Herzinsuffizienz und Übergewicht. Iatrogene Faktoren könnten zusätzlich hinzutreten, etwa Medikamente wie Erythropoietin oder Corticosteroide, Gefäßeingriffe und intraluminale Devices.

▶ CKD-Patienten weisen neben der Blutungsneigung eine Hyperkoagulation auf.

29.5 Antikoagulation

Unter den zahlreichen Medikamenten, die durch Eingriff in das Gerinnungssystem thrombotische Erkrankungen verhindern oder therapieren sollen, haben unfraktioniertes und niedermolekulares Heparin (low molecular weight heparin; LMWH), Vitamin-K Antagonisten (VKA) und nicht-Vitamin K abhängige, direkte orale Antikoagulanzien (DOAK) die größte Bedeutung.

Zunächst werden unfraktioniertes und LMWH während nahezu jeder intermittierenden Dialyse-

Abb. 29.1 Heparin-induzierte Thrombozytopenie

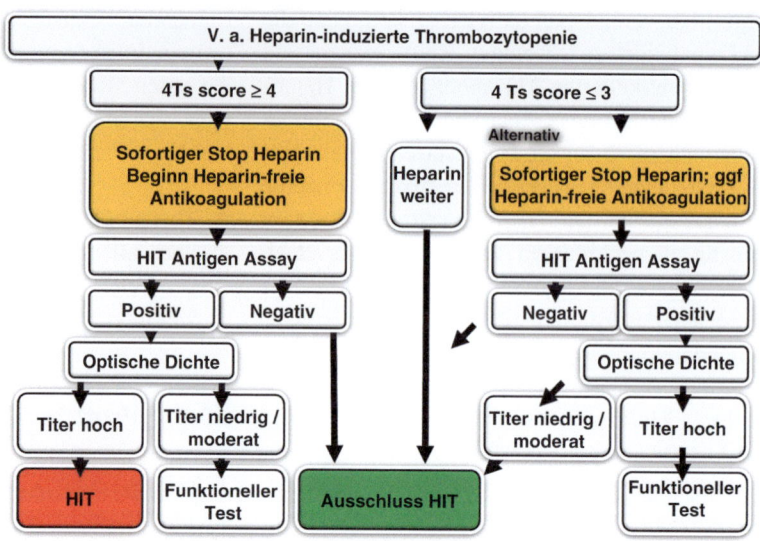

behandlung routinemäßig zur Prävention von Gerinnungen in der extrakorporalen Zirkulation eingesetzt.

29.5.1 Heparin-induzierte Thrombozytopenie

Unter Heparintherapie besteht das Risiko einer Heparin-induzierten Thrombozytopenie (HIT). HIT ist ein klinisches Syndrom, das durch Antikörper gegen einen Komplex aus Heparin und Plättchenfaktor IV auf der Oberfläche von Thrombozyten induziert wird und dadurch eine Thrombozytenaggregation auslöst. Klinisch manifestiert sich die HIT oft mit arteriellen oder venösen Thrombosen; seltenere Komplikationen sind eine venöse Extremitätengangrän, hämorrhagische Nekrosen der Nebennieren, nekrotisierende Hautläsionen am Ort der Heparininjektionen sowie akute systemische Reaktionen innerhalb weniger Minuten nach Exposition gegen unfraktioniertes Heparin oder LMWH.

Da ein spezifischer diagnostischer Pfad zur HIT-Diagnostik für Dialysepatienten bislang nicht etabliert ist, sollte wie in der nieren-

gesunden Allgemeinbevölkerung der klinische Verdacht anhand des 4 T Scores abgeschätzt werden. Nur wenn der 4 T Score eine intermediäre oder hohe Wahrscheinlichkeit eines HIT ergibt, sollte eine weitere Diagnostik zum Nachweis von HIT- Antikörpern erfolgen. Die heute üblichen Antigenassays haben eine hohe Sensitivität, aber geringe Spezifität. Daher sollte – sofern verfügbar – bei positivem Antigenassay ein Funktionstest (Serotonin-Freisetzungs-Assay oder Heparin induzierte Plättchenaktivierung [HIPA]) zur Bestätigung der HIT-Verdachtsdiagnose nachfolgen (Abb. 29.1).

Sobald bei einem Patienten in der klinischen Einschätzung eine hohe oder mittlere Wahrscheinlichkeit für eine HIT besteht, muss eine Heparinbehandlung pausiert und eine alternative Antikoagulation initiiert werden. Vitamin K-Antagonisten (VKA) sind zu Beginn einer HIT keine Therapieoptionen, da VKA die Aktivität des gerinnungsinhibierenden Proteins C vermindert und dadurch den prothrombotischen Zustand aggraviert.

▶ Die Diagnostik der HIT bei CKD-Patienten sollte Empfehlungen aus der Allgemeinbevölkerung folgen.

29.6 Orale Antikoagulation

Orale Antikoagulanzien sind indiziert für die Prävention von thromboembolischen Schlaganfällen bei der Mehrzahl der Patienten mit Vorhofflimmern, zur Prävention und Therapie von venösen Thromboembolien (insbesondere tiefen Beinvenenthrombosen und Lungenembolien) und in der Prävention von Klappenthrombosen bei Patienten nach mechanischem Klappenersatz. Letzte Patienten benötigen zeitlich unlimitiert VKA, da DOAK nach mechanischem Klappenersatz gegenüber VKA unterlegen sind.

Patienten nach tiefer Venenthrombose in den proximalen Extremitäten- oder Beckenvenen benötigen mindestens drei Monate eine Antikoagulation; Empfehlungen zu einer verlängerten Antikoagulation über diese drei Monate hinaus orientieren sich hauptsächlich an Empfehlungen aus der Allgemeinbevölkerung, da CKD-spezifische Daten nicht in ausreichender Qualität und Menge vorliegen. Somit reicht bei VTE aufgrund starken transienten oder reversiblen Risikofaktoren („Major transient or reversible factors") eine dreimonatige Antikoagulation aus, sofern der Risikofaktor ausgeschaltet wird. Eine zeitlich unbegrenzte Antikoagulation sollte bei Patienten mit spontaner VTE oder bei VTE mit einem schwachen transienten oder reversiblen Risikofaktor (definiert als ≤ zehnfach erhöhtes Risiko für eine erste VTE) erwogen werden. Hierbei gelten inzwischen DOAK gegenüber VKA aufgrund ihres Nutzen-Risikos-Benefits eindeutig als überlegen. Wenn eine zeitlich unbegrenzte Antikoagulation mit Apixaban oder Rivaroxaban angestrebt wird, kann nach 6 bis 12 Monaten Therapie eine Halbierung der DOAK-Dosierung erwogen werden (Agnelli et al. 2013; Weitz et al. 2017).

Bei Patienten mit aktiver Malignomerkrankung und VTE oder bei Patienten mit wiederholten VTE ohne starken transienten oder reversiblen Risikofaktor („Major transient or reversible factors", Abb. 29.2) suggerieren Daten aus der Allgemeinbevölkerungen einen Benefit einer zeitlich unbegrenzten Antikoagulation mit LMWH oder DOAK. Bei all diesen Indikationen zu einer zeitlich unbegrenzten Antikoagulation muss das erhöhte Blutungsrisiko von CKD-Patienten stets (mit)berücksichtigt werden.

Bei Patienten mit fortgeschrittener CKD und Vorhofflimmern wird der Einsatz einer Antikoagulation kontrovers diskutiert. In der Allgemeinbevölkerung besteht zwar Konsensus, dass die meisten Patienten mit einem oder mehreren Risikofaktoren für zerebrale Schlaganfälle oder systemische Embolisationen (definiert als CHA_2DS_2-VASc Score ≥ 1 bei Männern und ≥ 2 bei Frauen) einer oralen Antikoagulation bedürfen. Auch für Patienten mit einer GFR > 30 ml/min liegt ausreichend Evidenz für den Benefit und die Sicherheit der oralen Antikoagulation vor (Hart et al. 2011), nicht aber für Patienten mit einer Kreatininclerance <30 ml/min/1,73m², da größere randomisierte Studien zumeist Patienten mit fortgeschrittener CKD ausgeschlossen haben (Abb. 29.2).

Edoxaban wurde in einer niedrigen Dosierung (15mg) gegenüber Placebo in der ELDER CARE Studie bei selektierten Patienten mit Vorhofflimmern (mindestens 80 Jahre alt und Kontraindikation gegenüber standard-dosierter Antikoagulation) untersucht, von denen die Mehrheit eine Kreatininclearance 15–50 ml/min aufwies. Sowohl in der Gesamtkohorte, als auch in der Subgruppe der Patienten mit Kreatinin 15–30 ml/min konnten durch niedrigdosiertes Edoxaban zwei von drei Schlaganfällen/systemischen Embolisationen verhindert werden. Zwar verdoppelte sich (nicht unerwartet) die Anzahl von Blutungen, allerdings überwog numerisch die Anzahl verhinderter ischämischer Ereignisse gegenüber der Anzahl medikamentös-induzierter Blutungsereignisse. Subgruppenanalysen suggerieren selbst bei über 90-Jährigen noch einen Benefit (Kuroda et al. 2022). Allerdings ist diese niedrig-dosierte Edoxabantherapie zur Prophylaxe von thrombembolischen Ereignissen bei Vorhofflimmern in Deutschland nicht zugelassen.

Bei Dialysepatienten mit Vorhofflimmern lassen mehrere, teilweise partiell inhaltlich widersprüchliche retrospektive Kohortenstudien unklar erscheinen, ob eine orale Antikoagulation ischämische Schlaganfälle und systemische Embolisationen verhindern (Tan et al. 2016).

▶ Je niedriger die GFR, desto kritischer die Indikation zur oralen Antikoagulation.

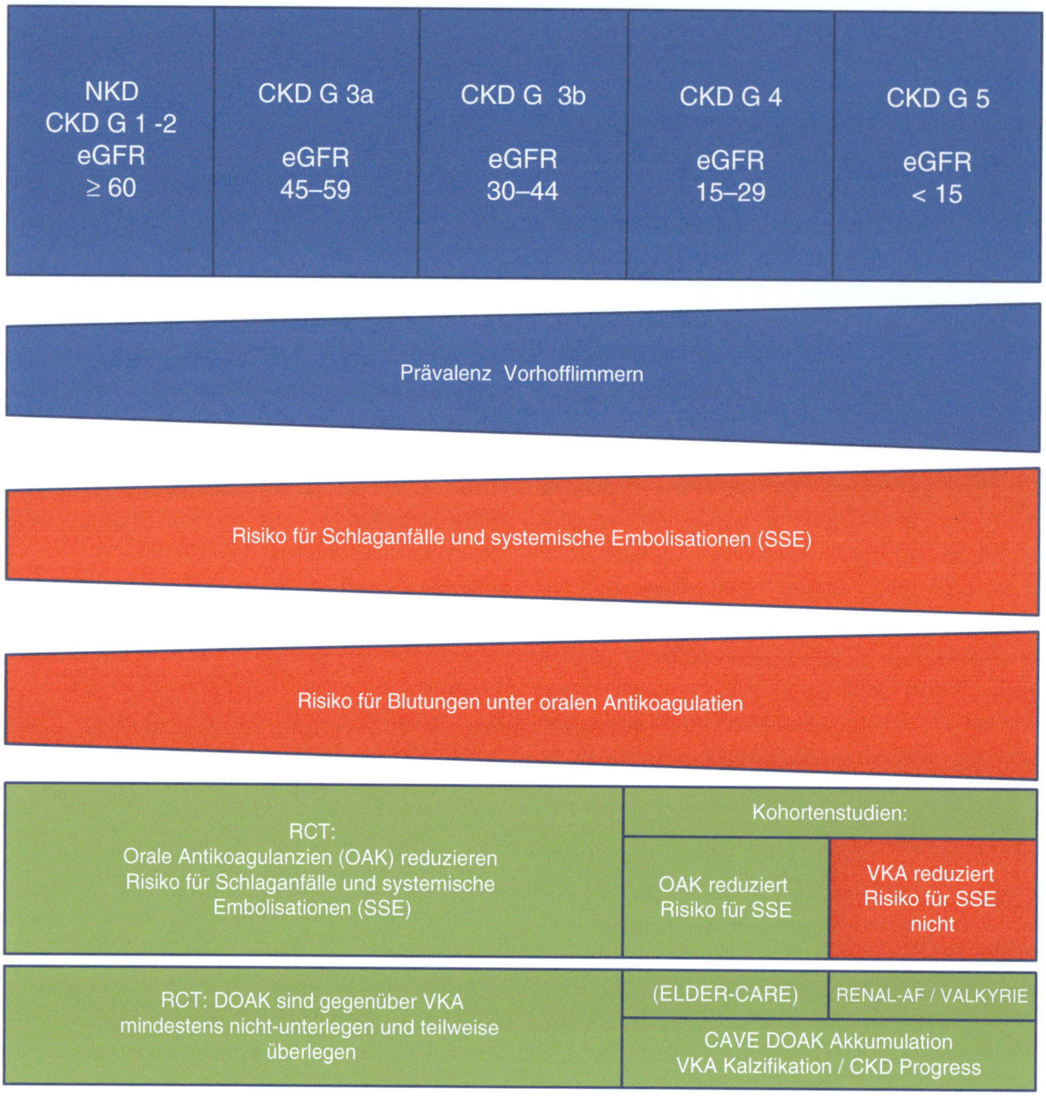

| NKD CKD G 1-2 eGFR ≥ 60 | CKD G 3a eGFR 45–59 | CKD G 3b eGFR 30–44 | CKD G 4 eGFR 15–29 | CKD G 5 eGFR < 15 |

Prävalenz Vorhofflimmern

Risiko für Schlaganfälle und systemische Embolisationen (SSE)

Risiko für Blutungen unter oralen Antikoagulatien

| RCT: Orale Antikoagulanzien (OAK) reduzieren Risiko für Schlaganfälle und systemische Embolisationen (SSE) | Kohortenstudien: | |
| | OAK reduziert Risiko für SSE | VKA reduziert Risiko für SSE nicht |

| RCT: DOAK sind gegenüber VKA mindestens nicht-unterlegen und teilweise überlegen | (ELDER-CARE) | RENAL-AF / VALKYRIE |
| | CAVE DOAK Akkumulation VKA Kalzifikation / CKD Progress | |

Abb. 29.2 Epidemiologische Bedeutung und potenzielle therapeutische Konsequenzen des Vorhofflimmerns über das Spektrum der chronischen Nierenerkrankungmodifiziert nach Heine GH et al Dtsch Arztebl Int 2018

29.7 Empfehlungen zur oralen Antikoagulation nach Stadium der Nierenkrankheit

Wenn eine Indikation zur oralen Antikoagulation besteht, so sind in der nierengesunden Allgemeinbevölkerung und bei Patienten mit CKD Stadium 3a/3b DOAK im Vergleich zu VKA mindestens so effektiv in der Prävention von thromboembolischen Ereignissen und bezüglich der Blutungsgefahr (insbesondere intrazerebrale Blutungen) mindestens so sicher. Es gibt zudem Hinweise, dass VKA die vaskuläre Kalzifikation (van Gorp und Schurgers 2015) und möglicherweise auch die CKD Progredienz (Böhm et al. 2015) beschleunigen – letzteres insbesondere bei Überdosierungen. In der belgischen VALKYRIE Studie, die bei Dialysepatienten mit Vorhofflimmern 10 mg Rivaroxaban mit VKA verglich, ergab eine höhere Sicherheit von 10 mg Rivaroxaban gegenüber VKA.

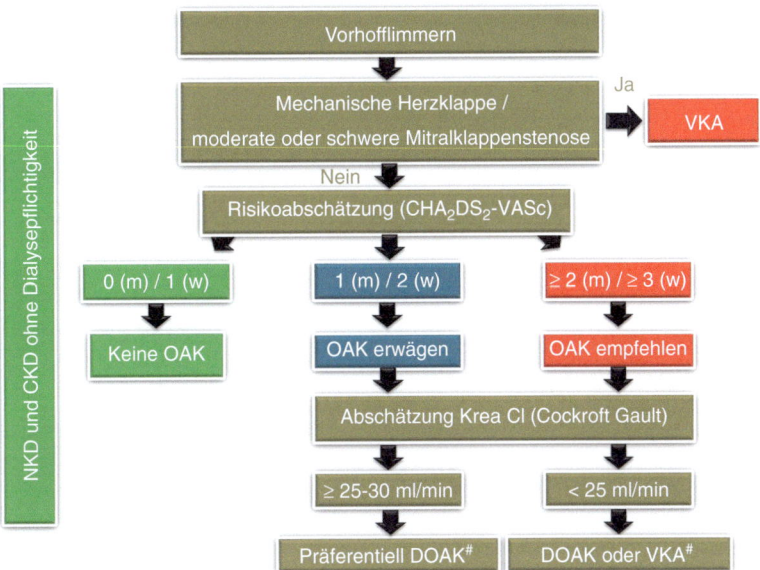

Abb. 29.3 NKD und CKD ohne Dialysepflichtigkeit modifiziert nach Heine GH et al, Dtsch Arztebl Int 2018

Momentan kann als Kompromiss vorgeschlagen werden, dass Patienten mit Vorhofflimmern und zumindest moderatem Risiko für Thromboembolien (definiert als CHA2DS2-VASc Score $\geq$ 2 bei Frauen und $\geq$ 1 bei Männern) DOAK erhalten, wenn sie eine CKD Stadium 1–3b ausweisen, allerdings kein exorbitant hohes Blutungsrisiko besteht (Abb. 29.3).

Bei CKD Stadium 4 und 5 fehlt momentan ausreichende Evidenz, um im Falle von Vorhofflimmern den Einsatz von DOAK (bei hohem Blutungsrisiko ggf nur 15 mg Edoxaban, entsprechend ELDER CARE) oder aber einen Verzicht auf eine Antikoagulation zu präferieren (Abb. 29.4).

Bei Dialysepatienten erscheinen DOAK – wie in der VALKYRIE Studie eingesetzt 10 mg Rivaroxaban oder vermutlich auch 2 × 2,5 mg Apixaban – gegenüber VKA überlegen bezüglich der Sicherheit (weniger Blutungen) bei zumindest gleicher Effektivität (Verhinderung von thrombembolischen Ereignissen). Die Bedeutung der LAAO (left atrial appendage occlusion; Vorhofohrverschlusssystem) als Alternative zur Antikoagulation bei schwerer CKD wird in der LAA-Kidney Studie untersucht.

Die Studienleitung der VALKYRIE Studie hat auf Basis von Kohortenstudien einen möglichen Algorithmus zur Auswahl von Dialysepatienten, die von einer Antikoagulation profitieren, vorgeschlagen (Abb. 29.4).

Sowohl LMWH als auch DOAK benötigen bei Patienten mit schwerer CKD eine Dosisreduktion, da sie renal eliminiert werden. Im Jahr 2022 ist zumindest Apixaban für Dialysepatienten in den USA zugelassen, nicht jedoch in Europa. Im Vergleich zu anderen DOAK akkumuliert Apixaban am geringsten (Tab. 29.2). Formal beachtet werden sollte, dass pharmakokinetische Studien (und nachfolgend Empfehlungen zur Dosisreduktion von DOAK) die mittels Cockcroft-Gault Gleichung abgeschätzte Kreatininclearence und nicht die mittels MDRD oder CKD-EPI Formeln geschätzte GFR verwendeten.

► Wenn die Entscheidung zur oralen Antikoagulation fällt, erscheinen für die meisten CKD-Patienten DOAKs gegenüber Vitamin-K-Antagonisten überlegen.

Abb. 29.4 Algorithmus
zur Auswahl von
Dialysepatienten
(© 2021, Oxford
University Press, de
Vriese A und Heine GH
Nephrol Dial Transplant
2021)

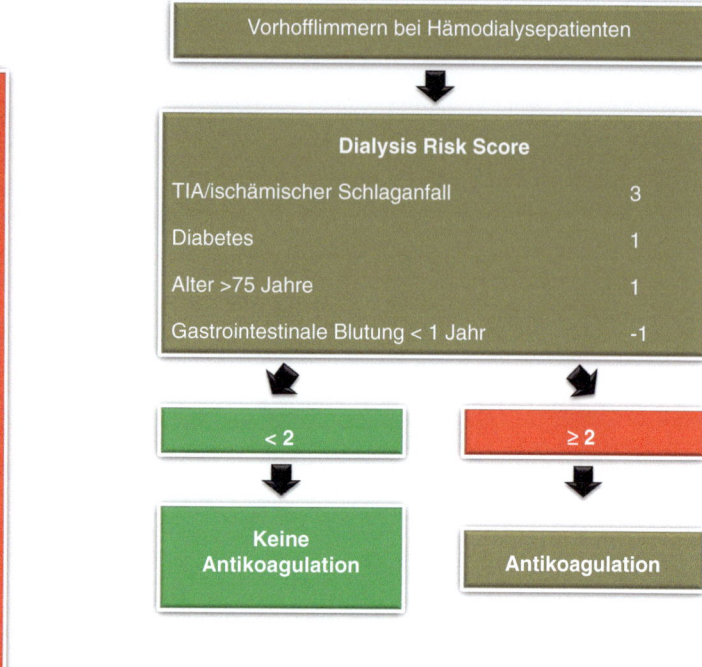

Tab. 29.2 Absorption und Metabolismus der verschiedenen NOAKs

	Dabigatran	Apixaban	Edoxaban	Rivaroxaban
Bioverfügbarkeit	3–7 %	50 %	62 %	66 % nüchtern. Fast 100 % nicht-nüchtern
Prodrug	Ja	Nein	Nein	Nein
Clearance nicht-renal/ renal, % (nach Absorption)	20 %/80 %	73 %/27 %	50 %/50 %	65 %/35 %
Absorption bei Einnahme mit Nahrung	Kein Effekt	Kein Effekt	+ 6–22 %	+ 39 % (daher Einnahme mit Nahrung)
GI Verträglichkeit	Dyspepsia 5–10 %	Gut	Gut	Gut
Eliminations- HWZ	12–17 h	12 h	10–14 h	5–9 h (junge Menschen)11–13 h (ältere Menschen)

GI: Gastrointestinal. HWZ: Halbwertzeit
Nach „Updated European Heart Rhythm Association Practical Guide on the use of non-vitamin K antagonist anticoagulants in patients with non-valvular atrial fibrillation" (Europace 2015 17, 1467–1507)

29.8 Fazit für die Praxis

1. Aufgrund ihres hohen Risikos für Blutungsereignisse einerseits, für ischämische kardiovaskuläre Ereignisse andererseits, sollte bei Patienten mit chronischer Nierenkrankheit die Indikation zur antithrombotischen Therapie mit Bedacht gestellt werden.

2. Eine besondere Herausforderung bilden CKD-Patienten mit Vorhofflimmern. Bei leicht- bis mittelgradiger CKD bis zum CKD Stadium G 3b kann weitgehend den etablierten Therapiestrategien der nierengesunden Allgemeinbevölkerungen gefolgt werden.

3. Patienten mit GFR unter 30 ml/min sind trotz ihres hohen Risikos kaum untersucht worden;

bei Dialysepatienten mit Vorhofflimmern erscheint häufig das Risiko einer Blutung durch die Antikoagulation höher als deren Benefit.

4. Eine orale Antikoagulation bei Dialysepatienten sollte zurückhaltend erfolgen; bei aktiver Entscheidung sind in der Regel DOAKs gegenüber Vitamin-K Antagonisten vorzuziehen.

Literatur

Agnelli G, Buller HR, Cohen A et al (2013) Apixaban for extended treatment of venous thromboembolism. N Engl J Med 368:699–708

Böhm M, Ezekowitz MD, Connolly SJ et al (2015) Changes in renal function in patients with atrial fibrillation: an analysis from the re-ly trial. J Am Coll Cardiol 65:2481–2493

De Vriese AS, Caluwé R, Van Der Meersch H et al (2021) Safety and efficacy of vitamin K antagonists versus rivaroxaban in hemodialysis patients with atrial fibrillation: a multicenter randomized controlled trial. J Am Soc Nephrol 32:1474–1483

Galbusera M, Remuzzi G, Boccardo P (2009) Treatment of bleeding in dialysis patients. Semin Dial 22: 279–286

van Gorp RH, Schurgers LJ (2015) New insights into the pros and cons of the clinical use of vitamin K antagonists (VKAs) versus direct oral anticoagulants (DOACs). Nutrients 7:9538–9557

Hart RG, Pearce LA, Asinger RW, Herzog CA (2011) Warfarin in atrial fibrillation patients with moderate chronic kidney disease. Clin J Am Soc Nephrol 6:2599–2604

Hedges SJ, Dehoney SB, Hooper JS, Amanzadeh J, Busti AJ (2007) Evidence-based treatment recommendations for uremic bleeding. Nat Clin Pract Nephrol 3:138–153

Kaw D, Malhotra D (2006) Platelet dysfunction and end-stage renal disease. Semin Dial 19:317–322

KDIGO Clinical Practice Guideline for the Evaluation and Management of Chronic Kidney Disease (2013) Kidney Int Suppl 3:1

Kuroda M, Tamiya E, Nose T et al. (2022) Effect of 15-mg Edoxaban on Clinical Outcomes in 3 Age Strata in Older Patients With Atrial Fibrillation: A Prespecified Subanalysis of the ELDERCARE-AF Randomized Clinical Trial JAMA Cardiol 7:583–590

Linthorst GE, Avis HJ, Levi M (2010) Uremic thrombocytopathy is not about urea. J Am Soc Nephrol 21:753–755

Ma TK, Chow KM, Kwan BC, Leung CB, Szeto CC, Li PK (2017) Manifestation of tranexamic acid toxicity in chronic kidney disease and kidney transplant patients: a report of four cases and review of literature. Nephrology (Carlton) 22:316–321

Palmer SC, Di Micco L, Razavian M et al (2013) Antiplatelet therapy to prevent hemodialysis vascular access failure: systematic review and meta-analysis. Am J Kidney Dis 61:112–122

Steiner RW, Coggins C, Carvalho AC (1979) Bleeding time in uremia: a useful test to assess clinical bleeding. Am J Hematol 7:107–117

Tan J, Liu S, Segal JB, Alexander GC, dams-DeMarco M (2016) Warfarin use and stroke, bleeding and mortality risk in patients with end stage renal disease and atrial fibrillation: a systematic review and meta-analysis. BMC Nephrol 17:157

Weitz JI, Lensing AWA, Prins MH et al (2017) Rivaroxaban or aspirin for extended treatment of venous thromboembolism. N Engl J Med 376:1211–1222

Polyneuropathie, Karpaltunnelsyndrom und Restless Legs Syndrom

30

Martin Sommer, Karsten Kummer, Thomas Janczek, Sebastian Heber und Christine A. F. v. Arnim

Inhaltsverzeichnis

M. Sommer (✉)
Klinik für Geriatrie, Universitätsmedizin Göttingen, Göttingen, Deutschland

Klinik für Neurologie, Universitätsmedizin Göttingen, Göttingen, Deutschland
e-mail: msommer@gwdg.de; martin.sommer@med. uni.goettingen.de

K. Kummer
Klinik für Neurologie, Universitätsmedizin Göttingen, Göttingen, Deutschland
e-mail: karsten.schmidt@med.uni-goettingen.de

T. Janczek · S. Heber
Qualitätsmanagement/Wundpflege, Universitätsmedizin Göttingen, Göttingen, Deutschland
e-mail: janczek@med.uni-goettingen.de; sebastian.heber@med.uni-goettingen.de

C. A. F. v. Arnim
Klinik für Geriatrie, Universitätsmedizin Göttingen, Göttingen, Deutschland
e-mail: geriatrie.sekretariat@med.uni-goettingen.de

30.1 Schädigungsursachen, Schädigungsmuster, Häufigkeit

Die klassische Erscheinungsform der Polyneuropathie (PNP) ist distal-symmetrisch. Sie beginnt mit einem Minus-Symptom der Minderempfindung an den Zehen und steigt dann langsam auf. Hintergrund ist, dass die Länge der Nerven von der pseudounipolaren Ganglienzelle bis zum Nervenende für die Zehennerven am längsten ist und entsprechend sich jede Form der metabolischen Schädigung distal als erstes zeigt („die längste Faser trifft es zuerst").

▶ Bei der distal-symmetrischen Urämischen Neuropathie (UN) kommt es zu einer längenabhängigen axonalen Degeneration mit sekundärer Degeneration der Myelinscheiden.

Das gilt auch für die motorischen Fasern; die primär auftretende Parese ist typischerweise die Großzehenheberschwäche.

Ursächlich für die UN sind vor allem die Akkumulation urämischer Toxine, die Hyperkaliämie und die Hyperphosphatämie. Auch Systemerkrankungen mit potenzieller Nierenbeteiligung gehen mit einer PNP einher, z. B. Vaskulitiden und Kollagenosen (Callaghan et al. 2015). Die hereditäre Transthyretin Amyloidose ist spezifisch behandelbar (Namiranian und Geisler 2022), ebenso der Morbus Fabry (Rota et al. 2020).

50–100 % aller Patienten mit chronischer Nierenkrankheit entwickeln eine UN (Doshi et al. 2020; Arnold et al. 2016). Diese wird symptomatisch, wenn die Nierenfunktion um mehr als 80 % eingeschränkt ist. Frühe Symptome sind Parästhesien, paradoxe Hitzeempfindung, Restless legs-Syndrom, Überempfindlichkeit gegenüber Schmerzreizen und Muskelkrämpfe (Camargo et al. 2019).

30.2 Untersuchungsmethoden

30.2.1 Klinisch

Sensitiv, aber unspezifisch:

- Breitbasig ataktisches Gangbild (Provokation durch Seiltänzergang oder Romberg-Stehversuch)
- Niedrige Vibrationswahrnehmungsschwelle (Stimmgabel nach Rydel Seiffer)
- Großzehenheberschwäche
- Achillessehnenreflex vermindert oder ausgefallen

Fuß- und Wundinspektion
Folgende Veränderungen sind zu beachten:

- Rhagaden/Fissuren
- Eingewachsene Zehennägel
- Hyperkeratosen
- Schwielen
- Mykosen
- Druckstellen
- Entzündungen
- Fußpulse tasten (zusätzliche pAVK?)

Zur Dokumentation verwenden wir unabhängig von der Ätiologie der PNP einen standardisierten Bogen mit Fotos, der die Verlaufsbeurteilung erheblich vereinfacht.

Fallbeispiel 1
Legende zu Kasuistik: Patient/in mit neuropathischem Fußsyndrom und plantarem Ulcus. Es besteht eine chronische Nierenkrankheit bei Diabetes mellitus mit Polyneuropathie und Retinopathie. Ein Abstrich ergab den Nachweis eines Staph. aureus. Keine Infektionszeichen. Ein Entlastungsschuh war ambulant schon angefertigt worden. Die Versorgung erfolgte mit einer Hydrofaser als Wundtamponade. Als Sekundärverband wurde ein Schaumverband eingesetzt. Nach 9 Monaten deutliche Verkleinerung der Wundfläche ohne Infektionszeichen. Abb. 30.1 vom 04.01.2022; Abb. 30.2 vom 29.09.2021.

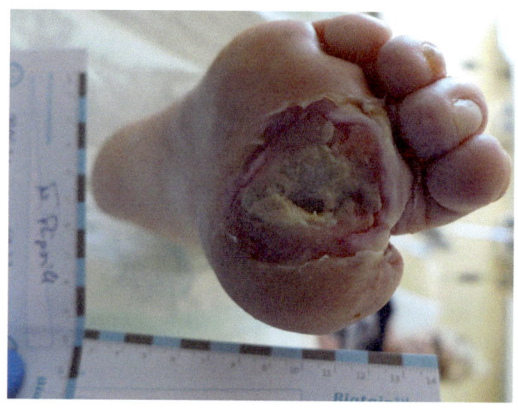

Abb. 30.1 Fallbeispiel 1, Foto vom September 2021

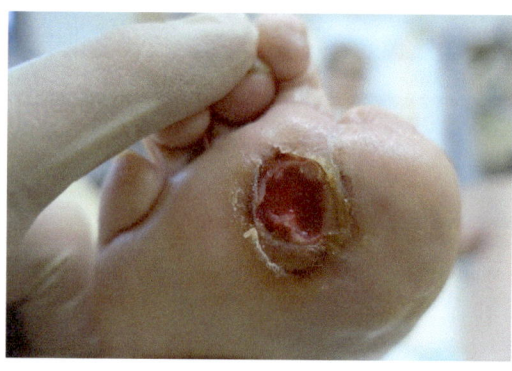

Abb. 30.2 Fallbeispiel 1, Foto vom Januar 2022

Apparativ

Dünn oder nicht myeliniserte Fasern entgehen der konventionellen Neurographie, ihre Beteiligung kann am ehesten mittels subjektiver Angaben der Quantitativen Sensorischen Testung erfasst werden (Rolke et al. 2006).

30.3 Minus-Symptome

Durch das verminderte Empfinden an den Fußsohlen werden Verletzungen seltener oder später bemerkt. Zugleich ist aufgrund der Störung der trophischen Funktionen der dünn bemarkten trophischen Fasern die Fähigkeit zur Wundheilung entsprechender oberflächlicher Hautläsionen gemindert.

30.4 Plus-Symptome

Bei vielen Patienten kommt es nicht nur zu Minus-Symptomen, sondern auch zu Plus-Symptomen. Dazu zählen das Auftreten von Kribbelmissempfindungen, brennenden Missempfindungen und im erweiterten Sinne auch Engpasssyndrome und das Restless legs Syndrom. Diese Phänomene sind durch rein periphere Mechanismen schwer zu erklären und deuten auf eine maladaptive zentrale Plastizität hin. Therapeutisch sind Antikonvulsiva, die u. a. die Erregbarkeitsschwelle von Nervenfasern erhöhen, wirksam, siehe Tab. 30.1.

Relativ typisch für die Urämie ist ein ausgeprägter Pruritus, dessen genaue Ursache nach

Tab. 30.1 Medikamentöse Therapie der Urämischen Neuropathie (in Anlehnung an (Fabig et al. 2021; Schlereth 2019; Raouf et al. 2017) und des Restless legs-Syndroms (in Anlehnung an (Winkelman et al. 2016) und (Trenkwalder 2012; Coluzzi et al. 2020))

Zielsymptom		Medikament	Startdosis	Höchstdosis bei CKD	Bemerkungen
Plus-Symptomatik, allgemein	Erste Wahl	Pregabalin	25 mg (2–3× täglich)	je nach eGFR	Zusatzdosis nach Hämodialyse
		Gabapentin	3 × 100 mg	je nach eGFR	Zusatzdosis nach Hämodialyse
		Amitriptylin	1 × 10 mg abends reicht oft aus	75 mg	Wirklatenz von bis zu 12 Wochen, Enzyminduktion. EKG Kontrollen
		Duloxetin	1 × 60 mg morgens	120 mg	Zugelassen nur für diabetische PNP; EKG Kontrollen. Keine Dosisanpassung bei ≥30 ml/min.. Kontraindiziert bei eGFR < 30 ml/min.
	Zweite Wahl	Carbamazepin	100 mg retard	400 mg retard	Enzyminduktion. Elimination hepatisch, keine Dosisreduktion bei Niereninsuffizienz, EKG-Kontrollen
	Dritte Wahl	Tramadol	100 mg	400 mg	Bei Niereninsuffizienz Verlängerung des Dosierungsintervalls
Restless legs-Syndrom (RLS)	Erste Wahl	Pramipexol	0,125 mg	je nach eGFR	
		Ropinirol	0,25 mg	3 mg	
		Rotigotin Plaster	1 mg/24h	3 mg/24h	Keine Dosisanpassung bei Niereninsuffizienz
	Zweite Wahl	Pregabalin	25 mg (2–3× täglich)	je nach eGFR	Zusatzdosis nach Hämodialyse
		Gabapentin	3 × 100 mg	je nach eGFR	Zusatzdosis nach Hämodialyse
		Oxycodon/ Naloxon	2 × 5 mg	10 mg	Einzig zugelassenes Opiat bei RLS
	Abzuraten	Trizyklische Antidepressiva			Oft Verschlechterung des RLS

wie vor unklar ist (s. Kap. 18). Möglicherweise spielen eine chronische Entzündungsreaktion, intradermale Cytokinerhöhung und verändertes Signalverhalten schmerzleitender Fasern eine Rolle (Trachtenberg et al. 2020).

30.4.1 Engpasssyndrome (z. B. Karpaltunnelsyndrom, KTS)

Engpasssyndrome treten auch bei der Urämischen Neuropathie gehäuft auf (Baumgaertel et al. 2014). Erklärt wird dies mit der Double-crush Hypothese. Dies bedeutet, dass vorgeschädigte Nervenfasern an Prädilektionsstellen eher für Störungen empfindlich sind. Das häufigste Engpasssyndrom ist das Karpaltunnelsyndrom, also die Kompression des N. medianus am Handgelenk unter dem Retinaculum flexorum. Ein KTS ist auch als Dialyseshuntkomplikation beschrieben (Grant et al. 2021).

Die Symptome können sehr variabel sein, mit oft diffuser und topografisch ungenauer Schmerzangabe bis hin zur Schulter. Ein typisches klinisches Zeichen ist die Brachialgia paraesthetica nocturna, also das Bedürfnis, nachts das Handgelenk zu schütteln, um Parästhesien zu lindern. Dieses wird jedoch selten spontan angegeben; man muss gezielt danach fragen. Bedside-Tests sind der Hofmann-Tinel-Klopftest und der Phalen-Handgelenksextensionstest, die beide Kribbelparästhesien in den Fingerkuppen vor aller der Finger I–III auslösen. Therapie ist zunächst das nächtliche Tragen einer individuell angepassten volaren Unterarmschiene, um eine unwillkürliche nächtliche Hyperextension des Handgelenkes zu vermeiden und somit eine Zugentlastung des Nervens zu erreichen. Wenn das nicht zum Erfolg führt, ist eine operative Entlastung zu erwägen (Tegenthoff 2022).

30.4.2 Restless legs-Syndrom (RLS)

Das Restless legs-Syndrom betrifft etwa ein Drittel der Patienten mit chronischer Nierenkrankheit. Dieses Syndrom ist gekennzeichnet durch Missempfindungen der Beine und einer zirkadianen Rhythmik mit abendlicher und nächtlicher Betonung, mit Linderung der Schmerzen durch Bewegung und einer Wirksamkeit dopaminerger Medikation. Die Dosis-Wirkungs-Beziehung ist aber nicht linear, sondern U-förmig, sodass eine zu hohe Dosis an Dopaminergika die Symptomatik sekundär verschlechtert (sog. Augmentation) (Winkelman et al. 2016). Die Immobilisierung und Elekrolytveränderungen während der Hämodialyse können per se zu einer Exazerbation der RLS-Beschwerden führen. Wegen der circadianen Rhythmik hat sich die Durchführung der Hämodialyse am frühen Vormittag als nützlich erwiesen (Giannaki et al. 2014). Aufgrund der substanziellen Verstärkung der RLS-Beschwerden durch Eisenmangel ist ein solcher auch beim urämischen RLS auszugleichen (Sakkas et al. 2015).

30.5 Medikamentöse Therapie, Wund- und Schuhversorgung

30.5.1 Kausal

Kausale Therapie ist das Aufrechterhalten und möglichst die Verbesserung der Nierenfunktion bzw. der Dialyseeffektivität. Auch nach Nierentransplantation bessert sich die UN, und zwar abhängig von der Krankheitsdauer vor Transplantation (Camargo et al. 2019).

30.5.2 Symptomatisch

Die typischen Medikamente gegen neuropathische Schmerzen wie Pregabalin, Gabapentin und auch Duloxetin haben alle das Problem der renalen Akkumulation und damit der Dosisanpassung oder relativen Kontraindikation bei Niereninsuffizienz. Ggf. kommen schmerzdistanzierende Antidepressiva in Frage (z. B. Amitriptylin, Tab. 30.1). Carbamazepin mit überwiegend hepatischer Elimination kann eine Alternative sein, führt allerdings zu hepatischer Enzyminduktion und zahlreichen Wechselwirkungen (Fabig et al. 2021).

▶ Antikonvulsiva sind bei neuropathischen Schmerzen wirkungsvoll, erfordern aber eine nierenangepasste Dosis.

30.5.3 Wundversorgung gemäß Wundheilungsphasen

In den letzten Jahren hat sich die Wundversorgung von der trockenen hin zur feuchten Wundbehandlung entwickelt. Zum Einsatz kommen Produkte, die ein Austrocknen und eine Auskühlung der Wunden verhindern und Gasaustausch, Exsudatmanagement und atraumatische Verbandwechsel ermöglichen. Es gibt zahlreiche Verbandsmaterialien, die im Folgenden angesprochen und eingeordnet werden, zur vertieften Lektüre eignet sich (Jäger et al. 2012) (Tab. 30.2).

30.5.4 Wiederholte Wundinspektion im Verlauf

Die anfangs tägliche Wundinspektion hat drei Ziele:

1. Vermeiden eines Flüssigkeitsstaus und einer okklusiven Situation unter dem Verband
2. Entfernung von Biofilm, d. h. des zäh anhaftenden Belages aus Schleim, Fibrin, Proteinen und organischem Material. Ggf. ist ein chirurgisches Debridement notwendig.
3. Abtragen von Hyperkeratosen

▶ Phasenadaptierte Wundversorgung und wiederholte Wundinspektion sind wichtig

Fallbeispiel 2
Legende zu Kasuistik 2: Patient/in mit Diabetes mellitus, fortgeschrittener sensomotorischer Polyneuropathie und diabetischer Retinopathie. Bei Aufnahme lag ein Fersenulcus links vor. Bei mangelnder häuslicher Versorgung bot sich das Abb. 30.1 am Aufnahmetag. In den 3 Wochen stationärer Behandlung konnte das Ulcus in die Epithelisierungsphase gebracht werden. Es kamen ein Hydrogel mit Polyhexanid und ein Schaumverband zur sekundären Abdeckung zum Einsatz. Ein entsprechender Verbandschuh wurde angepasst. Abb. 30.3 vom 30.04.2021; Abb. 30.4 vom 06.05.2021; Abb. 30.5 vom 17.05.2021.

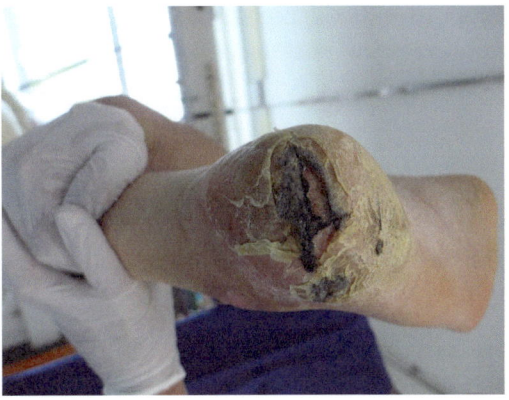

Abb. 30.3 Fallbeispiel 2, Foto vom April 2021

Tab. 30.2 Wundheilungsphasen (in Anlehnung an (Protz und Timm 2019) und (Mölnlycke Health Care 2021))

	Exsudationsphase/ Reinigungsphase	Granulationsphase/ Proliferationsphase	Epithelisierungsphase/ Regenerationsphase
Dauer bei primär heilenden Wunden	1–3 Tage	2–14 Tage	4–21 Tage
Ziele	Bakterien und Zelltrümmer abzubauen durch Eindringen von Makrophagen ein optimales Wundbett schaffen	Bildung von Ersatzgewebe als Boden für das Epithelgewebe Feucht warmes Milieu schützt das empfindliche Wundgranulat vor Austrocknung und mechanischer Verletzung.	Gewebsverschluss durch Bildung von faserreichem Narbengewebe Epithelzellen wachsen vom Wundrand her ein Wundruhe durch lange Tragedauer Sichere Fixierung verhindert Scherkräfte bei der Mobilisation. Akzeptanz bzw. Tragekomfort und Akzeptanz subjektiv

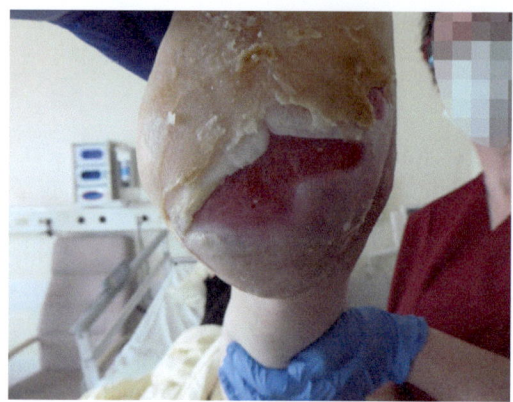

Abb. 30.4 Fallbeispiel 2, Foto vom Anfang Mai 2021

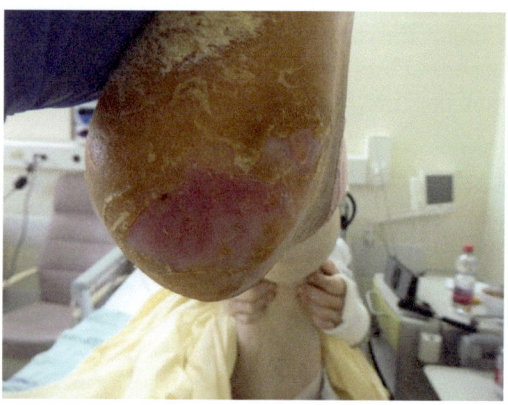

Abb. 30.5 Fallbeispiel 2, Foto von Ende Mai 2021

30.5.5 Hinweise zur sachgemäßen Schuhauswahl

Druckentlastendes Schuhwerk und Wundversorgung sind aufeinander abzustimmen (Tab. 30.3)

Nach Abheilung von Ulcera sollte entsprechend ein orthopädischer Maßschuh angefertigt werden. Hierbei muss parallel eine Gangschulung durchgeführt werden, um Stürze zu vermeiden (Protz und Timm 2019).

Orthetische Stützsysteme mit Vakuumkissen sind eine weitere Alternative in der Versorgung. Sie lassen sich der Fußform, Deformitäten und Ulcera entsprechend anpassen.

Fallbeispiel 3
Legende zu Kasuistik: 3 Schuhauswahl

Das Fallbeispiel zeigt einen 79-jährigen Patienten mit CKD, Polyneuropathie und einem Diabetes mellitus. Die stationäre Aufnahme erfolgte bei Mitralklappeninsuffizienz und einer diagnostischen Herzkatheteruntersuchung. Bei der körperlichen Untersuchung fiel dann das Druckulcus lateral am Mittelfußknochen 5 des linken Fußes auf. Als Lokaltherapie wählten wir eine konservative Behandlung mit einem Schaumverband mit Silber. Die Schuhversorgung erfolgte temporär mit einem Verbandschuh.

Tab. 30.3 Sachgemäße Schuhauswahl. Wichtig ist, auf den Höhenausgleich an der anderen Extremität zu denken, um Fehlbelastungen zu vermeiden

	Erstversorgung	Im Verlauf	Nach Abheilung der Ulcera
Art des Schuhs	Verbandschuhe	Interimsschuhe	Orthopädischer Maßschuh
Bemerkungen	Schnelle Verfügbarkeit; Wirtschaftlichkeit; Einlagen möglich	Konfektioniert; mehrere Einlagen. Einzelne Segmente können zur Druckentlastung entnommen werden.	Ergänzende Gangschulung zur Vermeidung von Stürze (Protz und Timm 2019).
Alternative	Der Total contact Schuh kann über die gesamte Versorgung eines bestehenden Ulcus zur Druckentlastung zum Einsatz kommen. Voraussetzung ist eine engmaschige Betreuung durch geschultes Personal/Patient/Angehörige.		
Alternative	Orthetische Stützsysteme mit Vakuumkissen sind eine weitere Alternative in der Versorgung. Sie lassen sich der Fußform, Deformitäten und Ulcera entsprechend anpassen.		

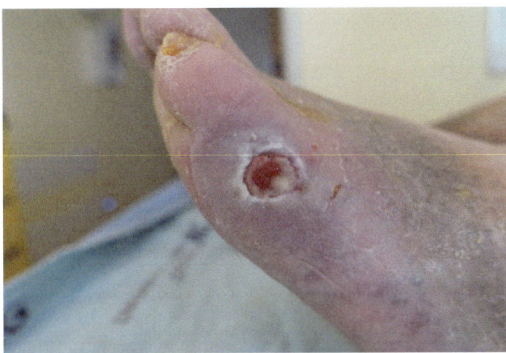

Abb. 30.6 Druckläsion bei Hallux valgus

Eine Gefäßdoppleruntersuchung zeigte gute Perfusionsergebnisse. In einer Röntgendarstellung konnte eine Osteomyelitis ausgeschlossen werden. Das Fallbeispiel ist auf unsachgemäße Schuhauswahl zurückzuführen. Bei der Schuhauswahl werden durch die Patienten häufig zu enge Schuhe ausgewählt. Der Grund dafür ist, dass erst dann für die Patienten der Schuh wahrgenommen wird. Im Verlauf kann es dann auch an anderen Stellen des Fußes zu Ulcera kommen. Häufig spielen dann Krallenzehen oder Fehlstellungen des Hallux eine Rolle Abb. 30.6.

▶ Ausreichend große Schuhe auswählen, um Druckulcera zu vermeiden

---

30.6 Fazit für die Praxis

- Es kommt bei der distal-symmetrischen Urämischen Neuropathie zu einer längenabhängigen axonalen Degeneration mit sekundärer Degeneration der Myelinscheiden.
- Die klinische Inspektion vor allem der Füße sollte regelmäßig erfolgen.
- Bei neuropathischen Schmerzen und auch beim Restless legs-Syndrom sind auch bei CKD einige Medikamente wirkungsvoll, erfordern aber eine nierenangepasste Dosis.
- Phasenadaptierte Wundversorgung und wiederholte Wundinspektion sind wichtig.
- Ausreichend große Schuhe auswählen, um Druckulcera zu vermeiden.

Literatur

Arnold R, Issar T, Krishnan AV, Pussell BA (2016) Neurological complications in chronic kidney disease. JRSM Cardiovasc Dis 5:2048004016677687. https://doi.org/10.1177/2048004016677687

Baumgaertel MW, Kraemer M, Berlit P (2014) Neurologic complications of acute and chronic renal disease. Handb Clin Neurol 119:383–393. https://doi.org/10.1016/b978-0-7020-4086-3.00024-2

Callaghan BC, Price RS, Feldman EL (2015) Distal symmetric polyneuropathy: a review. JAMA 314(20):2172–2181. https://doi.org/10.1001/jama.2015.13611

Camargo CR, Schoueri JHM, Alves B, Veiga G, Fonseca FLA, Bacci MR (2019) Uremic neuropathy: an overview of the current literature. Rev Assoc Med Bras (1992) 65(2):281–286. https://doi.org/10.1590/1806-9282.65.2.281

Coluzzi F, Caputi FF, Billeci D, Pastore AL, Candeletti S, Rocco M, Romualdi P (2020) Safe use of opioids in chronic kidney disease and hemodialysis patients: tips and tricks for non-pain specialists. Ther Clin Risk Manag 16:821–837. https://doi.org/10.2147/tcrm.s262843

Doshi S, Moorthi RN, Fried LF, Sarnak MJ, Satterfield S, Shlipak M, Lange-Maia BS, Newman AB, Strotmeyer ES (2020) Chronic kidney disease as a risk factor for peripheral nerve impairment in older adults: a longitudinal analysis of health, aging and body composition (Health ABC) study. PLoS ONE 15(12):e0242406. https://doi.org/10.1371/journal.pone.0242406

Fabig SC, Kersebaum D, Sendel M, Gierthmühlen J, Baron R (2021) Diagnotik und Therapie neuropathischer Schmerzen. Nervenheilkunde 40:104–119

Giannaki CD, Hadjigeorgiou GM, Karatzaferi C, Pantzaris MC, Stefanidis I, Sakkas GK (2014) Epidemiology, impact, and treatment options of restless legs syndrome in end-stage renal disease patients: an evidence-based review. Kidney Int 85(6):1275–1282. https://doi.org/10.1038/ki.2013.394

Grant Y, Freilich S, Horwitz MD, Shemesh D, Crane J (2021) Carpal tunnel syndrome in patients with arteriovenous fistula for haemodialysis: a narrative review of the current literature. J Vasc Access 22(5):795–800. https://doi.org/10.1177/1129729820948690

Jäger C, Reiding K, Ledig T, Szecsenyi J, Steinhäuser J (2012) Herausforderung komplexe Wunde –eine Übersicht über Wundauflagen. Z Allg Med 88(7/8):313–319. https://doi.org/10.3238/zfa.2012.0313-0318

Mölnlycke Health Care (2021) Wundkonzept.molnlycke_wundkonzept_2021_ch_de

Namiranian D, Geisler S (2022) Neuromuscular complications of systemic amyloidosis. Am J Med. https://doi.org/10.1016/j.amjmed.2022.01.006

Protz K, Timm JH (2019) Moderne Wundversorgung, 9. Aufl. Urban & Fischer/Elsevier GmbH, München

Raouf M, Atkinson TJ, Crumb MW, Fudin J (2017) Rational dosing of gabapentin and pregabalin in chronic kidney disease. J Pain Res 10:275–278. https://doi.org/10.2147/jpr.s130942

Rolke R, Baron R, Maier C, Tolle TR, Treede RD, Beyer A, Binder A, Birbaumer N, Birklein F, Botefur IC, Braune S, Flor H, Huge V, Klug R, Landwehrmeyer GB, Magerl W, Maihofner C, Rolko C, Schaub C, Scherens A, Sprenger T, Valet M, Wasserka B (2006) Quantitative sensory testing in the German Research Network on Neuropathic Pain (DFNS): standardized protocol and reference values. Pain 123(3):231–243. Epub 2006 May 2011

Rota E, Grandis M, Di Sapio A, Ghiglione E, Fiorentino P, Repetto A, Giliberto C, Gemelli C, Morelli N, Schenone A, Cocito D (2020) Screening for Fabry disease in unknown origin axonal polyneuropathy: to do or not to do, this is the question! Orphanet J Rare Dis 15(1):216. https://doi.org/10.1186/s13023-020-01501-w

Sakkas GK, Giannaki CD, Karatzaferi C, Maridaki M, Koutedakis Y, Hadjigeorgiou GM, Stefanidis I (2015) Current trends in the management of uremic restless legs syndrome: a systematic review on aspects related to quality of life, cardiovascular mortality and survival. Sleep Med Rev 21:39–49. https://doi.org/10.1016/j.smrv.2014.07.006

Schlereth T (2019) Diagnose und nicht interventionelle Therapie neuropathischer Schmerzen, S2k-Leitlinie, 2019. In: eutsche Gesellschaft für Neurologie, LfDuTidNOwdolaaTMJ, Deutsche Gesellschaft für Neurologie (Hrsg) Leitlinien für Diagnostik und Therapie in der Neurologie. Deutsche Gesellschaft für Neurologie (Hrsg.), Berlin. Online: www.dgn.org/leitlinien (abgerufen am 01.03.2022)

Tegenthoff M (2022) Läsionen einzelner peripher Nerven. In: Grehl H, Reinhardt F (Hrsg) Checkliste Neurologie, 7. Aufl. Thieme, Stuttgart, S 713–727

Trachtenberg AJ, Collister D, Rigatto C (2020) Recent advances in the treatment of uremic pruritus. Curr Opin Nephrol Hypertens 29(5):465–470. https://doi.org/10.1097/mnh.0000000000000625

Trenkwalder C (2012) Restless-Legs-Syndrom (RLS) und Periodic Limb Movement Disorder (PLMD). In: Diener HC, Weimar C, Kommission „Leitlinien" der Deutschen Gesellschaft für Neurologie (Hrsg) Leitlinien der Deutschen Gesellschaft für Neurologie. Thieme, Stuttgart

Winkelman JW, Armstrong MJ, Allen RP, Chaudhuri KR, Ondo W, Trenkwalder C, Zee PC, Gronseth GS, Gloss D, Zesiewicz T (2016) Practice guideline summary: treatment of restless legs syndrome in adults: report of the guideline development, dissemination, and implementation subcommittee of the American Academy of Neurology. Neurology 87(24):2585–2593. https://doi.org/10.1212/wnl.0000000000003388

Teil IV

Terminale Nierenkrankheit im Alter

Assessments zur mutmaßlichen Überlebensprognose bei terminaler Nierenkrankheit

Ute Hoffmann

Inhaltsverzeichnis

31.1 Einleitung

Prognostisch ist eine Nierenkrankheit, die im höheren Alter zur Dialyse führt, mit einer hochmalignen Tumorerkrankung vergleichbar. Deswegen haben sich viele Arbeitsgruppen und Studien in den letzten Jahren damit beschäftigt, ob bei der älteren Patientengruppe die Einleitung einer chronischen Dialysebehandlung einen Benefit darstellt (Rohrig et al. 2018; Verberne et al. 2016). Im Idealfall würden Nephrologen ihren Patienten alle Optionen mit Vor- und Nachteilen sowie Informationen zur Überlebenszeit und -qualität zur Verfügung stellen und auf der Basis von Patientenzielen und -präferenzen zu einer gemeinsamen Entscheidung pro oder contra Dialyse kommen (Thorsteinsdottir et al. 2015).

Bei der Entscheidungsfindung ist die Einschätzung des mutmaßlichen Überlebens eine essenzielle Information. Prognosescores können hinweisend auf das mutmaßliche Überleben und damit eine Hilfestellung in der Indikationsstellung für Nephrologen und für Patienten bei der Entscheidungsfindung sein.

▶ Scores und Assessments, mit denen die Überlebensprognose eingeschätzt wird, könnten in der Indikationsstellung für Nephrologen und in der Beratung der Patienten mit fortgeschrittener Nierenkrankheit richtungsweisend sein.

U. Hoffmann (✉)
Klinik für Allgemeine Innere Medizin und Geriatrie,
Krankenhaus Barmherzige Brüder Regensburg,
Regensburg, Deutschland
e-mail: ute.hoffmann@barmherzige-regensburg.de

Selbst wenn für die meisten Patienten die Lebensqualität im Vordergrund steht, würden sich einige Patienten bei voraussichtlich signifikanter Lebensverlängerung eventuell aktiv für die Dialyse entscheiden. Bei schlechter Prognose könnte eine konservativ-supportive Therapie ausführlich erklärt und eingeleitet werden.

31.2   Scores und Assessments

In den letzten Jahren sind verschiedene Scores und Assessments entwickelt worden, um eine gemeinsame Entscheidungsfindung hinsichtlich Dialyseindikation zu erleichtern.

Zur Prädiktion der Mortalität bei Dialysepatienten hat sich die reine Verwendung von Komorbiditätsindizes wie dem Charlson Comorbidity Index (CCI) oder dem End-Stage Renal Disease Comorbidity Index (ESRD-CI) als nicht valide herausgestellt (Gomez et al. 2015; Hemmelgarn et al. 2003).

Tab. 31.1 zeigt, welche Parameter in verschiedenen Prädiktionsscores u. a. berücksichtigt wurden:

▶ Je mehr Parameter in Scores eingehen, desto spezifischer ist die Prädiktion.

Die *Surprising question (SQ)* „Würde ich überrascht sein, wenn dieser Patient in den nächsten 6 (oder 12 Monaten) versterben würde" beruht auf der subjektiven Einschätzung von Ärzten/Nephrologen, wurde jedoch in verschiedenen Studien als praktikables Instrument empfohlen, um bei älteren Dialysepatienten eine vermutete zeitnah eintretende Mortalität in der Therapieentscheidung zu berücksichtigen (Salat et al. 2017; Cohen et al. 2010). Wenn Nephrologen die SQ mit „nein" beantworten würden, wäre dann die Erwartung, dass Patienten verstärkt über ein konservativ-supportives Therapiemanagement mit allen unterstützenden Angeboten aufgeklärt werden.

Die SQ findet sich auch in Assessments, bei denen noch andere Messparameter wie z. B. das Alter, das Vorliegen einer pAVK, einer Demenz sowie die Bestimmung des Serumalbumins hinzugezogen werden *(Cohen model)* und schien in diesen Modellen in den U.S.A. einen akzeptablen prognostischen Index (geschätzte Überlebensprognose nach 6 Monaten Hämodialyse) darzustellen (Cohen et al. 2010; Holley und Davison 2015).

Der „*Prediction Score for Early Mortality at Transition to Dialysis*" (Obi-Index) wurde anhand der Daten von >35.000 US Veteranen, die eine Dialyse begonnen hatten, entwickelt. Primär wurde zwischen Patienten mit einer errechneten GFR <15 ml/min/1,73 m^2 und ≥15 ml/min/1,73 m^2 unterschieden. Als Parameter werden u. a. das Alter, die zur terminalen Nierenkrankheit führenden Grunderkrankungen, das Vorhandensein von Komorbiditäten (Hyperlipidämie, Myokardinfarkt, Herzinsuffizienz, Vorhofflimmern, pAVK, zerebrovaskuläre Erkrankungen, Demenz, chronische pulmonale Erkrankung, Lebererkrankung, metastasierendes Karzinom) und Laborparameter (eGFR, Leukozyten, Serumalbumin, Harnstoff, Natrium und alkalischer Phosphatase) heran-

Tab. 31.1 Parameter, die u. a. in Scores zur Prädiktion der Mortalität nach Dialysebeginn berücksichtigt wurden

Laborparameter	Komorbiditäten	Andere
Kreatinin	Herzinsuffizienz	Alter
eGFR	Vorhofflimmern	Geschlecht
Harnstoff	Myokardinfarkt	Surprising question
Albumin	pAVK	renale Grundkrankheit
Cholesterin	Zerebrovaskul. Erkrankungen	Wohnhaft in Pflegeheim
Leukozyten	Lebererkrankung	Alkoholabusus
Hämoglobin	Chron. Lungenerkrankungen	Zeitpunkt der nephrologischen Vorstellung
Ferritin	Demenz	BMI/Vorliegen eines Untergewichts
Natrium	Maligne Tumorerkrankungen	Mobilität
Alkal. Phosphatase		Funktionalität
CRP		Selbsthilfefähigkeit

gezogen. Als Ergebnis wird dann die Wahrscheinlichkeit einer 3-, 6-, 9- und 12-Monatsmortalität während des ersten Dialysejahres in % ausgegeben (Obi et al. 2018). Der Test scheint geeignet, Risikopatienten mit hoher Frühmortalität zu identifizieren und demensprechend über Therapieoptionen aufzuklären.

Beim *IVORY Punktescore* (Ivory et al. 2017) aus Australien zeigten sich bei einer sehr hohen Anzahl an älteren Dialysepatienten unter vielen Variablen als Hauptprädiktoren für eine 6-Monats-Mortalität das höhere Lebensalter sowie das Vorhandensein von Untergewicht, chronischen Lungenerkrankungen, pAVK, koronare Herzerkrankung, zerebrovaskulären Erkrankungen sowie eine späte Überweisung zum Nephrologen. Den einzelnen Prädiktoren wurden Punktewerte zugewiesen: Je höher die Punkteanzahl lag, desto höher war die 6-Monats-Mortalität.

Der *New Comorbidity Index* (nCI) (Kan et al. 2013) wurde in Taiwan entwickelt, um bei älteren Dialysepatienten die Überlebenszeit innerhalb der ersten 10 Jahre nach Dialysebeginn zu analysieren. Elf Komorbiditäten (Diabetes, Herzinsuffizienz, koronare Herzerkrankung, andere kardiale Erkrankungen, Arrhythmien, zerebrovaskuläre Erkrankung, pAVK, chronisch obstruktive Lungenerkrankung, gastrointestinale Blutung, Lebererkrankungen, Karzinom) wurden mit jeweiligen Punktwerten bewertet. Anhand von 4 Gruppen analog der Summe des nCI wurde die Überlebensrate und Lebenserwartung nach Dialysebeginn für verschiedene Altersbereiche (65–69 Jahre, 70–74 Jahre, 75–79 Jahre, 80–84 Jahre, ≥85 Jahre) berechnet. Aus diesen Analysen ging hervor, dass das Alter kein unabhängiger Risikofaktor für die Mortalität ist, sondern die Anzahl und Art der Komorbiditäten ausschlaggebend für das Überleben der Dialysepatienten ist. Die Schlussfolgerung aus dieser Studie war, dass älteren Patienten mit hoher Überlebenswahrscheinlichkeit die Dialyse nicht vorenthalten werden sollte.

In einem Mortalitätsrisikoscore, der bei europäischen Hämodialysepatienten entwickelt und validiert wurde, wurde durch ein erhöhtes Alter, einen niedrigeren BMI, das Vorliegen von koronarer Herzkrankheit oder Karzinom, die Verwendung von Vorhofkathetern als Dialysezugang sowie durch verschiedene Laborwerte eine niedrigere Ein- und Zweijahresmortalitätsraten vorhergesagt (Floege et al. 2015).

Von der European Renal Best Practice Group (Farrington et al. 2017) wird u. a. der *Bansal-Score* (Bansal et al. 2015) aus den U.S.A. sowie der *REIN-Score* (Peeters et al. 2016) aus Frankreich empfohlen. Bei ersterem wurde bei fast 800 älteren Patienten mit mittlerem Alter von 80 Jahren und moderater CKD die 5-Jahres Prognose ohne Dialyseeinleitung berechnet. Als Parameter gingen Alter, Geschlecht, Rasse, eGFR, Urin Albumin/Kreatinin-Ratio, Nikotingebrauch, Diabetes und Z. n. Herzversagen oder Schlaganfall mit ein.

Im *REIN* (the French Renal Epidemiology and Information Network) *–Score* wurden neben vielen demografischen Daten sowie der Erfassung der Komorbiditäten noch der Zeitpunkt der nephrologischen Überweisung vor Dialysebeginn analysiert. Der REIN-Score wurde an anderen großen Patientenkollektiven überprüft, zeigte jedoch insgesamt bei älteren Patienten hinsichtlich der Prädiktion der Mortalität unterschiedliche Sensitivitäten (Cheung et al. 2014; Anderson et al. 2019).

31.3 Limitationen und Perspektive

In den momentan vorhandenen Scores wurde die Mortalität analysiert, nachdem eine Dialyse eingeleitet wurde. Vergleichsdaten zur Mortalität von Patienten, die mit gleicher Voraussetzung keine Dialyse begonnen hatten, fehlen (Anderson et al. 2019; Thorsteinsdottir et al. 2021).

Für Patienten ist oft nicht nur die Überlebenszeit, sondern auch der funktionelle Status und die Lebensqualität entscheidend. In den Studien wurden bislang jedoch vor allem Variablen wie Komorbiditäten und Laborwerte integriert.

▶ Parameter zur Funktionalität, Selbsthilfefähigkeit oder Lebensqualität wurden bisher nur in wenigen Studien berücksichtigt (Inaguma et al. 2017; Verberne et al. 2021).

Tab. 31.2 Mutmaßliche Prognose an Dialyse bei 84-jähriger Patientin, die in der nephrologischen Praxis mit der Frage nach Dialyseeinleitung vorgestellt wird

Diagnosen: Typ-2-Diabetes, koronare Herzerkrankung, pAVK, persistierendes Vorhofflimmern, Hyperlipidämie
Kein Myokardinfarkt, keine zerebrovaskuläre Erkrankung, keine Demenz, keine COPD, keine Lebererkrankung, Kein maligner Tumor
Laborwerte: eGFR 8 ml/min, Harnstoff 260 mg/dl, Serum-Albumin 3,2 g/dl, Natrium 128 mmol/l, Kalium 4,8 mmol/l, Alkalische Phosphatase 95 IU/l
Sonstiges: Rezidivierende hydropische Dekompensation, BMI 27 kg/m², mit Gehstock mobil. Die Surprising question würde mit „ja" beantwortet werden.

Cohen model	6-Monats-Mortalität: 41,1 %
Obi-Index	3-Monats-Mortalität: 17,6 %
	6-Monats-Mortalität: 32,4 %
	9-Monats-Mortalität: 42,2 %
	12-Monats-Mortalität: 51,1 %
Ivory Punktescore	6-Monats-Mortalität: 20,5 %
New Comorbidity Index	geschätzte Lebenserwartung: 3,2 Jahre
REIN-Index-Score	3-Monats-Mortalität: <20 %

In einer aktuellen prospektiven Studie bei älteren Patienten wird das Outcome auch hinsichtlich Lebensqualität sowie funktionellen, psychologischen und sozialen Endpunkten mit und ohne Dialyseeinleitung untersucht (van Oevelen et al. 2021).

Der Vergleich der verschiedenen Scores untereinander ist fast nicht möglich, da zum einen viele Scores unizentrisch und ohne externe Validation erfolgten und zudem die verwendeten prognostischen Parameter sehr heterogen und mit unterschiedlichen Cut-offs waren (Anderson et al. 2019). Dies wird an einem Beispiel erläutert (siehe Tab. 31.2).

31.4   Anwendung der Scores in der Praxis

Eine große Metaanalyse ergab in der Untersuchung von 32 prognostischen Tests für ältere Dialysepatienten (Anderson et al. 2019), dass die Prädiktion der Mortalität am höchsten für den

- „Prediction Score for Early Mortality at Transition to Dialysis" (Obi Index) in der Gruppe der Patienten mit eGFR <15 ml/min/1,73 m² (Rechner unter http://www.dialysisscore.com) und für den
- IVORY-Punktescore war.
- Bei hochaltrigen Patienten hat der REIN-Index-Score eine gute Spezifität.

Die Surprising question ist weiterhin eine sehr einfache Möglichkeit, die Mortalität abzuschätzen.

Prospektive Studien, die die Güte, Praktikabilität, Zuverlässigkeit und Anwendung der Scores im klinischen Alltag getestet haben, fehlen allerdings bislang. Bei der Surprising question liegen Daten vor, dass die Einschätzung zur Mortalität bislang wenig Einfluss auf die Entscheidung von Nephrologen hat (Salat et al. 2017).

Prognosescores können eine Hilfestellung in der Aufklärung und Beratung darstellen. Während eine kurze mutmaßliche Überlebensprognose eher zu einem konservativ-supportiven Weg leiten könnte, könnte eine längere Überlebensprognose auch manche hochaltrige Patienten sich für die Einleitung einer Dialyse entscheiden lassen.

31.5   Fazit für die Praxis

- Die Angabe der mutmaßlichen Lebensverlängerung durch Dialyse könnte für ältere und multimorbide Patienten eine richtungsweisende Information sein.
- Um diese abzuschätzen, sind in den letzten Jahren Scores entwickelt und an älteren Patientenkollektiven validiert worden.
- Die Berücksichtigung der Scores kann so eine Hilfe in der gemeinsamen Entscheidungsfindung darstellen.
- In aktuellen prospektiv angelegten Studien werden auch Parameter zur Funktionalität, Selbsthilfefähigkeit und Lebensqualität berücksichtigt.

Literatur

Anderson RT, Cleek H, Pajouhi AS, Bellolio MF, May-ukha A, Hart A, Hickson LJ, Feely MA, Wilson ME, Giddings Connolly RM, Erwin PJ, Majzoub AM, Tangri N, Thorsteinsdottir B (2019) Prediction of risk of death for patients starting dialysis: a systematic review and meta-analysis. Clin J Am Soc Nephrol 14(8):1213–1227. https://doi.org/10.2215/CJN.00050119

Bansal N, Katz R, De Boer IH, Peralta CA, Fried LF, Siscovick DS, Rifkin DE, Hirsch C, Cummings SR, Harris TB, Kritchevsky SB, Sarnak MJ, Shlipak MG, Ix JH (2015) Development and validation of a model to predict 5-year risk of death without ESRD among older adults with CKD. Clin J Am Soc Nephrol 10(3):363–371. https://doi.org/10.2215/CJN.04650514

Cheung KL, Montez-Rath ME, Chertow GM, Winkelmayer WC, Periyakoil VS, Kurella TM (2014) Prognostic stratification in older adults commencing dialysis. J Gerontol A Biol Sci Med Sci 69(8):1033–1039. https://doi.org/10.1093/gerona/glt289

Cohen LM, Ruthazer R, Moss AH, Germain MJ (2010) Predicting six-month mortality for patients who are on maintenance hemodialysis. Clin J Am Soc Nephrol 5(1):72–79. https://doi.org/10.2215/CJN.03860609

Farrington K, Covic A, Nistor I, Aucella F, Clyne N, De Vos L, Findlay A, Fouque D, Grodzicki T, Iyasere O, Jager KJ, Joosten H, Macias JF, Mooney A, Nagler E, Nitsch D, Taal M, Tattersall J, Stryckers M, van Asselt D, Van den Noortgate N, van der Veer S, van Biesen W (2017) Clinical Practice Guideline on management of older patients with chronic kidney disease stage 3b or higher (eGFR<45 mL/min/1.73 m²): a summary document from the European Renal Best Practice Group. Nephrol Dial Transplant 32(1):9–16. https://doi.org/10.1093/ndt/gfw411

Floege J, Gillespie IA, Kronenberg F, Anker SD, Gioni I, Richards S, Pisoni RL, Robinson BM, Marcelli D, Froissart M, Eckardt KU (2015) Development and validation of a predictive mortality risk score from a European hemodialysis cohort. Kidney Int 87(5):996–1008. https://doi.org/10.1038/ki.2014.419

Gomez AT, Kiberd BA, Royston JP, Alfaadhel T, Soroka SD, Hemmelgarn BR, Tennankore KK (2015) Comorbidity burden at dialysis initiation and mortality: a cohort study. Can J Kidney Health Dis 2:34. https://doi.org/10.1186/s40697-015-0068-3

Hemmelgarn BR, Manns BJ, Quan H, Ghali WA (2003) Adapting the Charlson Comorbidity Index for use in patients with ESRD. Am J Kidney Dis 42(1):125–132. https://doi.org/10.1016/s0272-6386(03)00415-3

Holley JL, Davison SN (2015) Advance care planning for patients with advanced CKD: a need to move forward.

Clin J Am Soc Nephrol 10(3):344–346. https://doi.org/10.2215/CJN.00290115

Inaguma D, Tanaka A, Shinjo H (2017) Physical function at the time of dialysis initiation is associated with subsequent mortality. Clin Exp Nephrol 21(3):425–435. https://doi.org/10.1007/s10157-016-1307-3

Ivory SE, Polkinghorne KR, Khandakar Y, Kasza J, Zoungas S, Steenkamp R, Roderick P, Wolfe R (2017) Predicting 6-month mortality risk of patients commencing dialysis treatment for end-stage kidney disease. Nephrol Dial Transplant 32(9):1558–1565. https://doi.org/10.1093/ndt/gfw383

Kan WC, Wang JJ, Wang SY, Sun YM, Hung CY, Chu CC, Lu CL, Weng SF, Chio CC, Chien CC (2013) The new comorbidity index for predicting survival in elderly dialysis patients: a long-term population-based study. PLoS One 8(8):e68748. https://doi.org/10.1371/journal.pone.0068748

Obi Y, Nguyen DV, Zhou H, Soohoo M, Zhang L, Chen Y, Streja E, Sim JJ, Molnar MZ, Rhee CM, Abbott KC, Jacobsen SJ, Kovesdy CP, Kalantar-Zadeh K (2018) Development and validation of prediction scores for early mortality at transition to dialysis. Mayo Clin Proc 93(9):1224–1235. https://doi.org/10.1016/j.mayocp.2018.04.017

van Oevelen M, Abrahams AC, Bos WJW, Emmelot-Vonk MH, Mooijaart SP, van Diepen M, van Jaarsveld BC, van der Eck Sluijs A, Voorend CGN, van Buren M, group Ds (2021) DIALysis or not: outcomes in older kidney patients with GerIatriC Assessment (DIALOGICA): rationale and design. BMC Nephrol 22(1):39. https://doi.org/10.1186/s12882-021-02235-y

Peeters P, Van BW, Veys N, Lemahieu W, De MB, De MJ (2016) External validation of a risk stratification model to assist shared decision making for patients starting renal replacement therapy. BMC Nephrol 17:41. https://doi.org/10.1186/s12882-016-0253-3

Rohrig G, Polidori MC, Rascher K, Schaller M, Benzing T, von Gersdorff G (2018) Burden of multimorbidity and outcome in ambulatory geriatric hemodialysis patients: report from the QiN registry in Germany. Z Gerontol Geriatr 51(1):60–66. https://doi.org/10.1007/s00391-016-1149-3

Salat H, Javier A, Siew ED, Figueroa R, Lipworth L, Kabagambe E, Bian A, Stewart TG, El-Sourady MH, Karlekar M, Cardona CY, Ikizler TA, Abdel-Kader K (2017) Nephrology provider prognostic perceptions and care delivered to older adults with advanced kidney disease. Clin J Am Soc Nephrol 12(11):1762–1770. https://doi.org/10.2215/CJN.03830417

Thorsteinsdottir B, Swetz KM, Albright RC (2015) The ethics of chronic dialysis for the older patient: time to reevaluate the norms. Clin J Am Soc Nephrol 10(11):2094–2099. https://doi.org/10.2215/CJN.09761014

Thorsteinsdottir B, Hickson LJ, Giblon R, Pajouhi A, Connell N, Branda M, Vasdev AK, McCoy RG, Zand L, Tangri N, Shah ND (2021) Validation of prognostic indices for short term mortality in an incident dialysis population of older adults >75. PLoS One 16(1):e0244081. https://doi.org/10.1371/journal.pone.0244081

Verberne WR, Geers AB, Jellema WT, Vincent HH, van Delden JJ, Bos WJ (2016) Comparative survival among older adults with advanced kidney disease managed conservatively versus with dialysis. Clin J Am Soc Nephrol 11(4):633–640. https://doi.org/10.2215/CJN.07510715

Verberne WR, van den Wittenboer ID, Voorend CGN, Abrahams AC, van Buren M, Dekker FW, van Jaarsveld BC, van Loon IN, Mooijaart SP, Ocak G, van Delden JJM, Bos WJW (2021) Health-related quality of life and symptoms of conservative care versus dialysis in patients with end-stage kidney disease: a systematic review. Nephrol Dial Transplant 36(8):1418–1433. https://doi.org/10.1093/ndt/gfaa078

Konservative Therapie des terminalen Nierenversagens

Wolfgang Pommer

Inhaltsverzeichnis

32.1 Einleitung

Der Terminus „Konservative Therapie" (KT) beinhaltet den Verzicht auf eine Nierenersatztherapie, wenn diese bei chronischem Nierenversagen nach aktuellen Leitlinien indiziert wäre. Die KT stellt damit neben den Dialyseverfahren (Hämo-, Peritonealdialyse) und der Nierentransplantation die dritte Säule in den Behandlungsoptionen terminal Nierenkranker dar. Ziel der KT ist die Gewährleistung einer bestmöglichen Lebensqualität der Betroffenen im Stadium des fortschreitenden und letztlich endgültigen Nierenversagens. Ebenso wie die Etablierung eines Nierenersatzverfahrens beinhaltet der konservative Ansatz ein aktives,

strukturiertes Vorgehen, eine zielgerichtete Prozessbegleitung und die qualitätsgesicherte Therapie. Das Verfahren ist mittlerweile weltweit verbreitet, unterliegt aber erheblichen qualitativen Unterschieden in der Versorgungsrealität abhängig von der sozio-ökonomischen Situation der Region (Lunney et al. 2020).

Das Angebot einer KT bedarf einer empathischen Grundhaltung aller, die den Weg des Patienten mit fortschreitendem Nierenversagen begleiten. Grundlegend ist die Entwicklung eines gemeinsamen Verständnisses der Bedürfnisse, Wertvorstellungen und Ziele gesundheitlicher Maßnahmen des Betroffenen in seiner Lebenswelt. Der Wille (Wunsch) des Patienten in der Entscheidung für oder gegen Behandlungsmaßnahmen ist essenziell. Die Entscheidungsfindung (shared-decision making) beinhaltet einen längeren, gesprächsintensiven Prozess, – häufig unter

W. Pommer (✉)
Kuratorium für Dialyse und Nierentransplantation,
Neu-Isenburg, Deutschland
e-mail: wolfgang.pommer@kfh.de

© Der/die Autor(en), exklusiv lizenziert an Springer-Verlag GmbH, DE, ein Teil von Springer Nature 2023
U. Hoffmann, W. Pommer (Hrsg.), *Geriatrische Nephrologie*,
https://doi.org/10.1007/978-3-662-65648-8_32

Einbezug von An- und Zugehörigen und Gleich-
betroffenen. Wechsel von Entscheidungen zu
Therapieoptionen müssen dabei eingeplant werden.

▶ Voraussetzung für die Etablierung einer KT
ist die Kooperation aller am Prozess beteiligten
ärztlich und therapeutisch tätigen Personen.

▶ KT = Konservative Therapie

32.2 Strukturelle Bedingungen und Prozessgestaltung

Kooperation und Zuweisung zum Nephrologen

Vor dem Angebot einer KT steht die fachärztliche
Beurteilung und rechtzeitige Zuweisung zum
Nephrologen. Diese sollte in einem Krankheitsstadium erfolgen, in dem die therapeutischen Optionen noch offen sind und in denen der Patient

von diagnostischen Maßnahmen profitieren
könnte. Kritisch sind nicht kalkulierbare Verläufe
bei vulnerablen Patientengruppen mit einem akut
auf chronischem Nierenversagen. Darüber hinaus
wird bei älteren Menschen mit verminderter
Muskelmasse das Ausmaß der Nierenfunktionseinschränkung häufig unterschätzt. In unklaren
Fällen empfiehlt sich die Einholung eines konsi-
liarischen Rates zwischen primär betreuenden
Ärzten und Nephrologen.

Ziel der nephrologischen Abklärung ist die
Klärung der Ursache und Prognose der Nierenkrankheit. In die Prognoseabschätzung sind die
renale und nicht-renale Komorbidität (Begleiterkrankungen), funktionelle Einschränkungen
und psycho-soziale Aspekte einzubeziehen.
Dieser Assessmentprozess sollte zwischen hausärztlicher, geriatrischer und fachärztlicher Betreuung abgestimmt sein. Ein Angebot zur KT
kann dann unter Berücksichtigung des Patientenwunsches und ärztlicher Prognoseabschätzung
erfolgen (Abb. 32.1), (siehe auch Kap. 31)

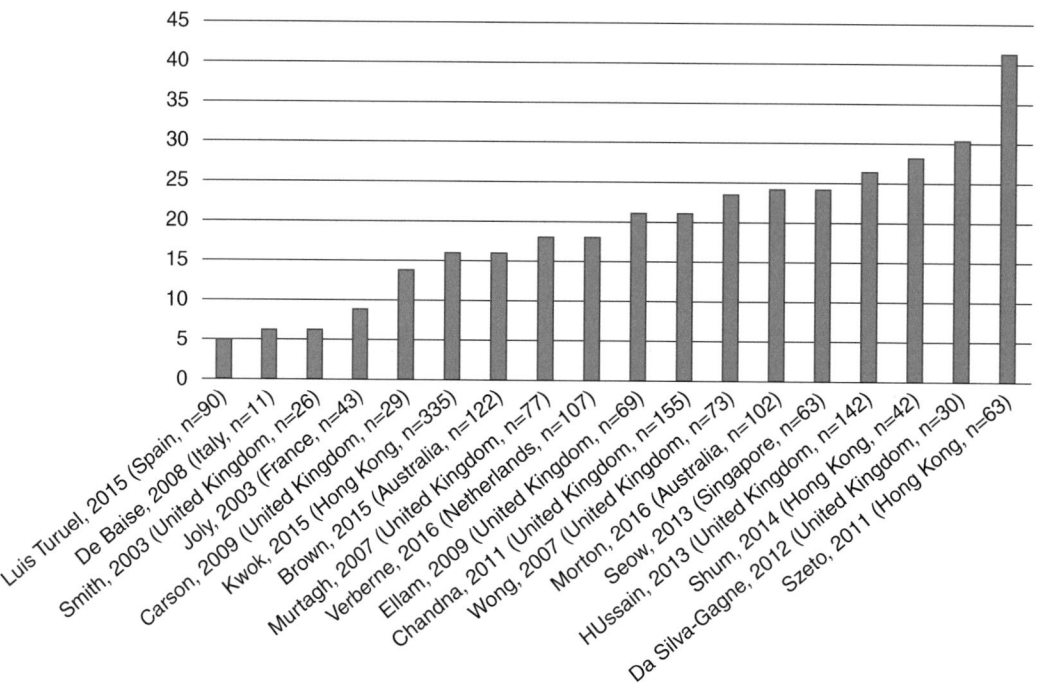

Abb. 32.1 Patientenüberleben (in Monaten) in verschiedenen Studien zur konservativen Therapie (nach Wong et al. 2018)

Gemeinsame Entscheidungsfindung und Vorsorgeplanung

Vorstellungen und Wünsche des Patienten und seiner Zugehörigen können wechseln und orientieren sich häufig an kurzfristigen Zielen. Eine klare Zielbestimmung im Rahmen eines überschaubaren Zeitraumes ist bei der Willensbildung hilfreich. Bei Erreichung oder Nicht-Erreichung des jeweiligen Behandlungsziels erfolgt eine erneute Orientierung und Zielneubestimmung. In diesem repetitiven Prozess muss die ärztliche Kompetenzverantwortung klar unter den Beteiligten (Hausarzt, Geriater, Nephrologen) festgelegt sein. Zur gemeinsamen Entscheidungsfindung gehört die vorausschauende Vorsorgeplanung (Advance-care planning) der „letzten Dinge". Sie folgt explizit dem Wunsch des Betroffenen und seiner Zugehörigen. Beispielhaft sind hier Maßnahmen der Wiederbelebung, lebenserhaltende Therapie (außerhalb der Nierenersatztherapie) und palliative Versorgungskonzepte festzulegen. Auch in diesen Prozess sind wechselnde Entscheidungen der Betroffenen einzuplanen und Raum zu geben.

▶ Der Prozess der gemeinsamen Entscheidungsfindung ist erfolgskritisch

32.3 Qualitätsaspekte der konservativen Therapie

Oberstes Ziel eines konservativen Therapiekonzeptes ist die Realisierung einer bestmöglichen Lebensqualität der Betroffenen. Hierzu gehört die Vermeidung aller Faktoren, die eine Verschlechterung des gesundheitlichen Zustandes verursachen könnten, ausreichende Behandlung der renalen und nicht-renalen Ko-Morbidität, Anpassung der Medikation, optimale Symptombehandlung und Stärkung eines stützenden sozialen Umfelds.

Progressionsbeeinflussung der renalen Grundkrankheit

Die therapeutischen Optionen renaler Erkrankungen sind in den vorangehenden Kapiteln dargestellt. Im Rahmen einer KT sollten experimentelle Therapiemaßnahmen nicht erfolgen. Therapien, die mit höherer Wahrscheinlichkeit einen Verlust an Nierenfunktion beinhalten (im Rahmen von Tumor-, Immun- und Schmerztherapie) sollten auch bei Standardbehandlungen sorgfältig abgewogen werden. Grundlegend bei medikamentösen Behandlungsmaßnahmen ist die Kenntnis der speziellen Pharmakokinetik und -dynamik unter Berücksichtigung der renalen Funktionseinschränkung. Ein besonderer Aspekt ist die Selbstmedikation und die Verfügbarkeit von vermeidlich „unschädlichen", freiverkäuflichen Substanzen (Schmerz-, Stärkungsmittel, Hormone, Naturheilmittel), die eigenständig oder in Komedikation das Risiko einer Nierenfunktionsverschlechterung erhöhen.

Im Rahmen der Therapiezielbestimmung und Minderung renaler Risiken sollten sich Blutdruck- und Diabeteseinstellung eher an Verträglichkeit, Komfort und begrenzter Patientenprognose orientieren. Gleiches gilt für die Behandlung der renalen Komorbiditäten (Anämie, Azidoseausgleich, Phosphatmanagement, metabolische Knochenkrankheit). Ernährungsempfehlungen sollten auf Patientenkomfort und weniger auf ein Therapieoptimum ausgerichtet sein. Im Rahmen der vorausschauenden Vorsorge sollten Maßnahmen wie Anlage gastraler Sonden oder eine passagere, parenterale Ernährung geklärt werden.

Symptombehandlung

Je nach Ausmaß der Nierenfunktionseinschränkung, Komorbidität und Alter sind Schmerz, Depression, Fatigue, Juckreiz, Inappetenz und kognitive Einschränkung häufige Begleitsymptome einer chronischen Nierenkrankheit (Tab. 32.1) (vgl. auch Kap. 9). Im Rahmen der KT ist die Lin-

Tab. 32.1 Symptome, Häufigkeiten und Behandlungsoptionen bei Patienten unter konservativer Therapie eines Nierenversagens (nach Gelfand et al. 2020)

Symptom	Häufigkeit	Therapieoptionen*
Fatigue, Schwäche	75 %	Eiweißbetonte Ernährung, Physiotherapie, Ergotherapie
Pruritus	56 %	Antihistaminika
Schmerzen	56 %	Periphere und/oder zentrale Analgetika
Insomnie	36 %	Zopiclon, Diazepam
Angstzustände	43 %	Citalopram, Venlafaxin, Pregabalin
Luftnot	49 %	Morphin
Inappetenz	58 %	Trinknahrung
Depression	33 %	Citalopram, Mirtazapin, Venlafaxin
Restless legs	24 %	physikalische Therapie, L-DOPA, Tilidin
Brechreiz	36 %	Metoclopramid, Diphenhydramin, Ondansetron
Verstopfung	42 %	Lactulose, Macrogol, Bisacodyl, Glycerol rectal
Durchfälle	11 %	Diätetische Maßnahmen, Phytotherapeutika

*) vgl. dazu auch entsprechende Kap. 10, 13, 15, 16, 30

derung der Symptomlast vorrangige therapeutische Aufgabe. In der Phase des terminalen Nierenversagens folgt die Symptombehandlung den Behandlungskonzepten der Palliativmedizin.

Palliative Betreuung

Die Symptomlast Nierenkranker ähnelt in dieser Phase den Patienten mit tumorbedingten und nicht-onkologischen Erkrankungen im Endstadium (Moens et al. 2014). Die Betreuung in dieser Phase muss klar geregelt werden. Prinzipiell ist eine spezialisierte ambulante Palliativbetreuung (SAPV-Team) oder ambulante hausärztliche Betreuung sowie die Hospizversorgung möglich, Die Kapazitäten der SAPV-Teams sind häufig durch onkologische Patienten ausgeschöpft. Eine Versorgung in einem ambulanten Netzwerk aus Palliativmedizin, haus- und spezialärztlicher Betreuung wäre eine optimale Option zum Verbleib des Patienten in seiner angestammten Lebenswelt; sie setzt aber eine längerfristige Planung und gelebte Praxis voraus. Einzelbeispiele aus der aktuellen Versorgungslandschaft und Lösungswege sind dazu publiziert (Pommer und Thumfart 2021).

▶ Bei allen Nierenersatzverfahren sollte ein palliatives Betreuungskonzept angedacht werden, sofern die mutmaßliche Lebenszeit weniger als zwölf Monate beträgt.

Die fehlende Planung einer palliativen Versorgung unter Einbeziehung der Betroffenen und

ihrer Zugehörigen wäre ein qualitativer Mangel in der Indikationsstellung zur KT. Die diesbezüglichen Hürden und Barrieren in der Realisierung der palliativen Versorgung sind beschrieben: mangelhafte Ausbildung der ärztlich Beteiligten in den Grundlagen der Palliativmedizin, Unklarheiten der ethischen und gesetzlichen Regeln von Therapiebegrenzung, -vorenthalt und -abbruch, Mangel an Pflegekräften, Zeitressourcen und Vergütung (Pommer et al. 2019). Andererseits würde der Abbau von Hürden für alle Beteiligten – Betroffene, Angehörige, Ärzte, Pflegekräfte – bei der Zunahme des chronischen Nierenversagens in der geriatrischen Population zu einer verbesserten medizinischen Versorgungsrealität beitragen.

Multidisziplinärer und multiprofessioneller Behandlungsansatz

Der multidisziplinäre Behandlungsansatz einer KT erschöpft sich nicht im Zuweisungsverhalten zwischen Hausarzt, Geriater und Nephrologen. Vielmehr geht es um die Erstellung eines individuellen patientenzentrierten Behandlungsplan unter Einbeziehung der jeweiligen Fachexpertise zur Einschätzung gesundheitlicher Einschränkungen (Assessment), zeit- und situationsgerechten Therapieplanung und Definition der Steuerung des Gesamtprozesses. Hierfür könnten die kumulativen Ergebnisse zur Krankheitsvorgeschichte (Eigen-/Familienanamnese, soziales Umfeld u. a.) bei langjähriger hausärztlicher Betreuung, die Ergebnisse des geriatrischen Assessments und die spezielle nephrologische Begutachtung herangezogen werden. Auf dieser Grundlage sollten Therapieansätze im multiprofessionellen Team wie Physio-/Ergotherapie, Ernährungsintervention, psychosoziale Unterstützung, Alltags- und Behandlungspflege ausgelotet werden. Einen wesentlichen Beitrag leisten häufig pflegende Angehörige. Sie bedürfen im Konzept der KT besonderer Aufmerksamkeit.

32.4 Ergebnisse konservative Therapie versus Nierenersatztherapie

Zu Einzelaspekten der konservativen Therapieoption liegen im Vergleich zur Dialysetherapie nur Umfrageergebnisse (Surveys) und Registerdaten aus kleineren Studienkollektiven vor. Sie spiegeln eine hohe Ergebnisvariabilität auf dem Hintergrund der sozio-ökonomischen Bedingungen der Untersuchungsregion, uneinheitlicher Therapiestandards und Unterschiede in der Untersuchungspopulation wider.

Zugang zur Option einer konservativen Therapie
Einstellungen des nephrologischen Behandlungsteams (Ärzte, Pflegekräfte) prägen den Entscheidungsprozess für nephrologische Therapieoptionen (Roderick et al. 2015). Nach Ergebnissen eines europäischen Surveys entscheiden sich Nephrologen in 5 bis 20 % ihrer Patienten für eine KT (van de Luijtgaarden et al. 2013). Dabei spielt der Patientenwunsch in 75 % eine „extrem" entscheidende Rolle („wenig" oder „nicht wichtig" 8 %). Unterschiedlich werden Patientenalter, klinischer und funktioneller Zustand und kognitive Einschränkungen bei der Entscheidung zur KT gewichtet. Nach Ergebnissen eines aktuellen Surveys in 193 gemeinnützigen Dialyseeinrichtungen in Deutschland bieten 94 % der Zentren die Option einer KT an (Pommer et al. 2019). Im Mittel wird diese in 8 % der Fälle realisiert (Spannweite null bis 50 %).

In einer qualitativen Studie wurden die Hindernisse im Entscheidungsprozess zur KT untersucht: häufig wechselnde Einstellungen des Patienten zum Behandlungsverfahren, Unsicherheit in Bezug auf die Verpflichtung zum Wohlergehen (Benefizienz) und Nichteinschätzbarkeit von Vor- und Nachteilen der gewählten Option bestimmten den Konflikt der ärztlichen Entscheidungsfindung (Noble et al. 2017). Mangelnde Kenntnisse der gesetzlichen Bestimmungen, fehlende Ausbildung in den Besonderheiten der KT, Tätigkeitsumfeld (gemeinnützig versus „for-profit", Größe des Behandlungszentrums) und Erfahrungsumfang im Fachgebiet modulieren die Indikationsstellung zur KT (Pommer et al. 2019; van Biesen et al. 2011)

Entscheidungshäufigkeit zur konservativen Therapie
Grundsätzlich bestimmt die Entscheidung des informierten und kompetenten Patienten die Wahl des Behandlungsverfahrens. Die primäre Wahl einer KT unterliegt einer breiten Spanne. Im europäischen Survey von 2013 liegen die Angaben bei durchschnittlich 5 % (van de Luijtgaarden et al. 2013). In einer aktuellen Übersicht aus 41 britischen Zentren liegt die Häufigkeit, mit der Patienten über 75 Jahre eine KT wählen, in einem Drittel der Zentren zwischen 10 und 30 %, in einem weiteren Viertel bei 30 bis 60 % (Murphy et al. 2020). Nach den Ergebnissen zweier Surveys wechseln allerdings bis 75 % der Patienten „häufig" oder „manchmal" ihre Entscheidung, – nur ein geringer Teil (3 bis 13 %) wechselt „niemals" die initial gewählte Option (van de Luijtgaarden et al. 2013; Pommer et al. 2019) (Abb. 32.2).

Überleben und Lebensqualität
In den vorliegenden Beobachtungsstudien werden Überlebenszeiten ab Beginn des terminalen Nierenversagens (Konvention: glomeruläre Filtrationsrate <15 ml/min/1,73 m^2) zwischen der Dialysegruppe und der in KT verglichen. Kumulative Ergebnisse mit mehr als 11.000 Patienten im überwiegend höheren Lebensalter, ergeben ein medianes Patientenüberleben in der

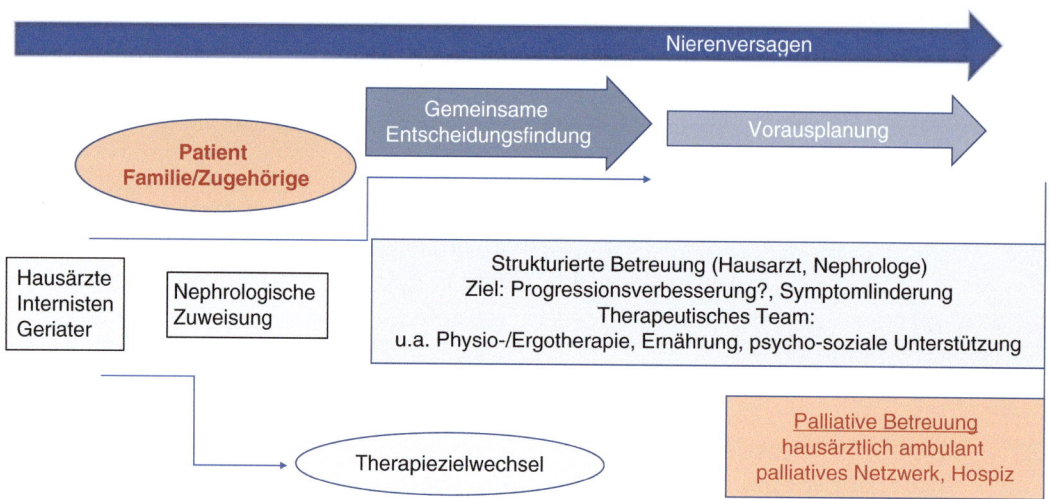

Abb. 32.2 Versorgungsmodell einer konservativen Therapieplanung

KT von sechs bis 30 Monaten (Vergleich Hämo-dialyse acht bis 67 Monate) (Wongrakpanich et al. 2017). Die mediane Sterblichkeit bei KT in insgesamt 18 Kohortenstudien lag bei fünf Monaten (Spannbreite <5 bis >40 Monate) (Wong et al. 2018). Brown et al. konnten in einer Vergleichsstudie zwischen Dialyse- und konservativ behandelten Patienten zeigen, dass unter einer optimierten Therapie unter Einbezug eines multidisziplinären Palliativteams, konservativ Behandelte in einem zwölf Monatszeitraum eine stabile bzw. in mehr als der Hälfte eine verbesserte Symptomlast aufweisen (Brown et al. 2015). Das mediane Überleben in dieser Gruppe lag bei 16 Monaten.

Für besonders vulnerable Gruppen, z. B. Hochaltrige mit hoher Komorbidität, Gebrechliche, Pflegeheimbewohner, können Dialyse vorbereitende Maßnahmen wie Anlage von Dialysezugängen, Interventionen am Herz-/Gefäßsystem oder eingreifende Diagnostik eine längere Hospitalisierung bedeuten. Daten von Pflegeheimbewohnern zeigen, dass sich mit Beginn einer Dialysebehandlung der funktionelle Status deutlich verschlechtert und die Sterblichkeit im ersten Dialysejahr erheblich ansteigt (Kurella Tamura et al. 2009). Für terminal nierenkranke Patienten mit Gebrechlichkeit (Frailty) gibt es keine Hinweise, dass sich der funktionelle Status oder die Lebenserwartung

durch eine Dialysetherapie verbessern lässt (Johansen et al. 2013).

32.5   Fazit für die Praxis

Eine Nierenersatztherapie ist flächendeckend in Ländern mit höherem und hohem ökonomischem Status verfügbar, ebenso wie die Option einer KT (Lunney et al. 2020). Die Analyse von Überlebens- und Lebensqualitätsdaten aus Registern und Kohortenstudien zeigt, dass nicht alle Patientengruppen gleichermaßen von einer Dialysetherapie profitieren. Hierzu zählen insbesondere Patienten mit hoher Komorbidität, Frailty und Hochbetagte im Lebensalter über 80 Jahren. In diesen Behandlungsgruppen kann der Beginn einer Nierenersatztherapie zu erheblichen Einbußen an Lebensqualität und Überleben führen. Die Option einer KT sollte diesen Patientengruppen frühzeitig angeboten werden und in einem Prozess der gemeinsamen Entscheidungsfindung realisiert werden (vgl. Gelfand et al. 2020). Hierzu empfiehlt sich folgendes Vorgehen:

1. Rechtzeitige Konsultation und Vorstellung zur fachnephrologischen Beurteilung.
2. Abschätzung der Prognose unter Einbezug der Ergebnisse der fachspezifischen Diagnostik von Hausarzt, Geriater und Nephrologen.

3. Information des Patienten über die Option einer KT und Beginn der gemeinsamen Entscheidungsfindung unter Beteiligung nächster Angehörige / Zugehörige.
4. Etablierung von Maßnahmen zum Erhalt oder Progressionsminderung der renalen Funktion. Beginn einer supportiven Therapie mit dem Fokus Erhalt oder Verbesserung der Lebensqualität.
5. Beginn einer palliativen Therapie, wenn die mutmaßliche Lebenserwartung weniger als zwölf Monate beträgt.
6. Klärung der Verantwortlichkeiten für den Therapieprozess zwischen den behandelnden ärztlichen und nicht-ärztlichen Therapeuten in den jeweiligen Behandlungsabschnitten.
7. Evaluation der Behandlungsergebnisse aus patientenzentrierter Perspektive (u. a. Qualität des Entscheidungsprozesses, Lebensqualität, Symptomlast, Qualität palliativer Maßnahmen, Fürsorge für Zugehörige).

Literatur

Am J Kidney Dis (2018) End-of-life care for patients with advanced kidney disease in the us veterans affairs health care system, 2000–2011. 72(1):42–49. https://doi.org/10.1053/j.ajkd.2017.11.007. Epub 2018 Jan 10

Brown MA, Collett GK, Josland EA et al (2015) CKD in elderly patients managed without dialysis: survival, symptoms, and quality of life. CJASN 10:260–268. https://doi.org/10.2215/CJN.03330414

Gelfand SL, Scherer JS, Koncicki HM (2020) Kidney supportive care: core curriculum 2020. Am J Kidney Dis 75:793–806. https://doi.org/10.1053/j.ajkd.2019.10.016

Johansen KL, Delgado C, Bao Y, Tamura MK (2013) Frailty and dialysis initiation. Semin Dial 26:690–696. https://doi.org/10.1111/sdi.12126

Kurella Tamura M, Covinsky KE, Chertow GM et al (2009) Functional status of elderly adults before and after initiation of dialysis. N Engl J Med 361:1539–1547. https://doi.org/10.1056/NEJMoa0904655

Lunney M, Bello AK, Levin A et al (2020) Availability, accessibility, and quality of conservative kidney management worldwide. Clin J Am Soc Nephrol 16:79–87. https://doi.org/10.2215/CJN.09070620

Moens K, Higginson IJ, Harding R, EURO IMPACT (2014) Are there differences in the prevalence of palliative care-related problems in people living with advanced cancer and eight non-cancer conditions? A systematic review. J Pain Symptom Manage 48:660–677. https://doi.org/10.1016/j.jpainsymman.2013.11.009

Murphy E, Burns A, Murtagh FEM et al (2020) The prepare for kidney care study: prepare for renal dialysis versus responsive management in advanced chronic kidney disease. Nephrol Dial Transplant 36:975–982. https://doi.org/10.1093/ndt/gfaa209

Moniek WM van de Luijtgaarden 1, Marlies Noordzij, Wim van Biesen, Cecile Couchoud, Giovanni Cancarini, Willem-Jan W Bos, Friedo W Dekker, Jose L Gorriz, Christos Iatrou, Christoph Wanner, Patrik Finne, Olivera Stojceva-Taneva, Svjetlana Cala, Vianda S Stel, Charles Tomson, Kitty J Jager (2013) Conservative care in Europe-nephrologists' experience with the decision not to start renal replacement therapy. Nephrol Dial Transplant 28(10):2604–2612. https://doi.org/10.1093/ndt/gft287. Epub 2013 Sep 7

Noble H, Brazil K, Burns A et al (2017) Clinician views of patient decisional conflict when deciding between dialysis and conservative management: qualitative findings from the PAlliative Care in chronic Kidney diSease (PACKS) study. Palliat Med 31:921–931. https://doi.org/10.1177/0269216317704625

Pommer W, Thumfart J (2021) Palliative Nephrologie: Aktuelle Beiträge aus der Praxis. Dustri-Verlag Dr. Karl Feistle, München-Deisenhofen

Pommer W, Wagner S, Thumfart J (2019) Conservative care, dialysis withdrawal, and palliative care: results from a survey of a non-profit dialysis provider in Germany. Kidney Blood Press Res 44:158–169. https://doi.org/10.1159/000498994

Roderick P, Rayner H, Tonkin-Crine S et al (2015) A national study of practice patterns in UK renal units in the use of dialysis and conservative kidney management to treat people aged 75 years and over with chronic kidney failure. NIHR Journals Library, Southampton

Susan PY Wong 1, Margaret K Yu 2, Pamela K Green 3, Chuan-Fen Liu 4, Paul L Hebert 4, Ann M O'Hare 5

Van Biesen W, Jha V, Abu-Alfa AK et al (2011) Considerations on equity in management of end-stage kidney disease in low- and middle-income countries. Kidney Int Suppl 10:e63–e71. https://doi.org/10.1016/j.kisu.2019.11.004

Wong SPY, Yu MK, Green PK et al (2018) End-of-life care for patients with advanced kidney disease in the US Veterans Affairs Health Care System, 2000–2011. Am J Kidney Dis 72:42–49. https://doi.org/10.1053/j.ajkd.2017.11.007

Wongrakpanich S, Susantitaphong P, Isaranuwatchai S et al (2017) Dialysis therapy and conservative management of advanced chronic kidney disease in the elderly: a systematic review. Nephron 137:178–189. https://doi.org/10.1159/000477361

Verfahrenspräferenzen: Peritonealdialyse-, Hämodialyse und Heimdialyseoptionen

Mark Dominik Alscher

Inhaltsverzeichnis

33.1 Einleitung

Mit zunehmendem Alter steigt die Wahrscheinlichkeit für ein endgültiges Nierenversagen (ESRD) und der Notwendigkeit einer Nierenersatztherapie. Ältere (>65 Jahre) bilden die größte Gruppe der Patienten, die in Deutschland eine Dialysebehandlung beginnen (Bruck et al. 2016).

Europäische Registerdaten zeigen eine Prävalenz der ESRD von 897 pro Mio. Einwohner. Davon sind 43 % über 65 Jahre alt. (Kramer et al. 2021).

Allein aus demografischer Sicht ergibt sich, dass die Fragestellung nach Nierenersatztherapie bei älteren Patienten häufig ist und letztendlich jeder Arzt, der ältere Patienten betreut, einige Grundsätze der Dialyseversorgung, der Indikationsstellung zur Dialyse und insbesondere auch zur Methodenwahl kennen sollte. Die Betreuung sollte in enger Kooperation mit Nephrologen erfolgen. Unter Berücksichtigung von Patientenwünschen zum Erhalt einer möglichst hohen Autonomie ist die assistierte Peritonealdialyse eine wichtige Option.

M. D. Alscher (✉)
Robert-Bosch-Krankenhaus, Stuttgart, Deutschland
e-mail: dominik.alscher@rbk.de

33.2 Konservative Versorgung versus Dialysetherapie

Vor- und Nachteile einer Nierenersatztherapie sind in der Indikationsstellung unter Berücksichtigung von Komorbidität, Selbsthilfefähigkeit, Lebensqualität und Patientenpräferenz gründlich abzuwägen (siehe auch Kap. 31 und 32). Prinzipiell gilt, dass das Überleben älterer Dialysepatienten im Vergleich zur jüngeren Behandlungsgruppe an der Dialyse geringer ist (Wachterman et al. 2019). Alter ist keine primäre Kontraindikation. Allerdings kann die Funktionalität in Abhängigkeit vom Ausgangsstatus durch den Beginn einer Dialysebehandlung dramatisch beeinträchtigt werden (Kurella Tamura et al. 2009). Andererseits kann die Lebenserwartung verbessert und wesentliche Symptome der Urämie (Luftnot, Hautjucken, Muskelkrämpfe, Schmerzen) zum Teil gelindert werden (O'Connor und Kumar 2012).

▶ Auch bei älteren Patienten lassen sich durch Dialyse lebensqualitätseinschränkende Symptome lindern.

33.3 Beginn der Dialysetherapie

Die Dialysebehandlung sollte dann eingeleitet werden, wenn Urämiesymptome auftreten. Klassische Urämiesymptome können sein:

- zunehmende Müdigkeit, Tagesschläfrigkeit
- Inappetenz, Malnutrition
- Übelkeit bis hin zum Erbrechen
- Juckreiz

Schwere Elektrolytstörungen (insbesondere Hyperkaliämie), Störung des Säure-Basen-Haushaltes und Überwässerung mit Ödemen, Dyspnoe und Bluthochdruckkrisen können den notfallmäßigen Beginn einer Dialyse notwendig machen.

▶ Eine Dialysetherapie sollte rechtzeitig vorbereitet und koordiniert werden, um eine Notfallsituation zu vermeiden.

Inwieweit eine einschleichende Dialyse (inkrementale Dialyse) sinnvoll ist, wird gegenwärtig diskutiert (Burkart und Golper 2000). Nach aktueller Studienlage sollte eine Dialysebehandlung erst bei einer deutlich fortgeschrittenen Funktionseinschränkung (GFR <15 ml/min bei diabetischer Nephropathie, ansonsten <10 ml/min) begonnen werden. Die Indikation zum Behandlungsbeginn sollte dann gestellt werden, wenn erste Zeichen der Urämie auftreten (Cooper et al. 2010; Tattersall et al. 2011). Daten für die Gruppe älterer und hochaltriger Patienten liegen nicht vor.

Die vorbereitenden Maßnahmen (bei Entscheidung zur Hämodialyse Anlage eines Gefäßzugangs) (siehe auch Kap. 34) bzw. die Anlage eines Peritonealdialysekatheters müssen rechtzeitig erfolgen (Schellartz et al. 2021).

▶ Die Zuweisung zum Nephrologen zur Behandlung renaler Sekundärkomplikationen und ggf. Vorbereitung einer Nierenersatztherapie sollte ab einem Rückgang der GFR <45 ml/min, spätestens <30 ml/min erfolgen (Sud et al. 2014; Smart et al. 2014; Hingwala et al. 2013; Costa e Silva et al. 2013; Schwartz und Textor 2006; Powe 2003; Arora et al. 1999).

Die Progression der CKD, aber auch das spätere Überleben der Dialysepatienten wird dadurch nachhaltig verbessert (Smart et al. 2014; Arora et al. 1999).

33.4 Wahl des Dialyseverfahrens

Hämodialyse (HD) und Peritonealdialyse (PD) sind gleichwertige Optionen einer Nierenersatztherapie im höheren Lebensalter. Klassischerweise wird die Hämodialyse als Zentrumsdialyse und die Peritonealdialyse als Heimdialyseverfahren durchgeführt.

33.5 Hämodialyse

Die Hämodialyse gilt als gut etabliertes Verfahren. Voraussetzung hierfür ist ein peripherer Gefäßzugang (Shunt) (siehe Kap. 34). Dieser muss zeitgerecht angelegt werden. Der Vorhof-katheter kann eine Alternative – insbesondere bei ungeplantem Behandlungsbeginn, bei Patienten mit schwerer Herzerkrankung und/oder kurzer erwarteter Überlebensprognose – darstellen. Die Infektionsraten sind hier höher. Bei länger-fristiger Dialysebehandlung und fehlenden Kontraindikationen sollte daher immer eine Shuntanlage bevorzugt werden.

Die Hämodialyse erfolgt üblicherweise drei-mal pro Woche in einem ambulanten oder teil-stationärem Zentrum. Bei einer Dialysezeit von 3 bis 4 Stunden mit Vorbereitung und Nach-beobachtung beträgt der Aufenthalt 4,5 bis 5 Stunden pro Dialysesitzung. Dazu addieren sich die Transportzeiten. Vor- und Nachteile der Dialyseverfahren sind in den Tab. 33.1, 33.2, und 33.3 dargestellt.

Tab. 33.1 Vorteile Hämodialyse und Peritonealdialyse aus Patientensicht (nach Brown et al. 2017))

Hämodialyse Vorteile	Peritonealdialyse Vorteile
Personal übernimmt die Therapie	Unabhängigkeit
Soziale Kontakte an der Dialyse	Soziale Rollen können besser eingehalten werden
Regelmäßige ärztliche Visiten	Weniger Zentrumsbesuche
Bessere Überwachung	Größere Mobilität
	Kein Gefäßzugang

Tab. 33.2 Nachteile der Hämodialyse und Peritoneal-dialyse aus Patientensicht

Hämodialyse Nachteile	Peritonealdialyse Nachteile
Schlechtere Lebensqualität	Reduzierte Lebensqualität
Schlechterer Rollenerhalt	Eventuell Assistenz notwendig
Transportzeit zur Dialyse	Häusliche Kapazität für Material notwendig
Postdialytische Schwäche	Zeitaufwand für die Beutelwechsel
Gefäßzugang/ Vorhofkatheter	Angst vor Infektionen
Schlechtere Mobilität	Permanenter Bauchkatheter

Tab. 33.3 Vorteile Hämodialyse und Peritonealdialyse aus ärztlicher Sicht

Hämodialyse	Peritonealdialyse
Lange Erfahrung mit Hämodialyse	Patient ist unabhängig
Gut etablierte Strukturen	Hämodynamische Stabilität
Wenige Kontraindikationen, regelmäßige ärztliche Visiten	Längerer Erhalt der renalen Restfunktion
Gute Kontrolle der Dialysequalität	Flexibilität der Behandlung

33.6 Peritonealdialyse

Die Peritonealdialyse ist in Deutschland mit einer Prävalenz von ca. 6 % ein seltener an-gewandtes Verfahren. In anderen Ländern ist sie die bevorzugte Dialyseform (Cho et al. 2021). Werden Patienten unvoreingenommen beide Dialyseverfahren vorgestellt, wird deutlich häufi-ger das PD-Verfahren bevorzugt (Machowska et al. 2017; Machowska et al. 2016).

Die PD findet im Regelfall in Form einer Heim-behandlung statt. Damit muss der Patient orientiert und in der Lage sein, diese selbstständig durchzu-führen. Das Verfahren beinhaltet den Austausch der Dialysatflüssigkeit aus dem Bauchraum ca. viermal pro Tag. Ein- und Auslauf mit an-schließendem Verbandswechsel benötigen ca. 30 Minuten. Eine zeitflexible Anpassung der Beutel-wechsel ist möglich. Die Behandlung sollte täg-lich durchgeführt werden. Bei ausreichender rena-ler Restfunktion ist eine Reduktion der täglichen Beutelwechsel oder die Reduktion eines Be-handlungstages pro Woche möglich.

Damit die Vorteile der PD bei älteren Patienten langfristig genutzt werden können, beginnt sich auch in Deutschland die assistierte Peritoneal-dialyse durch professionelle Pflegekräfte zu etab-lieren (NADia = Netzwerk assistierte Dialyse) (Al-scher 2020a, b, 2021). Sie ist in Frankreich eine Regelleistung. Ergebnisse dieser Behandlungsform weisen darauf hin, dass durch die Assistenz das Ri-siko eines Verfahrenswechsels zur Hämodialyse deutlich reduziert ist (Lanot et al. 2021).

Prinzipiell kann die PD auch als Zentrums-dialyse (intermittierende Peritonealdialyse = IPD) durchgeführt werden. Diese ist – jeweilig nur an drei Tagen in der Woche durchgeführt – weniger effektiv und nur besonderen Krankheits-situationen vorbehalten.

33.7 Vorteile der Heimdialyse

Die Zentrumsdialysen haben den Nachteil, dass mehrfach pro Woche Transportwege anfallen. Gleiches gilt für die PD im Zentrum (IPD), wobei deren Effektivität deutlich reduziert ist und nicht ausreicht, Lebensqualität und Prognose zu ver-bessern.

Flexibilität in der Behandlung verbunden mit hoher Lebensqualität und guter Prognose spre-chen für Heimdialyseverfahren. Bei der Heim-Hämodialyse sind technische Einbauten erforderlich. Behandlung und Selbstpunktion des Shuntes benötigen Überwachung und gegebenen-falls Assistenz. Bei Älteren wird die Heim-Hämodialyse in der jetzigen Form deshalb kaum durchgeführt (Gupta et al. 2021; Chan et al. 2019; Perl et al. 2017).

Für die PD spricht, dass sie durch Angehörige und Assistenzpersonal rasch erlernt werden kann und damit auch bei fehlender Selbstständigkeit der Behandlungsdurchführung ein Großteil älte-rer Patienten gut versorgt wird (van Eck van der Sluijs et al. 2021). Die assistierte PD wird deshalb auch in Rahmen von Initiativen für eine an-gemessene Vergütung propagiert (Lin et al. 2020).

Neuerdings werden Optionen einer „grünen Dialyse" (Barraclough und Agar 2020) diskutiert; durch Reduktion von Verbrauchsmaterialien, Wasserverbrauch und Transport sollen Dialyse-verfahren umweltverträglicher gestaltet werden. Auch dieses Argument spricht für die Heim-dialyse.

33.8 Fazit für die Praxis

- Ältere Patienten mit einer dialysepflichtigen Nierenkrankheit können von den ver-schiedenen Dialyseverfahren profitieren.
- Entscheidend ist der kooperative Ansatz einer gemeinsamen Betreuung durch Hausärzte/Ge-riater und Nephrologen.
- Dialysepatienten möchten sich möglichst lange Autonomie und Teilhabe bewahren; die (assistierte) Peritonealdialyse ist dabei eine bessere Alternative als Zentrumsverfahren.

Literatur

Alscher MD (2020a) Peritonealdialyse. Dialyse aktuell 24(2):68–72. https://doi.org/10.1055/a-1022-7833

Alscher MD (2020b) Welche Dialysebehandlung bei dia-betischer Nephropathie? Der Nephrologe 15:163–167

Alscher MD (2021) Zunehmende Stärkung der Peritoneal-dialyse. Kompendium. Nephrologie 13:59–63

Arora P, Obrador GT, Ruthazer R, Kausz AT, Meyer KB, Jenuleson CS, Pereira BJ (1999) Prevalence, predictors, and consequences of late nephrology referral at a ter-tiary care center. J Am Soc Nephrol 10(6):1281–1286

Barraclough KA, Agar JWM (2020) Green nephrology. Nat Rev Nephrol 16(5):257–268. https://doi.org/10.1038/s41581-019-0245-1

Brown EA, Finkelstein FO, Iyasere OU, Kliger AS (2017) Peritoneal or hemodialysis for the frail elderly patient, the choice of 2 evils? Kidney Int 91(2):294–303. https://doi.org/10.1016/j.kint.2016.08.026

Bruck K, Stel VS, Gambaro G, Hallan S, Volzke H, Arn-lov J, Kastarinen M, Guessous I, Vinhas J, Stengel B, Brenner H, Chudek J, Romundstad S, Tomson C, Gon-zalez AO, Bello AK, Ferrieres J, Palmieri L, Browne G, Capuano V, Van Biesen W, Zoccali C, Gansevoort R, Navis G, Rothenbacher D, Ferraro PM, Nitsch D, Wanner C, Jager KJ, European CKDBC (2016) CKD prevalence varies across the European general popula-tion. J Am Soc Nephrol 27(7):2135–2147. https://doi.org/10.1681/ASN.2015050542

Burkart JM, Golper TA (2000) Should we treat patients with incremental dialysis prescriptions? Blood Purif 18(4):298–303. https://doi.org/10.1159/000014452

Chan CT, Wallace E, Golper TA, Rosner MH, Seshasai RK, Glickman JD, Schreiber M, Gee P, Rocco MV (2019) Exploring barriers and potential solutions in home dialysis: an NKF-KDOQI conference outcomes report. Am J Kidney Dis 73(3):363–371. https://doi.org/10.1053/j.ajkd.2018.09.015

Cho Y, Bello AK, Levin A, Lunney M, Osman MA, Ye F, Ashuntantang GE, Bellorin-Font E, Gharbi MB, Davi-son SN, Ghnaimat M, Harden P, Htay H, Jha V, Kalan-tar-Zadeh K, Kerr PG, Klarenbach S, Kovesdy CP, Luyckx V, Neuen B, O'Donoghue D, Ossareh S, Perl J, Rashid HU, Rondeau E, See EJ, Saad S, Sola L, Tchokhonelidze I, Tesar V, Tungsanga K, Kazancioglu RT, Yee-Moon Wang A, Yang CW, Zemchenkov A, Zhao MH, Jager KJ, Caskey FJ, Jindal KK, Okpechi IG, Tonelli M, Harris DC, Johnson DW (2021) Peritoneal dialysis use and practice patterns: an international survey study. Am J Kidney Dis 77(3):315–325. https://doi.org/10.1053/j.ajkd.2020.05.032

Cooper BA, Branley P, Bulfone L, Collins JF, Craig JC, Fraenkel MB, Harris A, Johnson DW, Kesselhut J, Li JJ, Luxton G, Pilmore A, Tiller DJ, Harris DC, Pollock CA (2010) A randomized, controlled trial of early versus late initiation of dialysis. N Engl J Med 363(7):609–619. https://doi.org/10.1056/NEJMoa1000552

Costa e Silva VT, Liano F, Muriel A, Diez R, de Castro I, Yu L (2013) Nephrology referral and outcomes in critically ill acute kidney injury patients. PLoS One 8(8):e70482. https://doi.org/10.1371/journal.pone.0070482

van Eck van der Sluijs A, van Jaarsveld BC, Allen J, Altabas K, Bechade C, Bonenkamp AA, Burkhalter F, Clause AL, Corbett RW, Dekker FW, Eden G, Francois K, Gudmundsdottir H, Lundstrom UH, de Laforcade L, Lambie M, Martin H, Pajek J, Panuccio V, Ros-Ruiz S, Steubl D, Vega A, Wojtaszek E, Davies SJ, Van Biesen W, Abrahams AC (2021) Assisted peritoneal dialysis across Europe: practice variation and factors associated with availability. Perit Dial Int 41(6):533–541. https://doi.org/10.1177/08968608211049882

Gupta N, Taber-Hight EB, Miller BW (2021) Perceptions of home dialysis training and experience among US nephrology fellows. Am J Kidney Dis 77(5):713–718. e711. https://doi.org/10.1053/j.ajkd.2020.09.014

Hingwala J, Diamond J, Tangri N, Bueti J, Rigatto C, Sood MM, Verrelli M, Komenda P (2013) Underutilization of peritoneal dialysis: the role of the nephrologist's referral pattern. Nephrol Dial Transplant 28(3):732–740. https://doi.org/10.1093/ndt/gfs323

Kramer A, Boenink R, Stel VS, Santiuste de Pablos C, Tomovic F, Golan E, Kerschbaum J, Seyahi N, Ioanou K, Beltran P, Zurriaga O, Magaz A, Slon Roblero MF, Gjorgjievski N, Garneata L, Arribas F, Galvao AA, Bell S, Ots-Rosenberg M, Munoz-Terol JM, Winzeler R, Hommel K, Asberg A, Spustova V, Palencia Garcia MA, Vazelov E, Finne P, Ten Dam M, Lopot F, Trujillo-Aleman S, Lassalle M, Kolesnyk MO, Santhakumaran S, Idrizi A, Andrusev A, Comas Farnes J, Komissarov K, Resic H, Palsson R, Kuzema V, Garcia Bazaga MA, Ziginskiene E, Stendahl M, Bonthuis M, Massy ZA, Jager KJ (2021) The ERA-EDTA registry annual report 2018: a summary. Clin Kidney J 14(1):107–123. https://doi.org/10.1093/ckj/sfaa271

Kurella Tamura M, Covinsky KE, Chertow GM, Yaffe K, Landefeld CS, McCulloch CE (2009) Functional status of elderly adults before and after initiation of dialysis. N Engl J Med 361(16):1539–1547. https://doi.org/10.1056/NEJMoa0904655

Lanot A, Bechade C, Boyer A, Ficheux M, Lobbedez T (2021) Assisted peritoneal dialysis and transfer to haemodialysis: a cause-specific analysis with data from the RDPLF. Nephrol Dial Transplant 36(2):330–339. https://doi.org/10.1093/ndt/gfaa289

Lin E, Ginsburg PB, Chertow GM, Berns JS (2020) The „Advancing American Kidney Health" executive

order: challenges and opportunities for the large dialysis organizations. Am J Kidney Dis 76(5):731–734. https://doi.org/10.1053/j.ajkd.2020.07.007

Machowska A, Alscher MD, Reddy Vanga S, Koch M, Aarup M, Qureshi AR, Lindholm B, Rutherford PA (2016) Factors influencing access to education, decision making, and receipt of preferred dialysis modality in unplanned dialysis start patients. Patient Prefer Adherence 10:2229–2237. https://doi.org/10.2147/PPA.S119243

Machowska A, Alscher MD, Vanga SR, Koch M, Aarup M, Qureshi AR, Lindholm B, Rutherford P (2017) Offering Patients Therapy Options in Unplanned Start (OPTiONS): implementation of an educational program is feasible and effective. BMC Nephrol 18(1):18. https://doi.org/10.1186/s12882-016-0419-z

O'Connor NR, Kumar P (2012) Conservative management of end-stage renal disease without dialysis: a systematic review. J Palliat Med 15(2):228–235. https://doi.org/10.1089/jpm.2011.0207

Perl J, Na Y, Tennankore KK, Chan CT (2017) Temporal trends and factors associated with home hemodialysis technique survival in Canada. Clin J Am Soc Nephrol. https://doi.org/10.2215/CJN.13271216

Powe NR (2003) Early referral in chronic kidney disease: an enormous opportunity for prevention. Am J Kidney Dis 41(2):505–507. https://doi.org/10.1053/ajkd.2003.50111

Schellartz I, Mettang S, Shukri A, Scholten N, Pfaff H, Mettang T (2021) Early referral to nephrological care and the uptake of peritoneal dialysis. An analysis of German claims data. Int J Environ Res Public Health 18(16). https://doi.org/10.3390/ijerph18168359

Schwartz GL, Textor SC (2006) Early referral for chronic kidney disease: good for those who need it, but who are they? Mayo Clin Proc 81(11):1420–1422

Smart NA, Dieberg G, Ladhani M, Titus T (2014) Early referral to specialist nephrology services for preventing the progression to end-stage kidney disease. Cochrane Database Syst Rev 6:CD007333. https://doi.org/10.1002/14651858.CD007333.pub2

Sud M, Tangri N, Levin A, Pintilie M, Levey AS, Naimark DM (2014) CKD stage at nephrology referral and factors influencing the risks of ESRD and death. Am J Kidney Dis 63(6):928–936. https://doi.org/10.1053/j.ajkd.2013.12.008

Tattersall J, Dekker F, Heimburger O, Jager KJ, Lameire N, Lindley E, Van Biesen W, Vanholder R, Zoccali C (2011) When to start dialysis: updated guidance following publication of the Initiating Dialysis Early and Late (IDEAL) study. Nephrol Dial Transplant 26(7):2082–2086. https://doi.org/10.1093/ndt/gfr168

Wachterman MW, O'Hare AM, Rahman OK, Lorenz KA, Marcantonio ER, Alicante GK, Kelley AS (2019) One-year mortality after dialysis initiation among older adults. JAMA Intern Med 179(7):987–990. https://doi.org/10.1001/jamainternmed.2019.0125

Richard Kellersmann

Inhaltsverzeichnis

34.1 Prinzipien des Gefäßzugangs für die Hämodialyse.

Voraussetzung für eine Hämodialysetherapie ist ein Gefäßzugang, der einen ausreichenden Blutfluss für die Behandlung gewährleistet. Es können grundsätzlich drei Zugangsmodalitäten unterschieden werden:

- Die arteriovenöse Fistel (a.v.-Fistel) als autologer Gefäßzugang,

R. Kellersmann (✉)
Klinik für Gefäßchirurgie, Klinikum Fulda,
Fulda, Deutschland
e-mail: richard.kellersmann@klinikum-fulda.de

- der Prothesenshunt durch Verwendung eines Kunststoff-Implantates und
- der subkutan getunnelte zentralvenöse Katheter (CVC).

Die beiden erst genannten Verfahren werden allgemein auch als „Dialyseshunt" bezeichnet.

Bei a.v.-Fisteln wird eine oberflächliche Vene seitlich an eine Arterie anastomosiert. Dieses Vorgehen erfolgt bevorzugt an der nicht dominanten oberen Extremität möglichst weit distal. Vorteile von a.v.-Fisteln sind ihre oft über viele Jahre problemlose Punktierbarkeit und ihre Infektresistenz. A.v.-Fisteln benötigen allerdings eine über Wochen dauernde Phase der Ausreifung (Maturation) zum Aufbau eines ausreichenden Gefäßkalibers und Blutflusses. Dieser Prozess findet jedoch gerade bei älteren und multi-morbiden Patienten in vielen Fälle (20–40 %) nicht vollständig statt (Al-Jaishi et al. 2014; Huber et al. 2021; Woodside et al. 2018). Seltener ist alternativ zur a.v.-Fistel die primäre Anlage eines Prothesenshunts erforderlich. Dieser hat im Vergleich zu a.v.-Fisteln eine kürzere Überlebenszeit. Prothesenshunts werden abhängig von den anatomischen Verhältnissen in einer geraden (*Straight*) oder schleifenförmigen Konfigurationen (*Loop*) mit einer arterio-prothetalen und einer protheto-venösen Anastomose implantiert (Hajibandeh et al. 2021).

Laut DOPPS-Register (*Dialysis Outcome Practice Pattern Study*) beginnen in Deutschland nur ca. 1 % der Patienten ihre Hämodialyse über einen Prothesenshunt, im Verlauf der Dialysebehandlung steigt dieser Anteil auf ca. 6–8 %. Ca. 40 % der Patienten beginnen die Hämodialyse über einen CVC (Pisoni et al. 2015). Obwohl nicht in randomisierten Studien untersucht, geht man aufgrund großer Beobachtungsstudien davon aus, dass Dialysen über einen CVC mit einer erhöhten Morbidität und Mortalität assoziiert sind (Sohail et al. 2021). Sie sind jedoch häufig die einzige Möglichkeit der sofortigen Dialyseeinleitung bei noch fehlendem oder punktierbarem a.v.-Shunt. Eine subkutane Tunnelierung des CVC soll eine Infektionsbarriere darstellen. Dennoch sind Infektionen der häufigste Grund für das Versagen dieser Zugangsform.

34.2 Wahl des Dialysezugangs und Timing zur Shuntanlage

Abb. 34.1 zeigt eine „Hierarchie" der Optionen von Dialyseshunts: Je nach individueller Situation ist das bestmögliche Verfahren zu wählen. Je nach Ausgangssituation des Patienten (z. B. eingeschränkter oberflächlicher Venenpool, ausgeprägte Arteriosklerose von Unterarmgefäßen) muss der Einstieg in diese Hierarchie aber auch auf einer weiter unten gelegenen Stufe bis hin zu seltenen Spezialverfahren erfolgen. A.v.-Fisteln sollten in einem ausreichenden Zeitintervall von mehreren Wochen vor dem prognostizierten

Dialysebeginn angelegt werden, um ggf. Zeit für Korrekturmaßnahmen zur Verbesserung der Shuntreifung zu haben (Al-Balas et al. 2016). Zu frühe Shuntanlagen können den Zustand (kardiale Volumenbelastung) und die Lebensqualität des Patienten negativ beeinflussen.

▶ Eine Shuntanlage sollte in interdisziplinärer Absprache zwischen Nephrologen und Shuntchirurgen erfolgen.

Entscheidend für den richtigen Zeitpunkt der Anlage einer a.v.-Fistel ist die interdisziplinäre Absprache zwischen Nephrologen und Shuntchirurgen. Diese beinhaltet von nephrologischer Seite die Abschätzung der Progression der Nierenkrankheit und von chirurgischer Seite die Beurteilung der Shuntmöglichkeiten und ihrer Erfolgsaussichten. Funktioniert die Abschätzung des adäquaten Zeitpunktes für die a.v.-Fistel-Anlage bei jüngeren Patienten noch hinreichend gut, gelingt dies mit zunehmendem Patientenalter schlechter (O'Hare et al. 2007). Insbesondere die Abschätzung der Verschlechterung der Nierenfunktion wird im höheren Alter ungenauer.

Abb. 34.2 verdeutlicht den Zusammenhang von ungenutzten a.v.-Fisteln zum Lebensalter, wenn bei einer glomerulären Filtrationsrate (GFR) von 25 ml/min eine präemptive a.v.-Fistel-Anlage erfolgen würde (O'Hare et al. 2007). Die meisten Leitlinienempfehlungen orientieren sich nämlich bezüglich des Timings für eine Shuntanlage an der glomerulären Filtrationsrate (GFR) (Kellersmann 2016). Eine GFR <20–30 ml/min/m^2 sollte zumindest Anlass für eine erste Vorstellung beim Chirurgen zur Beurteilung der operativen Shuntmöglichkeiten und zur Aufklärung über die Schonung der oberflächlichen Venen geben. Stellt sich in der Gefäßevaluation keine sinnvolle Option für eine autologe a.v.-Fistel heraus, würde man primär einen Prothesenshunt wählen. In diesem Fall kann man die Shuntanlage zeitnah (ca. 2–3 Wochen) zum Dialysebeginn terminieren.

Von entscheidender Bedeutung in der Phase der Vorbereitung zur Dialyse ist die intensive Schulung des Patienten auch in Bezug auf seinen

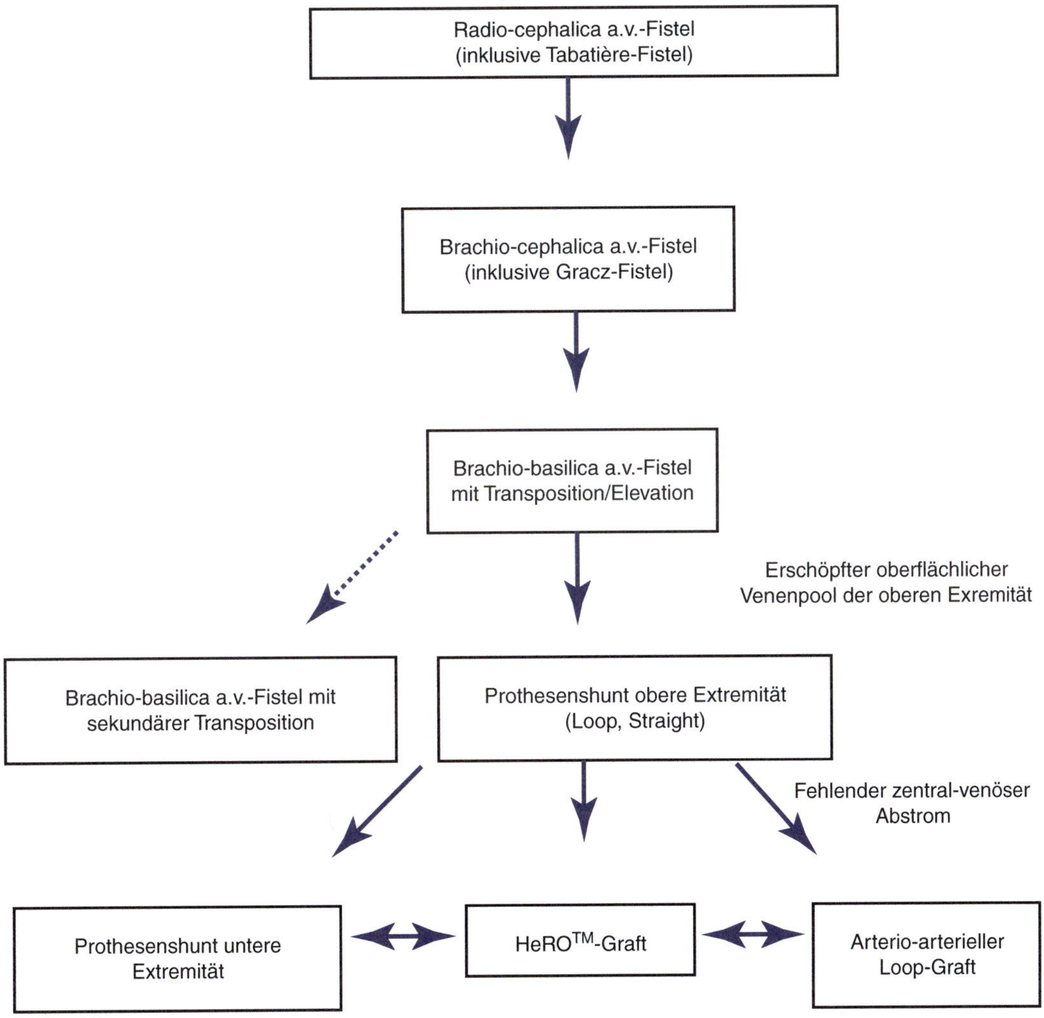

```
┌─────────────────────────────────┐
│   Radio-cephalica a.v.-Fistel   │
│   (inklusive Tabatière-Fistel)  │
└─────────────────────────────────┘
                │
                ▼
┌─────────────────────────────────┐
│   Brachio-cephalica a.v.-Fistel │
│   (inklusive Gracz-Fistel)      │
└─────────────────────────────────┘
                │
                ▼
┌─────────────────────────────────┐
│   Brachio-basilica a.v.-Fistel  │
│   mit Transposition/Elevation   │
└─────────────────────────────────┘
```

Erschöpfter oberflächlicher
Venenpool der oberen Exremität

| Brachio-basilica a.v.-Fistel mit sekundärer Transposition | Prothesenshunt obere Extremität (Loop, Straight) |

Fehlender zentral-venöser
Abstrom

| Prothesenshunt untere Extremität | ◀▶ | HeRO™-Graft | ◀▶ | Arterio-arterieller Loop-Graft |

Abb. 34.1 Flussdiagramm – Primäroption bei der Anlage eines Dialysezugangs

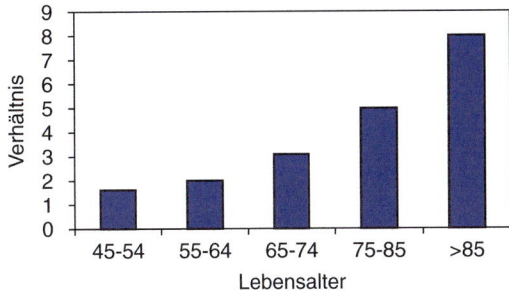

Abb. 34.2 Verhältnis nicht notwendiger zu notwendigen a.v.-Fisteln, wenn bei GFR 25 ml/min/1,73 m² Zugangsanlage erfolgt. 1-Jahres-Follow-up (O'Hare et al. 2007)

Gefäßzugang. Dabei sollte dem Patienten durch kompetente Darstellung des Eingriffes die psychologische Barriere, sich mit dem bevorstehenden Verlust der gesundheitlichen Integrität auseinanderzusetzen, genommen werden. Insbesondere hilft es dem Patienten zu verstehen, dass optimale vorbereitende Maßnahmen seinen Dialysestart verbessern und eine erfolgreiche Shuntanlage nicht gleichbedeutend mit der Notwendigkeit einer sofortigen Dialyse ist (Lopez-Vargas et al. 2011).

▶ Die Schulung des Patienten über die Bedeutung des Gefäßzugangs ist Voraussetzung für einen guten Dialysestart.

34.3 Maturation von a.v.-Fisteln

Die Dauer bis zur Reifung einer a.v.-Fistel ist schlecht vorhersagbar. Sie ist abhängig von unterschiedlichsten adaptativen Prozessen als Antwort auf die unphysiologische Hämodynamik der a.v.-Verbindung (Lawson et al. 2020). Viele Mechanismen, die dabei eine Rolle spielen, sind bis heute nicht vollständig verstanden.

▶ Die sogenannte 6er-Regel wird allgemein als Kriterium für eine sichere Maturation einer a.v.-Fistel anerkannt: Sie besagt, dass eine reife a.v.-Fistel einen Shuntfluss von >600 ml/min, einen Durchmesser der Vene >6 mm, eine punktierbare Strecke >6 cm aufweisen soll und nicht >6 mm unter dem Hautniveau liegen darf.

Es gibt verschiedene Maßnahmen, die den Prozess der a.v.-Fistelreifung günstig beeinflussen sollen. Bedeutsam ist die prinzipielle Schonung des Gefäßpools bei nierenkranken Patienten (keine Punktionen bei oder Verweilkanülen in potenziellen Shuntvenen). Multiple Punktionen der oberflächlichen Venen mit konsekutivem Gefäßwandschaden können autologe Shuntanlagen erheblich erschweren. Auch beinhaltet eine Herzkatheter-Untersuchung über die A. radialis ein Trauma für das Gefäß, das notwendige adaptative Prozesse der Arterie nach der Shuntanlage behindert.

Wie sinnvoll eine gezielte Schonung oberflächlicher Venen in der präterminalen Phase für die spätere Maturation von a.v.-Fisteln sein kann, konnte anhand eines sogenannten „venous preservation scans" gezeigt werden (Tan et al. 2019). Dabei wird einem niereninsuffizienten Patienten im Rahmen einer Ultraschalluntersuchung Monate bis Jahre vor dem Dialysebeginn gezeigt, an welcher Stelle zukünftig für ihn eine a.v.-Fistel infrage kommt. Der Patient selbst wird dann angeleitet, dieses Gefäß nicht mehr punktieren zu lassen. Ferner kann die Qualität des zukünftigen Shuntgefäßes durch ein präoperatives Handgriff-Training signifikant verbessert werden (Aragoncillo Sauco et al. 2021; Carbayo et al. 2021).

Die Verwendung einer Regionalanästhesie hat im Vergleich zur Lokalanästhesie in mehreren Studien gezeigt, dass sich dadurch Maturationsraten von a.v.-Fisteln signifikant verbessern lassen (Leitlinienempfehlung) (Gao et al. 2020; Schmidli et al. 2018). Offensichtlich hat die Vasodilatation durch Sympathikolyse einen nachhaltigen Effekt auf die Funktion des Gefäßzugangs. Weniger eindeutige Daten hat man bezüglich neuer Techniken, die auf chirurgischem Weg die Reifung von a.v.-Fisteln begünstigen sollen. Eine leitlinienbasierte Empfehlung ist eine Fortsetzung des Gefäßtrainings in der frühen postoperativen Phase (Schmidli et al. 2018). Dieses kann ggf. durch eine kurzzeitige Anlage eines Tourniques (subsystolische Drücke) für wenige Minuten unterstützt werden.

Medikamentöse Behandlungsansätze zur Verbesserung der Shuntreifung und -offenheit sind zwar vielfach untersucht worden, bislang jedoch ohne Leitlinienempfehlung. Eine gewisse Rolle spielen offensichtlich Thrombozytenaggregationshemmer nach Anlage von a.v.-Fisteln. Clopidogrel konnte in einer großen randomisierten Studie die Rate an frühen a.v.-Fistelthrombosen senken, jedoch nicht deren Funktionsrate (Dember et al. 2008). Eine jüngste Meta-Analyse zeigte gewisse Vorteile für die Gabe von ASS, wobei die Studienlage äußerst heterogen war (Ullah et al. 2021). Für Prothesenshunts existieren keine positiven Daten, die eine medikamentöse Okklusionsprophylaxe sinnvoll erscheinen lassen.

34.4 Besondere Aspekte des älteren Patienten bei der Wahl des Dialysezugangs

Seit einigen Jahren findet in der Literatur eine intensive Diskussion über den adäquaten Dialysezugang bei älteren Patienten statt (Farrington und Lee 2020; Viecelli und Lok 2019). Dabei geht es um die Diskussion, ob eine „Hierachie", wie oben beschrieben, tatsächlich den Belangen des älteren Patienten gerecht wird. Der wesentliche Vorteil der a.v.-Fistel ist ihre Langlebigkeit, der aber in der älteren Patientenpopulation mit limitierter Lebenserwartung nicht mehr so deutlich zum Tragen kommt. Dagegen wiegt eine hohe Rate an Maturationsversagen schwer. Sie bedingt weitere Interventionen mit Krankenhausbehandlungen und schränkt die ohnehin beeinträchtigte Lebensqualität weiter ein.

Das hohe Lebensalter beeinflusst v. a. den Maturationserfolg von a.v.-Fisteln negativ (Arhuidese et al. 2021; Lok et al. 2005). Sind die a.v.-Fisteln jedoch erst einmal ausgereift, funktionieren sie mit vergleichbaren Ergebnissen wie bei jüngeren Patients (Drouven et al. 2020; Mauro et al. 2021; Qian et al. 2020; Weale et al. 2008). Ziel ist heute ein sehr individualisierter Ansatz in der Wahl des adäquaten Dialysezuganges (Lok et al. 2020). So kann eine a.v.-Fistel mit sehr hoher Maturationswahrscheinlichkeit auch für den >80 Jährigen mit eingeschränkter Lebenserwartung der sinnvollste Zugang sein.

Im Gegensatz zu jüngeren Patienten scheint es im hohen Lebensalter zu einer geringeren Infektionsrate durch CVC zu kommen. Diese Beobachtung mag mit der geringeren körperlichen Aktivität dieser Patienten zusammenhängen, wodurch bewegungsbedingte Alterationen am Katheteraustritt seltener werden (Murea et al. 2014).

Prothesenshunts werden bei älteren Dialysepatienten in der aktuellen Literatur oftmals als primäre Wahl angesehen, da man die schwierige Phase der Maturation umgeht und von einer ausreichend langen Offenheitsrate bei der limitierten Lebenserwartung der Patienten ausgeht.

Sicher hat das Lebensalter des Patienten eine herausragende Bedeutung bei der individualisierten Wahl des adäquaten Dialysezugangs. Immer mehr rückt jedoch eine differenziertere Betrachtung des Patienten, bei der das Alter nur einen Faktor darstellt, in den Fokus. Zukünftig werden prospektive Studien die Bedeutung einer Gebrechlichkeit (*Frailty*) bei der individualisierten Wahl des Gefäßzuganges einschätzen müssen (Kuningas und Inston 2022; Woo et al. 2021).

▶ Die Entscheidung über die Wahl von Gefäßzugängen zur Dialyse bei Älteren sollte mutmaßliche Lebenserwartung und körperlichen Funktionszustand mit einbeziehen.

34.5 Shuntkomplikationen

Zahlenmäßig nimmt die Behandlung von Komplikationen einen größeren Raum als die Anlage ein. Folgende Shuntkomplikationen werden unterschieden (Al-Jaishi et al. 2017):

- Shuntstenosen:
  Sie führen zu einer Dysfunktion, die sich in einer reduzierten Dialyseeffektivität widerspiegelt. Stenosen als die häufigste Komplikation von Dialyseshunts werden heute zumeist durch interventionelle Katheterverfahren beseitigt.
- Shuntthrombosen:
  Sie erfordern in der Regel ein umgehendes Eingreifen zur Wiederherstellung der Dialysefähigkeit und zur Vermeidung einer CVC-Implantation. Die zugrunde liegende Läsion, meist eine Stenose, sollte nach erfolgter Rekanalisation des Shunts immer sofort beseitigt werden.
- Shuntaneurysmen:
  A.v.-Fisteln können monströse aneurysmatische Aufweitungen bilden (Inston et al. 2017). Einen Schwellenwert des Shuntdurchmessers zur Definition einer Behandlungsindikation gibt es nicht. Auch massiv erweiterte Shuntvenen können belassen werden. Indikationen zu ihrer Behandlung ergeben sich v. a. aus lokalen Auffälligkeiten wie Hautaffektionen oder intraluminale Thromben. Auch kosmetische Aspekte können Grund für eine Korrektur des Gefäßzuganges sein.
- Hoch-Volumen Shunt:
  Eine erweiterte Shuntvene kann auf einen sehr hohen Shuntfluss hindeuten. Ab einem Shuntfluss von >2 l/min besteht die Gefahr der Entwicklung eines hyperdynamen Herzversagens (Basile und Lomonte 2018). In diesem Fall sollte mit einer operativen Flussreduktion korrigierend eingegriffen werden. Eine einfache Methode zur Flussvolumenbestimmung ist die duplexsonografische Messung über der distalen A. brachialis (Ibeas et al. 2017).
- Shunt-assoziierte Handischämie (früher: Steal-Syndrom):

Eine Durchblutungsstörung der Hand am Shuntarm kann sich zu jedem Zeitpunkt nach Anlage des Dialysezugangs entwickeln (Mohamed und Peden 2017). Ihre pathophysiologische Grundlage ist multifaktoriell. Ein Risikofaktor für das Auftreten dieser Komplikation ist u. a. das Lebensalter >60 Jahre. Insbesondere Ruheschmerzen und trophische Hautläsionen zwingen zu einer Verbesserung der Handdurchblutung mit dem Ziel, die Shuntfunktion möglichst zu erhalten.

34.6 Fazit für die Praxis

1. Das zunehmende Kollektiv älterer Dialysepatienten und die heute längere Überlebenszeit an der Dialyse haben die Anforderungen an einen adäquaten Gefäßzugang für die Hämodialyse enorm gesteigert.
2. Die individualisierte Wahl des adäquaten Dialysezuganges beinhaltet verschiedenen Sichtweisen auf den älteren Patienten, die letztlich nur in einem interdisziplinären Team umfänglich bewertet werden können. Dabei geht es nicht nur um die prognostische Einschätzung des zu schaffenden Dialysezugangs, sondern auch um die Belange der Lebensqualität und Lebenserwartung der älteren Menschen.
3. Aspekte der Dialysevorbereitung (z. B. Venenschonung, -training), des optimalen Zeitpunkts zur Shuntanlage, der guten technischen Planung und Durchführung bis hin zur Pflege, Punktion und dem Komplikationsmanagement sind in wesentlichem Maße mitbestimmend für den Erfolg der Dialysebehandlung.

Literatur

Al-Balas A, Lee T, Young CJ, Barker-Finkel J, Allon M (2016) Predictors of initiation for predialysis arteriovenous fistula. Clin J Am Soc Nephrol 11:1802–1808. https://doi.org/10.2215/CJN.00700116

Al-Jaishi AA et al (2014) Patency rates of the arteriovenous fistula for hemodialysis: a systematic review and meta-analysis. Am J Kidney Dis 63:464–478. https://doi.org/10.1053/j.ajkd.2013.08.023

Al-Jaishi AA, Liu AR, Lok CE, Zhang JC, Moist LM (2017) Complications of the arteriovenous fistula: a systematic review. J Am Soc Nephrol 28:1839–1850. https://doi.org/10.1681/ASN.2016040412

Aragoncillo Sauco I et al (2021) Effect of preoperative exercise on vascular caliber and maturation of arteriovenous fistula: the physicalfav trial, a randomized controlled study. J Nephrol 34:763–771. https://doi.org/10.1007/s40620-020-00907-w

Arhuidese IJ, King RW, Elemuo C, Agbonkhese G, Calero A, Malas MB (2021) Age-based outcomes of autogenous fistulas for hemodialysis access. J Vasc Surg 74:1636–1642. https://doi.org/10.1016/j.jvs.2021.06.477

Basile C, Lomonte C (2018) The complex relationship among arteriovenous access, heart, and circulation. Semin Dial 31:15–20. https://doi.org/10.1111/sdi.12652

Carbayo J, Munoz de Morales A, Aragoncillo I, Abad S, Arroyo D, Vega A, Goicoechea M (2021) Impact of preoperative exercise in not initially candidates to native arteriovenous fistulas. J Vasc Access. https://doi.org/10.1177/11297298211045588

Dember LM et al (2008) Effect of clopidogrel on early failure of arteriovenous fistulas for hemodialysis: a randomized controlled trial. JAMA 299:2164–2171. https://doi.org/10.1001/jama.299.18.2164

Drouven JW, de Bruin C, van Roon AM, Bokkers RPH, El Moumni M, Zeebregts CJ (2020) Vascular access creation in octogenarians: the effect of age on outcomes. J Vasc Surg 72:171–179. https://doi.org/10.1016/j.jvs.2019.09.047

Farrington C, Lee TC (2020) The new age of vascular access: choosing the right access for the right reason in older hemodialysis patients. Am J Kidney Dis 76:457–459. https://doi.org/10.1053/j.ajkd.2020.03.024

Gao C, Weng C, He C, Xu J, Yu L (2020) Comparison of regional and local anesthesia for arteriovenous fistula creation in end-stage renal disease: a systematic review and meta-analysis. BMC Anesthesiol 20:219. https://doi.org/10.1186/s12871-020-01136-1

Hajibandeh S, Burton H, Gleed P, Hajibandeh S, Wilmink T (2021) Impact of arteriovenous fistulas versus arteriovenous grafts on vascular access performance in haemodialysis patients: a systematic review and meta-analysis. Vascular. https://doi.org/10.1177/17085381211041473

Huber TS et al (2021) Arteriovenous fistula maturation, functional patency, and intervention rates. JAMA Surg 156:1111–1118. https://doi.org/10.1001/jamasurg.2021.4527

Ibeas J et al (2017) Spanish clinical guidelines on vascular access for haemodialysis. Nefrologia 37(Suppl 1):1–191. https://doi.org/10.1016/j.nefro.2017.11.004

Inston N et al (2017) Aneurysms in vascular access: state of the art and future developments. J Vasc Access 18:464–472. https://doi.org/10.5301/jva.5000828

Kellersmann R (2016) Timing zur Shunt-Anlage. Gefässchirurgie 21:472–477

Kuningas K, Inston N (2022) Age is just a number: is frailty being ignored in vascular access planning for dialysis? J Vasc Access 23:192–197. https://doi.org/10.1177/1129729821989902

Lawson JH, Niklason LE, Roy-Chaudhury P (2020) Challenges and novel therapies for vascular access in haemodialysis. Nat Rev Nephrol 16:586–602. https://doi.org/10.1038/s41581-020-0333-2

Lok CE, Oliver MJ, Su J, Bhola C, Hannigan N, Jassal SV (2005) Arteriovenous fistula outcomes in the era of the elderly dialysis population. Kidney Int 67:2462–2469. https://doi.org/10.1111/j.1523-1755.2005.00355.x

Lok CE et al (2020) KDOQI clinical practice guideline for vascular access: 2019 update. Am J Kidney Dis 75:S1–S164. https://doi.org/10.1053/j.ajkd.2019.12.001

Lopez-Vargas PA et al (2011) Barriers to timely arteriovenous fistula creation: a study of providers and patients. Am J Kidney Dis 57:873–882. https://doi.org/10.1053/j.ajkd.2010.12.020

Mauro R et al (2021) Outcomes of radiocephalic arteriovenous fistula in octogenarians. J Vasc Access. https://doi.org/10.1177/11297298211015498

Mohamed AS, Peden EK (2017) Dialysis-associated steal syndrome (DASS). J Vasc Access 18:68–73. https://doi.org/10.5301/jva.5000684

Murea M et al (2014) Risk of catheter-related bloodstream infection in elderly patients on hemodialysis. Clin J Am Soc Nephrol 9:764–770. https://doi.org/10.2215/CJN.07710713

O'Hare AM et al (2007) When to refer patients with chronic kidney disease for vascular access surgery: should age be a consideration? Kidney Int 71:555–561. https://doi.org/10.1038/sj.ki.5002078

Pisoni RL, Zepel L, Port FK, Robinson BM (2015) Trends in US vascular access use, patient preferences, and related practices: an update from the US DOPPS practice monitor with international comparisons. Am J Kidney Dis 65:905–915. https://doi.org/10.1053/j.ajkd.2014.12.014

Qian JZ, McAdams-DeMarco M, Ng DK, Lau B (2020) Arteriovenous fistula placement, maturation, and patency loss in older patients initiating hemodialysis. Am J Kidney Dis 76(480-489):e481. https://doi.org/10.1053/j.ajkd.2020.02.449

Schmidli J et al (2018) Editor's choice – vascular access: 2018 clinical practice guidelines of the European Society for Vascular Surgery (ESVS). Eur J Vasc Endovasc Surg 55:757–818. https://doi.org/10.1016/j.ejvs.2018.02.001

Sohail MA, Vachharajani TJ, Anvari E (2021) Central venous catheters for hemodialysis-the myth and the evidence. Kidney Int Rep 6:2958–2968. https://doi.org/10.1016/j.ekir.2021.09.009

Tan RY, Manning M, Spurway J, Jegatheesan T, Bertram M, Phipps L, Swinnen J (2019) Improving haemodialysis fistula maturation following early ultrasound vascular mapping: ‚The Venous Preservation Scan'. Nephrology 24:550–556. https://doi.org/10.1111/nep.13403

Ullah K, Bashir M, Ain NU, Sarfraz A, Sarfraz Z, Sarfraz M, Cherrez-Ojeda I (2021) Medical adjuvant therapy in reducing thrombosis with arteriovenous grafts and fistulae use: a meta-analysis of randomized controlled trials. Clin Appl Thromb Hemost 27. https://doi.org/10.1177/10760296211063882

Viecelli AK, Lok CE (2019) Hemodialysis vascular access in the elderly-getting it right. Kidney Int 95:38–49. https://doi.org/10.1016/j.kint.2018.09.016

Weale AR, Bevis P, Neary WD, Boyes S, Morgan JD, Lear PA, Mitchell DC (2008) Radiocephalic and brachiocephalic arteriovenous fistula outcomes in the elderly. J Vasc Surg 47:144–150. https://doi.org/10.1016/j.jvs.2007.09.046

Woo K, Gascue L, Norris K, Lin E (2021) Patient frailty and functional use of hemodialysis vascular access: a retrospective study of the US renal data system. Am J Kidney Dis. https://doi.org/10.1053/j.ajkd.2021.10.011

Woodside KJ et al (2018) Arteriovenous fistula maturation in prevalent hemodialysis patients in the United States: a national study. Am J Kidney Dis 71:793–801. https://doi.org/10.1053/j.ajkd.2017.11.020

Nierentransplantation beim älteren Patienten

35

Mario Schiffer

Inhaltsverzeichnis

35.1   Einleitung

Im Jahr 1999 wurde das Eurotransplant Seniorprogramm (ESP) in das Eurotransplant-Nierenallokationssystem implementiert. Das Programm wurde entwickelt, weil schon damals der Trend beobachtet wurde, dass es zu einer gestiegenen Zahl von älteren Spendern und älteren Empfängern auf der Warteliste gekommen ist. Bei dem Programm werden transplantablen Organempfängern über 65 Jahren angeboten, primär Organe von über 65-jährigen Spendern zu akzeptieren. Der Vorteil liegt in einer signifikant verkürzten Wartezeit im Vergleich zur regulären Eurotransplant-Warteliste (*Eurotransplant Kid-* *ney Allocation System* - ETKAS). Der Nachteil bei diesem Programm ist allerdings, dass die Überlebenszeit der transplantierten Niere möglicherweise kürzer ist als im regulären Programm. Dies liegt zum einen daran, dass ältere Organspender auch schon häufig Vorerkrankungen wie arterielle Hypertonie und Diabetes in der Vorgeschichte haben und zum anderen darin, dass in Deutschland die Gewebetypisierung (HLA-Matching) in der Allokation im ESP-Programm keine Rolle spielt. Beim ESP-Programm steht eher im Vordergrund, die Organe möglichst schnell und lokal zu allozieren, um die Zeit von Organentnahme zur Reperfusion (kalte Ischämiezeit) bei diesen Organen möglichst kurz zu halten. In Deutschland müssen die Empfänger, die über 65 Jahre alt sind, wählen, ob sie entweder in das ESP-Programm aufgenommen werden oder innerhalb des regulären ETKAS-Programmes gelistet werden möchten. Die Effektivität der Trans-

M. Schiffer (✉)
Medizinische Klinik 4. Universitätsklinikum
Erlangen, Erlangen, Deutschland
e-mail: mario.schiffer@uk-erlangen.de

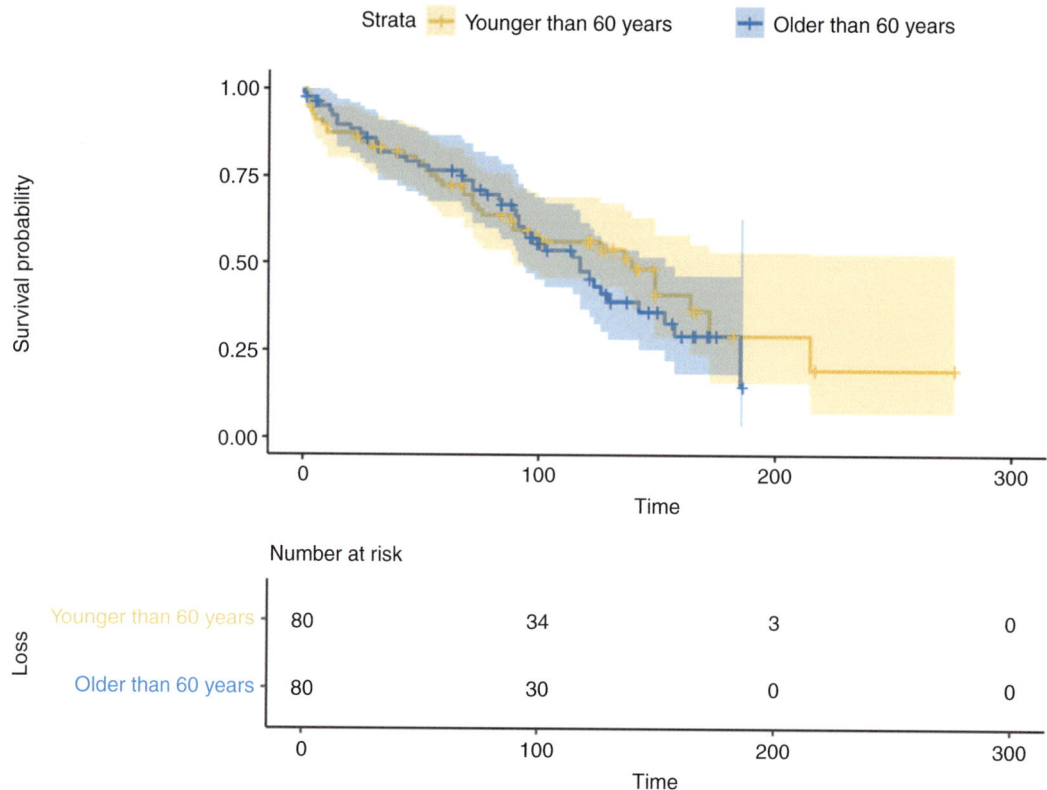

Abb. 35.1 Death Censored Graft Survival im Vergleich bei Patienten die älter oder jünger als 60 Jahre waren (Jankowska et al. 2021)

plantation in der Verbesserung von Mortalität (siehe Abb. 35.1), Morbidität und Lebensqualität wurde bereits früh belegt (Frei et al. 2008). Eine kürzlich erschienene Studie konnte diese zusätzlichen Vorteile sogar für deutlich ältere Patienten über 75 Jahre, die eine Nierentransplantation erhalten haben, belegen (Zompolas et al. 2021) (Abb. 35.1).

35.2 Transplantationsfähigkeit

Die Entscheidung der Transplantationsfähigkeit erfolgt zwischen Nieren- und Transplantationszentrum. Absolute Kontraindikation für eine Nierentransplantation sind fortgeschrittene Tumorerkrankungen mit Absiedlungen oder auch weitere Erkrankungen, die mit einer erheblich reduzierten Lebenserwartung einhergehen. Dazu gehören bei älteren Transplantationskandidaten

schwere arteriosklerotische Herz- und Gefäßerkrankungen, aber auch aktive psychiatrische Erkrankungen, fehlende Medikamentenadhärenz oder Demenzerkrankungen ohne adäquate soziale Einbindung zur Überwachung der Medikamenteneinnahme.

▶ Gerade bei älteren Patienten ist der Umfang der Voruntersuchungen an den jeweiligen Gesundheitszustand, die körperliche Fitness und das individuelle Risikoprofil anzupassen.

35.2.1 Kardiovaskuläre Diagnostik

Dazu gehört eine Echokardiografie und ein aussagekräftiges Belastungs-EKG, gegebenenfalls eine Myokardszintigrafie, ein Kardio-MRT oder eine Koronarangiografie. Risikoerhöhend ist ein Diabetes mellitus, eine linksventrikuläre Dysfunktion mit einer EF ≤ 40 %, eine signifikante Arteriosklerose und eine eingeschränkte Belastbarkeit. Die Dialysedauer über einem Jahr stellt beim älteren Patienten bereits einen signifikanten zusätzlichen Risikofaktor dar.

35.2.2 Tumorvorsorge

Die allgemeine gründliche Tumorvorsorge, geschlechtsadaptiert mit gynäkologischer, urologischer, dermatologischer, gastroenterologischer und pneumologischer Diagnostik gehört zwingend zur Evaluation. Tumorerkrankungen in der Vorgeschichte sind spezifisch nachzuuntersuchen. Für jede individuelle Tumorart gibt es unterschiedliche Sicherheitsgrenzen, um das Rezidivrisiko so klein wie möglich zu halten. Gerade bei Männern spielen auch urologische Voroperationen der Prostata und eine PSA-Erhöhung eine besondere Rolle und müssen fachärztlich vor einer möglichen Listung evaluiert werden. Anurische Patienten sollen aufgeklärt werden, dass es sowohl ein Risiko für Harnabflussstörungen als auch für Inkontinenzprobleme nach der Transplantation geben kann.

35.2.3 Zahnstatus

Der Zahnstatus ist im höheren Lebensalter häufig problematisch und muss vor einer Listung saniert werden.

35.2.4 Renale Grunderkrankung

Ist eine Abklärung der Grundkrankheit nicht erfolgt, sollte bei klinischem Verdacht gegebenenfalls eine genetische Abklärung erfolgen (zum Beispiel bei Verdacht auf aHUS).

35.2.5 Verlaufsuntersuchungen

Verschiedene Untersuchungen sollten in regelmäßigen Abständen wiederholt werden. Dazu zählen der Röntgen-Thorax, die Ultraschalluntersuchung des Abdomens sowie das Nativ-CT des Beckens. Die Laboruntersuchungen unterscheiden sich beim älteren Patienten im Prinzip nicht von jüngeren Transplantationsanwärtern, sondern folgen dem individuellen Risiko (z. B. erweiterte infektiologische Diagnostik auf Tuberkulose oder Lues). Ist der Patient einmal auf der Warteliste im ESP-Programm, muss die Transplantationsfähigkeit weiterhin regelmäßig überprüft werden. Dazu ist ein regelmäßiger Informationsaustausch zwischen Hausärzten, den behandelnden Nephrologen und dem Transplantationszentrum notwendig. Hierbei ist insbesondere wichtig, dass ein bidirektionaler Austausch zwischen dem Transplantations- und dem Nierenzentrum besteht, sodass im Sechs-Monats-Abstand über den aktuellen Meldestatus des Wartelistenpatienten informiert wird.

▶ Die Zusendung eines aktuellen Dialyse-Quartalsbriefs und weiterer wichtiger transplantationsrelevanter Befunde sind essenziell.

Veränderungen des klinischen Zustands müssen zeitnah dem Transplantationszentrum gemeldet werden; hierzu gehört der letzte kardiologische Befund, die Abdomensonografie, das aktuelle pAVK-Screening und NYHA-Stadium und der abgefragte Wunsch, inwieweit der Patient weiterhin eine Transplantation wünscht und gemeldet sein möchte.

Eine Aktualisierung der Medikamentenliste mit Angaben, ob der Patient blutverdünnende Medikamente neu begonnen hat, Informationen über zwischenzeitliche Immunisierungsereignisse (z. B. Bluttransfusionen) bei Krankenhausaufenthalten sind mitzuteilen.

Das Prozedere zur Wiedervorstellung älterer Wartelistenpatienten im Transplantationszentrum variiert. In den meisten Zentren findet allerdings bei betagteren Patienten beziehungsweise bei Patienten, die ein hohes kardiovaskuläres Risiko aufweisen, eine jährliche Vorstellung statt.

35.2.6 Senkung kardiovaskulärer Risiken vor Transplantation

Ziel ist es, eventuell strukturelle Herzerkrankungen vor der Transplantation zu erkennen und zu verbessern. Nur so können Patienten identifiziert werden, die von einer präoperativen kardialen Intervention und einer intensiven Risikofaktorenreduktion profitieren, um die peri- und postoperative kardiovaskuläre Mortalität und die Langzeitprognose zu verbessern.

Eine Koronarangiografie sollte immer bei pathologischen Stresstests und Hochrisikopatienten mit Symptomatik und einer Herzerkrankung in der Vorgeschichte oder länger zurückliegender Bypass-Operation beziehungsweise Stentanlage durchgeführt werden.

Es besteht aber auch eine höhere Inzidenz an zerebrovaskulären Erkrankungen und pAVK. Hier sind Doppler der Karotiden und der Becken-Beinarterien definitiv notwendig, um bei bestehender pAVK das erhöhte Amputationsrisiko bereits im Vorfeld zu minimieren und die Patienten gegebenenfalls vorher zu sanieren. Hintergrund ist, dass die Transplantate an die Becken-Beingefäße angeschlossen werden und gegebenenfalls dadurch die Durchblutung des Beines auf der Transplantatseite signifikant reduzieren. Daher sollte auch die Untersuchung des Pulsstatus immer zwingend bei jeder Vorstellung erfolgen.

Es gibt keine klare kalendarische Altersgrenze, ab wann ein Wartelistenpatient von der Warteliste genommen werden sollte. Im Vordergrund stehen das biologische Alter des Patienten, der Transplantationswunsch und die Operationsfähigkeit.

▶ Sobald die statistische Lebenserwartung deutlich unter die zu erwartende Transplantatlebenszeit fällt und der Patient mit der Dialysebehandlung gut zurechtkommt, sollte mit dem Patienten das Gespräch gesucht werden, um den potenziellen Nutzen den möglichen Risiken klar gegenüberzustellen.

35.3 Immunsuppression bei älteren nierentransplantierten Patienten

Mit zunehmendem Alter kommt es zu Veränderungen des Immunsystems bei älteren Patienten. Es ist schon seit längerer Zeit bekannt, dass die T-Zell-vermittelte Immunität bei älteren Patienten reduziert ist (Yung 2000). Daraus ergibt sich ein Phänotyp, den man auch mit „Immunseneszenz" beschreiben kann (Slagboom et al. 1994). Gleichzeitig ist bei älteren Patienten auch von einer veränderten Pharmakokinetik auszugehen, beispielsweise durch veränderten Magensaft-pH-Wert beziehungsweise Magenentleerungsstörungen (Evans et al. 1981; Vanzant et al. 1933). Hinzu kommt, dass ältere Patienten häufig infektanfälliger sind als jüngere Patienten. Eine Studie aus New Jersey beispielsweise hat gezeigt, dass über 60 Jahre alte Patienten, die eine höhere Immunsuppression mit Cyclosporin, Mycophenolat Mofetil (MMF) und Prednisolon erhalten haben, häufiger durch Infektereignisse hospitalisiert werden und mehr opportunistische Infektionen haben, als eine vergleichbare Altersgruppe, die weniger stark immunsupprimiert wurde (Meier-Kriesche und Kaplan 2001; Meier-Kriesche et al. 1999). Vor diesem Hintergrund ist abzuwägen, ob ältere Patienten ein angepasstes immunsuppressives Regime benötigen. Besonders schwierig ist diese Diskussion vor dem Hintergrund, dass Patienten, die im ESP-Programm transplantiert werden, kein HLA-Matching innerhalb Deutschlands erhalten und dementsprechend bezüglich der HLA-Mismatchs oftmals ein höheres immunologisches Risiko besteht. Dementsprechend ist die Immunsuppression definitiv an das immunologische Risiko anzupassen.

Natürlich ist das Transplantatüberleben aufgrund der höheren altersbedingten Mortalität in der Patientenpopulation der älteren Patienten reduziert (Bethesda 2020). Da in vielen verschiedenen Studien bereits gezeigt worden ist, dass das Alter des Spenders ein sehr wichtiger Risikofaktor für die Entwicklung eines Transplantatverlustes ist, ist das Transplantatüberleben bei älteren Patienten, die im ESP-Programm transplantiert wurden, etwas schwieriger abzuschätzen (Basar et al. 1999). Hier hilft uns die Betrachtung des Death-Censored-Graft survivals, also der Anteil von Patienten, bei denen ein Transplantat versagte oder verloren ging (z. B. durch Abstoßung) ohne dass der Patient daran verstorben ist (siehe Abb. 35.1). Hierin unterscheiden sich ältere nicht von jüngeren Patienten (Jankowska et al. 2021). Ein weiteres Risiko stellt für ältere Patienten ein neu diagnostizierter Diabetes mellitus nach der Transplantation (NODAT) dar (Allazova et al. 2020; Zielińska et al. 2020). Dieser wird oftmals durch die neue immunsuppressive Therapie getriggert. Bei älteren Patienten liegen also veränderte immunologische und nichtimmunologische Risikoprofile vor. Daher gibt es unterschiedliche Protokolle, beispielsweise mit der Minimierung der Steroid- oder der Calcineurininhibitor-Exposition. In manchen Zentren werden ältere Patienten präferenziell auch mit Cyclosporin als Calcineurininhibitor behandelt, der eine geringere Potenz, aber auch eine geringere diabetogene Wirkung hat oder es wird komplett auf Calcineurininhibitoren verzichtet. Hierzu sind auch unterschiedliche Protokolle in verschiedenen Zentren in der Anwendung, die in Kombination beispielsweise mit einer Antithymozytenglobulin (ATG)-Induktion auch erst mit einer verzögerten Calcineurininhibitor-Gabe, also einem „Calcineurininhibitor-Delay" in die Transplantation starten.

Letztlich sind die Konsequenzen einer Unterimmunsuppression dennoch genauso fatal wie bei jüngeren Patienten.

▶ Es bleibt eine patientenindividuelle Entscheidung, wie viel Immunsuppression für den einzelnen älteren Patienten notwendig ist, um die optimale Balance zwischen Infektions- und Abstoßungsrisiko zu finden.

Möglicherweise sind modernere Methoden hierfür erforderlich. Aktuelle Studien laufen derzeit, um beispielsweise das Vorhandensein nichtpathogener Viren in die Risikostratifizierung einzubinden, um über deren Replikationslast die optimale Immunsuppression zu finden (Doberer et al. 2021).

35.4 Nachsorge

Prinzipiell gilt für ältere transplantierte Patienten vergleichbares in der Nachsorge wie für Patienten unter 65 Jahren. Allerdings sollte man, ähnlich wie bei der Beurteilung der Transplantationsfähigkeit, spezifisch auf die Risikofaktoren der Patienten mit dem erhöhten kardiovaskulären Risiko achten. Das kardiovaskuläre Risiko wird zwar durch die Transplantation reduziert, allerdings sind natürlich möglicherweise transplantationsassoziiert zusätzlich auftretende metabolische Probleme, wie ein Diabetes oder auch zunehmend eine arterielle Hypertonie, die möglicherweise auch durch die Immunsuppression verstärkt werden kann, Faktoren, auf die man in der Nachsorge besonders achten muss. Dementsprechend sollten in der Nachsorge dieser Patienten die dopplersonografische Untersuchung der Arteriae carotes, als auch der Becken-Beinarterien durchgeführt werden, um eine Verschlechterung von pAVK frühzeitig zu erkennen und damit das Amputationsrisiko nach Transplantation zu reduzieren. Da es durch die Immunsuppression zu einem vermehrten Wachstum von maligne entarteten Zellen kommen kann, ist nicht nur vor der Transplantation der sorgfältige Tumorausschluss essenziell, sondern auch nach der Transplantation. Hierbei ist insbesondere darauf zu achten, dass bestimmte Tumoren bei Dialysepatienten häufiger auftreten, als in der Normalbevölkerung. In diesem Zusammenhang ist insbesondere die regelmäßige sonografische Kontrolle der Eigennieren der Transplantierten von hoher Relevanz. Auch hämatologische Evaluationen sollten, gerade bei älteren Patienten, immer wieder erfolgen, insbesondere das Screening auf eine monoklonale Gammopathie.

▶ Kommt es bei den älteren Patienten im Verlauf zu einem endgültigen Transplantatversagen, das zu einer erneuten Dialysepflichtigkeit führt, ist zu beachten, dass die immunsuppressive Dosis kontinuierlich, idealerweise an die noch bestehende Restdiurese adaptiert, reduziert werden sollte.

Fällt die Restdiurese nachweisbar unter 500 Milliliter am Tag, sollte zeitnah das Absetzen der immunsuppressiven Therapie erwogen werden, da das infektiologische Risiko bei dialysierenden Patienten unter Immunsuppression extrem hoch ist und die Vorteile einer noch bestehenden minimalen Restdiurese dem Infektionsrisiko unterzuordnen sind. Diese Anpassungen sollten immer in enger Absprache mit dem Transplantationszentrum vorgenommen werden.

35.5 Fazit für die Praxis

1. Die Nierentransplantation ist für geeignete ältere Transplantationskandidaten, ebenso wie bei jüngeren Patienten, die Therapie der Wahl.
2. Allerdings müssen die besonderen Risikofaktoren älterer Patienten sowohl in der Wartelistenbetreuung, als auch in der postoperativen Nachsorge beachtet werden.
3. Ältere Patienten stellen eine größere Herausforderung in der Überwachung und in der richtigen Dosisfindung einer optimalen Immunsuppression dar: Über- und Unterimmunsuppression müssen vermieden und medikationsabhängige Komplikationen bei den Patienten minimiert werden.

Literatur

Allazova SS, Novikova MS, Kotenko ON, Shilov EM (2020) Immunosuppressive therapy as a risk factor for new-onset diabetes after transplantation. Ter Arkh 92(12):137–141. https://doi.org/10.26442/00403660.2020.12.200454

Basar H, Soran A, Shapiro R, Vivas C, Scantlebury VP, Jordan ML, Gritsch HA, McCauley J, Randhawa P, Irish W, Hakala TR, Fung JJ (1999) Renal transplantation in recipients over the age of 60: the impact of donor age. Transplantation 67(8):1191–1193. https://doi.org/10.1097/00007890-199904270-00019

Bethesda M (2020) US renal data system, USRDS annual data report. National Institute of Health, Maryland

Doberer K, Haupenthal F, Nackenhorst M, Bauernfeind F, Dermuth F, Eigenschink M, Schiemann M, Kläger J, Görzer I, Eskandary F, Reindl-Schwaighofer R, Kikić Ž, Böhmig G, Strassl R, Regele H, Puchhammer-Stöckl E, Bond G (2021) Torque Teno virus load is associated with subclinical alloreactivity in kidney transplant recipients: a prospective observational trial. Transplantation 105(9):2112–2118. https://doi.org/10.1097/tp.0000000000003619

Evans MA, Triggs EJ, Cheung M, Broe GA, Creasey H (1981) Gastric emptying rate in the elderly: implications for drug therapy. J Am Geriatr Soc 29(5):201–205. https://doi.org/10.1111/j.1532-5415.1981.tb01766.x

Frei U, Noeldeke J, Machold-Fabrizii V, Arbogast H, Margreiter R, Fricke L, Voiculescu A, Kliem V, Ebel H, Albert U, Lopau K, Schnuelle P, Nonnast-Daniel B, Pietruck F, Offermann R, Persijn G, Bernasconi C (2008) Prospective age-matching in elderly kidney transplant recipients – a 5-year analysis of the Eurotransplant Senior Program. Am J Transplant 8(1):50–57. https://doi.org/10.1111/j.1600-6143.2007.02014.x

Jankowska M, Bzoma B, Małyszko J, Małyszko J, Słupski M, Kobus G, Włodarczyk Z, Rutkowski B, Dębska-Ślizień A (2021) Early outcomes and long-term survival after kidney transplantation in elderly versus younger recipients from the same donor in a matched-pairs analysis. Medicine 100(51):e28159. https://doi.org/10.1097/md.0000000000028159

Meier-Kriesche HU, Kaplan B (2001) Immunosuppression in elderly renal transplant recipients: are current regimens too aggressive? Drugs Aging 18(10):751–759. https://doi.org/10.2165/00002512-200118100-00004

Meier-Kriesche HU, Friedman G, Jacobs M, Mulgaonkar S, Vaghela M, Kaplan B (1999) Infectious complications in geriatric renal transplant patients: comparison of two immunosuppressive protocols. Transplantation 68(10):1496–1502. https://doi.org/10.1097/00007890-199911270-00012

Slagboom PE, Droog S, Boomsma DI (1994) Genetic determination of telomere size in humans: a twin study of three age groups. Am J Hum Genet 55(5):876–882

Vanzant FR, Osterberg AE, Alvarez WC, Rivers AB (1933) Studies of gastric pepsin. II. Secretion of pepsin in cases of duodenal ulcer and pseudo-ulcer. J Clin Invest 12(3):557–565. https://doi.org/10.1172/jci100518

Yung RL (2000) Changes in immune function with age. Rheum Dis Clin North Am 26(3):455–473. https://doi.org/10.1016/s0889-857x(05)70151-4

Zielińska K, Kukulski L, Wróbel M, Przybyłowski P, Zakliczyński M, Strojek K (2020) Prevalence and risk factors of New-Onset Diabetes After Transplantation (NODAT). Ann Transplant 25:e926556. https://doi.org/10.12659/aot.926556

Zompolas I, Peters R, Liefeldt L, Lehner LJ, Budde K, Ralla B, Goranova I, Maxeiner A, Lerchbaumer MH, Marticorena Garcia SR, Kanne M, Schlomm T, Schulz MRG, Friedersdorff F (2021) Outcomes of deceased donor kidney transplantation in the eurotransplant senior program with a focus on recipients ≥75 years. J Clin Med 10(23). https://doi.org/10.3390/jcm10235633

Teil V

Verbesserung von Lebensqualität und Lebensprognose

Walter Swoboda

Inhaltsverzeichnis

In der Internationalen Klassifikation der Funktionsfähigkeit, Behinderung und Gesundheit ICF (WHO International Classification of Functioning, Disability and Health) wird die altersgerechte Wohn- und Zentrumsumgebung als Umweltfaktor (e150–e160) klassifiziert, der sich auf ältere Menschen durch bestehende Barrieren negativ oder Förderfaktoren positiv auswirken kann. Dabei wird zwischen privatem und öffentlichem Raum sowie Außenbereichen unterschieden.

36.1   Privates Wohnumfeld

Die überwiegende Mehrheit der älteren Menschen lebt in Deutschland im eigenen Hausstand und auch im hohen Alter überwiegend in ihrer Privatwohnung, wobei mit zunehmendem Alter und Pflegebedarf voll- und teilstationäre Pflegeeinrichtungen das Wohnumfeld mitbestimmen. Im vergangenen Jahr lebten nur etwa 4 % der über 65-Jährigen in einer Pflegeeinrichtung, einem Seniorenheim oder einer ähnlichen Gemeinschaftsunterkunft. Auch bei den Hochbetagten der Altersgruppe >85 Jahre lebte weniger als ein Fünftel (18 %) in einer solchen Einrichtung (Statistisches Bundesamt).

W. Swoboda (✉)
Praxis Geriatrie und Innere Medizin Würzburg,
Würzburg, Deutschland
e-mail: Dr.swoboda@web.de

U. Hoffmann, W. Pommer (Hrsg.), *Geriatrische Nephrologie*,
https://doi.org/10.1007/978-3-662-65648-8_36

Innovative Wohnformen sind derzeit noch weniger verbreitet wie zum Beispiel:

- Seniorenhausgemeinschaft
- Generationenübergreifendes Wohnen
- Ambulant betreute Wohngemeinschaften

Um auch bei Einschränkungen der Aktivitäten des täglichen Lebens möglichst lange selbstbestimmt und sicher in der eigenen Wohnung zu leben, ist eine barrierereduzierte oder idealerweise barrierefreie Wohnumgebung wichtig. Nach Angaben aus dem Statistischen Bundesamt (Destatis) hatten 85 % aller Seniorenhaushalte (Haushalte mit Personen im Alter ab 65 Jahren) im Jahr 2018 keinen stufenlosen Zugang zur Wohnung. Neben nicht vorhandenen Stufen oder Schwellen tragen auch ausreichend breite Türen und ausreichend breite Flure zu einem Barrierereduzierten Zugang zur Wohnung bei. Im Durchschnitt erfüllte 2018 nur jede zehnte Wohnung in Deutschland – unabhängig vom Alter der Bewohnerinnen und Bewohner – alle drei genannten Kriterien. Je nach Baujahr des Gebäudes gibt es hier große Unterschiede. In neueren Gebäuden ab dem Baujahr 2011 besaßen 44 % der Wohnungen sowohl stufenlose Zugänge zur Wohnung als auch ausreichend breite Türen und Flure. In bis 1948 errichteten Altbauten lag der Anteil der Wohnungen mit einem barrierearmen Zugang dagegen nur bei 5 % (Statistisches Bundesamt).

Die Anforderungen an eine altersgerechte, barrierefreie Wohnung sind in der DIN 18040-2 „Barrierefreies Bauen – Planungsgrundlagen – Teil 2 Wohnen" dargestellt (Bayerisches Staatsministerium des Innern; Bayerische Architektenkammer).

Diese berücksichtigt insbesondere auch die Bedürfnisse von Menschen

- die älter sind
- mit kognitiven Einschränkungen
- mit Seh- und Hörbehinderungen
- mit motorischen Einschränkungen
- die Mobilitätshilfen oder Rollstühle benutzen

Checklisten für die Überprüfung der eigenen Wohnung, wie sie vom Bundesministerium für Familie, Senioren, Frauen und Jugend herausgegeben werden, helfen für ältere Menschen einen Anpassungs- oder Modernisierungsbedarf rechtzeitig zu identifizieren (Bundesministerium für Familie):

Ist meine Wohnung altersgerecht?
Die meisten der folgenden Fragen sollten Sie mit „ja" beantworten können.

Zugang zur Wohnung
- Ist die Wohnung ohne Stufen und Schwellen zu erreichen?
- Wenn Treppen als Zugang überwunden werden müssen, gibt es einen Aufzug oder andere Lösungen zur Überwindung von Höhenunterschieden?
- Gibt es im Treppenhaus beidseitig Handläufe?
- Ist der Balkon oder die Terrasse ohne Stufen zu erreichen?
- Ist der Wohnungsflur mindestens 120 cm breit, damit Sie sich auch mit einem Gehwagen dort bequem bewegen können?
- Ist die Klingel gut hör- beziehungsweise sichtbar?

Ausstattung des Bades
- Hat das Bad eine bodengleiche Dusche, die leicht begehbar ist?
- Wenn nicht, gibt es eine Stelle im Bad, wo problemlos eine bodengleiche Dusche nachgerüstet werden kann?
- Gibt es in der Dusche einen Klappsitz oder einen Hocker?
- Gibt es Haltegriffe im Bad beziehungsweise sind die Wände so stabil, dass bei Bedarf Haltegriffe montiert werden können?
- Ist die Rutschgefahr in der Dusche oder Wanne durch Aufkleber oder eine sichere Bademätte vermindert?
- Können Sie das WC selbstständig benutzen?
- Hat der Toilettensitz die richtige Höhe?
- Können Sie sich vor dem Waschtisch bequem setzen und sich dann im Spiegel sehen?
- Schlägt die Badtür nach außen auf und kann sie im Notfall von außen entriegelt werden?
- Gibt es vor dem WC und dem Waschbecken eine Bewegungsfläche von mindestens 120 mal 120 cm?

Ausstattung der Küche

- Hat die Küche eine Sitzgelegenheit?
- Sind die Arbeitsplatte und die Kochstelle unterfahrbar, falls Sie auf den Rollstuhl angewiesen sind?
- Haben Sie eine Herdüberwachung mit Abschaltautomatik?
- Sind die Küchengeräte und Schränke gut erreichbar?

Ausstattung des Wohn- und Schlafbereiches

- Hat das Bett die richtige Höhe, sodass Sie leicht aufstehen können?
- Ist das Bett von drei Seiten zugänglich, damit im Pflegefall ungehindert Hilfe geleistet werden kann?

Allgemeines

- Haben die Türen eine Breite von 80 cm beziehungsweise 90 cm, damit Sie diese auch mit mobilen Transportmitteln ungehindert passieren können?
- Sind in allen Räumen Fenster, die man leicht öffnen kann?
- Liegen die Kabel in einem Kabelkanal, um ein Stolpern zu vermeiden?
- Sind die Teppiche rutschfest verlegt, damit sich keine Kanten aufstellen können?
- Sind die wichtigsten Bedienelemente (Lichtschalter, Türgriffe, Steckdosen) in einer Höhe von 85 cm angebracht?

▶ Da der Umbau und die Anpassung des Wohnraums an körperliche Funktionseinschränkungen und zunehmende Gebrechlichkeit (Frailty) bei älteren Menschen häufig eine Verhaltens- und Einstellungsänderung erfordern, ist es wichtig, entsprechende Informationen und Beratungsangebote auch in Nierenzentren zur Verfügung zu stellen.

Diese werden von verschiedenen Bundesministerien (Bundesministerium für Familie, Senioren; Bundesministerium des Inneren) oder den Wohnraumberatungsstellen herausgegeben.

Über 200 Wohnraumberatungsstellen helfen in Deutschland bei der altersgerechten Ausstattung der Wohnung und bei der Planung einer entsprechenden Wohnungsanpassung (Bundesarbeitsgemeinschaft Wohnungsanpassung).

Zudem ist es die Aufgabe der Geriatrie, mit der Akutgeriatrischen Frührehabilitation und der Geriatrischen Rehabilitation (§ 111SGB V) nach einer Akuterkrankung oder bei einer Verschlechterung der körperlichen und geistigen Aktivitäten im Sinne der Prävention und Rehabilitation bei der behinderungsgerechten Wohnungsanpassung und der Hilfsmittelbeschaffung zu unterstützen. Dies kann auch in einer Akutgeriatrischen Tagesklinik oder im Rahmen der Ambulanten (AGR) und Mobilen Geriatrischen Rehabilitation (MoGeRe) erfolgen. Im therapeutischen Team unter primärer Einbeziehung von Arzt, Pflegepersonal, Ergotherapeut, Physiotherapeut und Sozialdienst ist im Rahmen der Therapieziel- und Entlassungsplanung zu prüfen, ob beispielsweise Maßnahmen zur Sturzprävention und barrierefreien Sicherung der Wohnung notwendig sind.

Anträge für eine öffentliche Förderung einer Wohnraumanpassung z. B. über ein KfW-Darlehen (Kreditanstalt für Wiederaufbau KfW) können so rechtzeitig mit Hilfe des Sozialdienstes gestellt werden und medizinische Verordnungen für Heil- und Hilfsmittel (Rehadat – Hilfsmittelverzeichnis der gesetzlichen Krankenkassen (GKV)) der Krankenkassen durch den behandelnden Arzt erfolgen.

Für eine Förderung kommen beispielsweise folgende Maßnahmen in Frage (Bayerisches Staatsministerium für Wohnen):

- Umbau einer Wohnung (behindertengerechter Wohnungszuschnitt mit ausreichenden Bewegungsflächen, Schwellenabbau, zum Beispiel an den Zugängen zu Terrassen, Loggien oder Balkonen)
- Einbau behindertengerechter sanitärer Anlagen (zum Beispiel Schaffung bodengleicher Duschplätze oder Einbau von Stütz- und Haltesysteme)

- Einbau solcher baulichen Anlagen, die die Folgen einer Behinderung mildern (zum Beispiel ein Aufzug oder eine Rampe für Rollstuhlfahrer, Nachrüstung von automatischen Tür-, Tor-, oder Fensterantrieben, Maßnahmen zur Verbesserung der Orientierung und Kommunikation wie taktile Markierungen oder ergänzende Beschriftungen mit Braille- oder Reliefschrift).

36.2 Arztpraxis – Nephrologisches Zentrum

▶ Arztpraxen und nephrologische Zentren sollten barrierefrei und beispielsweise stolperfrei für gehbehinderte Menschen bzw. Patienten mit Rollator oder Rollstuhl erreichbar sein.

Auch nahegelegene Parkplätze und eine gute Anbindung an öffentliche Verkehrsmittel gehören zu den Kriterien der Barrierefreiheit. Ältere Menschen mit Seh- und Hörbehinderungen oder kognitiven Einschränkungen brauchen zudem Hilfen zur Orientierung. Kassenärztliche Bundesvereinigung (https://www.kbv.de/html/barrierefreiheit.php und https://www.kbv.de/media/sp/PraxisWissen_Barrieren_Abbauen.pdf). Planungsregeln beinhalten in DIN 18040-1 „Barrierefreies Bauen Teil 1: Öffentlich zugängliche Gebäude" die Grundlagen für eine barrierefreie Gestaltung der Räumlichkeiten und gebäudebezogenen Umgebung:

- Äußere Erschließung auf dem Grundstück
  - Gehwege, Verkehrsflächen
  - PKW-Stellplätze
  - Zugangs- und Eingangsbereiche
- Innere Erschließung des Gebäudes
  - Flure und sonstige Verkehrsflächen
  - Türen
  - Bodenbeläge
  - Aufzugsanlagen
  - Treppen
  - Fahrtreppen und geneigte Fahrsteige
  - Rampen
  - Rollstuhlabstellplätze

- Bedienelemente, Kommunikationsanlagen sowie Ausstattungselemente
- Alarmierung und Evakuierung
- Warnen/Orientieren/Informieren/Leiten
  - visuell
  - auditiv
  - taktil

Checkliste: Ist Ihre Praxis barrierefrei?
Eingangsbereich:
- Sind Hausnummer, Praxisschild und Klingel gut sichtbar?
- Kann die Eingangstür leicht geöffnet werden?
- Kann ein Rollstuhlfahrer hindurchfahren, ohne sich am Türrahmen zu stoßen?
- Wie ist der Zustand des Fußbodens, gibt es Stolperfallen?
- Sind Eingang und Flur hell genug beleuchtet?
- Wo finden Patienten die ersten Sitzmöglichkeiten?
- Bietet die Garderobe genug Platz und ist sie auch für Rollstuhlfahrer erreichbar?
- Gibt es Stock- und Gehhilfenhalter?

Sanitärbereich:
- Viele Menschen möchten gleich nach der Ankunft den Sanitärbereich aufsuchen. Ist die Toilette gut gekennzeichnet und schnell zu finden?
- Wieviel Bewegungsfreiheit bietet der Sanitärbereich?
- Können auch Rollstuhlfahrer und kleinwüchsige Menschen das Waschbecken und die Papiertücher zum Händeabtrocknen erreichen?
- Lässt sich die Tür im Notfall von außen öffnen?
- Wie hell ist der Raum beleuchtet?

Umgebung & Außenanlage:
- Gibt es am Gebäude Behindertenparkplätze?
- Ist der Weg vom Parkplatz zur Praxis ausgeschildert?
- Wie ist der Weg beschaffen und wird er beleuchtet?
- Gibt es lose Pflastersteine oder Sandflächen, die schwer zu überwinden sind?
- Gibt es Furchen oder Senken, in denen sich bei Regen Pfützen bilden?
- Wie lassen sich solche Barrieren ausräumen?

36.3 Praxis und Zentrumsumgebung – öffentlicher Raum

Besonders ist bei der Erreichbarkeit dabei auch der öffentliche Raum mit den Gegebenheiten des Quartiers und der Umgebung zu beachten, in der die Praxis oder das Zentrum liegen, um den Patienten entsprechende Hinweise für die Zugangswege geben zu können.

Grundlagen hierfür sind in der DIN 18040-3: „Barrierefreies Bauen Teil 3: Öffentlicher Verkehrs- und Freiraum". In der DIN – Norm sind grundlegende Regeln zur Gestaltung der Verkehrsräume mobilitätsbehinderter Menschen und Grundanforderungen zur Information und Orientierung im öffentlichen Raum dargestellt. Dies soll dazu beitragen, die Wegeketten z. B. mit gesicherten Überquerungsstellen auf Straßen und Plätzen zu gestalten.

Es ist zu empfehlen, in Flyern oder der eigenen Homepage über den barrierefreien Zugangsweg zu informieren und auf behindertengerechte Parkplätze, die Anbindung an den öffentlichen Nahverkehr oder vorhandene Wegeleitsysteme hinzuweisen. Bei Behindertenparkplätzen ist neben der Lage und Anzahl auch die Möglichkeit zum sicheren Seiten- und Heckausstieg zu berücksichtigen. Warn-, Orientierungs- und Leitelemente müssen dabei auch für Menschen mit sensorischen Einschränkungen zugänglich und nutzbar sein.

36.4 Perspektiven

Welche Rolle neue Technologien im Sinne des Ambient Assisted Living (AAL) und den Entwicklungen der Gero-Technologie für das Wohnen im Alter und den Erhalt von Selbstständigkeit und Lebensqualität spielen werden, befindet sich derzeit noch weitgehend im Forschungsstadium. Für Smart-Home-Lösungen und unterschiedliche Robotersysteme liegen unterschiedliche Erprobungs- und Evaluationsergebnisse vor. Die wenigsten der generierten bzw. untersuchten Techniklösungen wie altersgerechte Assistenzsysteme, telemedizinische Lösungen oder technische Hilfen, die einen Teil der täglichen Hausarbeit übernehmen könnten, haben bisher eine größere Verbreitung bei älteren Menschen und/oder ihren Familienangehörigen gefunden (Wahl et al. 2018). Begehungen zur Aufdeckung nicht altersgerechter Wohn- und Zentrumseinrichtungen sollten regelhaft erfolgen. Eine Anpassung wäre auch unter Beteiligung Betroffener zu realisieren. Die Dokumentation von Ereignissen infolge nicht sachgerechter Ausstattung (z. B. Stürze) und deren Beseitigung ist auch unter versicherungsrechtlichen Bedingungen relevant und könnte ein Qualitätskriterium für Einrichtungen darstellen.

▶ Nach wie vor ist in Deutschland die am weitesten verbreitete und wirklich in die Fläche gedrungene Technologie für ältere Menschen der Hausnotruf.

36.5 Fazit für die Praxis

• Im Wohnumfeld älterer Menschen und bei der Betreuung multimorbider und hochbetagter geriatrischer Patienten in nephrologischen Zentren erfordert die altersgerechte Wohn- und Zentrumsumgebung grundsätzlich Barrierefreiheit und die Berücksichtigung der im Alter vorhandene Aktivitätseinschränkungen.
• Ein umfassendes geriatrisches Assessment ermöglicht dabei den individuell zusätzlich erforderlichen Hilfs- und Unterstützungsbedarf zu ermitteln.
• Neue Technologien, die sich zukünftig eventuell bei älteren Menschen einsetzen lassen, befinden sich noch im Forschungsstadium.

Literatur

Bayerische Architektenkammer. https://www.byak.de/data/pdfs/Beratungsstelle_Barrierefreiheit/BB_Leitfaden_2_barrierefrei.pdf. 1.9.2022
Bayerisches Staatsministerium des Innern, für Bau und Verkehr. https://www.stmb.bayern.de/assets/stmi/buw/baurechtundtechnik/planungsgrundlagen_barrierefreies_bauen.pdf

Bayerisches Staatsministerium für Wohnen, Bau und Verkehr. https://www.stmb.bayern.de/wohnen/foerderung/barrierefreieswohnen/index.php

Bundesarbeitsgemeinschaft Wohnungsanpassung e.V. https://www.wohnungsanpassung-bag.de/

Bundesministerium des Inneren und Heimat. https://www.bmi.bund.de/SharedDocs/downloads/DE/publikationen/themen/bauen/wohnen/altersgerecht-umbauen.html

Bundesministerium für Familie, Senioren, Frauen und Jugend. https://www.serviceportal-zuhause-im-alter.de/wohnen/basiswissen-barrierefreies-wohnen/checkliste-altersgerechte-wohnung.html

Bundesministerium für Familie, Senioren, Frauen und Jugend. https://www.serviceportal-zuhause-im-alter.de/fileadmin/sozialeswohnen/PDF/Broschueren_BMFSFJ/Laenger-zuhause-leben_19.pdf

Kassenärztliche Bundesvereinigung. https://www.kbv.de/html/barrierefreiheit.php

Kassenärztliche Bundesvereinigung. https://www.kbv.de/media/sp/PraxisWissen_Barrieren_Abbauen.pdf

Kreditanstalt für Wiederaufbau KfW. https://www.kfw.de/inlandsfoerderung/Privatpersonen/Bestehende-Immobilie/Barrierereduzierung/

Rehadat – Hilfsmittelverzeichnis der gesetzlichen Krankenkassen (GKV). https://www.rehadat-gkv.de/

Statistisches Bundesamt. https://www.destatis.de/DE/Presse/Pressemitteilungen/2021/09/PD21_N057_12411.html

Statistisches Bundesamt. https://www.destatis.de/DE/Presse/Pressemitteilungen/Zahl-der-Woche/2019/PD19_50_p002.html

Wahl HW, Kricheldorff C, Hedtke-Becker A (2018) Technik für vulnerable ältere Menschen und ihre Angehörigen. Z Gerontol Geriat 51:1–2. https://doi.org/10.1007/s00391-017-1362-8

Bewegung, Übung, körperliches Training

37

Torsten Kirsch und Matthias Köhler

Inhaltsverzeichnis

37.1 Einleitung

Körperliche Aktivität als Teil eines gesundheitsbewussten Lebensstils kann viele der altersbedingten Einschränkungen und Risiken erfolgreich verlangsamen. Somit gehören Bewegung und körperliche Aktivität zu den kosteneffektivsten Verbesserungen des Allgemeinstatus. Entsprechend der Leitlinien der WHO wird für über 65-Jährige eine Empfehlung von 150 bis 300 Minuten moderater körperlicher Freizeitaktivität pro Woche vorgegeben (WHO 2020). Tatsächlich sind es in dieser Altersgruppe gerade einmal etwas über ein Drittel, die diese Zeiten überhaupt erreichen. Daher sollte gerade diese Altersgruppe dahingehend motiviert werden, Phasen der Inaktivität und körperlichen Ruhe zu durchbrechen. Generell gilt: Sitzende und liegende Tätigkeiten sollten soweit wie möglich vermieden werden, und selbst leichte Bewegung (wie z. B. der Gang vom Wohnzimmer zur Küche) zeigt bereits positive Effekte in Bezug auf körperliches Wohlergehen und gesundheitsbezogene Lebensqualität (gbLq). Neben positiven Auswirkungen auf das körperliche Wohlbefinden und die Lebensqualität älterer Menschen scheint körperliche Aktivität auch die kognitiven Fähigkeiten zu beeinflussen (McAuley et al. 2004).

T. Kirsch
VAMED Gesundheit Deutschland, Damp, Deutschland
e-mail: Torsten.Kirsch@vamed-gesundheit.de

M. Köhler (✉)
Abteilung für Innere Medizin/Nephrologie der VAMED Rehaklinik Damp, Dialyseabteilung der VAMED Ostseeklinik Damp, Damp, Deutschland
e-mail: Matthias.Koehler@vamed-gesundheit.de

Mit steigendem Alter nimmt die Zahl chronischer Krankheiten stetig zu. Schätzungen gehen davon aus, dass fast zwei Drittel der über 65-Jährigen an mehreren chronischen Krankheiten leiden. Entsprechend steigt in dieser Altersgruppe auch die Prävalenz chronischer Nierenkrankheiten (CKD) und damit das Risiko schwerer kardiovaskulärer und metabolischer Komplikationen, vermehrter Komorbiditäten und gesteigerter Mortalität. Zusätzlich sind die Prävalenzen für Frailty und Sarkopenie bei CKD-Patienten generell und speziell bei dialysepflichtigen oder transplantierten Patienten deutlich erhöht (Chowdhury et al. 2017; Harhay et al. 2020; Johansen et al. 2007).

Gefragt nach dem wichtigsten gesundheitlichen Outcome gibt fast die Hälfte der älteren CKD-Patienten „Aufrechterhaltung ihrer Unabhängigkeit" und nicht „am Leben bleiben" als oberste Priorität an. Somit sind die Steigerung der gbLq und die Teilhabe am gesellschaftlichen Leben elementare Bedürfnisse dieser Patientengruppe und sollten bei der Behandlung entsprechend berücksichtigt werden (Ramer et al. 2018).

37.2 Physische Aktivität bei chronischer Nierenkrankheit

▶ Auch bei bestehender Einschränkung der Nierenfunktion ist körperliche Aktivität mit einem verminderten Risiko kardio- und zerebrovaskulärer Ereignisse und einer erniedrigten Mortalität assoziiert (Schrauben et al. 2021).

Daher sollte den Patienten vermittelt werden, dass schon geringfügige Steigerungen der Aktivität einen deutlich messbaren Erfolg haben. Bereits weniger als die von der WHO empfohlenen 150 Minuten körperliche Aktivität pro Woche verbessern bei CKD-Patienten das Überleben (Zhang et al. 2020). Allerdings hält sportliche Aktivität weder die Progression des Nierenschadens auf, noch wird sie verlangsamt (Hannan et al. 2021).

Problematisch ist die schlechte Adhärenz innerhalb dieser Patientengruppe. Obwohl eine intensive Betreuung die körperliche Inaktivität chronisch Nierenkranker reduzieren kann, hat dieser positive Trend in aller Regel keinen langfristigen Bestand. Die Gründe für diese Non-Adhärenz sind vielfältig, wobei Frailty, Alter und verminderte körperliche Funktionalität die signifikantesten Faktoren darstellen. Auf der anderen Seite ist den Patienten sehr wohl bewusst, dass körperliche Aktivität die Gesundheit und die Lebensqualität positiv beeinflusst (Lyden et al. 2021; Hornik und Dulawa 2019). Um die Patienten langfristig zu motivieren, sind aus unserer Sicht eine Reihe von Voraussetzungen notwendig. Diese schließen sowohl die Beteiligung interdisziplinärer Berufsgruppen wie Sport- und Bewegungstherapeuten, Physiotherapeuten und Sportmediziner als auch auf den Einzelnen abgestimmte Übungs- und Trainingsprogramme ein. Ebenso bieten Patientenschulungen, Diätberatungen und „Peer-Gruppen" gute Möglichkeiten, um Patienten langfristig und nachhaltig zu sportlichen Aktivitäten zu motivieren.

37.3 Bewegung und Übung in der Dialysephase

Hämodialyse-Patienten verbringen behandlungsbedingt zusätzlich etwa 600 bis 1000 Stunden jährlich in sitzender oder ruhender Stellung. Zusätzlich sind bei Patienten mit terminalem Nierenversagen die körperliche Fitness und Leistungsfähigkeit wesentlich stärker eingeschränkt, als es beispielsweise bei chronisch Nierenkranken in früheren Stadien der Fall ist. So treten schon unmittelbar nach Beginn der Dialysebehandlung gehäuft Symptome wie Müdigkeit, Gewichtsverlust und Muskelschwäche sowie funktionelle Störungen und kognitive Einschränkungen auf, welche die Bereitschaft zu körperlichen Aktivitäten zusätzlich mindern (Kurella Tamura et al. 2009; Murtaza und Dasgupta 2021). Daher ist es umso wichtiger, Dialysepatienten zu mehr Bewegung zu motivieren. Sport und Bewegung sind nicht nur mit einer höheren Lebenserwartung assoziiert, sondern steigern auch die gbLq und können eine Reihe von Hämodialyse-assoziierten Beeinträchtigungen wie z. B. das Restless legs-Syndrom, Depression oder Fatigue verbessern (Hargrove et al. 2021). Wie sehr gerade diese Themen für ältere Patienten an der Dialyse eine wichtige Rolle spielen, zeigt sich auch darin, dass sich diese Gruppe von sportlichen Tätigkeiten vor allem eine Verbesserung ihrer Kraft und Energie sowie ihrer Unabhängigkeit erhofft und nicht, wie bei jüngeren dialysepflichtigen Patienten, ein längeres Überleben an erster Stelle steht (Moorman et al. 2019). Obwohl der größte Teil der Patienten sich im Klaren darüber ist, dass Inaktivität und Immobilität ein erhebliches Gesundheitsrisiko darstellen, existieren Barrieren, die die Aktivitäten einschränken. Dazu gehören bei den Patienten an der Hämodialyse vor allem chronische Erschöpfung am Dialyse- bzw. am Folgetag und Kurzatmigkeit.

▶ Dialysepatienten sollten kontinuierlich durch das Dialyseteam motiviert werden, wenigstens kurze körperliche Aktivitäten wie Spaziergänge oder leichte gymnastische Übungen durchzuführen.

Auch Patienten- oder Gesundheitstagebücher oder die Unterstützung durch Gleichgesinnte können helfen, die Ängste und Barrieren zu überwinden und sich regelmäßig zu bewegen. Auf der anderen Seite kann das Dialysepersonal durch mangelnde Unterstützung auch das Gegenteil bewirken und die Patienten in ihrer Inaktivität bekräftigen. Unterstützung bietet unter anderem die Deutsche Gesellschaft „Rehabilitationssport für chronisch Nierenkranke e.V.", die Übungsanleitungen für chronisch Nierenkranke und für Dialysepatienten zur Verfügung stellt.

Peritonealdialyse (PD)-Patienten können in der Regel körperliche Aktivität flexibler in ihren Alltag einbauen als die auf feste und mehrstündige Termine fixierten Hämodialyse-Patienten. Belastbare Studien zu PD-Patienten sind leider sehr rar. Wir wissen, dass eine Barriere die Befürchtung sein kann, durch Sport den PD-Katheter zu gefährden. Angesichts der Gewichtsbelastung durch die abdominelle Dialyseflüssigkeit empfiehlt es sich speziell für PD-Patienten, die Rumpfmuskulatur durch entsprechende Übungen zu stärken (siehe auch hier z. B. die von ReNi herausgegebene Broschüre mit Anleitungen für PD-Patienten).

37.3.1 Intradialytisches Übungsprogramm

Das Dialysezentrum bietet sich für HD-Patienten für sportliche Übungen und strukturiertes Training an. Intradialytischer Sport vereint verschiedene Vorteile: Übungen während der Dialyse erhöhen die körperliche Leistungsfähigkeit, vermindern den Muskelabbau und können so der Sarkopenie und Frailty entgegenwirken (Andrade et al. 2021; Krase et al. 2021; Parent-Roberge et al. 2021). Auch das subjektive Empfinden und die Lebensqualität der Patienten werden durch Übungen und Training während der Dialyse nachweislich verbessert (Huang et al. 2019). Bisher wurden bei intradialytischen Sporteinheiten auch keine entzündungsrelevanten Prozesse festgestellt (Highton et al. 2021), sodass es kaum medizinisch bedingte Kontraindikationen für den intradialytischen Sport gibt.

▶ Ein Vorteil der intradialytischen Übungen besteht darin, dass die Patienten durch die Ärzte und das Pflegepersonal motiviert und überwacht werden können. So bekommen sie die nötige Sicherheit und können bei Ängsten und Bedenken schnell und unkompliziert Unterstützung erhalten.

Derzeit wird die in Deutschland durchgeführte DiaTT-Studie (Dialysis Training Therapy) über intradialytisches Training ausgewertet, bei der der Effekt körperlichen Trainings während der Dialyse über 12 Monate hinweg untersucht wurden. Die Patienten wurden durch spezielle Trainingstherapeuten begleitet und erhielten zusätzlich eine Beratung zu gesundheitlichen Themen (von Gersdorff et al. 2021). Bereits in einer Pilotstudie konnte gezeigt werden, dass ein eng überwachtes intradialytisches Übungsprogramm bei Dialysepatienten neben signifikanten Verbesserungen im Bereich funktioneller Kapazitäten und Lebensqualität auch eine Adhärenz von fast 80 % der eingeschlossenen Patienten bedingte (Anding et al. 2015).

Mit der Frage der Umsetzung intradialytischer Sporteinheiten hat sich eine dänische Gruppe befasst, die Patienten an der Hämodialyse und Pflegekräfte befragt hat. Bei den Patienten traten neben positiven Erwartungen wie verbesserte Lebensqualität und verminderte Krämpfe und Muskelschmerzen allerdings Bedenken auf, die ohnehin schon sehr eng getakteten Abläufe des Pflegepersonals zu stören. Auf Seiten der Pflegekräfte wurden fehlende persönliche Erfahrung mit intradialytischen Übungen und Bedenken bzgl. der Sicherheit der Patienten genannt (Wodskou et al. 2021). Fördernde Faktoren waren gemeinsam mit Patienten, Arzt, Pflegedienst und Physiotherapeuten erarbeitete individualisierte Trainingspläne, Integration der Übungen in den Tagesablauf und Weiterbildung und Motivation der Pflegekräfte. Hier sind allerdings Programme notwendig, die die Kosten für z. B. Physio- und Bewegungstherapeuten gegenfinanzieren. Denkbar sind auch Modelle analog zur Rehabilitation, in denen Dialysepatienten interdisziplinär versorgt und geschult werden und sich in „Peer-Gruppen" gegenseitig unterstützen und motivieren. Wie so eine interdisziplinäre Betreuung von Nierenkranken umgesetzt werden kann, zeigt exemplarisch ein kürzlich beendetes Innovationsprojekt unter wissenschaftlicher Leitung der Medizinischen Hochschule Hannover mit dem Ziel eines verbesserten Transplantatüberlebens. In diesem Projekt wurden Nierentransplantierte gemeinschaftlich durch Nephrologen, Psychosomatiker und Sportmediziner engmaschig betreut. Die Studie wird derzeit durch den G-BA evaluiert und die Ergebnisse dürften mit Spannung gelesen werden (Ntx360Grad).

37.4   Digitale Interventionen

PROMs (Patient-Reported Outcome Measures) sind inzwischen in vielen Bereichen der Medizin ein fester Bestandteil der Evaluierung des Therapieerfolges bzw. der Behandlungsqualität.

▶ Auch bei chronisch Nierenkranken erlaubt die durch den Patienten vorgenommene subjektive Beurteilung des Gesundheitszustands den behandelnden Ärzten, die körperliche Funktionalität und Fitness des Patienten zu bewerten, auf die individuellen Bedürfnisse und Notwendigkeiten der Patienten einzugehen, entsprechenden Trainingsbedarf zu erkennen und anzubieten und die Effekte dieser Trainingseinheiten gezielt im Verlauf zu besprechen.

Allerdings existieren derzeit noch keine abgestimmten Fragebögen, die eine standardisierte Bewertung ermöglichen (Finkelstein und Finkelstein 2018), sodass hier die entsprechenden Fachgesellschaften gefragt sind. Auch digitale Anwendungen versprechen, zumindest in der Theorie, einen Benefit, indem sie den Patienten bei seinen Fitness- und Ausdauerübungen zuhause unterstützen. Im Bereich der Tele-RehaNachsorge und der betrieblichen Gesundheitsvorsorge sind bereits erste Produkte verfügbar. Bei den rezeptierbaren digitalen Gesundheitsanwendungen (DiGa's) finden sich zum aktuellen Zeitpunkt noch keine entsprechenden Angebote. Anders sieht es bei Anwendungen aus, die Patienten bei Diabetes oder Depression unterstützen. Hier sind die ersten Anbieter digitaler Leistungen auf der Seite des BfArM gelistet.

37.5   Fazit für die Praxis

- Die gesundheitsbezogene Lebensqualität nimmt nicht nur höchste Priorität unter den gesundheitlichen Zielen chronisch nierenkranker Patienten im fortgeschrittenen Alter ein, sondern sie ist auch eng mit der weiteren Prognose assoziiert (Porter et al. 2016).
- Eine Kernfrage ist, wie wir unseren Patienten die Bedeutung wichtiger Elemente ihres Lebensstils und hier insbesondere von körperlicher Aktivität sowohl hinsichtlich ihrer Lebensqualität als auch ihrer weiteren Prognose nicht nur vermitteln, sondern sie auch zu nachhaltigen Verhaltensänderungen motivieren können.
- Vermutlich sind hierfür neben den neuen digitalen Interventionsmöglichkeiten das Engagement der betreuenden Ärzte und des Pflegepersonals, aber auch anderer Professionen wie

Sport-, Physio- und Ergotherapeuten, Sozialdienst und Ernährungsberater sowie insbesondere Verhaltenstherapeuten aus dem psychologischen Bereich von großer Bedeutung (Powe 2016).

- Daher können auch nephrologisch geleitete Rehabilitationseinrichtungen mit ihren interdisziplinären Teams wichtige Impulse für eine bessere Lebensqualität und Prognose chronisch nierenkranker Patienten auch im höheren Alter setzen.

Literatur

Anding K, Bar T, Trojniak-Hennig J et al (2015) A structured exercise programme during haemodialysis for patients with chronic kidney disease: clinical benefit and long-term adherence. BMJ Open 5(8):e008709. https://doi.org/10.1136/bmjopen-2015-008709

Andrade FP, Borba GC, da Silva KC et al (2021) Intradialytic periodized exercise improves cardiopulmonary fitness and respiratory function: a randomized controlled trial. Semin Dial. https://doi.org/10.1111/sdi.13020

Chowdhury R, Peel NM, Krosch M et al (2017) Frailty and chronic kidney disease: a systematic review. Arch Gerontol Geriatr 68:135–142. https://doi.org/10.1016/j.archger.2016.10.007

Finkelstein FO, Finkelstein SH (2018) Assessing fatigue in the ESRD patient: a step forward. Am J Kidney Dis 71(3):306–308. https://doi.org/10.1053/j.ajkd.2017.10.021

von Gersdorff G, von Korn P, Duvinage A et al (2021) Cluster randomized controlled trial on the effects of 12 months of combined exercise training during hemodialysis in patients with chronic kidney disease-study protocol of the dialysis training therapy (DiaTT) trial. Methods Protoc 4(3). https://doi.org/10.3390/mps4030060

Hannan M, Ansari S, Meza N et al (2021) Risk factors for CKD progression: overview of findings from the CRIC study. Clin J Am Soc Nephrol 16(4):648–659. https://doi.org/10.2215/CJN.07830520

Hargrove N, El Tobgy N, Zhou O et al (2021) Effect of aerobic exercise on dialysis-related symptoms in individuals undergoing maintenance hemodialysis: a systematic review and meta-analysis of clinical trials. Clin J Am Soc Nephrol 16(4):560–574. https://doi.org/10.2215/CJN.15080920

Harhay MN, Rao MK, Woodside KJ et al (2020) An overview of frailty in kidney transplantation: measurement, management and future considerations. Nephrol Dial Transplant 35(7):1099–1112. https://doi.org/10.1093/ndt/gfaa016

Highton PJ, March DS, Churchward DR et al (2021) Intradialytic cycling does not exacerbate microparticles or circulating markers of systemic inflammation in haemodialysis patients. Eur J Appl Physiol. https://doi.org/10.1007/s00421-021-04846-7

Hornik B, Duława J (2019) Frailty, quality of life, anxiety, and other factors affecting adherence to physical activity recommendations by hemodialysis patients. Int J Environ Res Public Health 16(10):1827. https://doi.org/10.3390/ijerph16101827

Huang M, Lv A, Wang J et al (2019) Exercise training and outcomes in hemodialysis patients: systematic review and meta-analysis. Am J Nephrol 50(4):240–254. https://doi.org/10.1159/000502447

Johansen KL, Chertow GM, Jin C et al (2007) Significance of frailty among dialysis patients. J Am Soc Nephrol 18(11):2960–2967. https://doi.org/10.1681/ASN.2007020221

Krase AA, Terzis G, Giannaki CD et al (2021) Seven months of aerobic intradialytic exercise training can prevent muscle loss in haemodialysis patients: an ultrasonography study. Int Urol Nephrol. https://doi.org/10.1007/s11255-021-02931-6

Kurella Tamura M, Covinsky KE, Chertow GM et al (2009) Functional status of elderly adults before and after initiation of dialysis. N Engl J Med 361(16):1539–1547. https://doi.org/10.1056/NEJMoa0904655

Lyden K, Boucher R, Wei G et al (2021) Targeting sedentary behavior in CKD: a pilot and feasibility randomized controlled trial. Clin J Am Soc Nephrol 16(5):717–726. https://doi.org/10.2215/CJN.12300720

McAuley E, Kramer AF, Colcombe SJ (2004) Cardiovascular fitness and neurocognitive function in older adults: a brief review. Brain Behav Immun 18(3):214–220. https://doi.org/10.1016/j.bbi.2003.12.007

Moorman D, Suri R, Hiremath S et al (2019) Benefits and barriers to and desired outcomes with exercise in patients with ESKD. Clin J Am Soc Nephrol 14(2):268–276. https://doi.org/10.2215/CJN.09700818

Murtaza A, Dasgupta I (2021) Chronic kidney disease and cognitive impairment. J Stroke Cerebrovasc Dis 30(9):105529. https://doi.org/10.1016/j.jstrokecerebrovasdis.2020.105529

Parent-Roberge H, Deshayes TA, Fortier C et al (2021) Feasibility of an intradialytic combined exercise program targeting older adults with end-stage renal disease. J Aging Phys Act 29(6):905–914. https://doi.org/10.1123/japa.2020-0359

Porter AC, Lash JP, Xie D et al (2016) Predictors and outcomes of health-related quality of life in adults with CKD. Clin J Am Soc Nephrol 11(7):1154–1162. https://doi.org/10.2215/CJN.09990915

Powe NR (2016) Health-related quality of life in CKD-advancing patient-centered research to transform patient care. Clin J Am Soc Nephrol 11(7):1123–1124. https://doi.org/10.2215/CJN.04730416

Ramer SJ, McCall NN, Robinson-Cohen C et al (2018) Health outcome priorities of older adults with advanced CKD and concordance with their nephrology providers' perceptions. J Am Soc Nephrol 29(12):2870–2878. https://doi.org/10.1681/ASN.2018060657

Schrauben SJ, Hsu JY, Amaral S et al (2021) Effect of kidney function on relationships between lifestyle behaviors and mortality or cardiovascular outcomes: a pooled cohort analysis. J Am Soc Nephrol 32(3):663–675. https://doi.org/10.1681/ASN.2020040394

WHO (2020) WHO guidelines on physical activity and sedentary behaviour. Geneva

Wodskou PM, Reinhardt SM, Andersen MB et al (2021) Motivation, barriers, and suggestions for intradialytic exercise-a qualitative study among patients and nurses. Int J Environ Res Public Health 18(19). https://doi.org/10.3390/ijerph181910494

Zhang NH, Luo R, Cheng YC et al (2020) Leisure-time physical activity and mortality in CKD: a 1999–2012 NHANES analysis. Am J Nephrol 51(11):919–929. https://doi.org/10.1159/000511685

Prävention zum Erhalt der Nierengesundheit

Wolfgang Pommer

Inhaltsverzeichnis

Die Prävalenz der chronischen Nierenkrankheit (CKD) in der bundesdeutschen Bevölkerung beträgt ca. 10 %. Sie ist altersabhängig mit höchster Prävalenz in der Altersgruppe von 70 bis 79 Jahren (Girndt et al. 2016) (Abb. 38.1). Eingeschränkte Nierenfunktion (glomeruläre Filtrationsrate <60 ml/min/1,73 m^2 Körperoberfläche) und Urin-Albuminausscheidung (>30 mg/l/Mikroalbuminurie) sind die wesentlichen Kenngrößen, die mit dem Risiko kardiovaskulärer Ereignisse und renalem Funktionsverlust assoziiert sind. Das kardiovaskuläre Risiko steigt bereits bei weit geringerer Mikroalbuminurie an (Kang et al. 2021). Neue Diagnostik- und Präventionsansätze ergeben sich auf Grundlage der Proteom- und Metabolomanalytik (Dubin und Rhee 2020).

W. Pommer (✉)
Kuratorium für Dialyse und Nierentransplantation,
Neu-Isenburg, Deutschland
e-mail: wolfgang.pommer@kfh.de

Das Konzept einer Primärprävention zum Erhalt der Nierengesundheit richtet sich auf die Faktoren, die – unabhängig von der physiologischen Abnahme der Nierenfunktion ab der vierten Lebensdekade (vgl. auch Kap. 2) – progressionsrelevant sind. Hierzu gehören die lebensstilbezogenen Risiken Übergewicht, Rauchen und hoher Salzkonsum, die potenziellen Folgeerkrankungen Bluthochdruck und Diabetes mellitus sowie die frühe Detektion genetischer und epigenetischer Faktoren mit Einfluss auf die Entwicklung von Nierenkrankheiten. Die genannten Risikofaktoren und ihre grundsätzliche Bedeutung für das gesunde Altern machen einen integrierten und evidenz-basierten Interventionsansatz nötig (Ungvari und Adany 2021), der auf Veränderung des Lebensstils, Ernährung, Bewegung und der Einstellung zur individuellen Gesundheit (health literacy) beruht. Der Beeinflussung des sozio-ökonomischen Milieus (Armut,

U. Hoffmann, W. Pommer (Hrsg.), *Geriatrische Nephrologie*,
https://doi.org/10.1007/978-3-662-65648-8_38

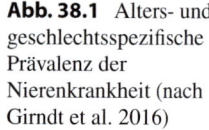

Abb. 38.1 Alters- und geschlechtsspezifische Prävalenz der Nierenkrankheit (nach Girndt et al. 2016)

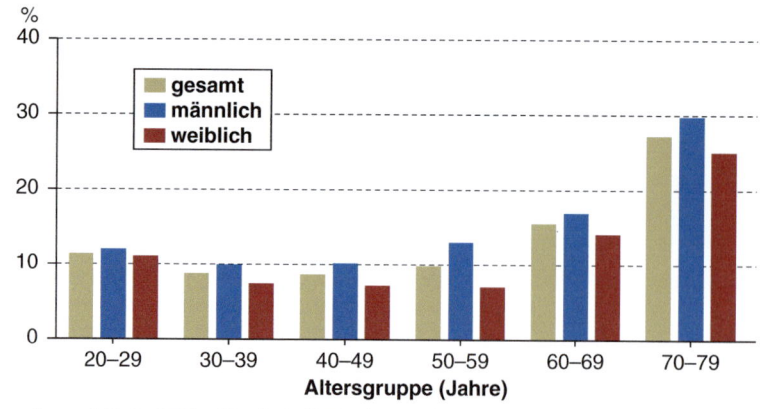

* geschätzte GFR <60ml/min/1,73m² und Albuminurie >30mg/l

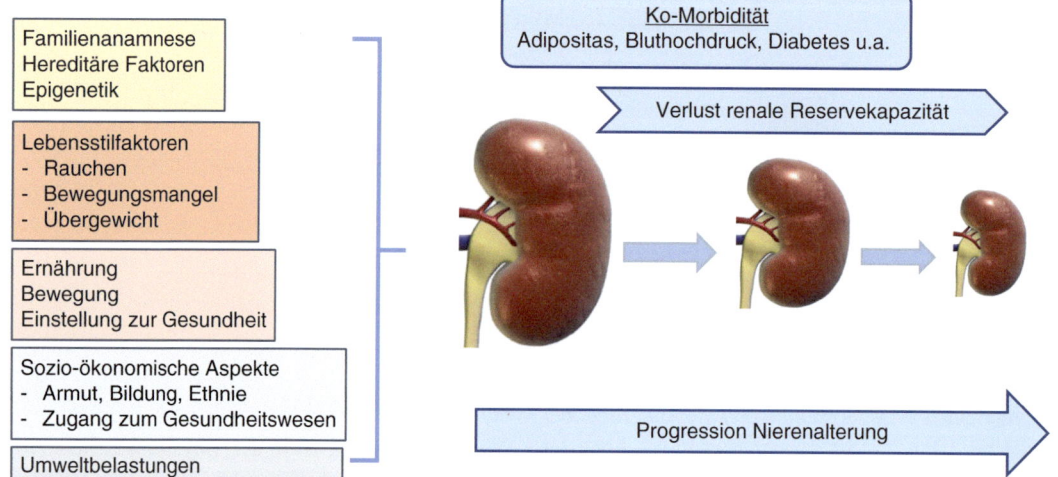

Abb. 38.2 Einflussfaktoren auf die Nierengesundheit und Nierenalterung

Bildung) kommt zusätzliche Bedeutung zu. Zunehmend werden in jüngster Zeit schädigende Umweltfaktoren für Nierenkrankheiten thematisiert (s.u.). (Abb. 38.2).

▶ Renale Primärprävention entspricht weitgehend den Maßnahmen zur kardiovaskulären Gesundheit.

Angesichts der hohen CKD-Prävalenz ist es bemerkenswert, dass eine aktuelle Leitlinie (DEGAM S-3- Leitlinie 2019) in die Gesundheitsuntersuchungen ab dem 35. Lebensjahr die Kontrolle der Nierenfunktion (Serumkreatinin) und das Albuminurie-Screening nicht aufgenommen hat. Dies wird der ärztlichen Indikation in Abhängigkeit vom Gesamtrisikoprofil des Untersuchten vorbehalten (ebd.). Populationsstudien weisen auf den Qualitätsmangel dieser Strategie in der rechtzeitigen Entdeckung einer CKD und der damit notwendigen Behandlungsstrategie hin (Manns et al. 2017).

38.1 Lebensstil bezogene Risiken

Rauchen

Die Aufgabe des Tabakrauchens ist ein wesentlicher Baustein in der kardio-vaskulären Prävention. CKD und kardio-vaskuläres Risiko sind streng assoziiert (Oliveira Coelho und Andrade 2021). Rauchen aufzugeben verringert das Risiko kardio-vaskulärer Folgeerkrankungen und Sterblichkeit bei CKD (Staplin et al. 2016). Rauchen selbst führt zunächst zu einem erhöhten Nierenfiltrat; der Effekt des Nikotinentzugs auf die CKD-Progression im Langzeitverlauf ist schwer einzuschätzen (Oliveira Coelho und Andrade 2021). Die Empfehlung zur Aufgabe des Rauchens – insbesondere bei Mikroalbuminurie – ist in der CKD-Prävention etabliert (vgl. auch KDIGO 2012).

Ernährung

Bausteine der Ernährungsempfehlungen für die Nierengesundheit sind: Begrenzung der Kochsalzaufnahme auf etwa fünf Gramm pro Tag und eine mediterrane Kost (DASH-Diät) (Juraschek et al. 2017). Der Austausch von Kochsalz gegen Kaliumsalz senkt das kardio-vaskuläre Risiko (Ma et al. 2021). Vegane und vegetarische Kostformen können das renale Risikoprofil (Blutdruck, metabolisches Syndrom) günstig beeinflussen (Yokoyama et al. 2014). Polyphenole (Flavoide, Resveratrol) haben anti-inflammatorische und anti-oxidative Effekte. Resveratrol (im Rotwein) zeigt allenfalls geringe Blutdruckeffekte. Resveratrol wird als erfolgsversprechende Anti-Aging-Substanz diskutiert (Pyo et al. 2020). (Pro-)Biotikaeffekte wirken nur indirekt auf die Nierenfunktion durch Reduktion von Inflammation und oxidativem Stress und Verbesserung der Nitric-Oxide (NO)-Produktion (LaRocca et al. 2017; Liu et al. 2021). Diese Effekte finden sich auch in den mediterranen Kostformen (DASH-Diät) (vgl. Kap. 16).

Kaffeegenuss (Tageskonsum bis sechs Tassen) (Zhou und Hyppönen 2019), Grün- und Schwarz-tee (Mahdavi-Roshan et al. 2020) scheinen keinen negativen Blutdruckeffekt zu haben. Positive Effekte von Kakao (Ellinger et al. 2012), Rote-Beete-Saft (Jajja et al. 2014), Hibiskus-Tee (Serban et al. 2015), Knoblauch (Rohner et al. 2015) und nitratreichem Gemüse auf Blutdruck und CKD sind beschrieben. Teilweise bestehen Hochdosiseffekte, die mit einem angemessenen Konsumverhalten kaum vereinbar sind. Diese „natürlichen" Stoffe („Nutraceuticals") finden sowohl im Konsumverhalten als auch in der Herstellung von Supplementen zur Gefäßprotektion hohes Interesse (LaRocca et al. 2017; Vaiserman und Lushchak 2017).

Körpergewicht

Die Normalisierung des Körpergewichts (BMI 25 bis <28) hat grundsätzliche Bedeutung in der Primärprävention einer CKD. Übergewicht beeinflusst die Nierenfunktion negativ über metabolische Effekte und die Entstehung von Folgeerkrankungen (arterielle Hypertonie, Diabetes mellitus, Adipositas-assoziierte Glomerulopathie) (Pommer 2018; Sandino et al. 2021). Gewichtskorrigierende Maßnahmen (diätetisch, medikamentös) sind wesentlich zum Erhalt der Nierengesundheit (Navaneethan et al. 2009). Bariatrische Verfahren bei schwerer Adipositas (BMI > 35) sind effektiv zur Verbesserung und Erhalt der Nierenfunktion (Lautenbach et al. 2021; Saeed et al. 2021).

Bewegung

Bewegungskonzepte zur Überwindung eines „sitzenden" Lebensstils haben in der Prävention der Gefäßalterung eine hohe Bedeutung (Distefano und Goodpaster 2018). Sie sind auf die CKD-Population übertragbar und reduzieren die metabolischen Risiken (Insulinresistenz, oxidativer Stress, geringe Sauerstoffaufnahme) des Muskelabbaus (Grevendonk et al. 2021) und die daraus resultierenden Funktionsverluste (Kraft, Stabilität) (Roshanravan et al. 2017). Unter diesem Gesichtspunkt sind Übungs- und Bewegungskonzepte in allen Stadien der Nierenkrankheiten wertvoll (vgl. auch Kap. 37). Ihre Wirkung auf den Erhalt der Nierengesundheit kann – im Sinne der Reduktion relevanter Risikofaktoren – angenommen werden.

38.2 Expositionsrisiken

Zur Entstehung von Nierenkrankheiten tragen Expositionsrisiken bei (Xu et al. 2018; Tsai et al. 2021). Längerfristige Exposition gegenüber Feinstäuben (Partikelgröße < PM 2,5) und Schwermetallen (Blei, Quecksilber, Uran) sind direkte Nephrotoxine. Chemische Stoffe aus Industrie und Landwirtschaft sind Risikofaktoren der CKD (Tsai et al. 2021). Chinesische Phytotherapie (Aristolia spp.) – angewandt u. a. als Schlankheitsmittel – können ein terminales Nierenversagen und Urotheltumoren induzieren (Yang et al. 2018)(siehe auch Kap. 19).

▶ Zur Entstehung von Nierenkrankheiten tragen Expositionsrisiken bei.

38.3 Sozio-ökonomische Determinanten

Die Prävalenz von Nierenkrankheiten in Abhängigkeit von sozio-ökonomischen Faktoren (Einkommen, Bildung, ethnische Zugehörigkeit, Zugang zur Gesundheitsversorgung, Wohn- und Lebensbedingungen) ist hinreichend belegt (Norton et al. 2016). Dieser Zusammenhang wird auch in der aktuellen Migrationsdebatte bei der Versorgung von Nierenkranken sichtbar (Aoun und Koubar 2020). Daraus resultiert ein Veränderungsbedarf im Gesundheitswesen, der eine angemessene Primärprävention auch in diesem Umfeld gewährleistet (Tab. 38.1).

▶ Die Prävalenz von Nierenkrankheiten in Abhängigkeit von sozio-ökonomischen Faktoren (Einkommen, Bildung, ethnische Zugehörigkeit, Zugang zur Gesundheitsversorgung, Wohn- und Lebensbedingungen) ist hinreichend belegt (Norton et al. 2016).

Tab. 38.1 Präventionsmaßnahmen zum Erhalt der Nierengesundheit (Weiteres siehe Text)

Parameter	Maßnahme	Anmerkung*
Nierenfunktion	Serumkreatinin (plus Formelclearance) Albuminurie (Albumin-Kreatinin-Ratio)	Abhängig vom Risikoprofil zeitnah
Lebensstilanpassung • Rauchen • Gewichtskontrolle • Bewegung	Nikotinabstinenz Normalgewicht (BMI 25–28) Ziel: 10.000 Schritte täglich 5 × 30 Minuten wöchentlich	+++ ++ ++ ++
Ernährung	Kochsalzverzehr max. 5 g täglich. Mediterrane Diät Vegane/vegetarische Kostformen Nitratreiches Gemüse (Rote Beete) Polyphenol-haltige Nahrungsmittel - (Olivenöl, Walnüsse, Kakao) Grün-, Schwarztee Knoblauch Resveratrol-Supplemente	+++ +++ + + + + + (+)
Umweltfaktoren	Reduktion Feinstoffbelastung Meidung von Schwermetallen	++ ++
Risiken durch Phytotherapeutika	Aristolia spp. Antrachinone u. a.	+++ ++
Gesundheitsökonomie	Abschaffung von Barrieren im Zugang zu Gesundheitsleistungen	

* Evidenzlage +++/hoch, ++/gut, +/mäßig

38.4 Fazit für die Praxis

1. Nierenkrankheiten sind mit einer Prävalenz von 10 % in der Bevölkerung häufig und nehmen altersabhängig zu. Die frühzeitige Erkennung ist allgemeinärztliche Aufgabe.
2. Die Diagnose wird durch die Bestimmung der Nierenfunktion (Serumkreatinin mit GFR-Abschätzung) und Albumin-Kreatinin-Bestimmung im Urin gestellt. Die Indikation für das Screening ergibt sich aus dem individuellen Risikoprofil (Familienanamnese, Gewichtverhalten, Blutdruck, Lebensstil) und weniger aus dem numerischen Alter.
3. Zu den besonderen Krankheitsrisiken gehören arterielle Hypertonie, Diabetes mellitus und Adipositas. Die Minimierung renaler Komplikationen wird durch eine leitliniengerechte Therapie erreicht.
4. Die Begrenzung der Kochsalzzufuhr (etwa 5 Gramm pro Tag) und kalorische Restriktion zum Erhalt eines angemessenen Körpergewichts (BMI 25 bis 28) sollten in jeder Altersdekade angestrebt werden. Mediterrane Kost (DASH-Diät), vegane Kostformen und Phytotherapeutika (Phenole, nitratreiches Gemüse) können unterstützend wirken. Der unkritische Gebrauch von Phytotherapeutika (Aristolia spp.) kann zu schwerwiegenden Nierenschäden führen.
5. Rauchen und Bewegungsarmut sind Kontextfaktoren für kardio-renale Komplikationen. Durch Nikotinkarenz und ausreichende Bewegung (Ziel: 5 × 30 Minuten pro Woche, 10.000 Schritte pro Tag) wird das metabolische Risikoprofil (oxidativer Stress, Inflammation, Verbesserung der NO-Synthese) günstig beeinflusst. Individuelle Angebote (z. B. Rehabilitationssport) (vgl. auch Kap. 37) tragen zur Akzeptanz bei.
6. Expositionsrisiken ergeben sich aus unterschiedlichen Umweltfaktoren (Feinstaubbelastung, Schwermetalle, Chemikalien). Eine gesunde Umwelt ist ein wesentlicher Aspekt für die Gewährleistung der Nierengesundheit.
7. Zum Gesamtkonzept einer Prävention von Nierenkrankheiten gehört die Kenntnis sozioökonomischer Determinanten von (Nieren-)Gesundheit (Einkommen, Bildung, Ethnie, Zugang zur Gesundheitsversorgung). Deren Beeinflussung ist gesamtgesellschaftliche Aufgabe.

Literatur

Aoun M, Koubar SH (2020) Impact of forced human migration on management of end-stage kidney disease in host countries. Semin Nephrol 40:363–374. https://doi.org/10.1016/j.semnephrol.2020.06.004

DEGAM Leitlinie (2019) S3_Versorgung-von-Patienten-mit-nicht-dialysepflichtiger-Niereninsuffizienz__2021-01.pdf. Zugegriffen am 22.11.2021. https://register.awmf.org/assets/guidelines/053-048l_S3_Versorgung-von-Patienten-mit-nicht-dialysepflichtiger-Niereninsuffizienz__2021-01.pdf

Distefano G, Goodpaster BH (2018) Effects of exercise and aging on skeletal muscle. Cold Spring Harb Perspect Med 8:a029785. https://doi.org/10.1101/cshperspect.a029785

Dubin RF, Rhee EP (2020) Proteomics and metabolomics in kidney disease, including insights into etiology, treatment, and prevention. Clin J Am Soc Nephrol 15:404–411. https://doi.org/10.2215/CJN.07420619

Ellinger S, Reusch A, Stehle P, Helfrich H-P (2012) Epicatechin ingested via cocoa products reduces blood pressure in humans: a nonlinear regression model with a Bayesian approach. Am J Clin Nutr 95:1365–1377. https://doi.org/10.3945/ajcn.111.029330

Girndt M, Trocchi P, Scheidt-Nave C et al (2016) The prevalence of renal failure. Deutsches Aerzteblatt. https://doi.org/10.3238/arztebl.2016.0085

Grevendonk L, Connell NJ, McCrum C et al (2021) Impact of aging and exercise on skeletal muscle mitochondrial capacity, energy metabolism, and physical function. Nat Commun 12:4773. https://doi.org/10.1038/s41467-021-24956-2

Jajja A, Sutyarjoko A, Lara J et al (2014) Beetroot supplementation lowers daily systolic blood pressure in older, overweight subjects. Nutr Res 34:868–875. https://doi.org/10.1016/j.nutres.2014.09.007

Juraschek SP, Miller ER, Weaver CM, Appel LJ (2017) Effects of sodium reduction and the DASH diet in relation to baseline blood pressure. J Am Coll Cardiol 70:2841–2848. https://doi.org/10.1016/j.jacc.2017.10.011

KDIGO (2012) Clinical practice guideline for the evaluation and management of chronic kidney disease. Kidney Int Suppl 3(vi):1–163

LaRocca TJ, Martens CR, Seals DR (2017) Nutrition and other lifestyle influences on arterial aging. Ageing Res Rev 39:106–119. https://doi.org/10.1016/j.arr.2016.09.002

Lautenbach A, Wienecke J-W, Stoll F et al (2021) Bariatric surgery is protective against renal function decline in severely obese patients in the long-term. Obes Surg 31:1038–1045. https://doi.org/10.1007/s11695-020-05096-w

Liu J, Zhong J, Yang H et al (2021) Biotic supplements in patients with chronic kidney disease: meta-analysis of randomized controlled trials. J Renal Nutr. https://doi.org/10.1053/j.jrn.2021.08.005

Ma Y, He FJ, Sun Q et al (2021) 24-hour urinary sodium and potassium excretion and cardiovascular risk. N Engl J Med. https://doi.org/10.1056/NEJMoa2109794

Mahdavi-Roshan M, Salari A, Ghorbani Z, Ashouri A (2020) The effects of regular consumption of green or black tea beverage on blood pressure in those with elevated blood pressure or hypertension: a systematic review and meta-analysis. Complement Ther Med 51:102430. https://doi.org/10.1016/j.ctim.2020.102430

Manns L, Scott-Douglas N, Tonelli M et al (2017) A population-based analysis of quality indicators in CKD. Clin J Am Soc Nephrol 12:727–733. https://doi.org/10.2215/CJN.08720816

Navaneethan SD, Yehnert H, Moustarah F et al (2009) Weight loss interventions in chronic kidney disease: a systematic review and meta-analysis. Clin J Am Soc Nephrol 4:1565–1574. https://doi.org/10.2215/CJN.02250409

Norton JM, Moxey-Mims MM, Eggers PW et al (2016) Social determinants of racial disparities in CKD. J Am Soc Nephrol 27:2576–2595. https://doi.org/10.1681/ASN.2016010027

Oliveira Coelho F, Andrade L (2021) Smoking and kidney disease: risk factors, challenges, and preventive strategies. Contrib Nephrol 199:179–187. https://doi.org/10.1159/000517749

Pommer W (2018) Preventive nephrology: the role of obesity in different stages of chronic kidney disease. Kidney Dis (Basel) 4:199–204. https://doi.org/10.1159/000490247

Pyo IS, Yun S, Yoon YE et al (2020) Mechanisms of aging and the preventive effects of resveratrol on age-related diseases. Molecules 25:4649. https://doi.org/10.3390/molecules25204649

Rohner A, Ried K, Sobenin IA et al (2015) A systematic review and metaanalysis on the effects of garlic preparations on blood pressure in individuals with hypertension. Am J Hypertens 28:414–423. https://doi.org/10.1093/ajh/hpu165

Roshanravan B, Gamboa J, Wilund K (2017) Exercise and CKD: skeletal muscle dysfunction and practical appli-

cation of exercise to prevent and treat physical impairments in CKD. Am J Kidney Dis 69:837–852. https://doi.org/10.1053/j.ajkd.2017.01.051

Saeed K, Ahmed L, Suman P et al (2021) Bariatric surgery improves renal function: a large inner-city population outcome study. Obes Surg 31:260–266. https://doi.org/10.1007/s11695-020-04909-2

Sandino J, Luzardo L, Morales E, Praga M (2021) Which patients with obesity are at risk for renal disease? Nephron 1–9. https://doi.org/10.1159/000513868

Serban C, Sahebkar A, Ursoniu S et al (2015) Effect of sour tea (*Hibiscus sabdariffa* L.) on arterial hypertension: a systematic review and meta-analysis of randomized controlled trials. J Hypertens 33:1119–1127. https://doi.org/10.1097/HJH.0000000000000585

Staplin N, Haynes R, Herrington WG et al (2016) Smoking and adverse outcomes in patients with CKD: the Study of Heart and Renal Protection (SHARP). Am J Kidney Dis 68:371–380. https://doi.org/10.1053/j.ajkd.2016.02.052

Tsai H-J, Wu P-Y, Huang J-C, Chen S-C (2021) Environmental pollution and chronic kidney disease. Int J Med Sci 18:1121–1129. https://doi.org/10.7150/ijms.51594

Ungvari Z, Adany R (2021) The future of healthy aging: translation of geroscience discoveries to public health practice. Eur J Public Health 31:455–456. https://doi.org/10.1093/eurpub/ckaa212

Vaiserman A, Lushchak O (2017) Implementation of longevity-promoting supplements and medications in public health practice: achievements, challenges and future perspectives. J Transl Med 15:160. https://doi.org/10.1186/s12967-017-1259-8

Xu X, Nie S, Ding H, Hou FF (2018) Environmental pollution and kidney diseases. Nat Rev Nephrol 14:313–324. https://doi.org/10.1038/nrneph.2018.11

Yang B, Xie Y, Guo M et al (2018) Nephrotoxicity and Chinese herbal medicine. Clin J Am Soc Nephrol 13:1605–1611. https://doi.org/10.2215/CJN.11571017

Yokoyama Y, Nishimura K, Barnard ND et al (2014) Vegetarian diets and blood pressure: a meta-analysis. JAMA Intern Med 174:577–587. https://doi.org/10.1001/jamainternmed.2013.14547

Zhou A, Hyppönen E (2019) Long-term coffee consumption, caffeine metabolism genetics, and risk of cardiovascular disease: a prospective analysis of up to 347,077 individuals and 8368 cases. Am J Clin Nutr 109:509–516. https://doi.org/10.1093/ajcn/nqy297

Impfstrategie

39

Matthias Girndt

Inhaltsverzeichnis

39.1 Einleitung

Impfmaßnahmen haben sich als äußerst wirksame medizinische Präventivinterventionen erwiesen. Das Verhältnis zwischen vorbeugendem Nutzen und möglichen Risiken spricht bei allen generell empfohlenen Impfungen klar für die Anwendung – zum Schutz des Einzelnen und der Gemeinschaft. Während junge Menschen durch Infektionskrankheiten häufig weniger gefährdet sind und durch Impfmaßnahmen zum Wohl der Allgemeinheit durch Schaffung einer Kohortenimmunität beitragen, steht beim Betagten der Individualschutz vor potenziell bedrohlichen Er-

krankungen stärker im Vordergrund. Dabei vermögen Impfungen mitunter mehr als nur gegen eine Infektion zu schützen. Gerade im höheren Lebensalter und bei schweren Komorbiditäten wie der chronischen Nierenkrankheit senkt der Impfschutz nachweislich auch die Sterblichkeit an kardiovaskulären Komplikationen. Nur so kann die Absenkung der Folgesterblichkeit nach Myokardinfarkt durch Influenzaimpfung interpretiert werden (Fröbert et al. 2021).

Impfmaßnahmen werden in Deutschland von den obersten Gesundheitsbehörden der Länder auf der Basis der STIKO-Empfehlungen (Ständige Impfkommission (STIKO) 2021) öffentlich empfohlen. Die Sicherstellung des individuellen Impfschutzes durch Beratung und Impfung ist eine ärztliche Kernaufgabe.

M. Girndt (✉)
Klinik für Innere Medizin II, Universitätsklinikum
Halle (Saale), Halle (Saale), Deutschland
e-mail: matthias.girndt@uk-halle.de

39.2 Immunabwehr im hohen Lebensalter

Die Immunabwehr des Menschen verändert sich mit dem Lebensalter. Die zahlreichen funktionellen Unterschiede im Immunsystem junger und alter Menschen werden unter dem Begriff der Immunseneszenz zusammengefasst. Es handelt sich nicht um einen eng umschriebenen pathologischen Befund, sondern ein ganzes Netz von dysfunktionalen Aspekten, die das Immunsystem im Alter charakterisieren (Bulut et al. 2020). Diese Veränderungen umfassen eine Reduktion von Memory-Antworten, den verminderten Aufbau neuer Immunantworten bei Infektionen oder nach Impfungen, eine höhere Wahrscheinlichkeit, autoimmune Reaktionen zu entwickeln sowie eine low-grade Inflammation. Ein Nachlassen der Immunsurveillance gegenüber malignen Erkrankungen dürfte auch zu diesen Dysfunktionen zu rechnen sein.

Der **inflammatorische Aspekt** der Immunseneszenz, erkennbar an einer leichten aber dauerhaften Erhöhung des CRP sowie von Zytokinen wie Interleukin-6 und Tumor Nekrose Faktor, wird mit der Akkumulation von sog. damage-associated molecular patterns (DAMP) über die Lebenszeit in Verbindung gebracht. Diese sind möglicherweise unvermeidliche Konsequenz der Auseinandersetzung des Immunsystems mit der Umgebung über einen sehr langen Zeitraum.

Die Zellen des **angeborenen Immunsystems** stehen auch dem Hochbetagten in der Regel in normaler Anzahl zur Verfügung, wenngleich es Hinweise auf Funktionsdefizite im Detail gibt. Interessant im Zusammenhang mit der chronischen Nierenkrankheit ist hierzu vor allem der Befund, dass es im Alter Verschiebungen der Subpopulationsverteilung von Monozyten gibt, die sich zugunsten der inflammatorischen Subtypen auswirken.

Die deutlichsten Veränderungen weist das Immunsystem im Alter im Bereich der **adaptiv wirkenden B- und T-Lymphozyten** auf. Da diese für den Erfolg von Impfmaßnahmen besonders wichtig sind, kommt diesen Befunden besondere Bedeutung zu. Aktuelle Vorstellungen gehen davon aus, dass sich der Pool der T-Lymphozyten aus bereits im Rahmen von Immunreaktionen geprägten Memory-Zellen sowie naiven Zellen, die für neue Immunreaktionen zur Verfügung stehen, zusammensetzt. Im Laufe des Alters steigt die Zahl der Memory-Zellen aufgrund der immunologischen Erfahrungen des Organismus. Für die Neubildung von naiven Zellen spielt der Thymus eine wichtige Rolle, ein Organ, dass im Laufe des Lebens zunehmend involutiert. So kommt es – zumindest hinsichtlich der CD8-T-Lymphoyzten – zu einer altersabhängigen Abnahme der Flexibilität, auf neue Antigene zellulär zu reagieren. Die Antwort von CD4-positiven T-Zellen sowie von B-Lymphozyten, die für die Bildung von Antikörpern und damit für Impfantworten besonders wichtig sind, ist weniger beeinträchtigt. Allerdings ist auch bei den B-Zellen die Diversität im Alter vermindert, was zur Verminderung des funktionalen Spektrums der Antikörperantwort und damit einer Tendenz zu geringerer Antikörperaffinität z. B. gegen ein Impfantigen führt.

39.3 Immunologische Besonderheiten bei chronischer Nierenkrankheit

Chronische Nierenkrankheiten beeinträchtigen die Funktion des Immunsystems. In der Konsequenz gehören Infektionen zu den häufigsten und bedrohlichsten Komplikationen und führen zu hoher Sterblichkeit, hohen Hospitalisationsraten und gesteigerter Morbidität. Die Funktionsstörungen des Immunsystems bei eingeschränkter renaler Entgiftung ähneln in vieler Hinsicht denen im hohen Lebensalter bei normaler Nierenfunktion – ein Umstand, der auch als prämature Alterung des Immunsystems beschrieben wird (Girndt und Seibert 2010). Dennoch finden sich im Detail Unterschiede, die dazu führen, dass Alter und Niereninsuffizienz gemeinsam zu einer Verstärkung der Defizite führen. So sind bei Niereninsuffizienz Störungen der Monozyten, Makrophagen und dendritischen Zellen zentral (Girndt et al. 2020), die sekundär auch zur Verminderung der T-Lymphozytenaktivierung und zur Schwächung spezifischer Immunantworten

z. B. auf Impfungen führen. Gemeinsam ist den Alterungsprozessen und der Niereninsuffizienz vor allem die Inflammation, die bei Nierenkranken noch wesentlich ausgeprägter beobachtet wird. Hier spielt eine Rolle, dass bestimmte Zytokine normalerweise renal metabolisiert werden, ein inflammationslimitierender Effekt, der auch durch regelmäßige Dialysebehandlung nicht kompensiert werden kann.

39.4 Empfohlene Impfmaßnahmen

Die Überwachung und Pflege des Impfstatus gehört zu den wichtigen Maßnahmen bei der dauerhaften Betreuung chronisch nierenkranker Menschen – insbesondere bei betagten Patienten. Grundsätzlich sind für die Auswahl der Standardimpfungen (Tab. 39.1) die STIKO-Empfehlungen maßgeblich (Ständige Impfkommission (STIKO) 2021). Im Folgenden soll auf Besonderheiten der Impfungen bei dieser Patientengruppe eingegangen werden.

39.4.1 Tetanus, Diphtherie

Impfungen gegen Tetanus und Diphtherie gehören zum Standardrepertoire und sollten regelmäßig alle 10 Jahre aufgefrischt werden. Die entsprechende Empfehlung der STIKO wurde seit vielen Jahren nicht modifiziert. Die Kombinationsimpfung ist für alle Erwachsenenalter empfohlen. Sie kann mit einer Pertussis-Auffrischung in einem Kombinationsimpfstoff kombiniert werden. Ein weiterer Kombinationspartner mit diesen Impfantigenen ist der inaktivierte Polioimpfstoff (IPV). Beim älteren Patienten wird IPV in der Regel jedoch nicht mehr indiziert sein, sofern früher im Leben eine Grundimmunisierung und einmalige Auffrischung erfolgt sind.

Zur Wirksamkeit der Tetanusimpfung oder der Tetanus-Diphtherie-Kombinationsimpfung bei chronischer Nierenkrankheit gibt es Studien aus den 1990er-Jahren (Girndt et al. 1995; Krüger et al. 1999). Danach ist das serologische Ansprechen sowohl bei CKD als auch bei Dialysepatienten deutlich reduziert, zwischen 55 und 69 % der Patienten bilden Antikörper gegen die Toxoide. Bei Impfrespondern lagen die Antikörpertiter niedriger als bei nierengesunden Personen. Jüngere Studien zu dieser Thematik finden sich nicht.

▶ Eine für CKD-Patienten abweichende offizielle Empfehlung gibt es nicht, vor dem Hintergrund der Daten ist jedoch eine großzügige Anwendung der Auffrischung auch bei Bagatellverletzungen bereits ca. 5 Jahre nach der letzten Anwendung plausibel.

Tab. 39.1 Standardimpfungen bei älteren Patienten mit chronischen Nierenkrankheiten

Impfung	Anwendungsschema	Erfolgskontrolle
Tetanus, Diphtherie	Auffrischimpfung alle 10 Jahre mit Td-Kombinationsimpfstoff	Keine
Influenza	Jährlich Okt-Dez, einmalig möglichst mit quadrivalentem Hochdosisimpfstoff	Keine
Pneumokokken	Sequenzielle Impfung mit 13-valentem Konjugatimpfstoff gefolgt von 23-valentem Polysaccharidimpfstoff nach 6–12 Monaten, Auffrischung nach 6 Jahren mit 23-valentem Impfstoff	Keine
Herpes Zoster	Zweimalige Impfung mit Totimpfstoff im Abstand von 2–6 Monaten	Keine
SARS-CoV-2	Grundimmunisierung[1] mit 2x mRNA-Impfstoff oder 1x Vektorimpfstoff + 1x mRNA-Impfstoff im Abstand von 4 Wochen, dritte Injektion mit mRNA-Impfstoff nach 3–6 Monaten, zusätzlicher Booster (4. Injektion) nach weiteren 6 Monaten	Keine
Hepatitis B	Grundimmunisierung mit 3 bzw. 4 Injektionen[2] in doppelter Dosierung	Serokontrolle 4 Wochen nach letzter Injektion

[1]Stand November 2022
[2]je nach Zulassung des jeweiligen Präparats

39.4.2 Influenza

Der Nutzen einer jährlichen Influenza-Impfung für Patienten mit chronischer Nierenkrankheit ist zwar nicht durch prospektiv-randomisierte Studien belegt, es gibt jedoch eine ganze Reihe von Registerstudien und retrospektiven Erhebungen, die deutlich zeigen, dass die Impfung die Gesamtsterblichkeit in dieser Patientengruppe vermindern kann. Dabei ist interessant, dass die Übersterblichkeit bei respiratorischen Infektionen nicht vorrangig durch Todesfälle wegen Pneumonie zustande kommt, vielmehr sind es in erste Linie konsekutiv akut werdende kardiovaskuläre Komplikationen, die für die Patienten gefährlich werden. Modellrechnungen zeigen, dass mit jedem Anstieg der Häufigkeit respiratorischer Infektionen bei Dialysepatienten um 1 % ein Anstieg der kardiovaskulären Sterblichkeit um 1,5–2 % verbunden ist (Gilbertson et al. 2019). Die Gründe hierfür sind nicht abschließend bewertet, es erscheint jedoch plausibel, dass eine respiratorische Infektion bei Patienten mit grenzwertig kompensiertem kardialem Status zu einer Dekompensation führen könnte. Darüber hinaus gibt es auch Hinweise, dass das durch Infektionen veränderte Inflammationsmilieu zu einer Aktivierung atherosklerotischer Gefäßveränderungen beitragen könnte.

Somit ist eine Infektionsvermeidung durch Impfmaßnahmen gerade für Patienten mit chronischer Niereninsuffizienz sehr wünschenswert. Die Wirksamkeit von Influenza-Impfstoffen bei diesen Patienten wurde in zahlreichen kleinen Studien bewertet, die häufig bereits recht lange zurückliegen. Die trivalenten Impfstoffe führten bei etwa 30–60 % der Geimpften zu einer Serokonversion. Das ist erkennbar weniger als bei gesunden Probanden, bei denen je nach Impfstamm eine Konversion bei 60–80 % der Impflinge erreicht wird. Man beachte, dass die klassischen, nicht-adjuvantierten Impfstoffe auch bei Gesunden keinen vollständigen Schutz erreichen. Unter den Risikofaktoren für schlechtes Ansprechen bei chronisch Nierenkranken findet sich das Lebensalter sowie in den meisten Studien auch die Ausprägung der systemischen Inflammation (CRP, Albumin). Somit sind betagte Patienten mit Nierenkrank-

heiten eine Gruppe, für die ein wirksamer Influenzaschutz zwar besonders wünschenswert, aber auch besonders schwer zu erreichen ist.

Eine Boosterung durch erneute Impfstoffinjektion nach einigen Wochen hat sich bei der Influenza nicht als hilfreich erwiesen. Daher wurden einerseits höher dosierte Impfstoffe, andererseits Impfstoffe mit besonderen Adjuvantien entwickelt. Parallel dazu sind inzwischen nahezu nur noch quadrivalente Impfstoffe im Einsatz, die neben zwei Influenza-A-Stämmen auch 2 B-Stämme abdecken.

Die STIKO empfiehlt aufgrund der besseren Wirksamkeit inzwischen für alle Menschen ≥ 60 Jahre die Verwendung der Hochdosis-Impfstoffe (Ständige Impfkommission (STIKO) 2021). Dieser Empfehlung wird man sich für ältere Patienten mit chronischen Nierenkrankheiten anschließen, wenngleich die Datenbasis hierfür noch schwach ist. In den USA sind die hochdosierten Impfstoffe schon etwas länger in Gebrauch. Das US Renal Data System hat daher retrospektiv die Anwendung bei mehr als 38.000 Patienten ausgewertet und mit Standardimpfstoff verglichen (Miskulin et al. 2018). Dabei konnte klar belegt werden, dass die Verwendung der 4-fachen Impfstoffdosis sicher und gut verträglich ist, Überlegenheitsnachweise konnten allerdings methodisch nicht geführt werden.

Die Wirkdauer der Influenza-Impfung ist begrenzt, der Infektionsschutz nimmt linear mit der Zeit nach der Injektion ab (Ray et al. 2019). Da Patienten mit chronischer Niereninsuffizienz niedrigere Titer nach der Impfung erreichen als Gesunde, sollte man die Schutzdauer bei der Wahl des Impfzeitpunkts berücksichtigen (Abb. 39.1), da in Westeuropa der Peak der Infektionszahlen in der Regel erst zwischen der 8. und 12. Woche des Jahres beobachtet wird.

▶ Ältere Patienten mit chronischen Nierenkrankheiten sollten regelmäßig in jedem Jahr mit den von der WHO empfohlenen quadrivalenten Influenza-Impfstoffen geimpft werden. Dabei ist die Verwendung hochdosierter Impfstoffpräparationen zu bevorzugen. Der günstigste Impfzeitpunkt dürfte zwischen der 48. und 50. Woche des Jahres liegen.

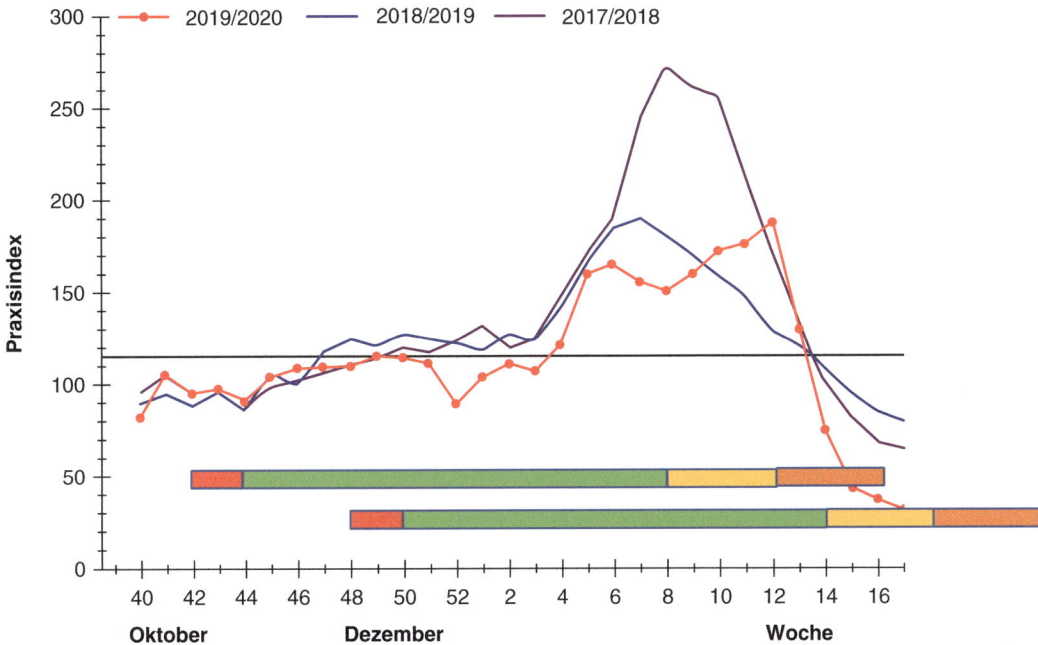

Abb. 39.1 Verlauf der in den Jahren 2017 bis 2020 an das Robert-Koch-Institut gemeldeten Influenzafälle (Praxisindex, Quelle: www.rki.de) und Impfschutz bei Impfung in Woche 42 (obere Leiste) bzw. Woche 48 (untere Leiste). Rot: kein Impfschutz unmittelbar nach Impfung, grün: odds ratio < 1,9 für nachgewiesene Influenza A verglichen mit 2 Wochen nach Impfung, gelb: OR 1,9; orange OR 2,0, nach (Ray et al. 2019))

39.4.3 Pneumokokken

Im letzten Jahrzehnt beobachtet man eine Zunahme der Häufigkeit invasiver Pneumokokkenerkrankungen. Ein sehr wichtiger Risikofaktor für diese mitunter lebensbedrohlichen pulmonalen Infektionen ist das Lebensalter. Aufgrund der Datenlage zur Mortalitäts- und Morbiditätsminderung bei Menschen ≥ 60 Jahre empfiehlt die STIKO schon seit langem die generelle Impfung in dieser Altersgruppe. Die Pneumokokkenimpfung führt auch bei Patienten mit chronischer Niereninsuffizienz zu recht guten Serokonversionsraten (Mitra et al. 2016), wenngleich dies nur in kleinen Studien belegt wurde. Immunologisch können die Polysaccharidantigene des Pneumokokkenimpfstoffs besser als virale Antigene auch ohne die Hilfe von T-Lymphozyten erkannt werden. Damit wirkt sich der inhärente Immundefekt bei Niereninsuffizienz weniger stark auf diese Form der Impfung aus.

Derzeit sind zwei unterschiedliche Typen von Pneumokokkenimpfstoffen verfügbar. Neben dem seit langem erhältlichen Polysaccharidimpfstoff, der 23 der häufigsten Pneumokokkenstämme abdeckt (PS-23), gibt es zwei sog. Konjugatimpfstoffe, in denen die Impfantigene mit einem Carrierprotein konjugiert sind, das eine zusätzlich T-Lymphozyten-Stimulation induziert. Diese Impfstoffe sind beim Gesunden immunogener, decken aber nur 13 (KV-13) bzw. 10 (KV-10, nur für pädiatrische Anwendung) Serotypen ab. Abweichend von der Empfehlung für Gesunde empfiehlt die STIKO für Patienten mit immunschwächenden Grunderkrankungen eine sequenzielle Impfung zunächst mit KV-13 sowie 6-12 Monate später PS-23. Diese Vorgehensweise soll die höhere Immunogenität des konjugierten Impfstoffs mit der Serotypenbreite des Polysaccharidimpfstoffs verbinden. Ob diese Strategie bei Niereninsuffizienz die Erwartungen erfüllt, ist bisher nicht klar. Wichtig ist die Einhaltung der vorgesehenen Reihenfolge, da sich eine Anwendung von KV-13 als sekundärem Impfstoff nicht bewährt hat.

▶ Impfung aller chronisch nierenkranker Patienten mit KV-13 sowie 6-12 Monate später mit PS-23. Auffrischimpfung mit PS-23 nach 6 Jahren.

39.4.4 Herpes Zoster

Menschen, die in ihrer Jugend eine Varizelleninfektion durchgemacht haben, können später im Leben eine Herpes Zoster Erkrankung erleiden. Die Varizella Zoster Viren (VZV) persistieren in sensorischen Nervenganglien. Eine Schwächung der zellulären Immunsurveillance kann zur Reaktivierung von VZV und zur Ausbildung der typischen schmerzhaften bläschenbildenden Effloreszenzen in dermatombezogener Ausprägung führen. Die sehr unangenehme Infektion wird bedrohlich, wenn das zentrale Nervensystem (Meningitis, Myelitis) oder das Auge betroffen sind. Gefürchtet ist auch die post-Zoster Neuralgie. Die jetzt im Kindesalter gebräuchliche Varizellenimpfung wird nicht zum vollständigen Verschwinden der Zosterproblematik führen, weil auch der Lebendimpfstoff zur Persistenz von Viren in den Ganglien führen kann.

Hohes Lebensalter gehört zu den wesentlichen Risikofaktoren für die Entstehung der Herpes zoster Erkrankung, in der 8. Dekade ist das Risiko etwa 10x so hoch wie mit 50 Jahren. Darüber hinaus sind alle Formen der Immunsuppression, ob durch Grunderkrankung oder therapeutisch, risikosteigernd für die Infektion. Die Niereninsuffizienz allein steigert das Risiko wahrscheinlich noch nicht. Seit einigen Jahren gibt es sehr wirksame rekombinante Impfstoffe (der ältere Lebendimpfstoff wird nicht mehr eingesetzt), die das Risiko der Manifestation einer Zostererkrankung um mehr als 90 % senken können (Gagliardi et al. 2019). Die Impfstoffe zeigen auch bei chronischer Niereninsuffizienz (4 Studien), Dialyse (2 Studien) und Transplantation (2 Studien) gute Wirksamkeit (Hamad et al. 2021), die allerdings möglicherweise etwas hinter der Effektivität bei Gesunden zurückbleibt.

▶ Es besteht eine generelle Indikation, alle Patienten ab dem 50. Lebensjahr mit chronischer Niereninsuffizienz gegen Herpes zoster zu impfen. Hierzu erfolgt die zweimalige Injektion im Abstand von 2-6 Monaten.

39.4.5 SARS-CoV-2

Die Erkenntnislage zur SARS-CoV-2-Pandemie ist weiterhin in rascher Entwicklung. Alle Aussagen zur Impfprävention können nur den aktuellen Stand bei Drucklegung wiedergeben. Die Infektion mit SARS-CoV-2 stellt für Patienten mit chronischen Nierenkrankheiten eine vitale Bedrohung dar, wobei zunehmendes Lebensalter das Risiko weiter steigert. In der Anfangsphase der Pandemie verstarben zahlreiche vor allem ältere Patienten, weil die Schutzmaßnahmen ohne Impfung nicht ausreichten. Seit Dezember 2020 stehen Impfstoffe gegen die Virusinfektion zur Verfügung. Sie sind in der Lage, das Infektionsrisiko zu senken und im Infektionsfall die Krankheitsschwere wesentlich zu vermindern. Alle in Deutschland gegenwärtig zugelassenen Impfstoffe können auch bei älteren Patienten mit chronischer Niereninsuffizienz angewandt werden. Es erscheint aufgrund der serologischen Wirksamkeit jedoch ratsam, einen mRNA-basierten Impfstoff zu verwenden.

Eine große Studie aus Deutschland (Stumpf et al. 2021) zeigte, dass Niereninsuffizienz die serologische und zelluläre Response auf SARS-CoV-2 Impfstoffe deutlich beeinträchtigt. Während Gesunde auf eine zweifache Impfung zu 100 % neutralisierende Antikörper gegen die Rezeptorbindungsdomäne des Virus-Spikeproteins bildeten, war dies nur bei 94,7 % der dialysepflichtigen Patienten und bei 65,8 % der nierentransplantierten Patienten der Fall. Noch eingeschränkter waren die Resultate der Messung einer zellulären Impfreaktion, einem positiven Befund bei 85,7 % der Gesunden stand ein Wert von 78,2 % bei dialysepflichtigen und 29,8 % bei transplantierten Patienten gegenüber. Das Lebensalter war auch bei den Impfergebnissen gegen SARS-CoV-2 ein wichtiger Prädiktor des Impfversagens.

▶ Ältere Patienten mit chronischen Nierenkrankheiten sollten ausnahmslos gegen SARS-CoV-2 geimpft werden. Impfstoffe auf mRNA-Basis erscheinen besonders geeignet, der zweifachen Grundimmunisierung im Abstand von 4 Wochen sollte möglichst rasch (lt. STIKO-Empfehlung ab 3 Monate nach der zweiten Injektion) eine Booster-Impfung folgen. Seit 2022 besteht die Empfehlung zu einer weiteren Boosterung (4. Impfung) ab 6 Monate nach der dritten Injektion. Serologische Erfolgskontrollen dienen ausschließlich der Identifikation von Nonrespondern, der Impftiter ist nach aktuellem Kenntnisstand ansonsten nicht geeignet, Entscheidungen über Nachimpfungen zu treffen.

39.4.6 Hepatitis B

Eine Impfung gegen Hepatitis B gehört unverändert zum Standardprogramm für alle Patienten, bei denen eine Hämodialysebehandlung durchgeführt wird oder vorgesehen ist. Die Intention ist der Kohortenschutz von Patienten (und Personal) in Dialysezentren. Daher ist die Durchführung der Impfung für betagte Patienten mit chronischer Nierenkrankheit empfehlenswert, sofern eine Dialyse für sie individuell in Betracht kommt. Die wenig belastende Impfung sollte nach dem für alle Patienten mit Nierenkrankheit geltenden intensivierten Schema durchgeführt und auch serologisch kontrolliert werden. Bei deutlich reduzierter Ansprechwahrscheinlichkeit (ca. 60–70 %) und niedrigen Impftitern ist die Verwendung hochdosierter Impfstoffe, verlängerter Impfschemata sowie von Nachimpfungen abhängig vom anti-HBs-Titer angezeigt (Deutsche Gesellschaft für Nephrologie 2020).

Gerade bei hochbetagten Patienten mit chronischen Nierenkrankheiten kann die konservative Therapie ohne Anwendung der Dialyse ein valides Konzept sein. Sofern ein solches Vorgehen einvernehmlich zwischen Patient und Therapeut festgelegt ist, entfällt die Indikation zur Hepatitis B Impfung.

▶ Für alle Patienten, bei denen eine Hämodialysebehandlung in Betracht kommt, sollte die Hepatitis B Impfung nach einschlägigen Empfehlungen vorgenommen werden.

39.5 Fazit für die Praxis

1. Ältere Menschen mit chronischer Nierenkrankheit gehören zu einer Hochrisikogruppe für Infektionen.
2. Diese Patientengruppe profitiert von den Standardimpfempfehlungen der STIKO.
3. Wegen der Übertragbarkeit der Hepatitis-B bei Blutreinigungsverfahren muss bei entsprechenden Patienten ein ausreichender Impfschutz bestehen und dieser regelmäßig kontrolliert werden.
4. Eine Influenzaimpfung sollte grundsätzlich mit einem quadrivalenten Hochdosisimpfstoff im 4. Quartal des Jahres erfolgen.
5. Die Klärung offener Fragen zum Impfschutz bei CKD-Patienten sollte gerade bei neuen Erregern (SARS-CoV-2) grundsätzlich im Rahmen von Registerstudien erfolgen.

Literatur

Bulut O, Kilic G, Domínguez-Andrés J, Netea MG (2020) Overcoming immune dysfunction in the elderly: trained immunity as a novel approach. *International immunology* 32(12):741–753. https://doi.org/10.1093/intimm/dxaa052
Deutsche Gesellschaft für Nephrologie (2020) Leitlinie zu Infektionsprävention und Hygiene 2019 als Ergänzung zum Dialysestandard. Online verfügbar unter https://www.dgfn.eu/dialyse-standard.html?file=files/content/leitlinien/hygieneleitlinie/20200127_LL-Hygiene-Einzelseiten.pdf, zuletzt aktualisiert am 27.01.2020. Zugegriffen am 25.06.2020
Fröbert O, Götberg M, Erlinge D, Akhtar Z, Christiansen EH, MacIntyre CR et al (2021) Influenza vaccination after myocardial infarction: a randomized, double-blind, placebo-controlled, multicenter trial. *Circulation* 144(18):1476–1484. https://doi.org/10.1161/CIRCULATIONAHA.121.057042
Gagliardi AM, Andriolo BN, Torloni MR, Soares BG, de Oliveira Gomes J, Andriolo RB, Canteiro Cruz E

(2019) Vaccines for preventing herpes zoster in older adults. *The Cochrane database of systematic reviews* 2019(11). https://doi.org/10.1002/14651858. CD008858.pub4

Gilbertson DT, Rothman KJ, Chertow GM, Bradbury BD, Brookhart MA, Liu J et al (2019) Excess deaths attributable to influenza-like illness in the ESRD population. *Journal of the American Society of Nephrology : JASN* 30(2):346–353. https://doi.org/10.1681/ASN.2018060581

Girndt M, Seibert E (2010) Premature cardiovascular disease in chronic renal failure (CRF): a model for an advanced ageing process. Exp. Gerontol. 45(10):797–800. https://doi.org/10.1016/j.exger.2010.04.003

Girndt M, Pietsch M, Köhler H (1995) Tetanus immunization and its association to hepatitis B vaccination in patients with chronic renal failure. *Am. J. Kidney Dis.* 26:454–460

Girndt M, Trojanowicz B, Ulrich C (2020) Monocytes in Uremia. *Toxins* 12(5):E340. https://doi.org/10.3390/toxins12050340

Hamad MA, Allam H, Sulaiman A, Murali K, Hassan C, Hicham I (2021) Systematic review and meta-analysis of Herpes Zoster vaccine in patients with CKD. *Kidney international reports* 6(5):1254–1264. https://doi.org/10.1016/j.ekir.2021.02.024

Krüger S, Seyfarth M, Sack K, Kreft B (1999) Defective immune response to tetanus toxoid in hemodialysis patients and its association with diphtheria vaccination. *Vaccine* 17(9–10):1145–1150. https://doi.org/10.1016/s0264-410x(98)00334-x

Miskulin DC, Weiner DE, Tighiouart H, Lacson EK, Meyer KB, Dad T, Manley HJ (2018) High-dose seasonal influenza vaccine in patients undergoing dialysis. *Clinical journal of the American Society of Nephrology : CJASN* 13(11):1703–1711. https://doi.org/10.2215/CJN.03390318

Mitra S, Stein GE, Bhupalam S, Havlichek DH (2016) Immunogenicity of 13-valent conjugate pneumococcal vaccine in patients 50 years and older with end-stage renal disease and on dialysis. *Clin. Vaccine Immunol.* 23(11):884–887

Ray GT, Lewis N, Klein NP, Daley MF, Wang SV, Kulldorff M, Fireman B (2019) Intraseason waning of influenza vaccine effectiveness. *Clinical infectious diseases : an official publication of the Infectious Diseases Society of America* 68(10):1623–1630. https://doi.org/10.1093/cid/ciy770

Ständige Impfkommission (STIKO) (2021) Empfehlungen der Ständigen Impfkommission (STIKO) beim Robert Koch-Institut 2021. https://doi.org/10.25646/8824

Stumpf J, Siepmann T, Lindner T, Karger C, Schwöbel J, Anders L et al (2021) Humoral and cellular immunity to SARS-CoV-2 vaccination in renal transplant versus dialysis patients: a prospective, multicenter observational study using mRNA-1273 or BNT162b2 mRNA vaccine. *The Lancet regional health. Europe* 9:100178. https://doi.org/10.1016/j.lanepe.2021.100178

Doris Gerbig

Inhaltsverzeichnis

40.1 Medizinische Rehabilitation: Rehabilitationsbedarf, Rehabilitationsziele

▶ Rehabilitation hat das Ziel, bei Patienten die Selbstbestimmung und eine volle, wirksame und gleichberechtigte Teilhabe am Leben in der Gesellschaft zu fördern, Benachteiligungen zu vermeiden oder ihnen entgegenzuwirken

D. Gerbig (✉)
Abteilung Innere Medizin – Nephrologie,
m&i-Fachklinik Bad Heilbrunn,
Bad Heilbrunn, Deutschland
e-mail: doris.gerbig@fachklinik-bad-heilbrunn.de

Rehabilitation ist im Gesamtkonzept der sozialen Sicherung im Sozialgesetzbuch *(SGB) IX* (Rehabilitation und Teilhabe von Menschen mit Behinderungen) eingebunden.

Durch Rehabilitationsmaßnahmen sollen nach § 1 SGB IX die *Selbstbestimmung und eine volle, wirksame und gleichberechtigte Teilhabe* am Leben in der Gesellschaft gefördert, Benachteiligungen vermieden oder ihnen entgegengewirkt werden.

Rehabilitationsbedürftigkeit besteht, wenn (voraussichtlich) nicht nur vorübergehende Fähigkeitsstörungen vorliegen, eine Beeinträchtigung droht oder schon manifest ist und zugleich durch Einzelmaßnahmen der kurativen Versorgung oder deren Kombination diese nicht vermieden, vermindert, beseitigt oder die Verschlimmerung verhütet werden können.

Bei chronischen Erkrankungen, wie einer fortgeschrittenen Nierenkrankheit, verfolgt die Rehabilitation das *Ziel*, die Krankheit zu stabilisieren und in ihrer Progredienz positiv zu beeinflussen. Krankheitsspezifische Funktionsstörungen und relevante *Kontextfaktoren*, also Einflussfaktoren aus dem Lebenshintergrund des Patienten, sollen in ihrer Bedeutung für die vielschichtigen Auswirkungen auf Aktivitäten und Teilhabe detektiert und verbessert werden.

▶ Grundlage für die Rehabilitation ist das bio-psycho-soziale Modell nach der internationalen Klassifikation der Funktionsfähigkeit, Behinderung und Gesundheit (ICF)

Nach dem *bio-psycho-sozialen Modell* der WHO und der *internationalen Klassifikation der Funktionsfähigkeit, Behinderung und Gesundheit (ICF)* (DIMDI 2005; BAR 2021) steht nicht nur die Behandlung der Krankheit an sich, sondern auch die aktive Auseinandersetzung und der Umgang mit ihr und mit den daraus resultierenden Funktionsstörungen im Fokus.

Vor Bewilligung einer Rehabilitation müssen neben den Haupt- und Nebendiagnosen Rehabilitationsbedarf und –ziele, Prognose und Rehabilitationsfähigkeit in den Antragsformularen der Kostenträger dargestellt werden (s. auch § 13 SGB IX).

In der Regel werden Rehabilitationsleistungen nicht vor Ablauf von vier Jahren genehmigt, es sei denn, es liegen ICF-basierte Gründe vor, die eine *vorfristige Rehabilitation* notwendig machen (§ 40, SGB V).

Nach § 8 SGB IX hat der Leistungsberechtigte ein *Wunsch- und Wahlrecht in Bezug auf die Rehabilitationseinrichtung*, die die Rehabilitationsleistung erbringt.

▶ Bei älteren nierenkranken Patienten können je nach Hauptindikation unterschiedliche Rehabilitationskonzepte und somit auch Leistungserbringer zutreffen.

Eine nephrologische Rehabilitation wird beantragt, wenn die Hauptindikation die Nierenkrankheit und deren Folgen ist. Die Rehabilitationsmaßnahme sollte dann in einer Rehaklinik mit nephrologischer Abteilung und Leitung durchgeführt werden (Gerbig et al. 2017).

Ist die geriatrische Problematik führend, sollte eine geriatrische Rehabilitation beantragt werden. Ähnlich verhält es sich bei einer orthopädischen oder neurologischen Hauptindikation. Bei diesen Maßnahmen wird die Nierenkrankheit als Begleiterkrankung geführt, eine nephrologische Behandlung inklusive der Dialysetherapie erfolgt dann konsiliarisch.

40.2 Rehabilitationsbedarf und -ziele älterer Patienten mit Nierenerkrankungen

▶ Ältere nierenkranke Patienten haben einen hohen Rehabilitationsbedarf, der sich unter anderem durch eine progrediente Frailty begründet.

Ältere Patienten mit fortgeschrittener Nierenkrankheit sind vielschichtig beeinträchtigt und haben einen hohen Rehabilitationsbedarf (Roshanravan et al. 2017; Chowdhury et al. 2017; Pommer und Yin 2019; Alsaad et al. 2021).

Beispiele für Rehabilitationsbedarf bei älteren nierenkranken Patienten

- Verschlechterung des Allgemeinzustandes durch die Grunderkrankung, renale Folgeerkrankungen und Komorbiditäten
- Gebrechlichkeitssyndrom (*Frailty*)
- Abnahme der Alltagskompetenz
- erhöhter Pflegebedarf
- Psychosoziale Beeinträchtigungen
- Therapiebedingter Bewegungsmangel durch Dialysetherapie

In Anlehnung an die Leitlinien zur kardiologischen Rehabilitation werden bei diesen Patienten folgende Reha-Ziele verfolgt (Gerbig et al. 2017):

Mögliche Ziele der Rehabilitation bei älteren nierenkranken Patienten

- **Verbesserung der Lebensqualität:**
  - Reduktion der Beschwerden
  - Verbesserung der körperlichen Funktion und Alltagskompetenz
  - Wiederherstellung der Fähigkeiten, die zu einer selbstständigen Lebensführung beitragen
  - Stabilisierung des psychischen Befindens (Krankheitsbewältigung, Umgang mit der Erkrankung im Alltag)
  - Verbesserung der Integration der Dialysetherapie in den Lebensalltag
- **Beitrag zur Kostenstabilität:**
  - Verbesserung der Adhärenz
  - Reduktion/Verhinderung vermeidbarer Krankenhausaufenthalte
  - „Reha vor Pflege"

40.3 Rehabilitationsdiagnostik

Die *Rehabilitationsdiagnostik* soll über die aufgelisteten Parameter Auskunft geben.

▶ Zu evaluierende Parameter bei der Rehabilitationsdiagnostik

- **Schädigungen der Körperstruktur und der Körperfunktion, z. B.**
  - somatopsychische Beschwerden
  - psychosomatische Beschwerden
  - psychische Funktionen (Ängste, Depression)

- **Beeinträchtigungen der Aktivität, z. B. in den Bereichen**
  - Alltagsfähigkeiten, Bewegung
  - Verhalten (z. B. Konflikte mit Angehörigen)
  - gesundheitsbezogene Lebensqualität
- **Beeinträchtigungen der Teilhabe, z. B.**
  - sozialer Status
  - beruflicher Werdegang
  - soziale Bindungen (Beziehungsgefüge) und Interaktionen
- **Risikofaktoren,   Krankheitsbewältigung und Motivation**

▶ Das interdisziplinäre Rehabilitationsteam erstellt nach rehabilitationsmedizinischen Kriterien und Assessments für jeden Patienten einen individuellen, multimodalen Rehabilitationsplan, der laufend überprüft und angepasst wird.

Die Rehabilitationsdiagnostik bedient sich – neben der klinischen Untersuchung – apparativer und nicht apparativer Untersuchungsverfahren, die es erlauben, *Beeinträchtigungen der Aktivität sowie der drohenden bzw. manifesten Beeinträchtigung der Teilhabe – unter Berücksichtigung rehabilitationsrelevanter Kontextfaktoren –* zu beschreiben. Wichtigste Instrumente sind das ärztliche und das therapeutische Gespräch, die jeweilige klinische Untersuchung nach rehabilitationsmedizinischen Kriterien und *Assessmentverfahren* (Grupp 2019; Roshanravan und Patel 2019) durch das *interdisziplinäre Rehabilitationsteam.*(siehe Abb. 40.1).

Anhand der Ergebnisse der Rehabilitationsdiagnostik und unter Berücksichtigung der Kontextfaktoren werden für jeden Rehabilitanden individuelle, konkrete und ressourcenorientierte Rehabilitationsziele definiert und darauf basierend ein *Rehabilitationsplan* erstellt und im Verlauf angepasst.

Abb. 40.1 Evaluation der Patienten durch das interdisziplinäre Rehabilitationsteam anhand von Basis-Assessments

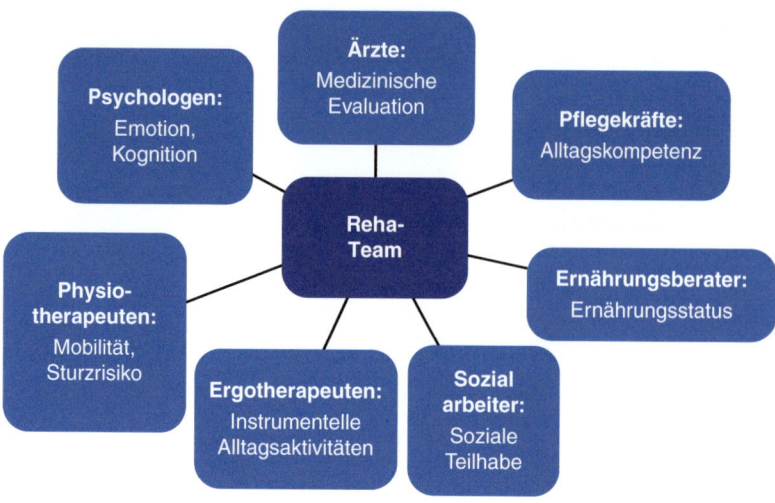

40.4   Rehabilitations-Module

Multimodale medizinische Rehabilitation bedeutet, dass sich die Maßnahme aus unterschiedlichen, individuell variierenden Bausteinen zusammensetzt (medizinische und psychologische Leistungen, Schulungen, Sozialberatung, Physiotherapie, Ergotherapie)

Fallbeispiel

Ein Hausarzt stellt bei einem 74-jährigen verwitweten Dialysepatient mit Typ 2-Diabetes fest, dass dieser zunehmend weniger in der Lage ist, sich selbst zu versorgen. Das Treppensteigen in seine Wohnung im ersten Stock ist kaum mehr möglich, Hilfsmittel sind nicht vorhanden, ein Pflegedienst wird vom Patienten abgelehnt. Die verordnete Medikation nimmt der Patient nur unregelmäßig ein, dies stellt der Hausarzt bei seinen Hausbesuchen fest. Nach der Dialyse ist der Patient zunehmend erschöpft. Aufgrund der geschilderten Situation sehen Hausarzt und behandelnder Nephrologe eine klare

Indikation für eine stationäre Rehabilitation mit dem Ziel, die Alltagskompetenz des Patienten zu fördern, die Adhärenz zu steigern, eine Pflegebedürftigkeit zu evaluieren und den medizinischen Gesamtstatus des Patienten unter stationären Bedingungen zu überprüfen. Beantragt wird nach Zustimmung durch den Patienten bei der Hauptindikation dialysepflichtige diabetische Nephropathie eine Rehabilitation in einer Klinik mit nephrologischer Abteilung und Expertise in der Behandlung älterer Patienten.

Ablauf der Rehabilitation
Die Behandlung während der medizinischen Rehabilitation setzt sich nach individuellem Bedarf und Ergebnis der Eingangsuntersuchungen aus verschiedenen Bausteinen (Modulen) zusammen, die abhängig vom physischen und psychischen Zustand des Patienten stark variieren können, (Gerbig et al. 2017; Gerbig 2021). Bei dialysepflichtigen Patienten beispielsweise müssen die Rehabilitations-Module an die zeitlichen Vorgaben der Dialysetherapie angepasst werden.

Therapiemodule der Rehabilitationsmaßnahme

- Ärztliche Behandlung
- Psychologische Leistungen
- Physio- und Bewegungstherapie
- Physikalische Therapie, balneologische Maßnahmen
- Ergotherapie
- Patientenschulung, Gesundheitsbildung
- Sozialberatung

Ärztliche Behandlung

Im stationären Setting wird die medizinische Behandlung engmaschig überprüft und angepasst. Fokussiert werden renale Folgekrankheiten wie renale Anämie. Polyneuropathie, Veränderungen im Knochenstoffwechsel oder auch kardiovaskuläre Risikofaktoren wie Hyperlipidämie, Diabetes, Bluthochdruck (GDB 2020; Gregg und Hedayati 2018). Im Abschlussbericht werden die weiterbehandelnden Kollegen über die eingeleiteten Maßnahmen und Empfehlungen für die weitere Behandlung informiert.

Psychologische Leistungen

Die Aufgabe der Psychologie ist es, die Patienten bei den unterschiedlichen Bewältigungsmechanismen zu begleiten und psychotherapeutisch zu unterstützen.

Mögliche Themen der Patienten sind die Anerkennung und Akzeptanz der eigenen Situation, beispielsweise die neu diagnostizierte Nierenkrankheit oder die Notwendigkeit der Dialyse.

Ziel ist, *individuell vorhandene Ressourcen und Bewältigungsmechanismen* zu nutzen, um darauf aufbauend hilfreiche Strategien zu entwickeln, die einen besseren Umgang mit sich selbst, der Erkrankung und der Umwelt ermöglichen.

Es kann sein, dass Aspekte detektiert werden, die im Alltag gerade bei älteren Patienten nicht auffällig in Erscheinung treten, wie beispielsweise eine beginnende Demenz, Depression, Angsterkrankung oder eine Adhärenzproblematik. Um dies zu objektivieren, werden *psychologische Testungen* zusätzlich zu den oben beschriebenen Basis-Assessments durch-

geführt, aus denen die Notwendigkeit einer weiteren ambulanten Behandlung oder Abklärung resultieren kann.

Physio- und Bewegungstherapie

Die Hauptaufgabe der Physio- und Bewegungstherapie liegt neben der Verbesserung der Alltagsfunktionen und der allgemeinen Mobilität in einer *zielgerichteten Übungsbehandlung der zugrunde liegenden Funktionsstörungen und Beeinträchtigungen*. Bei älteren Patienten stehen dabei *Erhalt und Erarbeitung von wichtigen Funktionen wie Muskelkraft, Gleichgewicht und Gehfähigkeit* im Vordergrund mit dem Ziel, der Frailty entgegenzuwirken und die Selbstständigkeit soweit möglich zu erhalten oder wiederherzustellen.

Bei nierenkranken Patienten ist eine *Vielzahl bedeutender Effekte regelmäßiger körperlicher Aktivität* bekannt. Hierbei handelt es sich um Verlangsamung der Progredienz der Erkrankung, Verbesserung der Dialyseeffektivität, Verbesserung der Risikofaktoren für Herz-Kreislauf-Erkrankungen, Schutz vor Muskelabbau und Sarkopenie, Verminderung der Depressivität und eine Steigerung der Lebensqualität (Roshanravan et al. 2017; Afsar et al. 2018; Gregg und Hedayati 2018).

Die Sport- und Bewegungstherapie soll eine altersadaptierte „Lebensstiländerung" bewirken (Roshanravan et al. 2017; Mallamaci et al. 2020). Möglichst täglich sollen kürzere Einheiten an moderater körperlicher Aktivität in den Alltag integriert werden. Zur Konsolidierung des Reha-Erfolgs wird den Patienten empfohlen, sich nach Möglichkeit z. B. einer Senioren-Sportgruppe oder einem ambulanten Reha-Sportprogramm anzuschließen (siehe auch Kap. 37).

Physikalische Therapie und balneologischen Maßnahmen

Die physikalische Therapie und balneologischen Maßnahmen eignen sich zur Vorbereitung und Begleitung aktiver Therapieformen beispielsweise mit dem Ziel, Schmerz zu reduzieren und muskulären Tonus, Mobilität oder Ödemneigung zu beeinflussen. Unter anderem kommen Massagen, Lymphdrainagen, Elektrotherapie (bes. Hochtontherapie, Iontophorese, Reizstromtherapie) und medizinische Bäder zur Anwendung.

Ergotherapie

Schwerpunkte der ergotherapeutische Behandlung sind Selbsthilfetrainings wie das Haushaltstraining und das Training von Aktivitäten des täglichen Lebens, um mit dem älteren Patienten eine *größtmögliche Selbstständigkeit und Alltagskompetenz* zu erreichen oder wiederzuerlangen. Auch sollen *Ersatzstrategien und Kompensationsmechanismen* erlernt werden, wenn eine Funktion nicht wiederhergestellt werden kann.

Hilfsmittelberatung oder Umfeldanpassung helfen dem Patienten, mit seinen vorübergehenden oder bleibenden Defiziten auch nach der Rehabilitationsmaßnahme zurechtzukommen.

Patientenschulung, Gesundheitsbildung

Patienten- und Gesundheitsschulungen sollen fachspezifisches Wissen vermitteln und die *Adhärenz* steigern, um Verlauf und Outcome der Niereninsuffizienz zu verbessern (Narva et al. 2016). Bei Vorträgen und Einzelschulungen werden die Patienten über die *Grunderkrankung, Therapie, Komorbiditäten und Risikofaktoren, Nierenschutz, die geeignete Ernährung* und vieles mehr informiert (GBD 2020).

Sozialberatung

Die klinische Sozialberatung klärt die Verbesserungsmöglichkeiten bei der *sozialen Teilhabe* und berät zu möglichen *Nachteilsausgleichen* wie den Grad der Behinderung. Unter dem Aspekt „*Reha vor Pflege*" wird das Wiedererlangen und der Erhalt der persönlichen Selbstständigkeit angestrebt. Falls notwendig, werden Hilfen und Hilfsmittel für die poststationäre Versorgung und das alltägliche Leben zuhause organisiert (siehe auch Kap. 41).

40.5 Stationäre – ambulante Rehabilitation

Die Maßnahmen zur Vorsorge und Rehabilitation sollen so flexibel wie möglich eingesetzt werden, um der Lebenssituation der Patienten gerecht zu

werden. Dabei sind stationäre und ambulante Varianten möglich.

In Bezug auf nephrologische Rehabilitationsmaßnahmen ist das Angebot in Deutschland noch sehr gering und wird aufgrund des komplexen Rehabilitationsbedarfs primär im stationären Setting angeboten (Gerbig et al. 2017; Gerbig 2021).

Stationäre Rehabilitationen werden für mindestens drei Wochen mit der Möglichkeit der Verlängerung vorgesehen und sind für ältere Patienten meist praktikabler und aufgrund der Vielfältigkeit des Angebots zielführender.

40.6 Fazit für die Praxis

Multimodale, interdisziplinäre Rehabilitation ist ein wichtiger Baustein in der Kette der ambulanten und stationären Versorgung von älteren nierenkranken Patienten, um deren Teilhabe zu erhalten oder wiederzuerlangen, die Selbstständigkeit zu fördern und eine Pflegebedürftigkeit zu verhindern. Die Rehabilitation bezieht die körperlichen, psychischen und sozialen Anteile des Krankheitsgeschehens in die Therapie mit ein. Aufgrund der komplexen Grunderkrankung, deren Komorbiditäten und Folgeerkrankungen und einer zunehmenden Frailty besteht bei den nephrologischen Patienten ein hoher Rehabilitationsbedarf. Die Rehabilitationsmaßnahme umfasst neben der ärztlichen Behandlung, psychologischen Leistungen sowie Physio- und Bewegungstherapie in Kombination mit passiven Anwendungen auch Schulungen und Sozialberatung, um die individuellen Reha-Ziele zu erreichen und die Konsolidierung nach der Rehabilitation zu bahnen.

Literatur

Afsar B, Siriopol D, Aslan G, Eren OC, Dagel T, Kilic U, Kanbay A, Burlacu A, Covic A, Kanbay M (2018) The impact of exercise on physical function, cardiovascular outcomes and quality of life in chronic kidney disease patients: a systematic review. Int Urol Nephrol 50(5):885–904. https://doi.org/10.1007/s11255-018-1790-4

Alsaad R, Chen X, McAdams-DeMarco M (2021) The clinical application of frailty in nephrology and transplantation. Curr Opin Nephrol Hypertens 30(6):593–599. https://doi.org/10.1097/MNH.0000000000000743

BAR – Bundesarbeitsgemeinschaft für Rehabilitation e.v., Hrsg.: Ambulante und stationäre medizinische Rehabilitation (2021) ISBN 978-3-943714-29-6. Ambulante und stationäre medizinische Rehabilitation (vdek.com). Zugegriffen am 20.12.2021

Chowdhury R, Peel NM, Krosch M, Hubbard RE (2017) Frailty and chronic kidney disease: a systematic review. Arch Gerontol Geriatr 68:135–142. https://doi.org/10.1016/j.archger.2016.10.007

DIMI – Deutsches Institut für Medizinische Dokumentation und Information (Hrsg) (2005) Internationale Klassifikation der Funktionsfähigkeit, Behinderung und Gesundheit (ICF). WHO, Genf

GBD Chronic Kidney Disease Collaboration (2020) Global, regional, and national burden of chronic kidney disease, 1990–2017: a systematic analysis for the Global Burden of Disease Study. Lancet 395(10225):709–733. https://doi.org/10.1016/S0140-6736(20)30045-3

Gerbig D (2021) Rehabilitation nach Nierentransplantation: Stationäre multimodale Rehabilitation als Bestandteil der (Langzeit-)Nachsorge nach Nierentransplantation und nach Nierenlebendspende. Nephrologe 8:1–8. https://doi.org/10.1007/s11560-021-00484-4

Gerbig D, Koehler M, Krautzig S, Degenhardt S (2017) Informationen und Stellungnahme der Kommission Rehabilitation, Transition und Altersmedizin der DGfN (Deutsche Gesellschaft für Nephrologie) zur stationären Rehabilitation bei chronisch Nierenkranken, Nierentransplantierten und Nierenlebendspendern. Nephrologe 12:438–442

Gregg LP, Hedayati SS (2018) Management of traditional cardiovascular risk factors in CKD: what are the data? Am J Kidney Dis 72(5):728–744. https://doi.org/10.1053/j.ajkd.2017.12.007

Grupp C (2019) Sinnvolle geriatrische Assessments in der Nephrologie. Nieren Hochdruckkrankheiten 7:315–321. https://doi.org/10.5414/NHX02035

Mallamaci F, Pisano A, Tripepi G (2020) Physical activity in chronic kidney disease and the EXerCise introduction to enhance trial. Nephrol Dial Transplant 35(Suppl 2):ii18–ii22. https://doi.org/10.1093/ndt/gfaa012

Narva AS, Norton JM, Boulware LE (2016) Educating patients about CKD: The path to self-management and patient-centered care. Clin J Am Soc Nephrol 11(4):694–703. https://doi.org/10.2215/CJN.07680715

Pommer W, Yin L (2019) Frailty bei Patienten mit chronischer Niereninsuffizienz. Nieren Hochdruckerkrankungen 48:322–327. https://doi.org/10.5414/NHX02034

Roshanravan B, Patel KV (2019) Assessment of physical functioning in the clinical care of the patient with advanced kidney disease. Semin Dial 32(4):351–360. https://doi.org/10.1111/sdi.12813

Roshanravan B, Gamboa J, Wilund K (2017) Exercise and CKD: skeletal muscle dysfunction and practical application of exercise to prevent and treat physical impairments in CKD. Am J Kidney Dis 69(6):837–852. https://doi.org/10.1053/j.ajkd.2017.01.051

Monika Griebel

Inhaltsverzeichnis

41.1 Einleitung

Das bundesdeutsche Sozialsystem stützt sich auf ein umfassendes gesetzliches Regelwerk, das geeignet ist, die individuelle Selbstständigkeit und Autonomie zu erhalten sowie bei Pflegebedürftigkeit zu unterstützen. Diese Regelungen gelten nicht ausschließlich für nierenkranke Patienten, sondern für alle gesetzlich Versicherte, sofern die Anspruchsvoraussetzungen vorliegen.

M. Griebel (✉)
Sozialjuristin (LL.B), Poppenhausen, Deutschland
e-mail: mg@monikagriebel.de

41.2 Geriatrische Versorgungsstrukturen

Die föderale Struktur der Bundesrepublik Deutschland führt auch bei der Versorgung geriatrischer Patienten zu unterschiedlichen Versorgungsangeboten in den einzelnen Bundesländern.

Das abgestufte Versorgungssystem sieht vollstationäre, teilstationäre und ambulante Strukturen vor. Die gesetzlichen Grundlagen bilden hierbei § 39 (Krankenhausbehandlung) und § 40 (medizinische Rehabilitation) SGB V.

- Schwerpunkte der geriatrischen Versorgung im Krankenhaus bilden die akutmedizinische und die frührehabilitative Versorgung. Hierbei geht es um eine individualisierte spezifische altersmedizinische Behandlung einerseits und die frühzeitige Vermeidung bzw. Verminderung von

Pflegebedürftigkeit und Teilhabeeinschränkung andererseits (Bundesverband Geriatrie 2018).

- Die geriatrische Rehabilitation ist eine spezielle Form der medizinischen Rehabilitation (§ 40 SGB V) und auf die besonderen Belange der geriatrischen Patienten ausgerichtet.
- Teilstationäre Tageskliniken: Diese können sowohl den Regelungen des § 39 als auch § 40 SGB V zugeordnet sein. Sie führen bei Patienten, die keiner 24-Stunden-Pflege bedürfen, weitere diagnostische und therapeutische Maßnahmen durch.
- Ambulante geriatrische Rehabilitation: Hier erhalten die Patienten ihre Rehamaßnahmen in einer Rehaklinik, verbringen jedoch die freie Zeit zuhause.
- Mobile Rehabilitation: Hier kommen Therapeuten in die Wohnung des Patienten und führen dort die Rehabilitationsmaßnahmen durch.
- Geriatrische Institutsambulanzen: Diese bieten ein umfassendes geriatrisches Assessment einschließlich Anamnese und körperlicher Untersuchung durch und erstellen einen entsprechenden Behandlungs- und Therapieplan. Die Einleitung und Durchführung der Maßnahmen übernimmt anschließend der weiterbehandelnde, niedergelassene Vertrags-Arzt.
- Geriatrische Schwerpunktpraxis im Rahmen der integrierten Versorgung nach § 140a SGB V (Bundesverband Geriatrie 2018).

Nicht alle Versorgungsformen werden bundesweit angeboten.

41.3 Stützende Sozialsysteme

Die meisten für die Versorgung geriatrischer Patienten relevanten Regelungen und Anspruchsgrundlagen sind im Bereich der gesetzlichen Krankenversicherung (Sozialgesetzbuch V – SGB V) und im Bereich der sozialen Pflegeversicherung (Sozialgesetzbuch XI – SGB XI) angesiedelt. Weitere Unterstützungsmöglichkeiten sind im Rahmen der Sozialhilfe (Sozialgesetzbuch XII – SGB XII) geregelt. Auch die Regelungen zur Rehabilitation und Teilhabe von Menschen mit Behinderung (Sozialgesetzbuch IX – SGB IX) enthalten u. a. mit dem Wunsch- und Wahlrecht (§ 8 SGB IX) Anspruchsgrundlagen.

Die wichtigsten Regelungen zur Unterstützung der Behandlung geriatrischer Patienten werden nachfolgend vorgestellt.

41.3.1 Prävention

Die beste Versorgung beginnt bereits vor der Akutbehandlung mit einem Präventionsangebot (§ 20 SGB V)(vergleiche auch Kap. 38). „Bis ins hohe Lebensalter können Menschen noch in erheblichem Umfang von Maßnahmen der Prävention und Gesundheitsförderung profitieren. Dies gilt auch für Menschen, die bereits pflegebedürftig sind." (Bundesministerium für Gesundheit 2021). In seinem Leitfaden Prävention (GKV-Spitzenverband 2020) hat der Spitzenverband der gesetzlichen Krankenversicherung Handlungsfelder und Kriterien festgelegt, die die Grundlage für die Förderung bzw. Bezuschussung von Präventionsmaßnahmen bilden. Durch diese Form der Prävention sollen Versicherte unter anderem unterstützt werden, ihre gesundheitlichen Potenziale und Ressourcen zu stärken.

Gerade geriatrische Patienten in der Nephrologie und insbesondere Dialysepatienten leiden unter Bewegungsmangel und an einer Mangel- oder Fehlernährung. Insbesondere sie könnten von Trainingsinhalten profitieren, die unter anderem Ausdauer, Kraft, Dehnfähigkeit, Beweglichkeit, Koordinationsfähigkeit, Gleichgewichtsübungen und Entspannung trainieren (vgl. auch Kap. 40). Die Krankenkassen halten Angebote vor, die auch für Menschen mit Behinderung geeignet sind. Konkrete Auskünfte zu den Angeboten erhalten die Versicherten von ihren jeweiligen Krankenkassen.

▶ „Die behandelnden Ärzte können ihre Patienten mit einer entsprechenden Präventionsempfehlung unterstützen".

aus: *(Formular Muster 36 – Empfehlung zur verhaltensbezogenen Primärprävention gem. § 20 Abs. 5 SGB V).*

Diese Empfehlung findet Berücksichtigung bei der Förderentscheidung der Krankenkasse.

In der Regel werden diese Präventionskurse von der Krankenkasse bezuschusst. Im Einzelfall können die Kosten bei sozial benachteiligten Menschen auf Antrag vollständig übernommen werden (Gemeinsamer Bundesausschuss – G-BA 2021b).

▶ 2015 wurden auch die Pflegekassen verpflichtet, Leistungen zur Prävention in voll- und teilstationären Pflegeeinrichtungen zu erbringen.

aus: *(§ 5 SGB XI).*
Sie sollen z. B. Vorschläge zur Förderung der Mobilität entwickeln und deren Umsetzung in den Einrichtungen unterstützen. Die Entscheidung, ob ein solches Programm eingeführt wird, treffen die Pflegeeinrichtungen selbst.

Prävention erfordert ein hohes Maß an selbstverantwortlichem Handeln, das bei vielen (geriatrischen) Patienten nicht immer vorhanden sein wird. Umso wichtiger ist es, dass die behandelnden Ärzte, deren Teams und Therapeuten die Betroffenen motivieren und unterstützen, diese Maßnahmen in Anspruch zu nehmen.

41.3.2 Rehabilitation

Die Rehabilitation (§ 40 SGB V), in welcher Form auch immer, ist ein elementarer Bestandteil der Versorgung geriatrischer Patienten (Bundesverband Geriatrie 2018) (siehe Kap. 40).

Durch das Intensivpflege- und Rehabilitationsstärkungsgesetz (GKV-IPReG vom 23.10.2020) wurde die Verordnung einer geriatrischen Rehabilitation nochmals gestärkt (Deutscher Bundestag 2020). Gem. § 40 Abs. 3, Satz 2 SGB V ist bei einer vertragsärztlich verordneten geriatrischen Rehabilitation nicht mehr von der Krankenkasse zu prüfen, ob diese Reha-Maßnahme erforderlich ist. Mit Beschluss vom 16. Dezember 2021 hat der Gemeinsame Bundes-

ausschuss (G-BA) die Rehabilitationsrichtlinie entsprechend geändert und in einem neu hinzugefügten § 15 das konkrete Verfahren festgelegt (Gemeinsamer Bundesausschuss – G-BA 2021e). Die Änderungen trat zum 1. Juli 2022 in Kraft.

41.3.3 Weitere Regelungen für geriatrische Patienten

Um die Ziele der geriatrischen Versorgung zu unterstützen, gibt es weitere Regelungen, die helfen können, die Mobilität, die Lebensqualität und die soziale Teilhabe der Menschen zu sichern, wiederzuerlangen oder auszubauen.

41.3.3.1 Entlassmanagement
Das Entlassmanagement am Ende eines Krankenhaus- (§ 39 Abs. 1a SGB V) oder Reha- (§ 40 Abs. 2 , Satz 6 SGB V) Aufenthaltes soll Versorgungslücken nach der Entlassung vermeiden (GKV-Spitzenverband 2019). Hierzu werden während des Aufenthaltes im Krankenhaus oder der Reha-Klinik zunächst die medizinischen und pflegerischen Versorgungsbedarfe des Patienten ermittelt. Anschließend werden entsprechende Verordnungen ausgestellt und Kontakte zu den jeweiligen Leistungserbringern aufgenommen, z. B. zur Pflegekasse, einem Pflegedienst oder -heim, Sanitätshäusern, etc.

41.3.3.2 Häusliche Krankenpflege
Häusliche Krankenpflege (§ 37 SGB V), kann in Form von Behandlungspflege, Grundpflege und hauswirtschaftlicher Versorgung u. a. im Haushalt der versicherten Person erbracht werden, sofern diese die Maßnahme nicht selbst durchführen kann oder eine im Haushalt lebende Person sie nicht versorgen oder pflegen kann (z. B. Blutzuckermessungen, Injektionen, Medikamenteneinnahme, Wundversorgung, …)

Hat die versicherte Person einen von der Pflegekasse anerkannten Pflegegrad 2 und höher werden die Leistungen der Grundpflege und hauswirtschaftlichen Versorgung sowie einige Bereiche der Behandlungspflege im Rahmen von Pflegesachleistungen von den Pflegekassen übernommen. In Ausnahmefällen kann häusliche Krankenpflege trotz eines bestehenden Pflegegrades oder auch bei Aufenthalt in einem Pflegeheim auf Kosten der Krankenkasse verordnet werden (Gemeinsamer Bundesausschuss – G-BA 2021a).

Bei geriatrischen, dialysepflichtigen Patienten kann die Tätigkeit eines Pflegedienstes bei assistierter Heimdialyse (PD und Hämodialyse) im Rahmen der häuslichen Behandlungspflege verordnet und abgerechnet werden. Allerdings gibt es (bisher) keine fest vereinbarte Vergütungsposition für die assistierte Dialyse. Sie muss jeweils mit der zuständigen Krankenkasse vor Ort verhandelt werden.

41.3.3.3 Heilmittel

Die Verordnung von Heilmitteln (§ 32 SGB V), z. B. Bewegungstherapie, Massagen oder Ergotherapie dient der Wiederherstellung, Besserung und dem Erhalt der motorischen und mentalen Funktionen. Sie fördern somit die Mobilität und die Fähigkeit zur Alltagsbewältigung und Selbstversorgung. Die konkreten Vorgaben zur Verordnung von Heilmitteln hat der Gemeinsame Bundesausschuss (G-BA) in der Heilmittel-Richtlinie definiert (Gemeinsamer Bundesausschuss – G-BA 2021b).

41.3.3.4 Hilfsmittel

Hilfsmittel können zu Lasten der gesetzlichen Krankenkasse verordnet (§ 33 SGB V) oder bei Vorliegen eines anerkannten Pflegegrads bei der Pflegekasse (§ 40 SGB XI) beantragt werden. Die Pflegekasse ist zuständig, wenn das Hilfsmittel die Pflege erleichtert, die Beschwerden lindert oder eine selbstständige Lebensführung ermöglicht. Die Krankenkassen übernehmen die Kosten z. B. für Hörhilfen und orthopädische Hilfsmittel (unter besonderen Voraussetzungen auch für Sehhilfen), wenn sie erforderlich sind, um z. B. einer Behinderung vorzubeugen oder diese auszugleichen. Konkretisiert werden die Ansprüche auf Hilfsmittel in der Hilfsmittel-Richtlinie des G-BA (Gemeinsamer Bundesausschuss – G-BA 2021c).

Die Zuständigkeitsfragen sind intern zu klären und dürfen nicht zu Lasten der Versicherten ausgetragen werden. Hier genügt oft der Hinweis auf § 16 Abs. 2 SGB I.

41.3.3.5 Haushaltshilfe

Hilfe im Haushalt ist für viele alte, multimorbide Menschen eine grundlegende Unterstützung, um ihre Selbstständigkeit und damit ihre Lebensqualität bewahren zu können.

Haben die Versicherten einen anerkannten Pflegegrad, so können sie mit dem Pflegegeld (§ 37 SGB XI), dem Entlastungsbetrag (45b SGB XI) oder über Pflegesachleistungen (§ 36 SGB XI) eine Haushalthilfe finanzieren oder zumindest teilfinanzieren.

Doch nicht jeder geriatrische Patient erfüllt die Voraussetzungen für die Anerkennung eines Pflegegrades nach SGB XI. Ist dem Versicherten aufgrund einer schweren Krankheit oder wegen akuter Verschlimmerung einer Krankheit, z. B. nach einem Krankenhausaufenthalt die Führung des Haushalts nicht möglich, so zahlt die Krankenkasse auf Antrag für die Dauer von maximal 4 Wochen eine Haushaltshilfe (§ 38 Abs. 1 Satz 3 SGB V). Manche Krankenkassen bestimmen in ihrer Satzung auch weitergehende Regelungen zur Haushaltshilfe. Hier ist es empfehlenswert, sich die Satzung der jeweiligen Krankenkasse anzuschauen.

Sind die Patienten aufgrund ihrer Einkommens- und Vermögensverhältnisse hilfebedürftig im Sinne der Sozialhilfe (SGB XII) und haben sie keinen anerkannten Pflegegrad so können sie beim Sozialamt Hilfe zur Weiterführung des Haushalts beantragen und erhalten nach eingehender Prüfung eine Unterstützung (§ 70 SGB XII).

41.3.3.6 Hausnotruf

Der Hausnotruf ist ein Hilfsmittel, das den gebrechlichen Menschen in ihren eigenen vier Wänden Sicherheit gibt. Im Notfall können sie jemanden zu Hilfe rufen. Bei einem anerkannten Pflegegrad werden die Kosten zumindest teilweise von der Pflegekasse übernommen. Bei Bedürftigkeit kann das Sozialamt auf Antrag die Kosten des Hausnotrufs übernehmen.

Es gibt unterschiedliche technische Ausführungen. Hier ist eine Vorab-Beratung über die verschiedenen Angebote, Funktionsweisen und jeweiligen Kosten durch die verschiedenen

Anbieter vor Ort zu empfehlen. Informationen, welche Organisationen vor Ort den Hausnotruf anbieten, geben die Kommunen und Pflegestützpunkte.

41.3.3.7 Essen auf Rädern
Der Mahlzeitenservice bietet eine Erleichterung insbesondere für ältere und alte Menschen, die nicht selbst einkaufen und sich täglich eine warme Mahlzeit kochen können. Häufig kann zwischen täglich frisch gekochten und gelieferten warmen Mahlzeiten und tiefgekühlten Mahlzeiten, die selbst in der Mikrowelle erhitzt werden müssen, gewählt werden. Informationen über die Angebote vor Ort erteilen z. B. die Kommunen oder lassen sich über das Internet recherchieren.

Das Sozialamt kann unter bestimmten Voraussetzungen Zuschüsse zu den Kosten für den Menüservice bewilligen (§ 30 Abs. 5 SGB XII). Nähere Auskünfte gibt das örtlich zuständige Sozialamt.

41.3.3.8 Unterstützung und Beratung durch die Kommunen
Kommunen bieten im Rahmen der Altenhilfe (§ 71 SGB XII) ohne Berücksichtigung des vorhandenen Einkommens und Vermögens Beratung und Unterstützung an. Unter anderem werden Leistungen bei der Beschaffung/Erhaltung einer Wohnung erbracht, die den Bedürfnissen des alten Menschen entspricht.

Hinzu kommen z. B. Beratung/Unterstützung bei der Beschaffung eines Heimplatzes oder auch bei Fragen zur Inanspruchnahme altersgerechter Dienste. (siehe auch Kap. 36)

41.3.3.9 Nachbarschaftshilfe
In vielen Kommunen haben sich inzwischen Vereine der Nachbarschaftshilfe gegründet. Sie leisten ehrenamtlich schnelle und unkomplizierte Unterstützung.

41.3.4 Die soziale Pflegeversicherung

Neben der gesetzlichen Krankenversicherung gilt die soziale Pflegeversicherung (SGB XI) als das wichtigste Sozialsystem, das alte und gebrechliche Menschen unterstützt.

Seit zum 01.01.2017 ein neuer Pflegebegriff und ein neues Begutachtungsverfahren eingeführt wurde, haben nun auch die Menschen mit eingeschränkten kognitiven und kommunikativen Fähigkeiten die Möglichkeit, einen Pflegegrad zuerkannt zu bekommen. Um Leistungen der Pflegkassen erhalten zu können, muss zunächst ein Antrag gestellt werden.

Um die versicherungsrechtlichen Voraussetzungen zu erfüllen, muss die versicherte Person innerhalb der letzten zehn Jahre vor der Antragstellung mindestens zwei Jahre als Mitglied versichert oder familienversichert gewesen sein (§ 33 Abs. 2 SGB XI). In der Regel erfüllen die geriatrischen Patienten diese Voraussetzung. Falls nicht, sollte beim Sozialamt ein Antrag auf Hilfe zur Pflege nach dem 7. Kap. des SGB XII (§§ 61–66a) gestellt werden.

Nach der Antragstellung wird in einem Gutachten des Medizinischen Dienstes geprüft, inwieweit der Antragsteller noch selbstständig ist und in welchem Umfang Unterstützung benötigt wird. Das Ausmaß der Unterstützungsbedürftigkeit wird mit Punkten bewertet. Je nach erreichter Punktzahl wird ein entsprechender Pflegegrad zwischen 1 und 5 anerkannt oder ggf. der Antrag auch abgelehnt (Medizinischer Dienst 2021). Während des Gutachtens wird ebenfalls geprüft, ob Leistungen zur medizinischen Rehabilitation, Hilfsmittel oder wohnumfeldverbessernde Maßnahmen (siehe auch Kap. 36) erforderlich und erfolgversprechend sind. Stimmt der Patient dieser Empfehlung zu, ist keine zusätzliche Verordnung bzw. kein gesonderter Antrag zur Reha (Muster 61) notwendig.

Es ist zu empfehlen, sich das Gutachten zusenden zu lassen und genau zu prüfen, ob alle Unterstützungsnotwendigkeiten entsprechend anerkannt wurden.

▶ Innerhalb eines Monats ab Zugang des Bescheids kann gegebenenfalls Widerspruch eingelegt werden.

Der Leistungskatalog, mit dem die Pflegeversicherung die Pflegebedürftigen und deren Zugehörige unterstützt, ist sehr umfangreich (siehe § 28 SGB XI). Die örtlichen Pflegestützpunkte bieten eine umfassende Beratung zu allen Leistungsansprüchen an und helfen bei der Antragsstellung. Eine Übersicht über Pflegestützpunkte in Deutschland bietet zum Beispiel das Zentrum für Qualität in der Pflege (ZQP) (Zentrum für Qualität in der Pflege (ZQP) 2022).

Leistungsanbieter, die Pflegeleistungen durchführen, sind u. a. ambulante Pflegedienste, Pflegeheime, Tages- und Nachtpflege, Einrichtungen für betreutes Wohnen.

41.3.5 Palliative Versorgung geriatrischer Patienten in der Nephrologie

Liegt der Schwerpunkt der Behandlung auf der Linderung von Symptomen, insbesondere Atemnot, Schmerzen, Angst und Unruhe, bzw. darin, die Lebensqualität des schwerkranken Menschen möglichst lange zu erhalten, sollte eine palliative Versorgung eingeleitet werden. (vgl. auch Kap. 32)

In den vergangenen Jahren ist hierzu ein umfassendes Regelwerk im Rahmen der gesetzlichen Krankenversicherung entstanden. (§ 87 Abs. 1b SGB V, § 37 Abs. 1, 2, 2a SGB V) (Pommer et al. 2021).

So gibt es die allgemeine Palliativversorgung (AAPV – § 37 Abs. 1,2, 2a SGB V). Die AAPV soll die Lücke zwischen der Versorgung aus dem allgemeinen Leistungskatalog der Krankenkassen und den spezialisierten Angeboten, z. B. der spezialisierten ambulanten Palliativversorgung (SAPV) schließen. Sie umfasst neben einer qualifizierten palliativmedizinischen Versorgung alle Angebote des allgemeinen Leistungskatalogs der gesetzlichen Krankenkasse, wie z. B. vertragsärztliche Versorgung, Versorgung mit Arznei- und Verbandsmitteln, mit Heil- und Hilfsmitteln, Leistungen der ambulanten Pflege und Pflege nach dem SGB XI.

Handelt es sich um ein komplexes Symptomgeschehen, das eine besonders aufwändige Versorgung erfordert, besteht ein Anspruch auf eine SAPV (§ 37b SGB V). Der G-BA definiert in seiner Richtlinie zur Verordnung von spezialisierter Palliativversorgung (Gemeinsamer Bundesausschuss – G-BA 2021d), wann eine besonders aufwändige Versorgungssituation vorliegt. Nur dann liegt ein Anspruch auf SAPV-Leistungen vor. Darüber hinaus gibt es stationäre und ambulante Hospizdienste (§ 39a SGB V) (Pommer et al. 2021).

Ist eine SAPV oder die Aufnahme in ein stationäres Hospiz trotz fortgesetzter Dialysebehandlung möglich?

Gemäß der SAPV-RL tritt anstelle des kurativen Ansatzes die einzelfallgerechte Linderung von Symptomen und Leiden in den Vordergrund. Deshalb vertreten die Krankenkassen und viele SAPV-Teams die Ansicht, dass der Anspruch auf SAPV-Leistungen nur bestehe, wenn die Dialyse als lebenserhaltende Maßnahme beendet werde (Pommer et al. 2021)

Diese Aussage lässt sich jedoch in ihrer Ausschließlichkeit so nicht halten. Auch bei Dialysepatienten sind Situationen denkbar, in denen der Lebenserhalt der Patienten als Therapieziel nicht im Vordergrund steht. So kann es z. B. zu schwer beherrschbarer Luftnot und zu rezidivierenden belastenden Angstzuständen/Panikattacken kommen. Durch die enge Bindung an „ihr" Dialysezentrum können u. U. mittels einer fortgesetzten Behandlung in vertrauter Umgebung diese Symptome der Patienten gelindert werden.

▶ Das „Dogma", dass SAPV nur möglich ist, wenn die Dialysebehandlung beendet wird, ist unzutreffend.

Es muss vielmehr in jedem Einzelfall entschieden werden, welche Behandlungsmaßnahmen sinnvoll sind, um das Therapieziel der Linderung von Symptomen und Leiden zu erreichen (Pommer et al. 2021).

Im Falle einer Ablehnung von Anträgen auf SAPV oder auf Aufnahme in ein stationäres Hospiz mit Fortsetzung einer Dialysebehandlung zur Symptomverbesserung sollte ein ärztlich begründeter Widerspruch erfolgen.

41.4 Fazit für die Praxis

- Das deutsche Sozialsystem mit seinen beiden Teilbereichen der gesetzlichen Krankenversicherung (SGB V) und sozialen Pflegeversicherung (SGB XI) bietet umfangreiche Unterstützung für die Versicherten. Ergänzt wird sie durch Fürsorgeleistungen der Kommunen vor Ort im Rahmen des Sozialgesetzbuches XII – Sozialhilfe.
- Die Leistungen für (nicht nur) geriatrische Patienten beinhalten z. B. das Angebot von Präventionskursen u. a. zur Stabilisierung der Kraft, der Koordination und des Gleichgewichts, setzen Schwerpunkte bei der Rehabilitation, der häuslichen Krankenpflege mit Heil- und Hilfsmitteln und Haushaltshilfe und setzen sich bei den Pflegeleistungen für Grundpflege und Betreuungsleistungen fort.
- Auch die Palliativmedizin und -pflege erlangt immer größere Bedeutung in der Versorgung von älteren und alten nephrologischen Patienten.
- Durch die Vielzahl der Ansprüche ist es für den einzelnen Menschen oft schwierig, die berechtigten Ansprüche auch durchzusetzen.
- Umso wichtiger ist es, dass die alten multimorbiden Menschen in nephrologischer Behandlung einen niedrigschwelligen Zugang zu einer Sozial- und psychosozialen Beratung erhalten, die sich in allen Teilbereichen der verschiedenen Sozialsysteme auskennt und kompetent beraten und unterstützen kann.

Literatur

Bundesministerium für Gesundheit (2021) Gesundheitsförderung und Prävention im Alter. www.bundesgesundheitsministerium.de/praevention-aelteremenschen.html. Zugegriffen am 06.12.2021

Bundesverband Geriatrie (2018) Bundesweites Geriatrie Konzept. https://www.bv-geriatrie.de/images/pdf_word_dateien/politik_recht/BVG_Broschuere_Bundesweites_Geriatriekonzept_Web.pdf. Zugegriffen am 14.01.2022

Deutscher Bundestag (2020) Bundestagsdrucksache – BT19/19368 Entwurf eines Gesetzes zur Stärkung von intensivpflegerischer Versorgung und medizinischer Rehabilitation in der gesetzlichen Krankenversicherung (Intensivpflege- und Rehabilitationsstärkungsgesetz – GKV-IPReG). https://dserver.bundestag.de/btd/19/193/1919368.pdf. Zugegriffen am 06.12.2021

Gemeinsamer Bundesausschuss – G-BA (2021a) Häusliche Krankenpflege – Richtlinie mit einem Katalog der verordnungsfähigen Maßnahmen. https://www.g-ba.de/richtlinien/11/. Zugegriffen am 14.01.2022

Gemeinsamer Bundesausschuss – G-BA (2021b) Heilmittel-Richtlinie. https://www.g-ba.de/richtlinien/12/. Zugegriffen am 14.01.2022

Gemeinsamer Bundesausschuss – G-BA (2021c) Hilfsmittel-Richtlinie. https://www.g-ba.de/richtlinien/13/. Zugegriffen am 14.01.2022

Gemeinsamer Bundesausschuss – G-BA (2021d) Spezialisierte Ambulante Palliativversorgungs-Richtlinie. https://www.g-ba.de/downloads/62-492-2468/SAPV-RL_2021-03-18_iK-2021-04-01.pdf. Zugegriffen am 4.01.2022

Gemeinsamer Bundesausschuss – G-BA (2021e) Rehabilitations-Richtlinie: Anpassung aufgrund des Intensivpflege- und Rehabilitationsstärkungsgesetzes und weitere Änderungen. https://www.g-ba.de/beschluesse/5184/. Zugegriffen am 14.01.2022

GKV-Spitzenverband (2019) Rahmenvertrag zum Entlassmanagement–Reha vom 01.02.2019. https://www.gkv-spitzenverband.de/media/dokumente/krankenversicherung_1/rehabilitation/r_entlassmanagement/2019_01_15_Rahmenvertrag_Entlassmanagement_Reha.pdf. Zugegriffen am 14.01.2022

GKV-Spitzenverband (2020) Leitfaden Prävention- Handlungsfelder und Kriterien nach § 20 Abs. 2 SGB V. https://www.gkv-spitzenverband.de/media/dokumente/krankenversicherung_1/praevention__selbsthilfe__beratung/selbsthilfe/Leitfaden_Selbsthilfeforderung_ab_2021_barrierefrei.pdf. Zugegriffen am 14.01.2022

Medizinischer Dienst (2021) Richtlinien des GKV-Spitzenverbandes zur Feststellung der Pflegebedürftigkeit nach dem XI. Buch des Sozialgesetzbuches. https://www.medizinischerdienst.de/fileadmin/MD-zentraler-Ordner/Downloads/01_Pflegebegutachtung/BRi_Pflege_210930_barrierefrei.pdf. Zugegriffen am 14.01.2022

Pommer W, Thumfart J et al (2021) Palliative Nephrologie Aktuelle Beiträge aus der Praxis, Griebel, M. Sozialrechtliche Rahmenbedingungen der Palliativversorgung: 175–183

Zentrum für Qualität in der Pflege (ZQP) (2022) Datenbank Beratung zur Pflege. https://www.zqp.de/beratung-pflege/. Zugegriffen am 14.01.2022

Hubert Klein

Inhaltsverzeichnis

42.1 Einleitung

Jeder Heileingriff (auch eine Untersuchung) braucht eine rechtliche Rechtfertigung

Jede medizinische Heilbehandlung bewirkt einen Eingriff in einen fremden Körper. Selbst wenn fachgerecht ausgeführt und selbst wenn fachlich notwendig, z. B. die Durchführung einer akuten Hämodialysebehandlung, stellt ein Heileingriff deshalb im ersten juristischen Prüfungsschritt stets eine Körperverletzung dar. Dies ist ständige Rechtsprechung seit der Leitentscheidung des Reichgerichts vom 31.05.1894 (Achtzehnhundertvierundneunzig).[1] Die Notwendigkeit des Eingriffs – allein – rechtfertigt denselben noch nicht. Es bedarf vielmehr einer – losgelöst von der Indikation – von außen kommenden Befugnis.[2] Im Rahmen des hier begrenzten Raums kann neben der Einwilligung nur auf die Befugnis aus dem „Rechtfertigenden Notstand" gemäß § 34 StGB, auf Zwangsbefugnisse aus der StPO, den Psychiatriegesetzen der Länder und dem sonsti-

---

[1] Entscheidungssammlung RGSt Band 25, Seite 375.
[2] Entscheidungssammlung RGSt Band 25, Seite 375 (S. 378).

H. Klein (✉)
Bonn, Deutschland
e-mail: hubertklein@t-online.de

© Der/die Autor(en), exklusiv lizenziert an Springer-Verlag GmbH, DE, ein Teil von Springer Nature 2023   327
U. Hoffmann, W. Pommer (Hrsg.), *Geriatrische Nephrologie*,
https://doi.org/10.1007/978-3-662-65648-8_42

gen Ordnungsrecht hingewiesen werden. Im folgenden konzentrieren wir uns auf die Einwilligung (§ 228 StGB, § 630d BGB). Die Grundregeln des StGB und des BGB greifen in beiden Rechtsbereichen gleichförmig durch parallel geartete Urteile.

Sorgfaltsvorgaben für Heileingriffe

Der Heileingriff muss zu seiner Rechtmäßigkeit natürlich auch sach- und fachgerecht ausgeführt werden. Uralte Grundlage ist § 276 Abs. 2 BGB, der eine „im Verkehr erforderliche Sorgfalt" verlangt. Der Maßstab, was konkret als sorgfältiges Vorgehen anzusehen ist, wurde im Laufe der Jahre durch die Rechtsprechung entwickelt und erst im Jahre 2013 mit dem sog. Patientenrechtegesetz, konkret mit § 630a Abs. 2 BGB in Gesetzesform festgelegt.

▶ Die Behandlung hat nach den zum Zeitpunkt der Behandlung bestehenden, allgemein anerkannten fachlichen Standards zu erfolgen, soweit nicht etwas anderes vereinbart ist (§ 630a Abs. 2 BGB).

Was an fachlichen Standards in der Dialyse konkret zu fordern ist, ist in den vorderen Kapiteln des hiesigen Fachbuches aufgezeigt. Für die daneben geltenden juristischen Sorgfaltsvorgaben kann schlicht auf die Regeln des sog. Patientenrechtegesetzes verwiesen werden. Ein Patientenrechtegesetz als konkretes Gesetzbuch existiert übrigens nicht. Unter dem Schlagwort „Patientenrechtegesetz" wurden im Februar 2013 Ergänzungsnormen u. a. in das BGB neu eingefügt.[3] Die neuen §§ 630a bis 630h BGB (Titel „Der Behandlungsvertrag") sind im Wesentlichen eine Zusammenfassung des über Jahrzehnte durch Urteile entwickelten sog. Arzthaftungsrechts. In extrem kompakter Form finden sich in § 630a ff. BGB alle Vorgaben zur rechtmäßigen Abwicklung eines Behandlungsvertrages (u. a. Sorgfaltspflichten, Aufklärung, Einwilligung, Dokumentation, Einsicht in Patientenakte, „Beweislastumkehr"). Auf jene

Regeln beziehen sich auch die Strafrechtler. Detailliert erläutert werden die Regeln unter Teil B des Gesetzentwurfs der Bundesregierung zum „Patientenrechtegesetz" vom 25.08.2012.[4]

Einleitung zur Einwilligung

Wie oben beschrieben ist für eine rechtmäßige Behandlung zuvörderst die Einwilligung des Patienten zu beachten (siehe § 630d Abs. 1 BGB).

▶ Vor Durchführung einer medizinischen Maßnahme, insbesondere eines Eingriffs in den Körper oder in die Gesundheit, ist der Behandelnde verpflichtet, die Einwilligung des Patienten einzuholen. Ist der Patient einwilligungsunfähig, ist die Einwilligung eines hierzu Berechtigten einzuholen, soweit nicht eine Patientenverfügung nach § 1901a Abs. 1 Satz 1 die Maßnahme gestattet oder untersagt. Weitergehende Anforderungen an die Einwilligung aus anderen Vorschriften bleiben unberührt. Kann eine Einwilligung für eine unaufschiebbare Maßnahme nicht rechtzeitig eingeholt werden, darf sie ohne Einwilligung durchgeführt werden, wenn sie dem mutmaßlichen Willen des Patienten entspricht.

Vorweg zu bemerken ist, dass die Normen des gesamten Betreuungsrechts zum 01.01.2023 grundlegend reformiert werden.[5] Wegen des Erscheinens dieses Buchs zu Beginn 2023 werden alle Normen nicht nur in der ab 01.01.2023 geltenden Bezifferung dargestellt. In Klammern fügen wir zusätzlich die Paragrafennummern des bis zum 31.12.2022 geltenden Rechts mit der Bezeichnung („Ex § …") bei. Die doppelte Bezifferung erleichtert bei rechtlichen Recherchen das Auffinden einschlägiger Urteile über die bisherigen Paragrafennummern.

---

[3]Bundesgesetzblatt: Gesetz vom 20.03.2013, BGBl. I 2013 Nr. 9, 25.02.2013 Seiten 277.

[4]Bundestagsdrucksachen: BTDrS. 17/10488 (15.08.2012) sowie 17/11710 (18.11.2012).
[5]Eingehend zum neuen Recht: Joecker, Torsten, Das neue Betreuungsrecht, 1. Auflage 2021.

42.2 Einwilligungsfähigkeit des Patienten

Das Medizinrecht kennt verschiedene Stufen geistiger Leistungsfähigkeit. Die stärkste ist die „Geschäftsfähigkeit" (analog § 104 BGB), von geringeren Anforderungen die „natürliche Einwilligungsfähigkeit" (§ 630d BGB) und noch schwächer in der Geisteskraft sodann der „natürliche Wille" (§ 1831 BGB =Ex§ 1906a BGB).

Die natürliche Einsichtsfähigkeit/Einwilligungsfähigkeit

Zur Einwilligung, also zur Rechtfertigung einer medizinischen Maßnahme, braucht es keine Geschäftsfähigkeit, sondern es braucht lediglich natürliche Einwilligungsfähigkeit, auch Einsichtsfähigkeit genannt. Als Maßstab gilt bis heute die Entscheidung des Bundesgerichtshofs (BGH) vom 05.12.1958 – VI ZR 266/57.[6] Der BGH bejahte dort die Wirksamkeit der Einwilligung eines Minderjährigen in eine Schilddrüsen-Operation.

▶ Der Patienten muss so viel an geistiger und sittlicher Reife aufweisen, dass er fähig ist, die Bedeutung und Tragweite des Eingriffs und seiner Gestattung zu ermessen.[7]

Die Einwilligungsfähigkeit besteht nicht abstrakt, sondern sie ist stets abhängig von der Schwierigkeit der zu entscheidenden medizinischen Fragen einerseits und von der geistigen „Tagesform" des Patienten während des Aufklärungsgesprächs andererseits.

42.3 Einwilligung durch Vertreter

Ist der Patient einwilligungsunfähig, ist die Einwilligung durch einen berechtigten Vertreter einzuholen (§ 630d BGB). Für eine Berechtigung zur Vertretung gelten die allgemeinen Regeln. Vertretungsbefugt ist somit a) ein gesetzlicher Vertreter oder b) ein Vertreter mit rechtsgeschäftlicher Vollmacht, insbesondere einer (Vorsorge-) Vollmacht.

Die Formalien einer (Vorsorge-) Vollmacht

Für die Erstellung einer (Vorsorge-) Vollmacht greift 1820 Abs. 2 BGB (=Ex§ 1904 Abs. 5, Ex§ 1906 Abs. 5 und Ex§ 1906a BGB).[8] Demnach müssen in einer (Vorsorge-) Vollmacht folgende 6 Maßnahmen schriftlich gefasst sein und diese Maßnahmen im Text ausdrücklich aufgeführt werden (sinngemäß reicht).

- Bevollmächtigung zu gefährlichen ärztlichen Maßnahmen im Sinne von § 1829 Abs. 1 BGB (Ex§ 1904 Abs. 1 BGB)
- Bevollmächtigung zu gefährlichem Versagen von ärztlichen Maßnahmen im Sinne von § 1829 Abs. 2 BGB (Ex§ 1904 Abs. 2 BGB)
- Bevollmächtigungen zu Unterbringungen (Zwangseinweisungen) im Sinne von § 1831 Abs. 1 BGB (Ex§ 1906 Abs. 1 BGB)
- Bevollmächtigungen zur Einwilligung in unterbringungsähnliche Maßnahmen im Sinne von § 1831 Abs. 4 BGB (Ex§ 1906 Abs. 4 BGB)
- Bevollmächtigung zur Einwilligung in ärztliche Zwangsbehandlungen im Sinne von § 1832 Abs. 1 BGB (Ex§ 1906a Abs. 1 BGB)
- Bevollmächtigung zur Zwangsverbringung in ein Krankenhaus für die Durchführung einer Zwangsbehandlung im Sinne von § 1832 Abs. 4 BGB (Ex§ 1906a Abs. 4 BGB).

Einfacher gelagerte Bevollmächtigungen könnten (z. B. kurz vor einer OP) auch mündlich erteilt werden, was dann aber sorgsam dokumentiert werden muss.

Fehlt in einer (Vorsorge-)Vollmacht das Aufführen eines der eben genannten Punkte in Schriftform, so besteht für jene Maßnahme keine Bevollmächtigung. Ist hier eine Stellvertretung erforderlich, muss für die Einwilligung in die Maßnahmen erst bei Gericht eine rechtliche Betreuung angeordnet werden.

---

[6]BGH vom 05.12.1959 in NJW 1959, Seiten 811–813;.
[7]BGH vom 05.12.1959 in NJW 1959, Seiten 811 (812).

[8]Ausführlich: Großkopf/Klein, Seiten 381 ff.

In den eben genannten 6 Punkten braucht es für ein Vertretungsrecht nicht nur der Schriftform. Ein Bevollmächtigter braucht in diesen Punkten für seine Einwilligung auch eine betreuungsgerichtliche Genehmigung (s. u. Punkt 42.3).

Die Anregung („Beantragung") einer rechtlichen Betreuung

Das sog. Betreuungsrecht ist ein Abschnitt des BGB-Familienrechts. Ab 01.01.2023 neu strukturiert in den §§ 1814 bis 1881 BGB (Ex§ 1896 bis 1908i BGB) vorzufinden. Das gerichtliche Verfahren ist gesondert im FamFG geregelt. Jedermann kann beim Betreuungsgericht (beim Amtsgericht am Wohnort des Betroffenen) die Anordnung einer rechtlichen Betreuung anregen. Es bedarf gemäß § 1814 BGB (Ex§ 1896 BGB) eines Schreibens an das Gericht, in dem darzustellen ist, dass die betroffene Person bestimmte Lebensangelegenheiten aufgrund einer Krankheit oder Behinderung ganz oder teilweise nicht (mehr) besorgen kann. Die Betreuungsgerichte verlangen regelmäßig eine ärztliche Bescheinigung zur Krankheit/Behinderung. Dies gilt insbesondere bei einem Antrag auf Bestellung eines Betreuers im Wege der **einstweiligen Anordnung** (§ 300 FamFG).

„Sperren" gegen eine Betreuungsanordnung

Das Gericht darf wegen § 1814 Abs. 2 BGB (Ex§ 1896 Abs. 2 BGB) keine Betreuung anordnen, wenn die Angelegenheiten des Betroffenen durch einen Bevollmächtigten gleichermaßen besorgt werden können (**Vollmacht sperrt Betreuung**). Ebenso wenig, wenn die Defizite des Betroffenen durch soziale Unterstützungen ausgeglichen werden können. Des Weiteren darf eine Betreuung nicht gegen den „freien Willen" des Betroffenen bestellt werden (§ 1814 Abs. 2 BGB – Ex§ 1896 Abs. 1a BGB). Ein freier Wille ist gegeben, wenn der Betroffene noch in der Lage ist, die für und gegen die Betreuung sprechenden Gesichtspunkte zu erkennen und gegeneinander abzuwägen.[9]

Die rechtliche Wirkung einer Betreuung

Kern der Einführung des Betreuungsrecht 1992 war der Wandel, weg von der Entmündigung, hin zu einem reinen Vertretungsrecht für die Betreuer – mit bestehen bleibenden Rechten beim Betreuten. Ausnahme gilt nur bei Einwilligungsvorbehalt gemäß § 1825 BGB (Ex§ 1903 BGB). Bei erheblichen Gefährdungen kann das Gericht danach anordnen, dass der Betroffene in bestimmten Lebensbereichen nur noch mit Einwilligung des Betreuers entscheiden kann. In solchen besonderen Ausnahmefällen wird der Betroffene quasi „teilentmündigt".

Die Rechtswirkung einer Betreuungsanordnung regelt § 1823 BGB (Ex§ 1902 BGB). Dem **Betreuen wird „lediglich" ein Vertreter zur Seite gestellt**,[10] mit der fast gleichen Wirkung wie bei der Erteilung einer Vollmacht. Dem Betroffenen werden keine Rechte genommen. Soweit der Betroffene für eine konkrete medizinische Entscheidung noch ausreichende Einwilligungsfähigkeit besitzt, kann er (trotz bestehender Betreuung) statt seinem Betreuer auch noch selbst einwilligen. Bei noch gegebener Einwilligungsfähigkeit kann er sogar seinen Willen gegen den Willen des Betreuers durchsetzen und zwar pro und contra Behandlung.

„Reichweite" einer Betreuungsanordnung

Vor der Einholung einer Einwilligung durch einen Betreuer muss geklärt werden, welche Aufgabenkreise diesem durch das Gericht zugewiesen wurden. Denn eine rechtliche Betreuung wird nicht allübergreifend ausgesprochen. Die Betreuung wird nur für jene Lebens-Aufgabenkreise ausgesprochen, in denen der Betroffene Defizite hat. Die Wirksamkeit einer Einwilligungserklärung in medizinische Maßnahmen ist also abhängig davon, ob dem Betreuer der Aufgabenbaustein „Gesundheitsfürsorge" (o. ä.) zugeschrieben wurde. Freiheitsentziehende Entscheidungen sind vom Aufgabenkreis Gesundheitsfürsorge nicht umfasst, sondern brauchen gesonderte Zuschreibung.

---

[9] (Ehemals Palandt) – Grüneberg/Götz,§ 1896 BGB – Randnummer 4 Großkopf/Klein; Seite 371.

[10] Ausführlich: Klein in Großkopf/Klein, Seiten 366 und 372.

Das neue Ehegatten-Vertretungsrecht

Es kam seit jeher vor, dass Mediziner bei geistig defizitären Patienten sich von Ehegatten oder von erwachsenen Kindern Einwilligungserklärungen erteilen ließen. Mangels Betreuung oder Bevollmächtigung sind diese „familiären Einwilligungen" aber sämtlich unwirksam. Erstmals (!) seit 123 Jahren BGB wurde zum 01.01.2023 mit § 1358 BGB ein gesetzliches Vertretungsrecht für Ehegatten geschaffen.[11] Die Vorschrift ist höchst komplex und teils gefährlich verwirrend. Die Vorschrift gilt auch für eingetragene Lebenspartner (siehe § 21 LPartG).

Die Reichweite dieses Vertretungsrechts beschränkt sich auf den medizinischen Lebensbereich, also auf Einwilligungen, sowie medizinische Verträge und deren Zahlungsabwicklungen (§ 1358 Abs. 1 BGB2013). Eine allgemeine Kontoberechtigung erhält der Ehegatte nicht. Gegenüber dem gesunden Ehegatten besteht **keine Schweigepflicht und es besteht Akteneinsichtsrecht** (§ 1358 Abs. 2 BGB).

Diese Rechte des gesunden Ehegatten gelten aber gemäß § 1358 Abs. 3 BGB nicht (mehr), wenn die Ehegatten getrennt leben und ebenso wenig, wenn bekannt ist, dass der Betroffene die Vertretung durch seinen Ehegatten abgelehnt hatte, oder wenn und soweit bereits eine Bevollmächtigung oder Betreuung besteht. **Das Ehegattenvertretungsrecht gilt für maximal 6 Monate.** Wird der beeinträchtigte Ehegatte in dieser Zeit nicht „gesund", so muss rechtzeitig bei Gericht eine Betreuung beantragt werden.

Das Gesetz legt gemäß § 1358 Abs. 4 BGB dem (anfangs) **behandelnden Arzt diverse Ermittlungsaufgaben und Bescheinigungspflichten** auf. Er muss die oben genannten Voraussetzungen eines Vertretungsrechts beim gesunden Ehegatten abfragen und sich die Punkte auch schriftlich versichern lassen. Ebenso, dass bislang noch keine Ehegattenvertretung (zur aktuellen Erkrankung) stattgefunden hat. Der Arzt muss dem gesunden Ehegatten so-

dann eine Bescheinigung zum Vorliegen aller Vorgaben des § 1358 BGB aushändigen.

Schließlich macht § 1358 BGB in Absatz 6 einen Querverweis auf mehrere Paragrafen des Betreuungsrechts. Mit diesem Verweis werden Sperren und Genehmigungsvorbehalte, die für Betreuer festgeschrieben sind, auch auf das Vertretungsrecht der Ehegatten erstreckt. Diese gerichtlichen Genehmigungsvorbehalte für Betreuer werden weiter unten beschrieben. Es soll hier aber schon vorab auf einen „gefährlich versteckten" Genehmigungsvorbehalt im Ehegattenvertretungsrecht hingewiesen werden.

Warnung zu „gefährlich versteckt" geregelter Schutzklausel

Zu Beginn des neuen § 1358 BGB – in Absatz 1 Satz 1 Nr. 1 – kommt dem vertretenden Ehegatten u. a. das Recht zu, in Heilbehandlungen etc. einzuwilligen, aber auch das Recht, Behandlungen etc. zu untersagen. Dieses hier doch recht einfach formulierte Recht zur Behandlungsverweigerung könnte naturgemäß bis hin zum Tod des vertretenen Ehegatten führen. Wegen der Gefahrenträchtigkeit der Formulierung in Absatz 1 soll hier vorweg auf die extrem versteckte Korrektur zu diesem Effekt hingewiesen werden. Ganz unten in § 1358 BGB Absatz 6, wird u. a. auf die Geltung von § 1929 (ex § 1904) BGB verwiesen. Und dort wird in Absatz 2 und 4 festgelegt, dass es bei Entscheidungen zu gefährlichen ärztlichen Unterlassungen i. d. R. einer betreuungsgerichtlichen Genehmigung bedarf. Dies gilt also auch bei Entscheidung von Ehegatten.

---

§ 1358 BGB(2023) (Vertretung von Ehegatten in der Gesundheitssorge)

(1) Kann ein Ehegatte aufgrund von Bewusstlosigkeit oder Krankheit seine Angelegenheiten der Gesundheitssorge **rechtlich** nicht besorgen (vertretener Ehegatte), ist der andere Ehegatte (vertretender Ehegatte) **berechtigt**, für den zu vertretenden Ehegatten

---

[11] Detaillierte Erläuterungen finden sich in Bundestagsdrucksache: BTDrS 19/24445.

1. in Untersuchungen des Gesundheitszustandes, Heilbehandlungen oder ärztliche Eingriffe einzuwilligen *oder sie zu untersagen* sowie ärztliche Aufklärungen entgegenzunehmen,
2. Behandlungsverträge, Krankenhausverträge oder Verträge über eilige Maßnahmen der Rehabilitation und der Pflege abzuschließen und durchzusetzen,
3. über Maßnahmen nach § 1831 Absatz 4 zu entscheiden, sofern die Dauer der Maßnahme im Einzelfall sechs Wochen nicht überschreitet, und
4. Ansprüche, die dem vertretenen Ehegatten aus Anlass der Erkrankung gegenüber Dritten zustehen, geltend zu machen und an die Leistungserbringer aus den Verträgen nach Nummer 2 abzutreten oder Zahlung an diese zu verlangen.

(2) Unter den Voraussetzungen des Absatzes 1 und hinsichtlich der in Abs. 1 Nr. 1 bis 4 genannten Angelegenheiten sind behandelnde Ärzte gegenüber dem vertretenden Ehegatten von ihrer **Schweigepflicht entbunden**. Dieser darf die entsprechenden Krankenunterlagen einsehen und ihre Weitergabe an Dritte bewilligen.

(3) Die Berechtigungen nach den Absätzen 1 und 2 bestehen **nicht**, wenn
1. die Ehegatten getrennt leben,
2. dem vertretenden Ehegatten oder dem behandelnden Arzt bekannt ist, dass der vertretene Ehegatte
   a) eine Vertretung durch ihn in den in Abs. 1 Nr. 1 bis 4 genannten Angelegenheiten ablehnt oder
   b) jemanden zur Wahrnehmung seiner Angelegenheiten bevollmächtigt hat, soweit diese Vollmacht die in Absatz 1 Nr. 1 bis 4 bezeichneten Angelegenheiten umfasst,

3. für den zu vertretenden Ehegatten ein Betreuer bestellt ist, soweit dessen Aufgabenkreis die in Absatz 1 Nr. 1 bis 4 bezeichneten Angelegenheiten umfasst, oder
4. des Absatz 1 **nicht mehr** vorliegen oder **mehr als sechs Monate** seit dem durch den Arzt nach Abs. 4 Satz 1 Nummer 1 festgestellten Zeitpunkt vergangen sind.

(4) Der **Arzt**, gegenüber dem das Vertretungsrecht ausgeübt wird, **hat**
1. das Vorliegen der Voraussetzungen nach Absatz 1 und den Zeitpunkt, zu dem diese spätestens eingetreten sind, **schriftlich zu bestätigen**,
2. dem vertretenden Ehegatten die Bestätigung nach Nummer 1 mit einer schriftlichen Erklärung über die Voraussetzungen des Absatzes 1 und das Nichtvorliegen der Ausschlussgründe nach Absatz 3 vorzulegen und
3. sich von dem vertretenden Ehegatten **schriftlich** versichern zu lassen, dass
   a) das Ehegattenvertretungsrecht wegen der Bewusstlosigkeit oder Krankheit, aufgrund derer der Ehegatte seine Angelegenheiten der Gesundheitssorge rechtlich nicht besorgen kann, bisher nicht ausgeübt wurde und
   b) kein Ausschlussgrund des Absatz 3 vorliegt.
   Das Dokument mit der Bestätigung nach Satz 1 Nummer 1 und der Versicherung nach Satz 1 Nummer 3 ist dem vertretenden Ehegatten für die weitere Ausübung des Vertretungsrechts auszuhändigen.

(5) Das Vertretungsrecht darf **ab der Bestellung eines Betreuers**, dessen Aufgabenkreis die in Absatz 1 Nummer 1 bis 4 bezeichneten Angelegenheiten umfasst, **nicht mehr** ausgeübt werden.

(6) § 1821 Absatz 2–4 [=ex § 1901 BGB], § 1827 Abs. 1–3 [=ex § 1901a BGB], § 1828 Abs. 1 und 2 [=ex § 1901b BGB], **§ 1829 Abs. 1–4 [=ex § 1904 BGB]** sowie § 1831 Abs. 4 in i.V.m. Abs. 2 [=ex § 1906 BGB] **gelten entsprechend.**

42.4 Gerichtliche Genehmigungsvorbehalte bei „harten" Vertreterentscheidungen

Es gilt zu wiederholen, dass Einwilligungen oder Patientenweigerungen, die von einem **einwilligungsfähigen** Patienten selbst erfolgen (auch wenn er unter Betreuung steht) autonom von ihm erfolgen und keinerlei Einfluss durch Betreuer oder Gericht haben können. Ergehen aber bestimmte „harte" Einwilligungen durch den Stellvertreter, so gelten hier diverse Vorbehalte einer betreuungsgerichtlichen Genehmigung. Für (Vorsorge-)Bevollmächtigte und ab dem 01.01.2023 auch für vertretende Ehegatten sind diese Fälle die einzigen, in denen diese Vertreter den Weg zum Gericht wahrnehmen müssen.

▶ Beachtlich für die Vertreter wie für die Ärzte ist, dass eine ohne notwendige gerichtliche Genehmigung erklärte Einwilligung oder Behandlungsversagen rechtunwirksam ist. Sodann erfolgende Eingriffe oder Unterlassungen sind rechtswidrig und können – je nach dem Verlauf Schadenersatz (§ 280 BGB, § 823 BGB) erzeugen und zugleich aus dem Strafrecht eine Anklage wegen Körperverletzung (§ 223 StGB) bis hin zum Totschlag durch Unterlassen (§§ 212, 13 BGB – bei ungenehmigt unterbliebener Behandlung) führen.

Genehmigungsvorbehalte bei gefährlichen ärztlichen Eingriffen und Verweigerungen

Die Regelung für Betreuer aus § 1829 BGB (Ex§ 1904 BGB) greift über deren Absatz 5 auch für Bevollmächtigte sowie über § 1358 Abs. 6 BGB auch für vertretende Ehegatten. Nach § 1829 Abs. 1 BGB braucht die Einwilligung durch Vertreter in sog. „gefährliche ärztliche Eingriffe" einer betreuungsgerichtlichen Genehmigung. Bei Gefahr im Verzug ist die Genehmigung entbehrlich.

Nach Abs. 2 ist auch die Versagung/Widerruf von Einwilligungen genehmigungsbedürftig, wenn damit schwerer Gesundheitsschaden oder Tod droht. **Hier gibt es keine Eilfallregelung.**

Nach Abs. 3 MUSS das Betreuungsgericht die Genehmigung erteilen, wenn festgestellt ist, dass die **Vertreterentscheidung dem Willen des Patienten entspricht.** Es erfolgt also keine Überprüfung der Sinnhaftigkeit, sondern nur eine Prüfung des Patientenwillens. Nach Abs. 4 braucht es aber doch keine gerichtliche Mitwirkung, wenn Arzt und Vertreter sich beide schon **über den Patientenwillen** einig sind. Wegen der hohen Straferwartung bei Missbrauch (Totschlag durch Unterlassen – §§ 212, 13 StGB) sah der Gesetzgeber eine Einschaltung des Gerichts bei doppelter Einigkeit als nicht erforderlich.

Genehmigungsvorbehalte bei freiheitsentziehenden Maßnahmen (FEM)

Gemäß § 1831 BGB (Ex§ 1906 BGB) brauchen Einwilligungen in freiheitsentziehende Maßnahmen durch Vertreter (§ 1831 Abs. 5 BGB sowie § 1358 Abs. 6) einer betreuungsgerichtlichen Genehmigung. Gemäß Abs. 1 für Unterbringungen (Zwangseinweisungen). Gemäß Abs. 4 gilt dies auch für unterbringungsähnliche Maßnahmen (Gurte, Gitter, Einschließen, Sedierung...), aber nur wenn diese Maßnahmen in Gesundheitseinrichtungen vorgenommen werden und nur wenn sie länger andauern (über 24 Stunden – Gurte allerdings ab 30 Minuten[12]) oder wenn sie regelmäßig stattfinden. Bei Gefahr im Verzug kann die FEM bereits ohne richterliche Genehmigung umgesetzt werden. Die Genehmigung ist aber unverzüglich nachzuholen (§ 1831 Abs. 2 S. 2 BGB).

Genehmigungsvorbehalte bei ärztlicher Zwangsbehandlung

§ 1832 BGB (Ex§ 1906a BGB) gebietet Zurückhaltung bei ärztlichen Zwangsbehandlungen gegen einen (nur noch) NATÜRLICHEN WILLEN des Patienten. **Natürlicher Wille**[13] bedeutet, dass der Patient keine Einsichtsfähigkeit mehr besitzt. Es fehlt ihm also entweder die Erkenntniskraft seine Gesundheitsgefährdung einzuschätzen, oder er kann krankheitsbedingt eine Erkenntnis nicht mehr umsetzen. Widerspricht ein solchermaßen geistig beeinträchtigter Patient aber gezielt einer ärztlichen Maßnahme, so ist dieser Widerspruch zunächst zu beachten! Es braucht dann einen berechtigten Vertreter (§ 1823 BGB, § 1832 Abs. 5 BGB, § 1358 Abs. 6 BGB), damit dieser (und nicht der Arzt allein) in die Zwangsbehandlung einwilligt. Die Vertreter-Einwilligung braucht dann zusätzlich noch einer betreuungsgerichtlichen Genehmigung. Ärzte, Vertreter und Richter müssen sich bei ihrer Entscheidung zum Behandlungszwang streng die Sperren des § 1832 Absatz 1 Nr. 1 bis 6 BGB achten.

42.5   Die Beachtlichkeit einer Patientenverfügung.

Gemäß § 1827, 1828 BGB (Ex§ 1901a, 1901b) kann ein Patient mittels einer Patientenverfügung (Fälle) FESTLEGEN , dass er BESTIMMTE[14] Behandlungsschritte untersagt (oder diese bewilligt).[15] Zu allgemein gehaltene Behandlungs-

verbote sind unzulässig.[16] Nur wenn die Festschreibung des Patienten nicht eindeutig ist, haben die Vertreter (§ 1827 Abs. 6 BGB, § 1358 Abs. 6 BGB) gemäß § 1827 Abs. 2 i.V.m § 1828 BGB den mutmaßlichen Patientenwillen zu ermitteln. Ermittelt der Vertreter einen Behandlungsverweigerungswunsch des Patienten, der sich gefährlich (todbringend) im Sinne von § 1829 Abs. 2 BGB (Ex§ 1904 Abs. 2 BGB) zeigt, dann muss gemäß dieser Vorschrift eine richterliche Genehmigung zur Behandlungsverweigerung erfolgen[17] (es sei denn, Vertreter und Arzt sind sich über den wahren PATIENTENWILLEN einig (s. o. zu § 1829 As. 4 BGB).

42.6   Fazit für die Praxis

- Jeder medizinische Heileingriff braucht neben der Indikation zuvörderst einen Rechtfertigungsgrund, typischer Weise eine Einwilligung.
- Die Einwilligungsfähigkeit ist rein von der geistigen Abwägungskapazität des Patienten abhängig und wird durch eine Betreuungsanordnung nicht aufgehoben. Ggf. geht sogar der Wille des Betreuten dem Willen des Betreuers vor.
- Die Behandlung gegen den natürlichen Willen eines Patienten (der also keine Einsichtsfähigkeit mehr besitzt) ist nur unter begrenzten Möglichkeiten und nur über Vertretermitwirkung gestattet.
- Einwilligungen in „harte" medizinische Maßnahmen durch Stellvertreter (auch Bevollmächtigte, auch Ehegatten) brauchen zur Wirksamkeit einer Genehmigung durch das Betreuungsgericht.
- Das neue Ehegattenvertretungsrecht ab 2023 enthält in § 1358 BGB (neu) viele Formalien und Fallstricke und es gilt nur für maximal 6 Monate.

---

[12] BVerfG Urteil vom 24.07.2018 – 2 BvR 309/15 und 2 BvR 502/16 in NJW 2018, Seite 2619; Ausführlich dazu: Klein/Di Bella, Seiten 68 f.

[13] Siehe Großkopf/Klein, Seite 371.

[14] Beispiele bei: Spickhoff in Spickhoff, BGB § 1901a Randnummer 7, m.w.N.

[15] Ausführlich dazu: Großkopf/Klein, Seite 384 ff;.

[16] Vgl. zuletzt BGH, Beschluss vom 08.02.2017 – 12 ZB 604/15 in NJW 2017, S. 1737.

[17] (Ehemals Palandt) Grüneberg/Götz, § 1901a BGB Randnummer 7 und 8.

Literatur

Großkopf V, Hubert K (2020) Recht in Medizin und Pflege, 5. Aufl. Spitta, Balingen. Rechtsanwalt zu Köln, Lehrbeauftragter KatHO Köln

Grüneberg C (Hrsg) (ehemals Palandt O Hrsg) (2022) Bürgerliches Gesetzbuch, 81. Aufl. Beck'sche Kurz-Kommentare, München

Joecker T (2021) Das neue Betreuungsrecht. Reguvis Fachmedien GmbH, Köln

Klein H, Di Bella M. Unterbringungen und unterbringungsähnliche Maßnahmen im Rahmen der Unterbringungsgesetze der Länder; in RDG 2019, S. 64 ff

Spickhoff A (2018) Medizinrecht, 3. Aufl. Beck'sche Kurz-Kommentare, München

Palliativmedizin in der Nephrologie

43

Sabine Bader-Zollner

Inhaltsverzeichnis

43.1 Einführung

43.1.1 Konzeptionelle Grundlagen

Sicerly Saunders begründete den ganzheitlichen Ansatz zur Begleitung Sterbender. Ihre Pionierarbeit führte zu den Basisprinzipien des „Hospice care", der Palliativmedizin. Physische, emotionale, soziale und spirituelle Elemente werden in die Betrachtungsweise sterbender Patients einbezogen (Eichner und Jung-Borutta 2013).

1990 erfolgte ein wichtiger Schritt zur Anerkennung und Institutionalisierung des Hospizgedankens. Die WHO lieferte eine konzeptionelle Beschreibung der „Palliative Care" („lindernde Pflege"), die dann 2002 wie folgt definiert wurde:

43.1.2 Definition Palliativmedizin

Palliativmedizin
- ermöglicht Linderung von Schmerzen und anderen belastenden Symptomen
- bejaht das Leben und erkennt das Sterben als normalen Prozess an
- beabsichtigt weder die Beschleunigung noch Verzögerung des Todes
- integriert psychologische und spirituelle Aspekte der Betreuung
- bietet Unterstützung, um Patienten zu helfen, ihr Leben so aktiv wie möglich bis zum Tod zu gestalten
- bietet Angehörigen Unterstützung während der Erkrankung des Patienten und in der Trauerzeit
- beruht auf einem Teamansatz, um den Bedürfnissen der Patienten und ihrer Familien zu be-

S. Bader-Zollner (✉)
Nephrocare Starnberg GmbH, Starnberg, Deutschland
e-mail: Sabine.Bader-Zollner@mvzsta.de

gegnen, auch durch Beratung in der Trauerzeit, falls notwendig
- fördert Lebensqualität und kann möglicherweise auch den Verlauf der Erkrankung positiv beeinflussen
- kommt frühzeitig im Krankheitsverlauf zur
Anwendung, auch in Verbindung mit anderen
Therapien, die eine Lebensverlängerung zum
Ziel haben, wie z. B. Chemotherapie oder Be-
strahlung, und schließt Untersuchungen ein,
die notwendig sind, um belastende Komplikationen besser zu verstehen und zu behandeln
(WHO 2002).

Daraus ist auch der Ansatz einer vorausschauenden Therapieplanung (advanced care
planning – ACP) abzuleiten. Gerade bei Patienten mit chronischer Nierenkrankheit sollten diese
Gespräche bereits zu Beginn der Betreuung und
Diagnosestellung geführt werden.

43.2 Grundsätze der Palliativmedizin

Das Konzept einer palliativen Versorgung gilt zunächst für Menschen mit einer Erkrankung, die
progredient und irreversibel zum Tod führt und
ist somit bei Tumorerkrankungen fest etabliert.
Die verbleibende Lebenszeit ist relativ kurz (<1
Jahr, teils auch <6 Monate). Aber auch Menschen
mit nicht kurativ behandelbarer chronischer
bis terminaler Nierenkrankheit sollten einem
symptomorientierten, ganzheitlichen palliativen
Therapieansatz zugeführt werden können
(Bausewein et al. 2010).

43.2.1 Kurative – Palliative Therapie

Bei einem kurativen Ansatz werden Lebens-
erhaltung und -verlängerung verfolgt.

Übergang von kurativer zu palliativer Therapie
Der Übergang von kurativer zu palliativer Therapie ist fließend. Entscheidend ist, sich über das
Behandlungsziel Klarheit zu verschaffen. Heilung
und Lebensverlängerung stehen einer Ver-

besserung der Lebensqualität und Symptomkontrolle, wie z. B. Schmerzlinderung oder Linderung von Angst, gegenüber. Das häufig
verwendete Zitat von Cicerly Saunders beschreibt
es folgendermaßen: *„Es geht nicht darum, dem
Leben mehr Tage zu geben, sondern den Tagen
mehr Leben" (Saunders 1996).*

Bei einem palliativen Ansatz stehen im
Vordergrund:

- vorausschauende Therapieplanung
- Beratung und Unterstützung der Familie und
Angehörigen
- Rehabilitation
- Symptomkontrolle
- Betreuung in der Terminalphase

▶ Der Goldstandard einer palliativen Betreuung
beinhaltet die Vermeidung von Krisen- und
Notfallsituationen sowie das Gespräch über den
bevorzugten Behandlungs- und Aufenthaltsort
des Patienten in der letzten Lebensphase. Dabei
besteht eine große Diskrepanz zwischen
Wunsch und Wirklichkeit.

43.2.2 Spezialisierte ambulante Palliativversorgung (SAPV)

Eine Umfrage über den präferierten Ort des Sterbens liefert Belege dafür, dass mehr als die Hälfte
der Befragten zu Hause sterben möchte, tatsächlich aber im Krankenhaus versterben (Fricke
2017). Seit 2007 besteht ein Anspruch auf eine
spezialisierte ambulante Versorgung für
Schwerstkranke und sterbende Patienten. Durch
vorsorgliche Therapieplanung könnte dem
Wunsch vieler Patienten nachgekommen werden,
zu Hause zu sterben.

43.3 Palliativmedizin in der Nephrologie

Über den adäquaten Zeitpunkt der Integration
von Palliativmedizin besteht bei chronisch
nierenkranken Patienten fehlender Konsens
(Bader-Zollner 2020).

▶ Von der Erstdiagnose einer chronischen Nierenkrankheit bis zum Tod ist eine kontinuierlich anzupassende palliative Versorgung wünschenswert.

Diese erfolgt in Abhängigkeit von der Ätiologie, dem Stadium der Niereninsuffizienz, der zu Grunde liegenden Erkrankungen bzw. Begleiterkrankungen und der Symptomlast.

Das Vorgehen zur Palliativversorgung bei chronischer Nierenkrankheit kann wie folgt aussehen:

- Einschätzung von Lebensqualität und Prognose/vorausschauende Therapieplanung
- Monitoring der Symptome und Bedürfnisse des Patienten und bei Bedarf Neuausrichtung der Therapieziele
- Indikatoren für eine palliative Versorgung erkennen („Red Flags") und Perspektivenwechsel
- integrierte palliative Versorgung

43.3.1 Einschätzung der Lebensqualität und Prognose/vorausschauende Therapieplanung

Die vorausschauende Therapieplanung hilft dabei, dass die Patienten die Hilfe bekommen, die ihren persönlichen Wünschen entspricht. Idealerweise sollte diese immer stattfinden, wenn eine langfristige Arzt-Patienten-Beziehung zu erwarten ist. Dies ist bei Patienten mit chronischer Nierenkrankheit gegeben. Bereits zu Beginn der Betreuung und Diagnosestellung sollten diese Gespräche stattfinden. (Goff et al. 2015; Oskoui et al. 2020)

Dabei kann die Grundlage für die Behandlungspräferenzen des Patienten gelegt werden. Bei einem Teil der Patienten kommt es bei einer fortgeschrittenen, aber noch kompensierten Niereninsuffizienz zu einer zunehmenden Verschlechterung der exkretorischen Nierenfunktion (eGFR <15 ml/min) bis hin zum terminalen Nierenversagen.

Die auftretenden Symptome wie Schwäche, Juckreiz, Übelkeit, Benommenheit, Luftnot und Ödeme, als Folge der Überwässerung, Muskelkrämpfe, Inappetenz und die Kumulation und somit Überdosierung von Medikamenten müssen besprochen werden (Janssen et al. 2013).

In Abhängigkeit von der Prognose der Grunderkrankung, den Komorbiditäten und den individuellen Werten sollte gemeinsam mit dem Patienten und dessen Angehörigen eines der folgenden Therapieziele festgelegt werden:

- Aufklärung über Konsequenzen von Intervention oder Nichtintervention
- Nierenersatztherapie (Dialyse oder symptomorientierte Therapie)
- Nierentransplantation
- Dialysebeendigung bei hoher Symptomlast und Fortschreiten der Grunderkrankungen
- Erstellen einer Patientenverfügung
- Versorgung in der Terminalphase
- Sterben zu Hause

Insbesondere sollte über den zu erwartenden Verlauf und die Konsequenzen der jeweiligen Intervention bzw. Nichtintervention aufgeklärt werden (siehe auch Kap. 31 und 32). Die mediane Überlebenszeit ohne Dialyse beträgt in Anlehnung an eine Übersichtsarbeit 6,3 -23,4 Monate (O'Connor und Kumar 2012). Der Lebensverlängerung durch eine Dialysebehandlung steht die Verminderung der Lebensqualität und Selbstständigkeit gegenüber (Murtagh et al. 2007; Carson et al. 2009).

▶ Die Erfahrung zeigt, dass Gespräche über die vorausschauende Therapieplanung oft viel zu spät geführt werden und in der terminalen Situation keine Zeit mehr dazu bleibt.

Die Patienten werden häufig in der Terminalphase akut ins Krankenhaus eingewiesen und der Patientenwille kann keine Berücksichtigung mehr finden. Wenn in regelmäßigen Abständen ACP-Gespräche stattgefunden haben, entlastet dies sowohl Angehörige, die dem Patientenwillen folgen können, als auch Ärzte in ihrer Entscheidung.

43.3.2 Monitoring/Autonomie/ Therapiezieländerung

Von Seiten der Nephrologen sollte unter Berücksichtigung des Verlaufs der zu Grunde liegenden Erkrankung bzw. der zunehmend auftretenden Spätkomplikationen eine wiederholte Einschätzung der Symptome und Bedürfnisse des Patienten zum Therapieziel und der Therapieverfahren erfolgen (Monitoring).

Unter Berücksichtigung des Patientenwillens auf dem Boden einer Patientenverfügung oder einer vorausschauenden Behandlungsplanung, kann es zu einer Therapiezieländerung kommen (konservative Therapie, Dialysebehandlung beginnen oder beenden, Symptomkontrolle).

43.3.3 Red flags: Indikatoren für Palliativversorgung

Der entscheidende Schritt bei Verschlechterung der Erkrankung oder zunehmender Symptomlast ist, sogenannte „Red Flags" (Warnzeichen) zu identifizieren, bei denen eine zusätzliche Palliativversorgung indiziert ist. Dies bedeutet einen Perspektivwechsel von einer kurativen Therapie zur palliativen Therapie. Eine verständliche Kommunikation mit allen Beteiligten ist hierbei erforderlich. In Anlehnung an Boyd and Murray kann ein praktikabler Algorithmus aus allgemeinen und diagnosespezifischen Kriterien wie folgt aussehen (Boyd und Murray 2010):

A. Screeningfragen:
   – Wären Sie überrascht, wenn der Patient in den kommenden 6–12 Monaten versterben würde?
B. Allgemeine klinische Indikatoren:
   – Schlechter Funktionszustand (Selbstversorgung eingeschränkt)
   – Zunehmender Gewichtsverlust (>10 %) in den letzten 6 Monaten
   – Mehr als 2 ungeplante Krankenhauseinweisungen in den letzten 6 Monaten
   – Zunehmender Betreuungsbedarf zu Hause oder im Pflegeheim

C. Progrediente Verschlechterung einer fortgeschrittenen Nierenkrankheit mit
   – Oligo-/Anurie
   – Überwässerung
   – Hyperkaliämie
   – zunehmende Begleitsymptome (siehe unter D)
D. Verschlechterung unter Organersatztherapie (Dialyse)
   – Zunehmende Begleitsymptome (Schwäche, Juckreiz, Atemnot, Ödeme, Restless legs, Schmerzen, Muskelkrämpfe, Mundtrockenheit, Inappetenz, Überdosierung von Medikamenten (z. B. Morphin)

43.3.4 Indikatoren für eine palliative Versorgung: Perspektivenwechsel

Entweder ist die Grunderkrankung so weit fortgeschritten, dass eine hohe Symptomlast beim Patienten vorliegt oder die Spätfolgen der langjährigen Dialysetherapie bringen eine hohe Symptomlast mit sich wie zum Beispiel Schmerzen, Atemnot (schwieriges Volumenmonitoring bei eingeschränkter kardialer Pumpfunktion), Angst, Wirbelkörperfrakturen, Apoplex, fortschreitende pAVK mit Ulcera und Gangrän, Verschlechterung der Herzfunktion.

43.3.5 Integrierte palliative Versorgung

Die Indikation für die palliative Versorgung muss rechtzeitig erkannt werden.

▶ Organspezifische und symptomorientierte Maßnahmen müssen zusammengeführt und beteiligte Fachdisziplinen in die Versorgung eingebunden werden.

Es obliegt den betreuenden Nephrologen unter Berücksichtigung des Patientenwillens, eine palliativmedizinische Versorgung zu verordnen.

Die Bandbreite der palliativen Versorgung ermöglicht eine

- Beratung (bis zu 7 Tage)
- Koordination (7–14 Tage)
- additiv unterstützende Teilversorgung (bis zu 28 Tage)
- spezialisierte ambulante palliative Versorgung mit 24 Stunden Rufbereitschaft (SAPV)
- stationäre palliative Versorgung
- Hospiz

Es zeigt sich, dass nicht nur die unmittelbare Sterbebegleitung dem Patienten angeboten werden kann. Auch die anderen Betreuungsmöglichkeiten greifen viel früher als hinlänglich bekannt. Durch Netzwerkarbeit wird die Organisation häuslicher Pflege, Hilfe beim Beantragen einer Pflegestufe, Bereitstellung von Hilfsmitteln (z. B. Pflegebett, Toilettenstuhl) bis zur Zuschaltung eines Hospizdienstes möglich.

Zur Symptomkontrolle erfolgt die Erstellung von Medikamentenplänen und Bereitstellung von Notfallmedikamenten. Somit erhält der Patient Handlungsanweisungen und Mittel zur Selbsthilfe. Bei zunehmender Symptomlast kann die Betreuung ausgeweitet werden bis hin zur vollständigen Versorgung durch ein SAPV-Team mit 24h-Rufbereitschaft. Dieses kann in enger Zusammenarbeit und Absprache mit dem Nephrologen die Therapie am Lebensende bis zur Schmerzpumpenversorgung und Sterbebegleitung zu Hause ausweiten. Zuletzt besteht die Möglichkeit einer stationären Betreuung auf einer Palliativstation oder die Aufnahme in ein Hospiz.

43.4 Kostenübernahme

Die Zuschaltung eines SAPV-Teams erfordert eine ärztliche Verordnung und spezielle Begründung gegenüber den Kostenträgern. Ein komplexes Krankheitsgeschehen und eine hohe Symptomlast (Beispiele s.o.) sind unter anderem beim Dialysepatienten gegeben und rechtfertigen die SAPV-Anbindung (Bader-Zollner 2020).

43.5 Kommunikationsmodell zum Überbringen schlechter Nachrichten

Die einfühlsame Kommunikation mit Schwerstkranken bedarf einer Vorbereitung. Eine klare Struktur sowie eine wertschätzende Atmosphäre erleichtern das sogenannte „breaking bad news" – das Überbringen schlechter Nachrichten. Die Ärzte sollen als Unterstützer wahrgenommen und die verbleibende Zeit von Patienten und Angehörigen so gut wie möglich positiv gestaltet werden können.

Zur Planung schwieriger Gespräche kann ein Kommunikationsmodell angewendet werden, das sog. **SPIKES**-Modell. (Baile et al. 2000)

S = Setting:	Die Situation in behaglicher Atmosphäre besprechen, nicht während der Visite
P = Perception:	Das Patientenwissen zur Situation erfragen
I = Invitation:	Einschätzen, ob der Patient bereit ist, eine schlechte Nachricht aufzunehmen
K = Knowledge:	Informationen laienverständlich vermitteln, Symptome beschreiben, Therapiezieländerung besprechen
E = Emotions:	Emotionen ansprechen
S = Summary:	Das Gespräch zusammenfassen und eine Strategie zum weiteren Vorgehen entwerfen

▶ Anhand des SPIKES-Modells kann ein Gespräch zur Therapiezieländerung, welches in der Alltagsroutine einer nephrologischen Praxis schwierig erscheint, gelingen. Gar nicht über den Tod zu sprechen ist auch keine Lösung.

43.6 Fazit für die Praxis

- Der Beginn einer Dialysetherapie muss unter Berücksichtigung von Alter, Grunderkrankung und Patientenwille genau geprüft werden und ein konservatives und/oder palliatives Vorgehen erwogen werden.

- Jede einzelne Dialyse ist eine erneute, freiwillige Entscheidung zur Therapie. Weder juristisch noch moralisch ist eine Beendigung der Dialysetherapie verwerflich. Zu jeder Aufklärung über Dialyse gehört das Angebot, die Dialyse zu gegebener Zeit zu beenden. Eine Dokumentation zur Entscheidung zur Beendigung der Dialysebehandlung sollte in jedem Zentrum vorhanden sein.
- Dialysedauer und Dosis können angepasst werden, d. h. zur Symptomkontrolle reichen 2–3 Stunden Hämodialysebehandlung aus bzw. 2 Beutel Icodextrin /Tag bei der Peritonealdialyse.
- Eine frühe Zusammenarbeit der beiden Disziplinen Nephrologie und Palliativmedizin verbessert die Lebensqualität des Patienten.
- Die stufenweise Ausweitung und Intensivierung der Betreuung unter palliativmedizinischen Aspekten ermöglicht Patienten, Angehörigen und behandelndem nephrologischen Team von Ärzten und Pflege eine gute Begleitung bis zum Lebensende.

Literatur

Bader-Zollner, S. (2020) Bedarfsgerechte Palliativversorgung bei Patienten mit chronischer Niereninsuffizienz. Nieren-und Hochdruckkrankheiten, Jahrgang 49, Nr.8/2020, S.349-352.

Baile WF et al (2000) SPIKES – a six-step protocol for delivering bad news: application to the patient with cancer. The Oncologist 5(4):302–311

Bausewein C, Roller S, Voltz R (2010) Leitfaden Palliative Care, 4. Aufl. Urban & Fischer, München

Boyd K, Murray SA (2010) Recognising and managing key transitions in end of life care. BMJ 16:341

Carson RC, Juscczak M, Davenport A (2009) Is maximum conservative management an equivalent treatment option to dialysis for elderly patients with significant comorbid disease? Clin J Am Soc Nephrol 2009(4):1611–1619

Eichner E, Jung-Borutta C (2013) Repetitorium Palliativmedizin, Psychosoziale und spirituelle Aspekte. Springer-Verlag Berlin Heidelberg 2013

Fricke A (2017) Wo sterben?- Wunsch und Wirklichkeit klaffen auseinander. Schmerzmedizin 33:8

Goff SL, Eneanya ND, Feinberg R, Germain MJ, Marr L, Berzoff J, Cohen LM, Unruh M (2015) Advance care planning: a qualitative study of dialysis patients and families. CJASN 10(3):390–400. https://doi.org/10.2215/CJN.07490714

Janssen DJ, Spruit MA, Schols JM, Wouters EF (2013) Dynamic preferences for site of death among patients with advanced chronic obstructive pulmonary disease, chronic heart failure, or chronic renal failure. J. Pain Symptom Manage 46(6):826–836. https://doi.org/10.1016/j.jpainsymman.2013.01.007

Murtagh FE, Marsh JE, Donohoe P, Ekbal NJ, Sheerin NS, Harris FE (2007) Dialysis or not? A comparative survival study of patients over 75 years with chronic kidney disease stage 5. Nephrol Dial Transplant 22(7):1955–1962. https://doi.org/10.1093/ndt/gfm153

O'Connor NR, Kumar P (2012) Conservative management of end-stage renal disease without dialysis: a systematic review. J Palliat Med 15(2):228–235. https://doi.org/10.1089/jpm.2011.0207

Oskoui T, Pandya R, Weiner DE, Wong JHB, Koch-Weser S, Ladin K (2020) Advance care planning among older adults with advanced non-dialysis-dependent CKD and their care partners: perceptions versus reality? Kidney Med 2(2):116–124

Saunders C (1996) A personal therapeutic journey. British Medical Journal (BMJ) 313(21.-28. Dezember 1996):S1600

WHO Health Organization (2002) National cancer control programmes: policies and managerial guidelines, 2. Aufl. WHO, Geneva, S 84

Susanne D. Kuhlmann

Inhaltsverzeichnis

44.1 Einleitung

Das Bundesverfassungsgericht hat das Recht auf Selbstbestimmung am Lebensende im Jahr 2020 in einem Urteil zum Paragraf 2017 StGB betont (BVerfG, Urt. v. 26.2.2020 – 2 BvR 2347/15-). Höchstpersönliche, individuelle und freiverantwortliche Entscheidungen des Einzelnen in seiner Würde seien es, die es hier zu respektieren, und keinesfalls zu missbilligen oder zu tabuisieren gilt – besonders im Sterben. Auch wenn diese Stärkung des Selbstbestimmungsrechts im Kontext einer Entscheidung zum assistierten Suizid ausformuliert wurde, und auch wenn es sich bei Dialyseabbruch und -vorenthalt

keinesfalls um assistierten Suizid oder aktive Sterbehilfe, sondern um passive Sterbehilfe, um Hilfe im oder zum Sterben handelt, so entfaltet diese Urteilsbegründung des Bundesverfassungsgerichts dennoch eine grundsätzliche Wirkkraft, die wie eine Leitplanke Orientierung gibt im Diskurs zu den Fragen der letzten Lebensphase. Eine Phase, die, besonders wenn akute oder chronische Nierenkrankheiten oder Nierenversagen vorliegen, Therapieentscheidungen und Behandlungsbegrenzungen bedeuten kann. So werden in der geriatrischen Nephrologie zunehmend konservative und palliativmedizinische Therapieoptionen als Alternativen zur Dialyse realisiert. Nicht mehr Lebensverlängerung und Maximalmedizin um jeden Preis werden angestrebt, sondern Wohlbefinden, Reduzierung von Symptomlast und Leiden, Verbesserung der Lebensqualität. Nicht starre Diagnose- und Therapiekonzepte geben die Richtung vor, sondern der individuelle

S. D. Kuhlmann (✉)
MVZ Windscheidstraße Hausärztliche Versorgung,
Berlin-Charlottenburg, Deutschland
e-mail: s.kuhlmann@mvz-windscheidstrasse.de

Patient mit seinen Wünschen und Vorlieben, seinen konkreten medizinischen, wie privaten und sozialen Eckdaten; ein Mensch, für den die Qualität der verbleibenden Lebenszeit zählt und der lieber zuhause oder im Hospiz sterben möchte als nach Ausreizung alles Machbaren in einer Klinik (Kuhlmann 2021). Nutzen und Schaden einer Dialysebehandlung sollten daher benannt und sorgfältig abgewogen sein. Ein strukturiertes, transparentes, schrittweises Vorgehen und regelmäßige, wie rechtzeitige Gespräche im Sinne eines Advance Care Planning (ACP) sind unverzichtbar, damit anstehende Entscheidungen vom Betroffenen oder dem gesetzlichen Vertreter zusammen mit dem Behandler, dem behandelndem Team, getroffen werden können. Hilfreich ist, wenn die professionelle Seite entsprechende Kommunikationstechniken beherrscht, die Gestaltung der Prozesse als ihre Aufgabe begreift und die juristischen und ethischen Aspekte von Dialyseabbruch und Dialysevorenthalt kennt (Kuhlmann 2020).

▶ Patienten wünschen, dass Ärzte Therapieentscheidungen am Lebensende aktiv ansprechen und Verantwortung übernehmen.

44.2 Juristische Aspekte

Dialyseabbruch und -vorenthalt sind Verzicht auf lebensverlängernde Maßnahmen, der Tod tritt infolge des natürlichen und unaufhaltsamen Verlaufs der zugrunde liegenden Erkrankung ein.

▶ Dialyseabbruch ist passive Sterbehilfe.

Nicht legitim wird der Dialyseverzicht oder -abbruch, wenn das Sterben-Lassen ohne Einverständnis des Patienten oder gesetzlichen Vertreters erfolgt, dies wäre als einseitiger Behandlungsabbruch, als Tötung durch Unterlassen zu betrachten. Der Dialyseabbruch als passive Sterbehilfe grenzt sich klar ab von aktiver Sterbehilfe, vom ärztlich assistierten Suizid und vom Suizid. Betroffene sollten wissen, dass auch für die christlichen Religionen

Dialyseabbruch und -vorenthalt kein Suizid sind (Kuhlmann 2011).

Stehen bei geriatrischen Patienten Dialyseentscheidungen an, dann muss zunächst zweifelsfrei geklärt werden, ob noch eine Einwilligungsfähigkeit oder schon eine Einwilligungsunfähigkeit besteht. Die Einwilligungsfähigkeit wird individuell, entsprechend der geistigen und sittlichen Reife bemessen: Sie liegt vor, wenn die Fähigkeit da ist, Folgen und Tragweite einer Entscheidung zu erkennen, der Willen danach ausgerichtet und dies auch entsprechend kommuniziert werden kann. Im Zweifel hilft ein psychiatrisch-neurologisches Konsil die Einwilligungsfähigkeit zu beurteilen. Bei älteren Patienten sollte bei fortschreitendem kognitivem Abbau die Einwilligungsfähigkeit regelmäßig überprüft werden.

Ein einwilligungsfähiger Patient kann jederzeit eine Dialysebehandlung beenden oder gar nicht erst beginnen. Der behandelnde Arzt hat kein Recht zur Zwangsbehandlung. Rechtfertigung einer indizierten Maßnahme ist die Einwilligung des Patienten, die dieser im Falle des gewollten Dialyseabbruchs entzieht. Der Arzt muss in dieser Situation aber informieren, aufklären und prüfen und sowohl Einwilligungsfähigkeit als auch Freiwilligkeit der Entscheidung sicherstellen. Weiterhin ist die medizinische Therapie zu optimieren und auszuschließen, dass nicht oder nur suboptimal behandelte Symptome oder Erkrankungen, wie etwa Schmerzen oder Depression, den Wunsch nach Therapieabbruch begründen. Eine umfassende Aufklärung ist erforderlich, damit der Patient Folgen und Tragweite seiner Entscheidung verstehen kann. Der Arzt hat die Notwendigkeit der Dialyse schlüssig darzulegen und zu versuchen, auf deren Durchführung als lebenserhaltende Maßnahme hinzuwirken. Das ist Teil der therapeutischen Aufklärungspflicht; unterbleibt sie, so macht sich der Arzt eines Behandlungsfehlers schuldig. Besteht der Einwilligungsfähige weiter auf Einstellen der Dialyse, so ist dem stattzugeben, das Procedere aber transparent, nachvollziehbar und sorgfältig zu dokumentieren. Bei Unsicherheiten sollte eine Ethik-Kommission involviert oder juristischer Rat eingeholt werden (Kuhlmann 2011).

44.2.1 Vorgehen bei Einwilligungsunfähigkeit

Liegt dagegen Einwilligungsunfähigkeit vor, fehlen dem Patienten also Einsichtsvermögen und Urteilskraft, um ein Aufklärungsgespräch zu verstehen, die notwendige Nutzen-Risiko-Abwägung vorzunehmen und eine Entscheidung zu fällen, dann muss ein gesetzlicher Vertreter eingesetzt werden. Dies kann entweder ein vom Patienten selbst benannter Bevollmächtigter oder ein gerichtlich bestellter Betreuer sein.

▶ Bei Einwilligungsunfähigkeit ist ein gesetzlicher Vertreter erforderlich.

Der gesetzlichen Vertreter hat den Willen des Betreuten gewissenhaft zu ermitteln und zu verwirklichen. Eigene Werturteile, insbesondere zur Lebensqualität, dürfen den gesetzlichen Vertreter nicht leiten, ausschlaggebend sind nur der schriftliche, der erklärte oder der mutmaßliche Wille des Betreuten. Da ein Dialyseabbruch zum Tod führt, sind an die Ermittlung dieses Willens höchste Anforderungen zu stellen. Zu beachten ist weiterhin, dass eine Patientenverfügung jederzeit, auch formlos, selbst durch körperliche Regungen, widerrufen werden kann. Die Aufgabe des Arztes ist es, einerseits zu informieren und zu beraten, andererseits zu prüfen, ob die aktuelle Situation den Willenserklärungen entspricht. Eine eigene Entscheidungsgewalt hat er nicht. Sind sich gesetzlicher Vertreter und Arzt einig, dass der Betreute in dieser Situation einen Abbruch gewünscht hätte, dann kann die Dialyse entsprechend eingestellt werden (Kuhlmann 2011).

Das Betreuungsgericht als gutachterliche Instanz ist nur vorgesehen, wenn zwischen Arzt und gesetzlichem Vertreter kein Konsens besteht. Dann allerdings schafft es Rechtssicherheit, dient der Sicherheit aller Beteiligten, schützt das Selbstbestimmungsrecht des Betroffenen und entlastet gesetzlichen Vertreter wie Arzt (Kuhlmann 2011).

Obwohl der gesetzliche Vertreter Maßnahmen bewilligt oder ablehnt, möchte der Gesetzgeber den Einwilligungsunfähigen stärken. So soll der Betreute, soweit möglich, in Gespräche und Entscheidungsprozesse einbezogen werden. Das ist seit dem Jahr 2013 im Gesetz zur Verbesserung der Rechte von Patientinnen und Patienten festgeschrieben: Der Behandelnde hat dem Einwilligungsunfähigen die Umstände einer Behandlung zu erläutern, „soweit dieser … in der Lage ist, die Erläuterung aufzunehmen, und soweit dies seinem Wohl nicht zuwiderläuft" (§630e BGB) (Kuhlmann 2020).

44.2.2 Indikation als Behandlungsvoraussetzung

Schließlich ist die Indikation als fachliches Urteil Voraussetzung und Begründung einer Therapie. Regelmäßig im Verlauf, insbesondere bei Zustandsverschlechterung, Therapiezieländerungen oder Einwilligungsunfähigkeit sollte daher kritisch hinterfragt werden, ob die Indikation zur Dialyse noch besteht. Um Aufklärungs- und damit Behandlungsfehler zu vermeiden, sollten Patient oder gesetzlicher Vertreter von Anfang an und in Abständen über alternative Therapieoptionen bis hin zum Dialyseabbruch aufgeklärt werden, – und das umso mehr, je schwächer die Indikation ist (Kuhlmann 2020).

44.3 Ethische Aspekte

44.3.1 Grundsätze

Im 1977 erstmals publizierten Standardwerk ‚Principles of Biomedical Ethics' haben Beauchamp und Childress vier konsensfähige Prinzipien mittlerer Reichweite eingeführt, die bis heute den Umgang mit medizinethischen Fragestellungen bahnen (Beauchamp und Childress 2019): Die vier Leitbegriffe Autonomie, Non-Malefizienz, Benefizienz und Gerechtigkeit werden in der konkreten Situation spezifiziert und abgewogen, sodass die zugrunde liegende ethische Problematik dieses Einzelfalls erkannt, strukturiert und bearbeitet werden kann. Das Prinzip der Autonomie steht für den Respekt vor der Selbstbestimmung, das Prinzip der

Non-Malefizienz für Schadensvermeidung, die Benefizienz für das Nutzen-Wollen, das Wohl-Tun, den fürsorglichen Aspekt und das Prinzip der Gerechtigkeit für die ausgleichende Interessenwahrung, die gerechte Verteilung von Kosten, Risiken und Nutzen. Während die ethische Herausforderung in den ersten Jahren der Dialyse angesichts knapper Ressourcen darin bestand, Lebenschancen gut begründet zuzuteilen, liegt heute, angesichts der Überversorgung, das Nutzen, das Wohl-Tun in der Begrenzung: Statt ungeprüft einfach nur weiter bis zum Lebensende zu dialysieren, sollen nun genau die Patienten, für die Dialyse mehr Schaden als Nutzen bedeutet, in dieser wichtigen letzten Lebensphase identifiziert und individuell mit anderen therapeutischen Konzepten versorgt werden können.

Im ethischen Diskurs stehen die vier Prinzipien gleichwertig nebeneinander, sie werden jeweils für sich, aber auch im Zusammenspiel analysiert, mit allerdings über die Jahre unterschiedlicher Gewichtung. Stand zunächst das Prinzip der Gerechtigkeit im Vordergrund, so bestimmte zwischen 1970 und 1980 das Prinzip der Benefizienz die Diskussionen, bis in die späten 1990er-Jahre dann das Prinzip der Non-Malefizienz. Seitdem dominiert die Autonomie, allerdings ist diese Betonung der Selbstbestimmung ein Phänomen der westlichen Welt, andere Kulturen setzen andere Schwerpunkte (Beauchamp und Childress 2019; Butler et al. 2016; Lazenby et al. 2017). Auch die Auslegung der Begrifflichkeiten hat sich gewandelt: Wurden Nutzen oder Schaden in der Vergangenheit an der reinen Lebensverlängerung, an Endpunkten wie Komplikationsraten, Morbidität und Mortalität beurteilt, so geht es mittlerweile konkret und individuell um die Ziele, Wertvorstellungen und Vorlieben des einzelnen Patienten (Butler et al. 2016). Abhängig von den jeweiligen soziobiografischen Eckdaten werden in jedem einzelnen Fall Lebensqualität und Lebensverlängerung gegeneinander abgewogen.

▶ Lebensqualität hängt von vielen Faktoren ab, - sozial eingebunden und keine Last für Zugehörige zu sein ist dabei wichtig.

44.3.2 Lebensqualität versus Lebensverlängerung

Studien zeigen, dass die Mehrzahl der Patienten mit Nierenversagen eine reine Lebensverlängerung um den Preis von Schmerzen und Symptomlast nicht möchten (Kuhlmann 2017, Raj et al. 2019). Die Patienten selbst bemessen ihre Lebensqualität vorrangig daran, wie sich der Alltag gestalten lässt, inwieweit Selbstständigkeit und gewohnte Aktivitäten beibehalten werden können, wie Familie und Umfeld auf die Belastungen der Dialyse reagieren, – Faktoren, wie das gewählte Dialyseverfahren und organisatorische Details, wie Wegstrecke und zeitlicher Rahmen sind dabei von Bedeutung (Kuhlmann 2017).

Um eine autonome Entscheidung zu ermöglichen, sollten konservative Therapiealternativen rechtzeitig und regelmäßig, idealerweise schon vor Dialysebeginn, thematisiert und erwogen werden.

Wird im Falle einer Einwilligungsunfähigkeit – bei geriatrischen Patienten nicht selten – der gesetzliche Vertreter einbezogen, so kann es für diesen schwer sein, den Willen des Betreuten zu ermitteln, insbesondere wenn diskrepante Willensäußerungen vorliegen oder gemacht werden. Damit kommt dem gesetzlichen Vertreter die besondere Verantwortung zu, nicht nur für die Autonomie des Betreuten einzustehen, sondern genauso auch für Benefizienz und Non-Malefizienz (Kuhlmann 2017).

44.3.3 Rationierung und Priorisierung

Gerechtigkeit betreffend setzen die ökonomischen Gegebenheiten sowie die Diskussionen um Rationierung und Priorisierung bei geriatrischen Patienten, in der letzten Lebensphase und im palliativen Setting neue Schwerpunkte. Welchen Anteil chronische Erkrankungen im Endstadium an den Gesamtausgaben haben sollten, in Relation zum akuten und kurativen Bereich, wird gefragt – und angesichts hoher Ausgaben für Nierenersatzverfahren, was denn andere schwere Funktionseinschränkungen, wie chronische Herzinsuffizienz, chronische Lungen – oder Krebserkrankungen die Krankenkassen kosten (Butler et al. 2016). Medizinethische Überlegungen zu Rationierung, Priorisierung und Allokation sind komplex und gehen an den Kern unseres gesellschaftlichen Verständnisses. Das kann nur offen und transparent und unter konkreter Benennung aller Motive und Fakten diskutiert werden. Weder dürfen scheinbar ethische Begründungsketten und Schlagwörter ökonomische Interessen verschleiern oder umetikettieren, noch dürfen prozessuale Abläufe missbraucht werden, Patienten aus finanziellen Gründen in Entscheidungen zu manipulieren. Das Feld ist sehr breit und kann neben Einsparungen im Gesundheitssystem, der Benachteiligungen bestimmter Patientengruppen beispielsweise auch nicht-indizierte Dialysen, unterbliebene palliative Anbindung oder auch wirtschaftliche Interessen aus dem privaten Umfeld des Patienten umfassen (Kuhlmann 2017).

44.4   Shared Decision Making – Gemeinsame Entscheidungsfindung

Im Shared Decision Making (SDM), so wie es die American Society of Nephrology (ASN) und die Renal Physicians Association (RPA) zu Dialysevorenthalt und -abbruch empfehlen, realisiert sich, was ethisch und juristisch geboten ist (Renal Physicians Association 2010). In einem schrittweisen Prozess werden der Patient und möglichst auch die Zugehörigen so umfassend und sorgfältig informiert über Diagnose, Prognose und Behandlungsoptionen, dass sich Patient und Arzt in einer offenen Diskussion, gemeinsam in der therapeutischen Interaktion für oder gegen die Dialyse entscheiden können.

▶ Der Patient will nicht hilflos und passiv, sondern aktiv mitgestaltend im Entscheidungsprozess sein.

Obwohl das SDM den Patienten stärkt, ihn in den Mittelpunkt stellt, ihm eine engagierte, informierte Partizipation ermöglicht und so zufriede-

ner macht, Angst nimmt, die Adhärenz steigert, wird es leider immer noch zu selten angewendet, stattdessen gerne die Dialyse als die naheliegendste Option gewählt (Yu et al. 2021). Ursächlich mag sein, dass Patient wie Arzt von der Situation, den anstehenden Entscheidungen belastet und überfordert sind, auf beiden Seiten Unsicherheiten bestehen. Gerade bei geriatrischen Patienten ist es für den Arzt schwierig, Verlauf und Prognose, die Entwicklung des funktionellen Status und die von so vielen Faktoren abhängige Lebensqualität abzuschätzen (Raj et al. 2019). Fälschlicherweise fürchten Ärzte, durch das Mitteilen einer schlechten Prognose den Patienten zu entmutigen oder das Vertrauensverhältnis zu riskieren. Patienten wiederum neigen dazu, ihre Prognose zu überschätzen, sie wünschen sich ehrliche Informationen für eine realistische Perspektive, für eine gute Entscheidung (Raj et al. 2019). Das SDM ist ein kommunikationsorientiertes Vorgehen, Empathie ist wichtig, Vertrauen muss aufgebaut werden, genügend Zeit und Raum da sein für eine aufgeklärte Meinungsbildung. Zeit ist genau das, was der Patient braucht. Ärzte lernen im dialogischen Prozess des SDM die Autonomie des Patienten zu respektieren, ein manipulatives, paternalistisches ärztliches Führen wird vermieden, Therapiemaßnahmen können nicht mehr aufgezwungen oder Begrenzungswünsche des Patienten einfach ignoriert werden. Das SDM erlaubt Einflussnahmen von außen, gefühlte Verpflichtungen des Patienten zu identifizieren: Frei und selbstbestimmt soll der Patient entscheiden, der Arzt sicherstellen, dass niemand drängt, niemand beeinflusst.

Um das alles zu leisten, müssen Ärzte das SDM aber kennen, entsprechend ausgebildet, in den Kommunikationstechniken trainiert und der prozessuale Ablauf etabliert, zeitlich und finanziell im Versorgungsalltag abgebildet sein (Martin et al. 2020; Raj et al. 2019). Der Prozess des SDM verbindet die Autonomie des Patienten mit der Fürsorge und Erfahrung des Arztes, sodass beide Komponenten gemeinsam schlussendlich die ethisch gebotene Benefizienz in optimaler Weise befördern (Kuhlmann 2017; Yu et al. 2021). Hier Verantwortung zu übernehmen, das

Procedere kompetent zu begleiten und den Entscheidungsprozess zu leiten, ist ärztliche Aufgabe. Der Arzt kann, indem er fürsorglich auf den jeweiligen Menschen, die jeweilige Situation eingeht, dem Patienten helfen, seine Wünsche und Vorstellungen zu verwirklichen und das genau für ihn geeignete weitere Vorgehen zu identifizieren (Kuhlmann 2017; Yu et al. 2021).

▶ Je besser informiert und eingebunden in den Prozess des Shared Decision Making, umso zufriedener ist der Patient mit der getroffenen Entscheidung.

44.5   Advance Care Planning

Als Voraussetzung für SDM und grundsätzlich hilfreich in der Betreuung chronisch Kranker hat sich vorausschauende Therapieplanung, Advance Care Planning (ACP) bewährt. Die idealerweise schon früh im Krankheitsverlauf, dann regelmäßig stattfindenden Gespräche zu Gesamtsituation und Prognose zwischen Arzt, Patient und Zugehörigen sind vertrauensbildend und bieten dem Patienten ein Feld, sich auszuloten, eine informierte Perspektive zu entwickeln. Auf den Krankheitsprogress sind Patient und Umfeld so vorbereitet, auf Veränderungen kann flexibel reagiert, Therapieentscheidungen können getroffen werden, auch im Kontext von Palliation und nahendem Lebensende (Kuhlmann 2021). Regelmäßiges ACP entlastet die Beteiligten, gibt dem Patienten das Gefühl, beteiligt zu sein, Kontrollmöglichkeiten zu haben. Auch unerwünschte medizinische Maßnahmen lassen sich so verhindern. Je früher Therapiewünsche und Vorlieben abgefragt werden, umso sicherer kann sich der Patient selbst noch positionieren, anstelle der später deutlich schwierigeren Willensermittlung im Falle der Einwilligungsunfähigkeit durch den gesetzlichen Vertreter (Kuhlmann 2020; Lazenby et al. 2017).

An der Zufriedenheit des Patienten/des gesetzlichen Vertreters und der Zugehörigen, an der Zufriedenheit des Pflegepersonals, des ganzen Teams lässt sich nicht nur das Gelingens des ACP, sondern insbesondere auch das Gelingen des SDM beurteilen (Chen et al. 2018; Raj et al. 2019).

In jedem Fall bedeutet ein Dialyseabbruch oder -vorenthalt nicht das Einstellen jeglicher Behandlung, sondern ganz im Gegenteil eine aktive, eine umfassende maximale konservative Therapie, die besonders Lebensqualität und Minderung der Symptomlast im Blick hat und sich als fachärztlich nephrologische Aufgabe begreift (Gelfand et al. 2020).

44.6   Fazit für die Praxis

1. Bei der Entscheidung zur Dialyse muss der Nutzen den Schaden überwiegen.
2. Durch die gesundheitliche Vorausplanung (Advance Care Planning) werden Wünsche und Vorlieben des Patienten, Therapieoptionen frühzeitig thematisiert.
3. Dialyseentscheidungen beinhalten immer Prozessbegleitung im Krankheitsverlauf mit ausreichender Zeit für den Patienten und guter Kommunikation.
4. Die gemeinsame Entscheidungsfindung (Shared Decision Making) realisiert, was juristisch und ethisch geboten ist: Selbstbestimmung des Patienten und Fürsorge, Wohltun des Arztes kommen hier zum besten Nutzen zusammen.

Literatur

Beauchamp T, Childress J (2019) Principles of biomedical ethics, 8. Aufl. Oxford University Press, New York. ISBN 978-0-19-064087-3
Butler CR, Mehrotra R, Tonelli MR, Lam DY (2016) The evolving ethics of dialysis in the United States: a principlist bioethics approach. Clin J Am Soc Nephrol 11:704–709
Chen JC, Thorsteinsdottir B, Vaughan LE et al (2018) End of life, withdrawal, and palliative care utilization among patients receiving maintenance hemodialysis therapy. Clin J Am Soc Nephrol 13:1172–1179
Gelfand SL, Scherer JS, Koncicki HM (2020) Kidney supportive care: core curriculum 2020. Am J Kidney Dis 75(5):793–806
Kuhlmann S (2011) Der Dialyseabbruch: Medizinische, ethische und juristische Aspekte. Schriftenreihe Medizin-Ethik-Recht 25. ISBN 978-3-86829-338-8
Kuhlmann S (2017) Ethische und juristische Aspekte des Dialyseabbruchs. In: Keller F et al (Hrsg) Manuale Ne-

phrologicum. Dustri-Verlag Dr. Karl Feistle, München-Orlando, S 847–855. ISBN 978-3-87185-523-8

Kuhlmann S (2020) Sicherheit im Umgang mit Dialyseentscheidungen: Juristischer Rahmen, ethische Aspekte. In: Akademie Niere, Lehrbuch für Nieren- und Hochdruckkrankheiten. Pabst Science Publishers, Lengerich, S 327–338. ISBN 978-3-95853-604-3

Kuhlmann S (2021) Rechtliche und ethische Voraussetzungen einer Behandlungsbegrenzung. In: Pommer W, Thumfart J (Hrsg) Palliative Nephrologie. Dustri Verlag Dr. Karl Feistle, München-Deisenhofen, S 163–173. ISBN 978-3-87185-584-9

Lazenby S, Edwards A, Samuriwo R et al (2017) End-of-life care decisions for haemodialysis patients – 'We only tend to have that discussion with them when they start deteriorating'. Health Expect 20:260–273

Martin DE, Harris DCH, Jha V, Segantini L et al (2020) Ethical challenges in nephrology: a call for action. Nat Rev Nephrol 16(10):603–613

Raj R, Thiruvengadam S, Ahuja KDK et al (2019) Discussions during shared decision-making in older adults with advanced renal disease: a scoping review. BMJ open 9(11):e031427

Renal Physicians Association (2010) Shared decision-making in the appropriate initiation of and withdrawal from dialysis, 2. Aufl. Renal Physicians Association, Rockville

Yu X, Nakayama M, Wu M-S, Kim Y-L et al (2021) Shared decision-making for a dialysis modality. Kidney Int Rep 7(1):15–27

Barrieren im Umgang mit Behandlungsbegrenzungen bei Patienten mit Migrationshintergrund

45

Gülay Ateş

Inhaltsverzeichnis

Einleitung

‚Vorbereitet-sein‘ oder „die soziale Organisation des Sterbens (Sudnow 1976, zit.n. Schnell), (…) wie mit dem Lebensende praktisch umzugehen ist" (Schnell et al. 2014), ist neben medikamentösen Therapieoptionen sowie therapeutischen Behandlungen eine komplexe und herausfordernde Kommunikations- und Beziehungsarbeit. Personen mit mindestens einer chronischen Erkrankung bringen eine Vielzahl an Erfahrungen im deutschen Gesundheitswesen mit. Sie haben auf ihrem Weg zum endgültigen Nierenfunktionsverlust viel erlebt und können bei guter Vorausplanung mit speziell geschulter Gesprächsbegleitung für die letzte Lebensphase (§ 132g Abs. 3 SGB V) gut

vorbereitet werden. (Beckwith und Brown 2021) Zugehörige, die oftmals eine aktive Rolle im Versorgungsnetz einnehmen (Care-Arbeit und Medikamentenregimes inkl. eines Nebenwirkungsmanagements), werden integriert, entlastet und profitieren in Notfallsituationen von widerstandsfähigen Patientenverfügungen. Adressiert werden nicht nur körperliche, sondern auch psychosoziale, spirituelle, kulturelle und finanzielle Bedarfe und Wünsche. Bedeutsam bleibt laut Kellehear (2013): „It's what happens on the journey to death, which may last years, that can be hard: anxiety, depression, fear, loneliness, social isolation, stigma, looking into the abyss, and suicide."

Da Gesundheitskompetenzen ein Fundament beim Erfassen, Bearbeiten und im Umgang mit Multi- und/oder Komorbiditäten von älteren Patienten mit und ohne Migrationshintergrund bilden, werden in diesem Kapitel die allgemeinen Gesund-

G. Ateş (✉)
Uniklinik RWTH Aachen, Institut für Digitale Allgemeinmedizin, Aachen, Deutschland
e-mail: gates@ukaachen.de

heitskompetenzen in der deutschen Bevölkerung im Vergleich zu jenen Personen mit türkischem und ex-sowjetischem Migrationshintergrund betrachtet. Anschließend werden die Erfahrungen, Herausforderungen und Barrieren bei Patienten mit einem Migrationshintergrund und palliativem Versorgungsbedarf aus der Perspektive des Gesundheitspersonals identifiziert. Zuletzt werden potenziell bedeutsame herkunftsspezifische, kulturelle sowie religiöse Faktoren bei der Auswahl von Behandlungs- und Therapieoptionen ermittelt, die einen nahtlosen Übergang in die palliativmedizinische Versorgung erschweren können. Hier stellt sich die Frage, wie unter den gegebenen zeitlichen, professionellen und fachlichen Umständen zum Wohlbefinden beitragende religiöse und herkunftsspezifische Elemente bei beratenden Gesprächen über Therapieabbruch oder -minimierung berücksichtigt werden können.

45.1 Gesundheitskompetenzen als Kompass für gelingende Kommunikation

Die zweite repräsentative Erhebung zu Gesundheitskompetenzen in der deutschen Bevölkerung wurde Anfang 2020 abgeschlossen (Schaeffer et al. 2021): Gemessen anhand der vier Dimensionen krankheitsrelevante Informationen

(1) finden
(2) verstehen
(3) bewerten/beurteilen/gewichten und
(4) anwenden,

sind die allgemeinen Gesundheitskompetenzen bei nahezu 60 % der deutschen Bevölkerung als inadäquat oder problematisch einzustufen. D. h. der Hälfte fällt es schwer, Informationen zu finden oder auch zu verstehen (jeweils 49 %). Mit der Beurteilung der für sie relevanten Krankheitsinformationen haben 75 % erhebliche Schwierigkeiten und 54 % wissen diese nicht anzuwenden (Schaeffer et al., 2021). Faktoren wie niedriger Sozialstatus, Migrationshintergrund, chronische Erkrankungen und hohes Alter haben einen signifikanten Einfluss auf die Selbstmanagement-

kompetenzen und Bearbeitung von Krankheits- und Pflegeproblemen (Schaeffer et al. 2021). Unter Berücksichtigung der kreuzkombinierten Faktoren geringe Bildung, niedriger Sozialstatus, Migrationshintergrund und Alter gehört die erste Generation mit Zuwanderungsgeschichte zur besonders vulnerablen Gruppe im deutschen Gesundheitssystem.

Da Personen mit Migrationshintergrund unterrepräsentiert waren, wurden in einer weiteren Untersuchung gezielt Personen mit türkischem und ex-sowjetischem Migrationshintergrund befragt (Quotenstichprobe; Aug.-Sept. 2020). Mit Informationen über die Erkrankung/Versorgung hatten 61 % der über 65-Jährigen aus der ehemaligen Sowjetunion und 68 % der über 65-Jährigen aus der Türkei erhebliche Schwierigkeiten (Berens et al. 2022).

Von den Personen mit mindestens einer chronischen Erkrankung bestanden bei der Hälfte Schwierigkeiten, die für sie relevanten Informationen über Krankheitssymptome Therapien, Wissen über potenzielle medizinische Notfälle oder auch Zugang zu professioneller Hilfe zu finden. Befragte mit Migrationshintergrund hatten Schwierigkeiten, vom Arzt mitgeteilte Informationen zu ihrer Erkrankung zu verstehen und einzuordnen (Tab. 45.1).

Allgemein fällt es Personen mit mindestens einer chronischen Erkrankung (sehr) schwer, die Vor- und Nachteile von Behandlungsprozessen abzuwägen, was eine Voraussetzung für partizipative Entscheidungsfindungsprozesse ist (Hurrelmann et al. 2020; Berens et al. 2022) (Tab. 45.1). Die Daten zeigen auf, dass Personen mit Migrationshintergrund ein großes Interesse an Gesundheitsinformationen äußern (85 %); bevorzugte Quellen sind der Hausarzt (75 %), digitale Medien (58 %) oder der Facharzt (40 %) (Berens et al. 2022; Baumann et al. 2020). Probleme bereitet auch die Einschätzung der Vertrauenswürdigkeit von krankheitsspezifischen Informationen aus dem Internet.

Sprachbarrieren als wichtiger Zugang zum Verstehen von Patienten und deren Zugehörigen einerseits und das Vermitteln von gesundheitsrelevanten Informationen andersetis, werden stets als zentrale Hürde in der Arzt-Patienten-

Tab. 45.1 Gesundheitskompetenzen von **Personen mit mindestens einer chronischen** Erkrankung nach Bevölkerungsgruppen

	Gesamtbevölkerung[1]	Ex-sowjetischer MH[2]	Türkischer MH[2]
Allgemeine Gesundheitskompetenzen			
Exzellent	13 %	13 %	20 %
Ausreichend	25 %	28 %	26 %
Problematisch	31 %	32 %	27 %
Inadäquat	32 %	27 %	27 %
Finden von Gesundheitsinformationen			
Geringe	52 %	51 %	49 %
Verstehen von Gesundheitsinformationen			
Geringe	50 %	41 %	48 %
Beurteilen von Gesundheitsinformationen			
Geringe	76 %	72 %	66 %
Anwenden von Gesundheitsinformationen			
Geringe	59 %	63 %	52 %

Datenquellen: [1]Schaeffer et al. 2021; [2]Berens et al. 2022. MH: Migrationshintergrund

Kommunikation angesehen. Jedoch gaben 58 % der deutschen Bevölkerung (Schaeffer et al. 2021), 60 % mit ex-sowjetischem und 58 % mit türkischem Migrationshintergrund (Berens et al. 2022) an, die Erklärungen vom Facharzt nicht richtig verstanden zu haben. Somit ist das Verstehen krankheitsrelevanter Informationen unabhängig von Herkunft und Sprachbarrieren eine erstzunehmende Problematik, die viele Menschen betrifft. Trotzdem bevorzugen 58 % der Befragten aus der Türkei (vs. 34 % Personen aus der ehemaligen Sowjetunion) muttersprachliche Informationen. Eine Umfrage von Eşki und Yalçınöz Baysal (2022) in der Türkei bestätigt, dass unter Patienten mit Diabetes mellitus Typ II eine steigende Diabetes-Gesundheitskompetenz mit der Mitarbeit und Therapietreue einhergeht.

▶ Das Verständnis krankheitsrelevanter Informationen ist – unabhängig von Herkunft - eine Barriere in der Stärkung der Gesundheitskompetenz.

45.2   Zwischenmenschliche Interaktion im Praxisalltag

Qualitative Studien von Migala und Flick (2018) untersuchen institutionelle, individuelle und kulturelle Barrieren bei der Inanspruchnahme von hospizlichen und palliativen Versorgungs-angeboten. Hierzu wurden russischsprachige Einwanderer der ersten und zweiten Generation befragt. Sprachbarrieren und das Nicht-Verstehen von Fragen sowie krankheitsrelevanten Informationen werden auch hier als Stressoren herausgearbeitet. Zugehörige artikulieren den Wunsch, nicht als Dolmetscher bei Arzt-Patient-Gesprächen eingesetzt zu werden, sondern krankheitsrelevante Behandlungs- und Therapiemaßnahmen von bilingualem Gesundheitspersonal übersetzen zu lassen. Informationen nicht zu verstehen und lückenhaft wiederzugeben, ist dabei eine große Sorge. Weitere Aspekte betreffen die eigenen Vorbehalte bezüglich der offenen Kommunikation über das Krankheitsstadium und den nahenden Tod. Sie resümieren, dass im Vergleich zu deutschen Patienten russisch-sprachige Zugehörige einer Mehrbelastung durch die doppelte Sprachlosigkeit ausgesetzt sind. Fehlende Worte für die Übersetzung, fehlende Worte für das Ansprechen belastender Themen und fehlende Worte für die auferlegte Verantwortung von außen. Migala und Flick (2018, 2020) fassen zusammen, dass für russischsprachige Patienten und deren Zugehörige der Impetus besteht, bis zum bitteren Ende zu kämpfen. Hinzu komme, dass eine Schmerztherapie mit Opiaten und Schmerzmitteln als Schwäche angesehen werde, was zur Ablehnung von supportiven Therapien führt. Kulturelle Unterschiede seien im Anspruch an familiale Pflege im häuslichen Umfeld erkennbar.

Dies deckt sich auch mit den Ergebnissen zu jüdischen Familien, die sich in traditionellen gemeinschaftsorientierten Kreisen befinden und einer sozialen Isolation der Familie entgegenwirken möchten. Auch hier wird die Überleitung in eine palliativmedizinische Therapieform erschwert, da u. a. aufgrund religiöser Barrieren einer Beendigung von laufenden Therapien misstraut oder diese gar abgelehnt wird (Migala et al. 2017).

▶ Betroffene und deren Zugehörige leiden doppelt durch fehlendes Sprachverständnis und den Mangel, Belastungen ansprechen zu können.

Informierte Einwilligung und Hoffnung

Diese und weitere, vielschichtige Herausforderungen decken sich auch mit der Bonner Teilstudie „Übergänge in der Palliativversorgung (TransPaC – Transitions in palliative care[1])". Einerseits gibt es, aufgrund unterschiedlicher Ansätze Barrieren auf der institutionellen Ebene und anderseits, aufgrund der gelebten Praxis, in der hochfragmentierten Hospiz- und Palliativversorgungslandschaft. Konkret bedarf es eines stets aktualisierten Wissens über regionale Versorgungsangebote und Arbeitsweisen sowie einer Angebotserweiterung. So nehmen inzwischen einige wenige stationäre Hospize auch Patienten mit weiter geführter Dialysetherapie am Lebensende auf. Solch ein spezifisches Wissen ist beim Entlassmanagement im Krankenhaus kaum vorhanden und im niedergelassenen Praxisalltag schwer zu leisten. Folglich ist es sehr zeitaufwendig, gute und passgenaue sowie regionale Lösungen anzubieten (Ateş et al. 2021). Auf einer weiteren Ebene verlangen nahezu alle Hospiz- und Palliativversorgungsanbietenden von Patienten und deren Zugehörige eine aktive Einwilligung für eine palliative Versorgungsform (informed consent), was häufig mit einem Ausschluss (weiterer) nicht indizierter Therapien (mit kurativem Ziel) verbunden ist. Interviewte Patienten fühlen sich dabei ihrer Hoffnung beraubt oder

auch abgeschoben – trotz eines vorhandenen Bewusstseins über den Progress ihrer Erkrankung.

Interview

„Ich habe schon fast meinen Mut verloren. Aber ich habe zwei Söhne. Ich habe keine Wahl. (.) Er hat mich geschüttelt und gesagt: ‚Mutter, du hast immer gekämpft, kämpf weiter.'" (TransPaC; GA, Patienteninterview; 61 Jahre, aus Russland)

Folglich ist es keine Seltenheit, dass sich palliativmedizinisch behandelte Patienten nach erfolgter Erholung umorientieren und erneut eine Dialyse einfordern (Pommer 2021). Im Voraus planen und zum richtigen Zeitpunkt ansprechen sind zentrale Punkte für einen nahtlosen Übergang in die Palliation. Teilgruppenspezifisch betrachtet, finden Personen im berufsfähigen Alter und mit Migrationshintergrund selten ihren Weg in eine palliative Versorgungsform. Aufkommende Schnittstellenprobleme in komplexen, herausfordernde Versorgungssituationen werden im häuslichen Umfeld bei Patienten mit Migrationshintergrund von Familienmitgliedern oder ambulanten Diensten kompensiert:

Interview

„(…) weil dieser Mensch ist viel zu jung, um zu sterben mit 55. Deswegen hat er auch keinen Bock auf eine Patientenverfügung, (…) auf eure Gespräche, die ihr geführt habt (…) und auch die Ehefrau nicht. Und deswegen ist er auch nicht (…) angebunden. (…) Und deswegen hängen wir da jetzt drinnen, mit allem was wir machen müssen." (TransPaC, GA; Fokusgruppe, Pflegeleitung)

Verständigungsproblematiken

Seitens der Pflegepersonen werden bei Patienten mit Migrationshintergrund am häufigsten geringe Deutschsprachkenntnisse und Misstrauen gegenüber familiären aber auch professionellen Übersetzungsangeboten problematisiert, gefolgt von

---

[1] Informationen über die Studie: http://www.palliativbonn.de/wp-content/uploads/2018/04/TransPaC_Flyer_QR_2_Fin_2-2.pdf.

kulturellen, religiösen und familiären Gewohnheiten. Die befragten Personen im ambulanten und stationären Gesundheitsbereich waren überfordert, wenn Diversität und Bilingualität im Team fehlten.

Interview

„Das haben wir jetzt grad aktuell auch, dass wir einen Patienten (…) schlecht verstehen (…) und da hat sich halt herausgestellt, (…) dass die Patienten und Angehörige eben mit den Dolmetschern [aus dem Freundeskreis] nicht über alles reden möchten. Grad was familiäre Strukturen sind oder was Probleme sind oder Angst vorm Tod oder wie geht es weiter, weil das eben zu intim ist. (…) bei dieser ukrainischen Familie kam (…) eine Kollegin, die russisch als Muttersprache hatte und dann hat sich wirklich eine Welt offenbart. Ja, weil dann das Ehepaar total glücklich war, dass sie dann auch mal über dieses Thema Krankheit und wie geht es weiter sprechen konnten." (TransPaC, GA, Experteninterview, Spezialisierte Ambulante Palliativversorgung; Leitung)

„Mit ausländischen Patienten lernt man natürlich mit der Zeit umzugehen. (…) mit der Zeit aber auch herauskommt, dass sie sehr wohl wissen, um was es eigentlich geht und was sie haben. Obwohl sozusagen der Familienclan oder das Familienoberhaupt das anders entschieden hat. (…) ältere Patienten vertreten eher die Meinung (…): ‚Es ist nicht schön, dass sie sterben, dass sie ihr Leben gelebt haben und das es wirklich nicht so sehr schlimm ist, wenn sie jetzt sterben müssen. ‘" (TransPaC, GA, Experteninterview, Krankenhaus, Facharzt)

Diverse Teams als Zugang zu Patienten mit Migrationshintergrund

Die bestehenden Probleme der Mehrfachübersetzungen sind für ambulante Dienste mit hoch diversem, mehrsprachigem Personal kein Problem, da nicht nur Sprachbarrieren („Wir haben sogar eine Mitarbeiterin, die sechs Sprachen spricht."; TransPaC, GA, Experteninterview, ambulanter Pflegedienst, Pflegeleitung), sondern auch religiöse und herkunftsspezifische Besonderheiten überwunden werden können.

Kreative Lösungen durch komplementäre Zusammenarbeit im Versorgungsnetz

Weitere Lösungen sind das Nutzen von Bildern und vorgefertigten Kommunikationsmitteln, die bei Bedarf in rotierenden Teams und zur Kommunikation im Versorgungsnetz mit anderen Fachärzten und Gesundheitspersonal zum Einsatz kommen.

▶ Multiprofessionelle Sprachkompetenz ist eine Lösung zur Verringerung von Hürden in der Versorgung.

Interview

„Die Kollegen im SAPV-Team wussten nicht, wie sie kommunizieren sollen. Dann habe ich einen russischsprechenden Pfleger hingeschickt und gesagt, organisiere alles und schreib alles ganz genau auf, sodass deine Kollegen ihn verstehen. (…) am nächsten Tag ist ein Kollege vom SAPV-Team hingegangen und hat versucht mit denen zu reden. Dann hat sie [der Patient] nur das Blatt gezeigt." (TransPaC, GA, Experteninterview, ambulanter Pflegedienst, Pflegeleitung)

45.3 Religiöse Stellungnahmen zur Organtransplantation

Obwohl ein hohes Alter, Multi-/Komorbiditäten, gewisse Lebensstile und auch die Wartedauer in der Thematik der Organtransplantation dominieren, wird an dieser Stelle auf den Einfluss von Religion eingegangen. Inwiefern aus der Perspektive orthodox-religiöser Patienten Dialyseverfahren und Organspenden bevorzugt gewählt werden, wird insbesondere in den drei großen monotheistischen Offenbarungsreligionen durch die Wahrung des heiligen, unantastbaren Körpers begründet (Geburt und Tod bestimmt durch Gott/ Allah). Der Empfänger ist in der Verantwortung, das kostbare Gut Leben mit allen medizinischen Hilfen zu wahren und mit allen Maßnahmen zu retten. Eine Lebendspende ist im Buddhismus, orthodoxem Christentum, Islam und Judentum mit dem

Glauben vereinbar, wenn keine Lebensgefahr für den Spender vorliegt. Aus religiöser Sicht gibt es keine Verpflichtung zur Organspende, sondern darf nur mit freiwilliger Zustimmung des Spenders geschehen. Laut Stellungnahmen der Orthodoxen Bischofskonferenz (2014), des Deutschen Zentralrats der Muslime in Deutschland e. V. (2013a) und dem in Israel im Jahre 2008 in Kraft getretenem Gesetz zur Organtransplantation (Alhawari et al. 2018) sind postmortale Spenden mit religiösen Geboten prinzipiell vereinbar. Eine postmortale Spende bedarf in allen vier Religionen einer vorherigen freiwilligen Einwilligung des Spenders. Im Islam darf diese Einwilligung auch von den Zugehörigen erteilt werden. Dahingegen wird dies beim orthodoxen Christen explizit abgelehnt („Mutmaßliche Willensäußerung" durch Dritte, Entnahme bei Obdachlosen und anderen vulnerablen Menschen sind nicht zugelassen."; Orthodoxe Bischofskonferenz 2014) Organtransplantationen sollten stets ergänzend durch „den pastoralen Beistand eines Geistlichen" begleitet werden, da – denn so heißt es weiter – „die medizinische Hilfe eben nur eine „Hilfe" sein kann. Eine endgültige Heilung kann nur von Gott allein erwartet werden." (Orthodoxe Bischofkonferenz 2014)

Die postmortale Spende und Hirntod als Kriterium werden in allen vier Religionsgemeinschaften kontrovers und kritisch diskutiert. Bei postmortalen Spenden trennen sich z. B. die Meinungen zwischen orthodoxen und moderaten Rabbinern bzw. Glaubensgemeinschaften. So wird in einer Stellungnahme festgehalten: „Nichts darf geschehen, was das Leben um eine einzige Sekunde verkürzen könnte, um dadurch das Leben eines anderen zu retten. (…) Dem Gehirntod wird in der Halacha keinerlei Bedeutung zugemessen." (Holznienkemper 2003) Andere rabbinische Autoritäten sind sich wiederum einig, dass zur Rettung des Lebens Leichenspenden mit den religiösen Geboten vereinbar sind. Ein Argu-

ment für Nierentransplantationen ist die lebensrettende Maßnahme mit Auswirkungen auf die Lebensqualität. Der Normalfall sollten Nierenersatzverfahren, wie die Dialyse, sein. (Holznienkemper 2003) Im Buddhismus gibt es keinen Zentralrat und unterschiedliche Auslegungen je nach Herkunftsland und Strömungen, sodass individuelle Entscheidungsfindungsprozesse geklärt gehören. Die Transplantation bei Totenspenden wird von einigen Buddhisten bei Feststellung des Hirntods akzeptiert. Für andere Buddhisten nimmt der Respekt und die Einhaltung der Sterbephase über den körperlichen Tod einen hohen Stellenwert ein und gehört gewahrt. (Alhawari et al. 2018)

Der Zentralrat der Muslime in Deutschland e. V. (2013b) geht einen Schritt weiter und hält in seinen Stellungnahmen explizit fest, dass „(…) das Angebot vom Unterlassen oder Reduktion der Behandlungsmaßnahmen in Anspruch genommen werden darf, wenn es keine Aussicht auf Heilung gibt und der Erhalt der Lebensqualität ins Zentrum rückt (sog. Passive Sterbehilfe oder besser gesagt „Sterbenlassen")". Der Zentralrat der Muslime in Deutschland e. V. spricht sich explizit für Behandlungsbegrenzung und palliativmedizinische Therapie bei nicht heilbaren, weit fortgeschrittenen Erkrankungen aus.

Der Zentralrat der Muslime in Deutschland e. V. steht für einen ganz spezifischen kleinen Anteil der muslimischen Glaubensgemeinden innerhalb Deutschlands, und diese Ansicht wird bei weitem nicht von allen Strömungen und Ländern vertreten. (Kellner 2019) Einerseits traten in Israel 2008 und 2009 Gesetze zur Organtransplantation in Kraft, welche die Erlaubnis, Organe zur Transplantation für die Rettung eines bestimmten Lebens zu spenden Kriterien basiert regelt und anderseits herrscht in der Gesellschaft eine sehr niedrige Organspendebereitschaft (Werren 2019) (Tab. 45.2).

Tab. 45.2 Potenzielle Einflüsse auf Behandlungsbegrenzung, Therapieabbruch und Organspende nach Religionsgemeinschaft

	Buddhismus	Orthodoxes Christentum	Islam	Judentum
Medikation	Bewusstseinstrübende Medikamente können abgelehnt werden	Bewusstseinstrübende Medikamente können abgelehnt werden	Einsatz von Sedierungs- und Schmerzmitteln (Opioide Derivate), auch in hoher Dosierung mgl.	Bewusstseinstrübende Medikamente können abgelehnt werden
Familiale Pflege im häuslichen Umfeld	+	+	+	+
Lebenserhaltene Maßnahmen	+	~	+	+
Abbruch von lebenserhaltenden Maßnahmen	-	+	+	-
Ärztlich assistierter Suizid	-	-	-	-
Organtransplantationen Lebendspende postmortale Spende Organempfang	Akt d. Mitgefühls + ~ +	Akt d. Nächstenliebe in der Nachahmung Christi + + +	Zur Rettung von Leben + + +	Akt d. Nächstenliebe + ~ +

Legende: + Zustimmung/Akzeptanz; ~ abhängig v. Auslegungen/Strömungen; - Ablehnung
Quellen: Holznienkemper 2003, Stellungnahmen der Orthodoxen Bischofskonferenz 2014 und des ZMD

45.4 Fazit für die Praxis

- Geringe Gesundheitskompetenzen sind sowohl mit einem höheren Risiko von Pflegebedürftigkeit, einer höheren Zahl an Krankenhausaufenthalten sowie Arztbesuchen als auch einer vermehrten Inanspruchnahme ärztlicher Notdienste assoziiert (Berens et al. 2022).
- Sensible Kommunikation im Rahmen einer strukturierten und partizipativen Therapiezielfindung oder auch einer Therapiezieländerung im Falle der Palliation nehmen an Bedeutung zu (Kletecka-Pulker et al. 2021; Dinges 2018; Pommer 2021).
- Niedrigschwellige, krankheitsrelevante muttersprachliche Informationen bei Personen mit Migrationshintergrund sind ein wichtiger Schlüssel für gesundheitliche Chancengleichheit, Wohlbefinden und Selbstermächtigung (Pommer 2021).
- Somit sind eine zielgruppengerechte Informationsvermittlung in leicht verständlicher Sprache und eine rechtzeitige Einbindung in weitere Versorgungssysteme maßgeblich für das Wohlbefinden und die Mitarbeit von Patienten und deren Zugehörigen, als auch essenziell für die Entlastung von involvierten Akteuren im Versorgungsnetz (Hurrelmann et al. 2020).

Literatur

Alhawari Y, Verhoff MA, Parzeller M (2018) Hirntod, Organtransplantation und Obduktion aus der Sicht der Weltreligionen; Brain death, organ transplantation and autopsy from the point of view of world religions. Rechtsmedizin. https://doi.org/10.1007/s00194-018-0242-x

Ateş G, Jaspers B, Peuten S, Schneider W, Radbruch L (2021) Palliativversorgung. In: Klauber J, Wasem J, Beivers A, Mostert C (Hrsg) Krankenhaus-Report 2021. Springer, Berlin/Heidelberg. https://doi.org/10.1007/978-3-662-62708-2_10

Baumann E, Czerwinski F, Rosset M, Großmann U, Calhoun K (2020) Wie informieren sich Menschen mit Migrationshintergrund zum Thema Gesundheit? Teilergebnisse der Studie „HINTS Germany" zum Gesundheitsinformationsverhalten in Deutschland. Trendmonitor, Der Monitor für aktuelles Gesundheitswissen, Dez. 2020

Beckwith H, Brown EA (2021) Palliative Aspekte und gesundheitliche Vorausplanung. In: Pommer W, Thumfart J (Hrsg) Palliative Nephrologie. Aktuelle Beiträge aus der Praxis. Dustri Verlag, München-Deisenhofen, S 7–13

Berens EM, Klinger J, Mensing M, Carol S, Schaeffer D (2022) Health literacy of people with migration background in Germany: results of the HLS-MIG (short summary). Bielefeld University, Interdisciplinary Centre for Health Literacy Research, Bielefeld. https://doi.org/10.4119/unibi/2960263

Dinges S (2018) Entscheidungssicherheit durch klinische Ethikberatung. In: Körtner U, Kopetzki C, Kletečka-Pulker M, Müller S (Hrsg) Entscheidungsfindung und Entscheidungshilfen am Lebensanfang. Wien, Verlag Österreich

Eşki Ş, Yalçınöz Baysal H (2022) An investigation of the diabetes health literacy level and compliance to the treatment in patients with diabetes in Turkey. Anatolian Curr Med J 4(1):1–7. https://doi.org/10.38053/acmj.969412

Holznienkemper T (2003) Organspende und Transplantation und ihre Rezension in der Ethik der abrahamitischen Religionen https://repositorium.uni-muenster.de/document/miami/235db026-0fc1-473f-98c4-d6549db8b308/diss_holznienkemper.pdf. Zugegriffen am 01.03.2022

Hurrelmann K, Klinger J, Schaeffer D (2020) Gesundheitskompetenz der Bevölkerung in Deutschland – Vergleich der Erhebungen 2014 und 2020. Interdisziplinäres Zentrum für Gesundheitskompetenzforschung (IZGK), Universität Bielefeld, Bielefeld. https://doi.org/10.4119/unibi/2950303

Kellehear A (2013) Compassionate communities: end-of-life care as everyone's responsibility. Q J Med 106(12):1071–1075

Kellner M (2019) Ethisch-rechtliche Fragestellung zur Organtransplantation. Islamische Primärtexte im Kontext medizinischer Prognosen. In: Probst SM (Hrsg) Hirntod und Organspende aus interkultureller Sicht. Hentrich & Hentrich Verlag, Berlin, S 225–243

Kletecka-Pulker M, Parrag S, Doppler K, Völkl-Kernstock S, Wagner M, Wenzel T (2021) Enhancing patient safety through the quality assured use of a low-tech video interpreting system to overcome language barriers in healthcare settings. Wien Klin Wochenschr 133(11–12):610–619. https://doi.org/10.1007/s00508-020-01806-7. Epub 2021 Feb 2. PMID: 33528631; PMCID: PMC8195952

Migala S, Flick U (2018) Individual needs, cultural barriers, public discourses. Taking qualitative inquiry into the public sphere. In: Denzin NK, Giardina MD (Hrsg) Qualitative inquiry in the public sphere. Routledge, London, S 90–107

Migala S, Flick U (2020) Altern und Sterben in Diversität – Implikationen einer intersektionalen Perspektive für die Analyse pflegepolitischer Diskurse. Zeitschrift für Gerontologie und Geriatrie 53(3):222–227

Migala S, Sokolova O, Flick U (2017) „Ich bin aber Gott sei Dank kein ausgeprägter Atheist." Verständnisweisen postsowjetischer Juden in Deutschland von Religiosität und ihre Bedeutung für die Versorgung am Lebensende. In: Probst SM (Hrsg) Die Belgleitung Kranker und Sterbender im Judentum. Bikkur Cholim, jüdische Seelsorge und das jüdische Verständnis von Medizin und Pflege. Hentrich & Hentrich Verlag, Berlin, S 229–241

Orthodoxen Bischofskonferenz (2014) Organspende und -transplantation – Stellungnahme der Orthodoxen Bischofskonferenz in Österreich (OBKÖ) Erarbeitet und verabschiedet von der Orthodoxen Bischofskonferenz in Österreich am 14. November 2014. https://www.metropolisvonaustria.at/index.php/de/lebenslauf/stellungnahmen/508-organspende-und-transplantation. Zugegriffen am 01.03.2022

Pommer W (2021) Behandlungsbegrenzung und palliative Betreuung bei fortgeschrittener Niereninsuffizienz. In: Pommer W, Thumfart J (Hrsg) Palliative Nephrologie. Aktuelle Beiträge aus der Praxis. Dustri Verlag, München-Deisenhofen, S 51–57

Schaeffer D, Berens EM, Vogt D, Gille S, Griese L, Klinger J, Hurrelmann. (2021) Health literacy in Germany – findings of a representative follow-up survey. Dtsch Arztebl Int 2021(118):723–729. https://doi.org/10.3238/arztebl.m2021.0310

Schnell M, Schneider W, Kolbe HJ (2014) Sterbewelten. Eine Ethnographie. VS Verlag für Sozialwissenschaften, Wiesbaden

Werren S (2019) Jewish orthodox perspectives on brain death and organ donations: contested knowledge between scientific determinations an religous normativity in Judaism. In: Probst SM (Hrsg) Hirntod und Organspende aus interkultureller Sicht. Hentrich & Hentrich Verlag, Berlin, S 117–155

Zentralrat der Muslime in Deutschland (2013a) Organ- und Gewebespende aus islamischer Sicht; http://islam.de/files/pdf/organspende_2013_06_04.pdf . Zugegriffen am 01.03.22

Zentralrat der Muslime in Deutschland (2013b) Sterbehilfe aus islamischer Sicht: Die Stellung des Islam zum Leben und Sterben (Sterbebegleitung und Palliative care aus islamischer Sicht); https://zentralrat.de/files/zmd/organspende/sterbehilfe_aus_muslimischer_sicht.pdf. Zugegriffen am 01.03.22

Stichwortverzeichnis

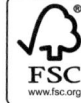

MIX
Papier aus verantwortungsvollen Quellen
Paper from responsible sources
FSC® C105338

If you have any concerns about our products,
you can contact us on
ProductSafety@springernature.com

In case Publisher is established outside the EU,
the EU authorized representative is:
Springer Nature Customer Service Center GmbH
Europaplatz 3, 69115 Heidelberg, Germany

Printed by Libri Plureos GmbH
in Hamburg, Germany